「十三五」国家重点出版物出版规划项目

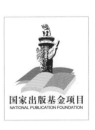

国家出版基金项目
NATIONAL PUBLICATION FOUNDATION

中国中药资源大典

中国中药资源大典

资源大典

天津卷

②

黄璐琦 / 总主编

李天祥 / 主 编

北京科学技术出版社

目 录
Contents

被子植物

椴树科 Tiliaceae 椴树属 Tilia

蒙椴
Tilia mongolica Maxim.

| **植物别名** | 小叶椴。 |

| **形态特征** | 小乔木，高 3 ~ 6m。树皮红褐色，小枝光滑，带红色。叶开展后带红色，三角状卵形至近圆形，长 4 ~ 7cm，宽 2 ~ 6cm，边缘有不整齐锯齿，先端凸尖，基部微心形，有时叶片 3 裂，背面脉腋有簇毛；叶柄 2 ~ 3.5cm，带红色。聚伞花序下垂，长 6 ~ 10cm，苞片光滑，有柄；萼片外面无毛；有退化雄蕊 5。果实近圆形，长 5 ~ 7mm，端尖有灰绒毛。花期 7 月，果期 8 ~ 9 月。 |

| **生境分布** | 生于向阳山坡。分布于天津蓟州八仙山。 |

| **资源情况** | 野生资源较少。药材来源于野生。 |

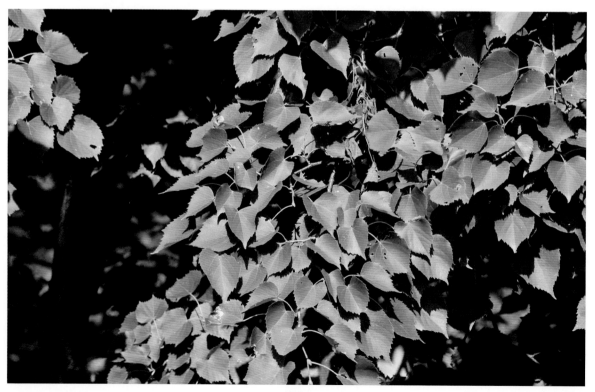

蒙椴

| **功能主治** | 研究表明，椴树属的树皮、花、叶等部位含有生物碱类、黄酮类、萜类、苯丙素类、糖类等多种化合物，具有抗氧化、抗菌、抗炎镇痛、抗癌、护肝等作用。

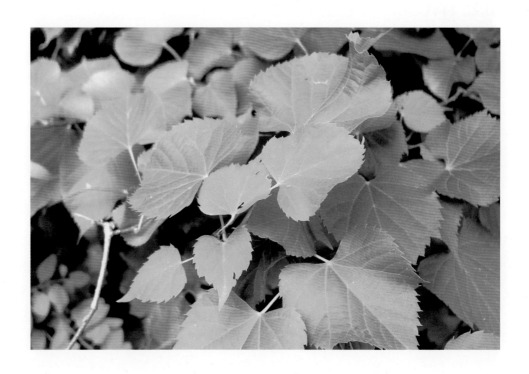

██ 椴树科 ██ Tiliaceae ██ 椴树属 ██ *Tilia*

紫椴
Tilia amurensis Rupr.

| 植物别名 | 籽椴。

| 药 材 名 | 紫椴（药用部位：花）。

| 形态特征 | 乔木，高可达 15m。小枝及芽无毛。叶宽卵形或近圆形，长 3.5 ～ 8cm，宽 3.4 ～ 7.5cm，先端尾状，基部心形，边缘具粗锯齿，除下面脉腋处簇生褐色毛外，均光滑无毛；叶柄常 2.5 ～ 3cm，无毛。聚伞花序长 4 ～ 8cm，下垂；苞片匙形或近长圆形，长 4 ～ 5cm，无毛，具短柄；花黄白色，无毛；雄蕊多数，无退化雄蕊。果实近球形或长圆形，被褐色毛。花期 6 ～ 7 月，果期 8 ～ 9 月。

| 生境分布 | 生于杂木林中。分布于天津蓟州盘山、八仙山。

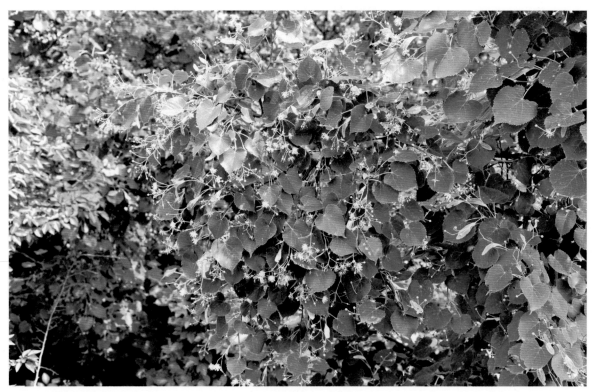

紫椴

| **资源情况** | 野生资源较少。药材来源于野生。 |

| **采收加工** | 6 ～ 7 月开花时采收，烘干或晾干。 |

| **功能主治** | 辛，凉。解表，清热。用于感冒发热，口腔炎，喉炎，肾炎。 |

| **用法用量** | 内服煎汤，3 ～ 10g。 |

椴树科 Tiliaceae 椴树属 Tilia

辽椴
Tilia mandshurica Rupr. et Maxim.

| **植物别名** | 糠椴、大叶椴。

| **形态特征** | 乔木，高达20m。幼枝及芽密生黄褐色或淡灰色星状毛。叶近圆形或宽卵形，长、宽6～11cm，先端短尖，基部宽心形或近截形，边缘有锯齿，齿端呈芒状，下面密被灰白色星状毛；叶柄长3～6cm，被绒毛。聚伞花序下垂，长9～13cm，花序轴被黄褐色绒毛；苞片长5～15cm，两面网脉明显，上面近无毛，下面被星状绒毛，近无柄；退化雄蕊倒披针形，长约6mm，宽2～3mm。果实球形，直径约9mm，外面被黄褐色绒毛。花期6～7月，果期8～9月。

| **生境分布** | 生于山间沟谷及杂木林中。分布于天津蓟州盘山、小港、下营、黄崖关、八仙山等地。

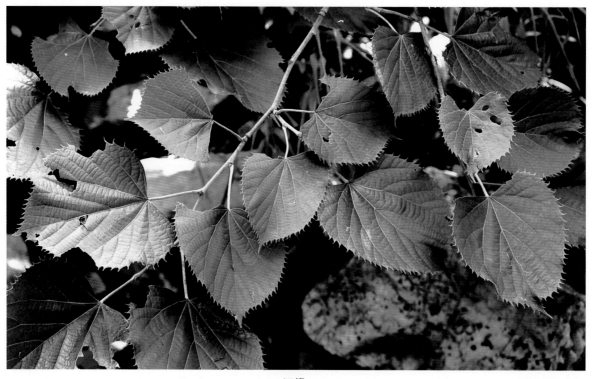

辽椴

| 资源情况 | 野生资源稀少。药材来源于野生。

| 附　　注 | 《中华本草》第 5 卷收载本种，本种的花可入药，其功能与紫椴相近。

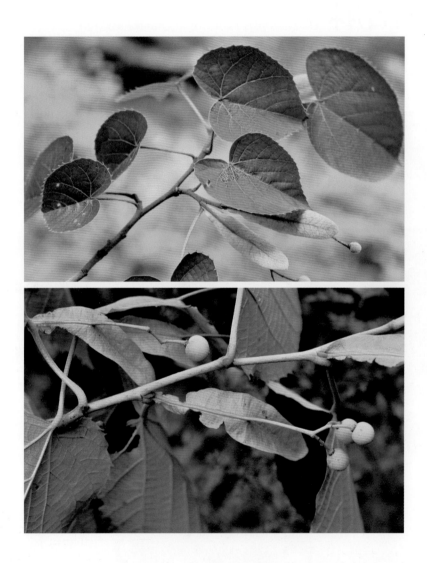

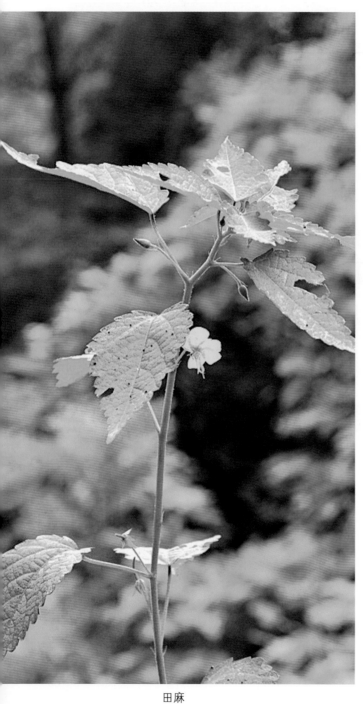

田麻

椴树科 Tiliaceae 田麻属 Corchoropsis

田麻
Corchoropsis tomentosa (Thunb.) Makino

植物别名

毛果田麻、黄花喉草。

药材名

田麻（药用部位：全草）。

形态特征

一年生草本，高 40 ~ 60cm。嫩枝与茎上有星芒状短柔毛。叶卵形或狭卵形，长 2.5 ~ 6cm，宽 1 ~ 3cm，边缘有钝牙齿；两面密生星芒状短柔毛；基出脉 3；叶柄长 0.2 ~ 2.3cm；托叶钻形，脱落。花黄色，有细长梗；萼片狭披针形，长约 5mm，反折；花瓣倒卵形；能育雄蕊 15，每 3 个成 1 束；不育雄蕊 5，与萼片对生，匙状线形，长约 1cm；子房密生星芒状短柔毛，花柱单一，长 1cm。蒴果圆筒形，长 1.7 ~ 3cm，有星芒状柔毛；种子长卵形。花期 8 ~ 9 月，果熟期 10 月。

生境分布

生于山坡田边或多石处。分布于天津蓟州八仙山黑水沟、道古峪等地。

| **资源情况** | 野生资源一般。药材来源于野生。 |

| **采收加工** | 夏、秋季采收，切段，鲜用或晒干。 |

| **功能主治** | 苦，凉。清热利湿，解毒止血。用于痈疖肿毒，咽喉肿痛，疥疮，小儿疳积，白带过多，外伤出血。 |

| **用法用量** | 内服煎汤，9 ~ 15g；大剂量可用 30 ~ 60g。外用适量，鲜品捣敷。 |

| **附　　注** | FOC 修订本种的拉丁学名为 *Corchoropsis crenata* Sieb. et Zucc.。 |

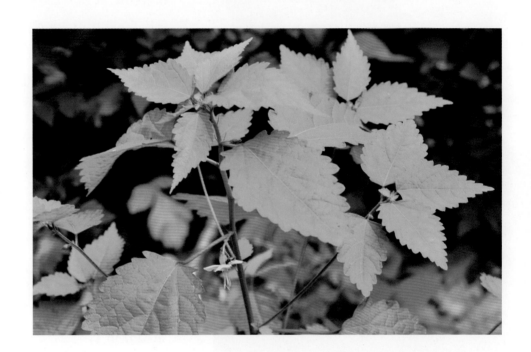

椴树科 Tiliaceae 田麻属 Corchoropsis

光果田麻 *Corchoropsis psilocarpa* Harms et Loes. ex Loes.

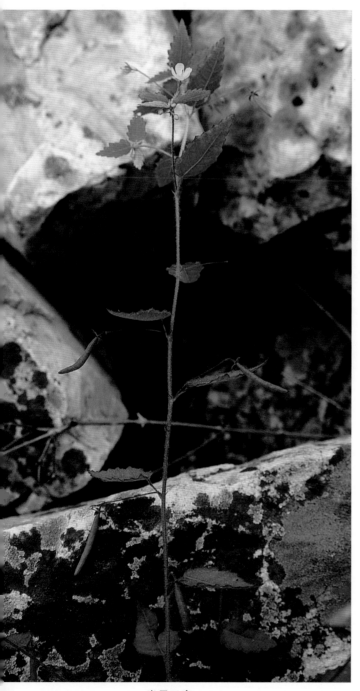

光果田麻

| 形态特征 |

一年生草本，高 20 ~ 60cm。茎上部常紫红色，有星状毛、短柔毛和平展的长柔毛。叶卵形或窄卵形，长 1.5 ~ 4.5cm，宽 0.5 ~ 2.5cm，基部圆形至截形或略呈心形，先端常短尖，边缘有钝牙齿，两面均密生星状毛和短柔毛。花单生叶腋，直径约 6mm；萼片 5，窄披针形，长约 2.5mm，外面有星状毛、短柔毛和长柔毛；花瓣 5，黄色，倒卵形，长约 3mm；发育雄蕊和退化雄蕊近等长；子房无毛。蒴果角状圆筒形，长 1.5 ~ 2.5cm，无毛；种子卵形，灰黑色，平滑无横纹。花期 7 ~ 9 月，果期 8 ~ 10 月。

| 生境分布 |

生于山坡、田边或多石砾处。分布于天津蓟州，较少见。

| 资源情况 |

野生资源较少。药材来源于野生。

| 附 注 |

FOC 将本种归并为田麻 *Corchoropsis tomentosa* (Thunb.) Makino 的光果变种，修订其拉丁学名为 *Corchoropsis crenata* var. *hupehensis*

Pamp.。本种与田麻可能具有相似的药用价值。

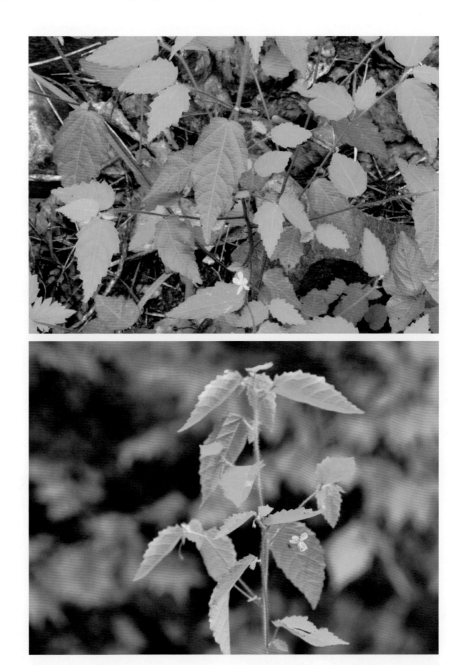

椴树科 Tiliaceae 扁担杆属 Grewia

小花扁担杆

Grewia biloba G. Don var. *parviflora* (Bge.) Hand.-Mazz.

| **植物别名** | 扁担木、孩儿拳头、葛荆麻。

| **药 材 名** | 吉利子树（药用部位：枝叶）。

| **形态特征** | 落叶灌木，高达2m。小枝密生黄褐色短毛。叶菱状卵形，长3～10cm，宽1.5～5cm，先端锐尖，基部圆形或广楔形，边缘密生不整齐的小牙齿，有时有不明显的浅裂，两面有星状短柔毛，下面的毛较密，基出脉3；叶柄长2～15mm，有毛。聚伞花序与叶对生，花淡黄色；萼片5，窄披针形，长4～8mm，外面密生短绒毛；花瓣5，较小；雄蕊多数；子房密生柔毛，2室。核果红色，直径8～12mm，无毛，2裂，每裂有2小核。花期6～8月，果期7～9月。

| **生境分布** | 生于低山坡或灌丛中。分布于天津蓟州盘山、小港、八仙山等地。

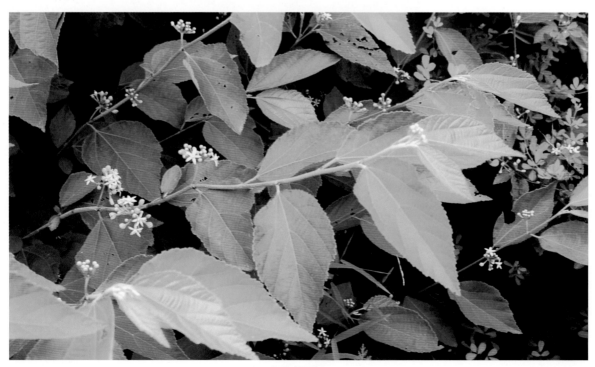

小花扁担杆

| **资源情况** | 野生资源丰富。药材来源于野生。

| **采收加工** | 春、夏季采收，晒干。

| **功能主治** | 甘、苦，温。健脾益气，祛风除湿。用于小儿疳积，脘腹胀满，脱肛，妇女崩漏，带下，风湿痹痛。

| **用法用量** | 内服煎汤，9 ~ 15g；或浸酒。

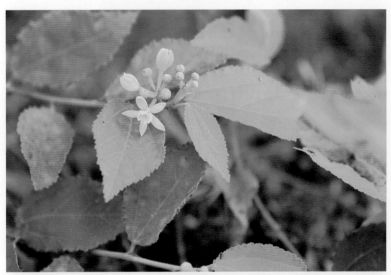

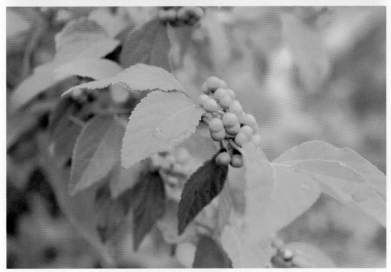

瑞香科 Thymelaeaceae 荛花属 Wikstroemia

河朔荛花 *Wikstroemia chamaedaphne* Meisn.

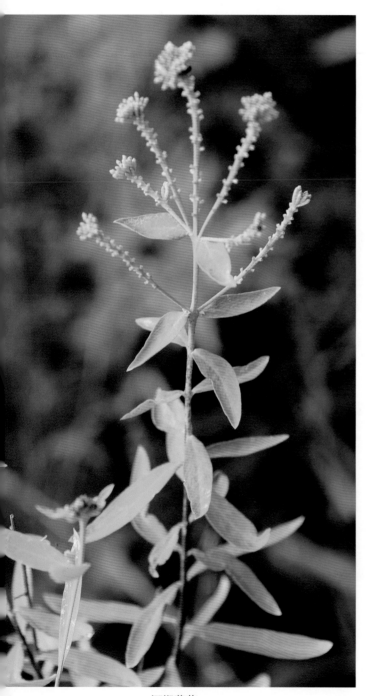

河朔荛花

| 植物别名 |

芫蒿、黄雁雁、矮雁皮。

| 药 材 名 |

黄芫花（药用部位：花蕾）。

| 形态特征 |

直立落叶灌木，高可达 1m。分枝多而纤细，无毛；幼枝近四棱形，绿色，后变为褐色。叶对生或近对生，无毛，近革质，长椭圆状披针形或披针形，长 2.5 ~ 5.5cm，宽 0.2 ~ 1cm，先端尖，基部渐狭成短柄，上面绿色，下面灰绿色，光滑；侧脉每边 7 ~ 8，不明显。花黄色，花序穗状或由穗状花序组成圆锥花序，顶生或腋生，密被灰色短柔毛；花梗极短，具关节，花后残留；花萼长 8 ~ 10mm，外面被灰色绢状短柔毛，先端 4 裂，2 大 2 小，卵形至长圆形，先端圆，约等于花萼长的 1/3；雄蕊 8，2 列，着生于花萼筒的中部以上；花药长圆形，长约 1mm，花丝短，近于无；子房棒状，具柄，顶部被短柔毛，花柱短，柱头圆珠形，顶基稍压扁，具乳突；花盘鳞片 1，线状披针形，先端钝，约长 0.8mm。核果卵形。花期 6 ~ 8 月，果期 9 月。

| 生境分布 | 生于山坡、路旁、沟边和草丛中。分布于天津蓟州山区，仅见于庄果峪附近山地。

| 资源情况 | 野生资源稀少。药材来源于野生。

| 采收加工 | 初秋采花蕾，阴干或烘干。

| 药材性状 | 本品花呈棒状或细长筒状，多散在聚集成束，两性，不具花瓣，花萼圆筒状而细，少弯曲，长 3 ~ 8mm，表面浅灰绿色成灰黄色，密被短柔毛，先端裂片为全长的 1/6 ~ 1/4，背面也有短柔毛。解剖观察可见花萼先端裂片亦为 4，卵圆形，雄蕊 8，排成 2 列，着生于萼筒内，不具花丝。气微弱，味甘、有辣感。

| 功能主治 | 辛，温；有小毒。泻下逐水，涤痰。用于水肿，脘腹胀满，痰饮，咳逆喘满，传染性肝炎，精神分裂症，癫痫。

| 用法用量 | 内服煎汤，3 ~ 6g；或研末，1.5 ~ 3g。治疗精神分裂症时用量可逐渐加大至 6g，煎汤服。

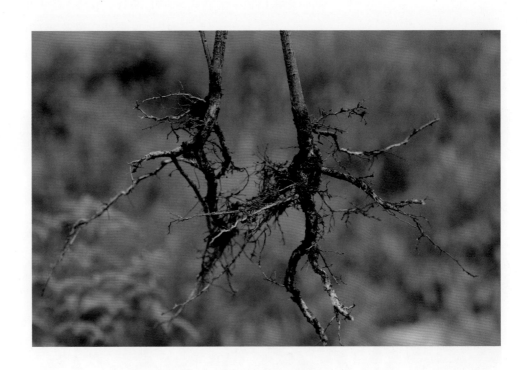

▨▨▨ 胡颓子科 ▨ Elaeagnaceae ▨ 胡颓子属 ▨ *Elaeagnus*

沙枣
Elaeagnus angustifolia L.

| **植物别名** | 红豆、桂香柳、银柳。

| **药 材 名** | 沙枣（药用部位：果实）、沙枣树皮（药用部位：树皮、根皮）、沙枣花（药用部位：花）。

| **形态特征** | 落叶灌木或小乔木，高 5 ~ 10m。幼枝有银白色鳞片，老枝栗褐色。叶长圆状披针形至狭披针形，长 4 ~ 8cm，先端尖或渐尖，基部宽楔形，两面均有白色鳞片，下面较密呈银白色，侧脉不显著；有叶柄。花银白色，芳香，外侧有鳞片，1 ~ 3 生于小枝下部叶腋；花被筒钟形，上端 4 裂，裂片长三角形；雄蕊 4；花柱上部扭转，基部为筒状花盘包被。果实长圆形或近圆形，直径 8 ~ 11mm，密生银白色鳞片。花期 4 月。

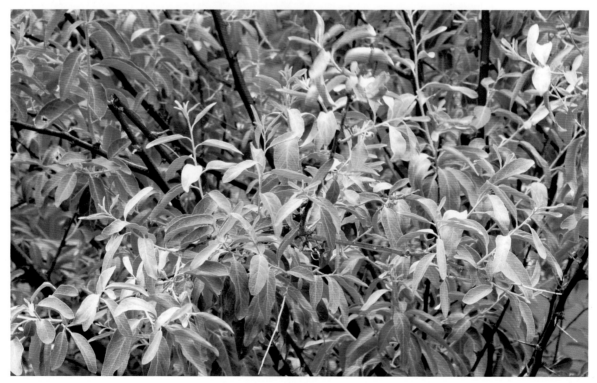

沙枣

| 生境分布 | 栽培于庭院、公园。天津偶见栽培。

| 资源情况 | 栽培资源稀少。药材来源于栽培。

| 采收加工 | 沙枣：果实成熟时分批采摘，鲜用或烘干。

沙枣树皮：夏、秋季采剥内层皮，根皮全年可采，晒干。

沙枣花：花期采收，晾干。

| 药材性状 | 沙枣：本品呈矩圆形或近球形，长 1 ~ 2.5cm，直径 0.7 ~ 1.1cm。表面黄色、黄棕色或红棕色，具光泽，被稀疏银白色鳞毛。一端具果柄或果柄痕，另一端略凹陷，两端各有放射状短沟纹 8，密被鳞毛。果肉淡黄色，疏松，细颗粒状。果核卵形，表面有灰白色至灰棕色棱线和褐色条纹 8，纵向相间排列，一端有小凸尖。质坚硬，剖开后内面有银白色鳞毛及长绢毛。种子 1。气微香，味甜、酸、涩。

| 功能主治 | 沙枣：酸、微甘，凉。养肝益肾，健脾调经。用于肝虚目眩，肾虚腰痛，脾虚腹泻，消化不良，月经不调。

沙枣树皮：涩、微苦，凉。清热止咳，利湿止痛，解毒，止血。用于慢性气管炎，胃痛，肠炎，急、慢性肾炎，黄疸性肝炎，带下。

沙枣花：甘、涩，温。归脾经。止咳，平喘。用于久咳，气喘。

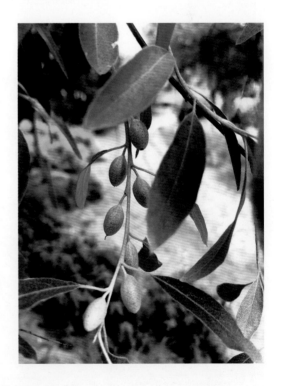

| 用法用量 | 沙枣：内服煎汤，15 ~ 30g。

沙枣树皮：内服煎汤，9 ~ 15g。外用适量，煎汁涂；或研末撒。

沙枣花：内服煎汤，3 ~ 6g；或入丸、散。

| 附　注 | 据有关资料记载，本种茎枝渗出的胶汁（沙枣胶）亦可入药，外用可接骨续筋，活血止痛。

胡颓子科 Elaeagnaceae 胡颓子属 Elaeagnus

牛奶子

Elaeagnus umbellata Thunb.

| **植物别名** | 甜枣、麦粒子、剪子果。

| **药 材 名** | 牛奶子（药用部位：根、叶、果实）。

| **形态特征** | 落叶灌木或小乔木，高达4m。常有刺。幼枝密生银白色鳞片，小枝黄褐色。叶卵状长圆形、椭圆形至倒卵状披针形，长3～8cm，先端钝尖或渐尖，基部楔形或圆形，上面幼时有银白色鳞片，后脱落，下面银白色，有鳞片，无明显褐色斑点，侧脉5～7对；叶柄长5～7mm，银白色。花与叶同时开放，黄白色，芳香，2～7丛生于新枝基部；花梗长3～6mm；花被筒漏斗形，上部4裂，裂片卵状三角形；雄蕊4；花柱直立，疏生白色星状柔毛。核果卵圆形至近球形，长5～7mm，有银白色鳞片，成熟时红色；果梗长5～10mm。花期5～6月，果期9～10月。

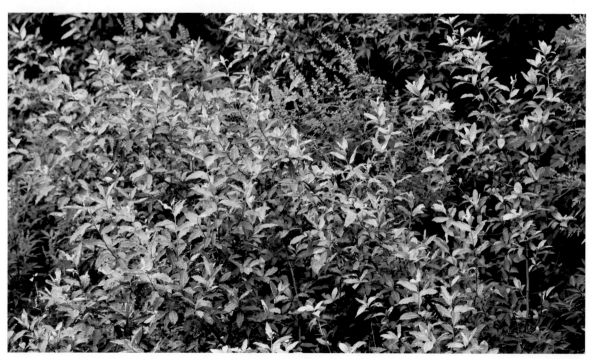

牛奶子

| **生境分布** | 生于山坡、山谷灌丛或疏林中。分布于天津蓟州盘山、九山顶、九龙山、八仙山等地。 |

| **资源情况** | 野生资源较少。药材来源于野生。 |

| **采收加工** | 夏、秋季采收，将根洗净，切片晒干；将叶、果实晒干。 |

| **功能主治** | 苦、酸，凉。清热止咳，利湿解毒。用于肺热咳嗽，泄泻，痢疾，淋证，带下，崩漏，乳痈。 |

| **用法用量** | 内服煎汤，根或叶 15 ~ 30g，果实 3 ~ 9g。 |

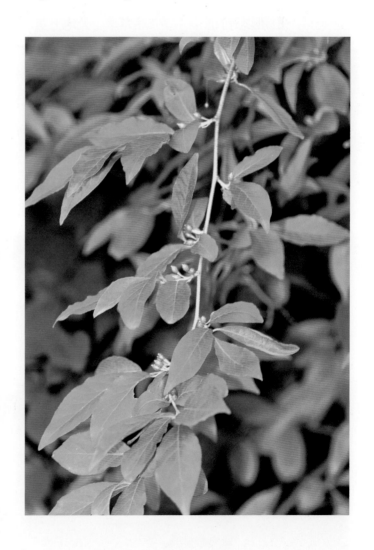

堇菜科 Violaceae 堇菜属 Viola

球果堇菜 *Viola collina* Bess.

| 植物别名 | 毛果堇菜、箭头草、匙头菜。

| 药 材 名 | 地核桃（药用部位：全草）。

| 形态特征 | 多年生草本。无地上茎，根茎粗厚，根浅黄褐色。叶较大，卵圆形或广卵圆形，有时呈心状圆形，花期叶长 1.5 ~ 4.5cm，宽 1.5 ~ 4cm，果期叶更大，先端钝尖或锐尖，基部心形或深心形，缺口宽深，有时呈浅心形，边缘有钝圆锯齿或较平齿，两面有较密的柔毛；叶柄长 4 ~ 12cm，稍有翅，有白色柔毛；托叶披针形，基部与叶柄合生。花梗数枚，有毛；苞片生于中部或稍上；萼片长圆形或长圆状披针形，先端钝圆，有柔毛；花淡白色，侧瓣有须毛或近无毛，下瓣的距长 4 ~ 5mm，先端钝；子房圆球形，有紫斑，有密柔毛，花柱顶部下

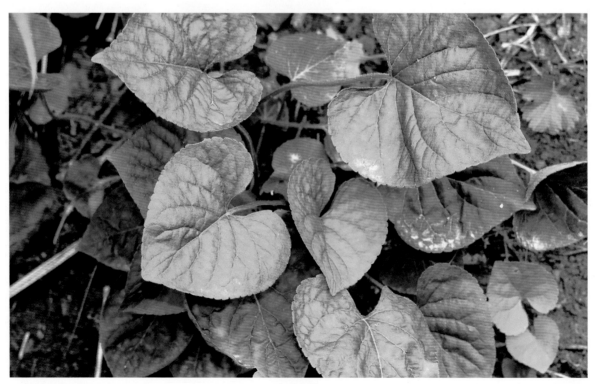

球果堇菜

弯成钩状。蒴果圆球形，密生白柔毛，果梗常下弯，致使果实触及地面。花期 4 ~ 5 月。

| **生境分布** | 生于林下、林缘、沟谷及路旁阴湿地。分布于天津蓟州盘山、九龙山、八仙山等地。

| **资源情况** | 野生资源较丰富。药材来源于野生。

| **采收加工** | 夏、秋季采收，洗净，鲜用或晒干。

| **药材性状** | 本品多皱缩成团，深绿色或枯绿色。根茎稍长，主根圆锥形。全株有毛茸。叶基生，湿润展平后，叶片呈心形或近圆形，先端钝或圆，基部稍呈心形，边缘有浅锯齿。花基生，具柄，淡棕紫色，两侧对称。蒴果球形，具毛茸果柄下弯。气微，味微苦。

| **功能主治** | 苦、辛，寒。归肺、肝经。清热解毒，散瘀消肿。用于疮疡肿毒，肺痈，跌打损伤疼痛，刀伤出血，外感咳嗽。

| **用法用量** | 内服煎汤，9 ~ 15g，鲜品 15 ~ 30g；或浸酒。外用适量，捣敷。

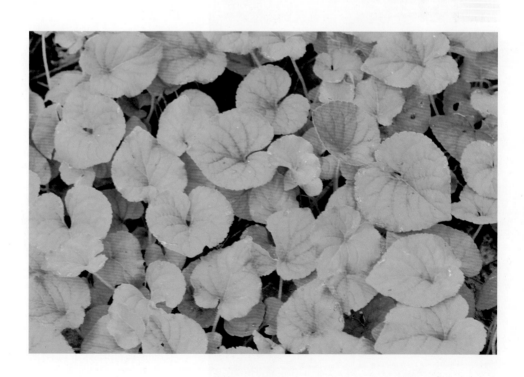

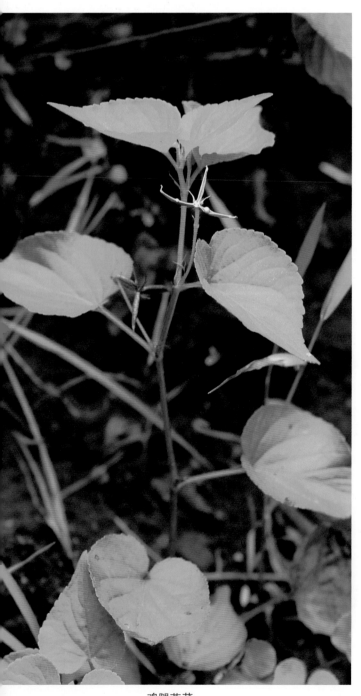

鸡腿堇菜

堇菜科 Violaceae 堇菜属 Viola

鸡腿堇菜 *Viola acuminata* Ledeb.

| 植物别名 |

走边疆、鸡腿菜、鸡蹬腿。

| 药材名 |

红铧头草（药用部位：全草）。

| 形态特征 |

多年生草本。根茎较粗。茎单生或丛生，高 10 ~ 50cm。叶互生，叶片卵形或心状卵形，先端短尖或长渐尖，基部浅心形至心形，边缘有钝锯齿，两面有细短伏毛；叶柄较长；托叶较大，常羽状深裂，裂片细长，有时裂片浅，齿状，仅基部与叶柄合生，常有白毛。花单生，腋生，花梗长 2 ~ 7cm；苞片生于花梗中部或稍上；萼片线状披针形，基部附属物短，末端截形，全缘或有时有齿裂；花白色或淡紫色，侧瓣有须毛，下瓣连距长 8 ~ 15mm，距粗短，末端钝圆；子房无毛，花柱先端稍弯成短钩状，柱头孔较大。蒴果椭圆形，无毛。花期 5 月。

| 生境分布 |

生于阴坡阔叶林下或山沟阴处。分布于天津蓟州盘山、九山顶、九龙山、八仙山等地。

| **资源情况** | 野生资源较丰富。药材来源于野生。

| **采收加工** | 夏、秋季采收，鲜用或晒干。

| **药材性状** | 本品多皱缩成团。根数条，棕褐色。茎数枝丛生。托叶羽状深裂，多卷缩成条状，叶片心形。有时可见椭圆形蒴果。气微，味微苦。

| **功能主治** | 淡，寒。清热解毒，消肿止痛。用于肺热咳嗽，急性传染性肝炎，疮疖肿毒，跌打损伤。

| **用法用量** | 内服煎汤，9 ~ 15g，鲜品 30 ~ 60g；或捣汁服。外用适量，捣敷。

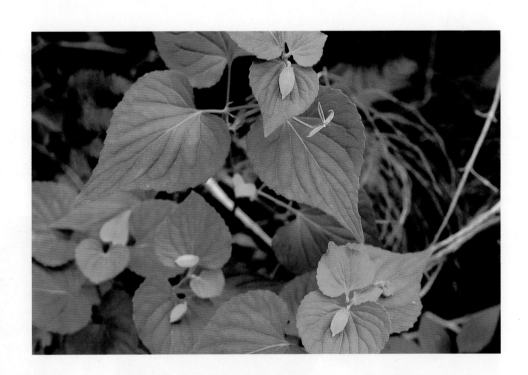

菫菜科 Violaceae 菫菜属 Viola

深山菫菜

Viola selkirkii Pursh ex Gold

| 植物别名 | 一口血。

| 形态特征 | 多年生草本。无地上茎。根茎细，长 1 ~ 4cm；根细，白色。叶基生，数枚或较多，叶片圆形、近圆形或广卵形，有时较长，呈椭圆卵形，长 1.5 ~ 5cm，宽 1.3 ~ 3.5cm，果期叶大，两侧有圆耳，离开或接近，边缘有钝锯齿或圆锯齿，叶薄纸质，上面绿色，常有伏生白色短毛；叶柄长 2 ~ 5cm，果期可达 10cm 以上，微有翅；托叶约一半以上或以下与叶柄合生，边缘有疏齿。花梗数枚，苞片 2，生于花梗中部；花淡紫色，萼片卵状披针形或宽披针形，基部的附属物较发达，长 1.5 ~ 2mm，末端有齿裂；萼片有稀缘毛，侧瓣无须毛，下瓣连距长 1.5 ~ 2cm，距较粗长，柱头有喙。蒴果

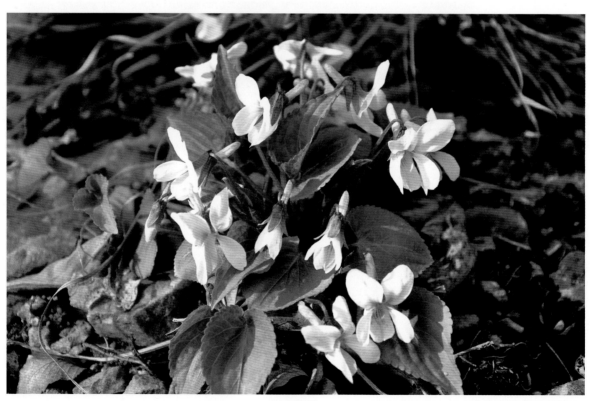

深山菫菜

较小，卵状椭圆形或卵圆形，长 5 ～ 8mm。花期 4 ～ 5 月。

| **生境分布** | 生于阔叶林下或山沟。分布于天津蓟州盘山、九山顶、九龙山、八仙山等地。

| **资源情况** | 野生资源一般。药材来源于野生。

| **功能主治** | 文献记载，堇菜属植物多数功效相似，具有清热解毒、凉血消肿之功效，民间广泛用于治疗痈疽疮毒、毒蛇咬伤、狗咬伤；还可用于治疗风热咳嗽、肺痨、哮喘、鼻炎、角膜炎、咽炎、乳腺炎、风湿病等。

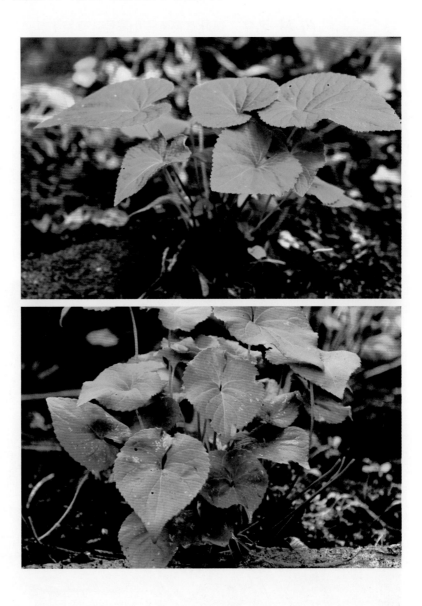

董菜科 Violaceae 董菜属 Viola

斑叶董菜
Viola variegata Fisch. ex Link

| **植物别名** | 天蹄。

| **药 材 名** | 斑叶董菜（药用部位：全草）。

| **形态特征** | 多年生草本。无地上茎。根细长，白色或黄白色。叶 2 至多枚，叶片圆形或广卵圆形，花期叶小，果期叶大，长 1 ~ 5cm，宽 1 ~ 4.5cm，先端圆形或钝圆形，基部心形或深心形，边缘有浅圆平齿，花期叶上面常沿叶脉有较宽而显著的苍白色脉带，下面淡绿色或紫红色，两面通常密被短粗毛，有时毛较稀疏或近无毛；叶柄长 1 ~ 9cm，无翅或稍有翅；托叶约一半与叶柄合生，分离的部分披针形，有疏齿。花梗 1 至多枚，紫色，高出叶，果梗比叶短，苞片线状，生于花梗中部；萼片披针形或卵状披针形；花暗紫色或紫红色，侧瓣有

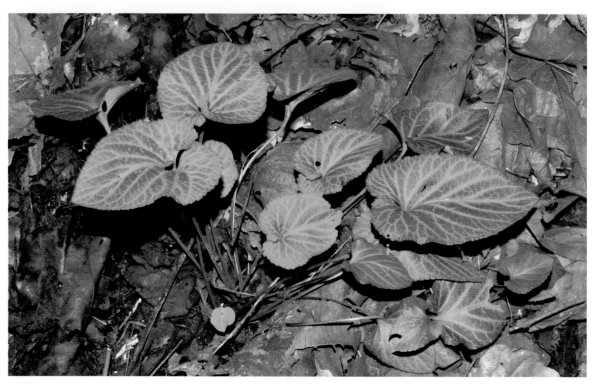

斑叶董菜

较多的白色须毛，下瓣有1距，距长5～9mm；子房被短粗毛或无毛，花柱向上渐粗，柱头面略平，有短喙。蒴果椭圆形或长圆形，无毛或疏生短毛，有紫斑，长5～8mm，幼果球形常被短粗毛。花期4～5月。

| **生境分布** | 生于山坡林下阴处。分布于天津蓟州盘山、九山顶、九龙山、八仙山等地。

| **资源情况** | 野生资源较丰富。药材来源于野生。

| **采收加工** | 夏、秋季采收，洗净，鲜用或晒干。

| **药材性状** | 本品多皱缩成团。湿润展开后，叶基生，宽卵形，基部下延叶柄，边缘有圆锯齿，绿色或枯绿色，叶脉有类白色斑纹，基部有披针状托叶。花茎长于叶，淡棕紫色。气微，味微苦。

| **功能主治** | 甘，凉。清热解毒，凉血止血。用于痈疮肿毒，创伤出血。

| **用法用量** | 内服煎汤，9～15g。外用适量，捣敷。

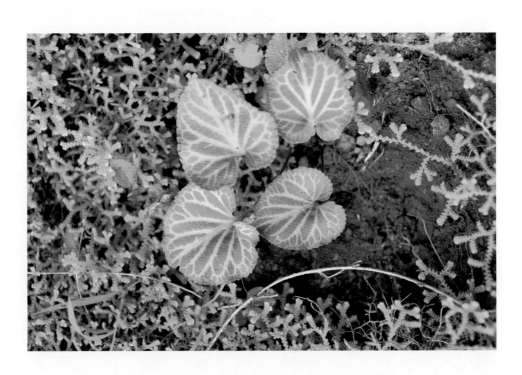

董菜科 Violaceae 董菜属 Viola

紫花地丁

Viola philippica Cav.

| 植物别名 | 辽堇菜、光瓣堇菜、宝剑草。

| 药 材 名 | 紫花地丁（药用部位：全草）。

| 形态特征 | 多年生草本。无地上茎。根茎粗短，根浅黄白色。叶3～5或更多，
舌形、长圆状披针形、长圆形或卵状长圆形，稀卵形，长1.5～4cm，
宽0.5～1cm，先端钝或钝圆，基部近截形，有时钝圆或楔形，下
延于叶柄；叶淡绿色，疏生短毛或无毛，果期叶大；托叶膜质，淡
绿白色，2/3以上与叶柄合生，分离部分线状披针形，边缘有疏齿
或几近全缘。苞片2；萼片卵状披针形，有膜质白边，附属物短，
末端钝圆形、截形或微有齿，无毛。花紫色，侧瓣无须毛或稍有须毛，
下瓣的距较细，直径1～2mm，长4～7mm；子房无毛，花柱向上

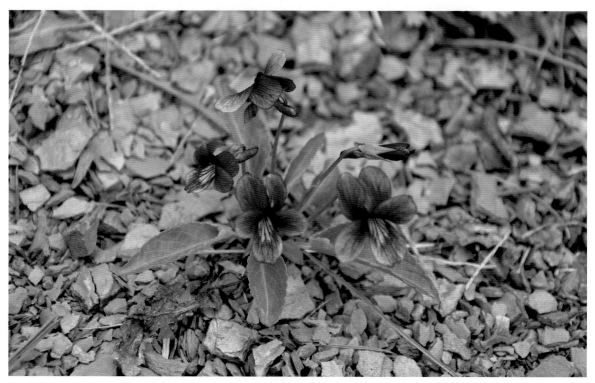

紫花地丁

渐粗，柱头面略平，有短喙。蒴果长圆形，长 6 ~ 10mm，无毛。花期 4 ~ 5 月。

| 生境分布 | 生于路旁、荒地、草地、山路边或山坡上。分布于天津蓟州、静海、滨海、武清、宁河等地。

| 资源情况 | 野生资源丰富。药材来源于野生。

| 采收加工 | 春、秋季采收，除去杂质，晒干。

| 药材性状 | 本品多皱缩成团。主根长圆锥形，直径 1 ~ 3mm；淡黄棕色，有细纵皱纹。叶基生，灰绿色，展平后叶片呈披针形或卵状披针形，长 1.5 ~ 4cm，宽 0.5 ~ 1cm；先端钝，基部截形或稍心形，边缘具钝锯齿，两面有毛；叶柄细，长 2 ~ 6cm，上部具明显狭翅。花茎纤细；花瓣 5，紫堇色或淡棕色；花距细管状。蒴果椭圆形或 3 裂；种子多数，淡棕色。气微，味微苦而稍黏。

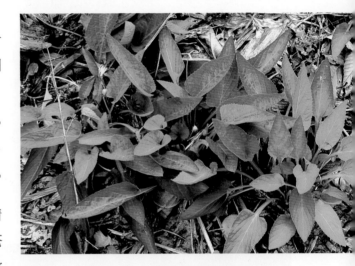

| 功能主治 | 苦、辛，寒。归心、肝经。清热解毒，凉血消肿。用于疔疮肿毒，痈疽发背，丹毒，毒蛇咬伤。

| 用法用量 | 内服煎汤，15 ~ 30g。

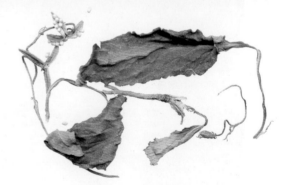

| 附　　注 | 2015 年版《中国药典》一部收载其拉丁学名为 *Viola yedoensis* Makino。

董菜科 Violaceae 董菜属 Viola

早开菫菜 *Viola prionantha* Bge.

| **植物别名** | 光瓣堇菜。

| **形态特征** | 多年生草本。根茎较粗短；根细长，白色或黄白色。叶片多数，有时较少，卵形或长圆卵形，长1～5cm，宽1～2cm，先端钝或稍尖，基部钝圆或截形，有时广楔形或微心形，边缘有钝锯齿或较圆齿，两面无毛或稍有短伏毛；叶柄长2～5cm，有翅；果期叶大，托叶膜质，1/2～2/3与叶柄合生，分离部分线状披针形，边缘稍有细齿。花梗常较多，高于叶，果期短于叶，苞片2；萼片披针形或卵状披针形，附属物长2～2.5mm；花紫色，下瓣连距长10～28mm，距较粗，长4～10mm，直径2～3mm，直伸或稍弯；子房无毛，花柱先端平，有短喙。蒴果长圆形，无毛，长7～11mm。花期始见于3月下旬，盛花于4月，果期6～8月。

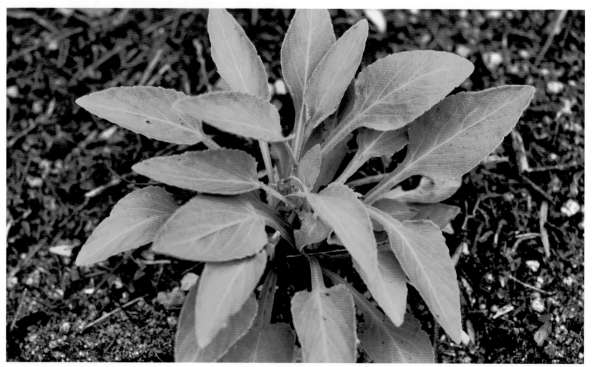

早开菫菜

| **生境分布** | 生于田边、路边、沟边。分布于天津蓟州盘山、九山顶、九龙山、八仙山等地。

| **资源情况** | 野生资源较丰富。药材来源于野生。

| **附　　注** | 《中华本草》第 5 卷记载本种。本种可作紫花地丁药用。

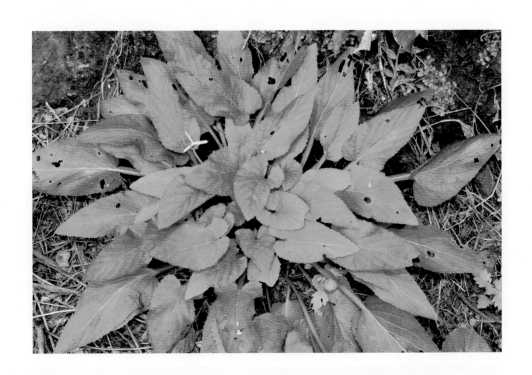

董菜科 Violaceae **董菜属** *Viola*

东北堇菜
Viola mandshurica W. Beck.

| **植物别名** | 紫花地丁、堇堇菜。

| **药 材 名** | 东北堇菜（药用部位：全草）。

| **形态特征** | 多年生草本，高达 6 ~ 18cm。无地上茎。根茎短，垂直，节密生，常自一处发出数条较粗壮的褐色长根；根通常平滑，向下斜伸或有时稍横生。基生叶少数至多数；叶片长圆形、舌形、卵状披针形，长 2 ~ 6cm，宽 0.5 ~ 1.5cm，花期后叶片渐增大；托叶膜质，约 2/3 以上与叶柄合生。花较大，紫堇色或淡紫色；花梗细长，常超出于叶；萼片 5，卵状披针形或披针形，基部有宽而短的附属物；花瓣 5，距粗管状，向上弯或直；雄蕊的药隔先端有附属物；子房卵球形，花柱棍棒状，柱头上短喙先端具柱头孔。蒴果长圆形，长

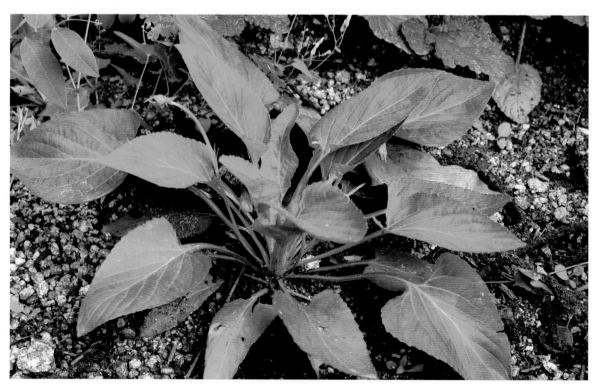

东北堇菜

1 ~ 1.5cm，无毛，先端尖；种子卵球形，淡红棕色。花果期 4 ~ 9 月。

| **生境分布** | 生于草地、草坡、灌丛、林缘、疏林下。分布于天津蓟州盘山、九龙山、八仙山等地。

| **资源情况** | 野生资源一般。药材来源于野生。

| **采收加工** | 夏、秋季采收，洗净，鲜用或晒干。

| **药材性状** | 本品多皱缩成团。湿润展开后，根细长，深褐色或灰白色。基生叶卵状披针形或条形，先端钝圆，边缘波状，基部下延至叶柄。质脆易碎。气微，味微苦。

| **功能主治** | 苦，寒。清热解毒，消肿排脓。用于痈疽疔毒，目赤肿痛，咽喉肿痛，乳痈，黄疸，各种脓肿，淋巴结结核，泄泻，痢疾。

| **用法用量** | 内服煎汤，15 ~ 30g。外用适量，鲜品捣敷。

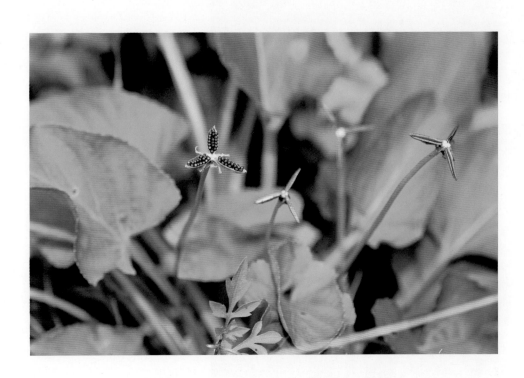

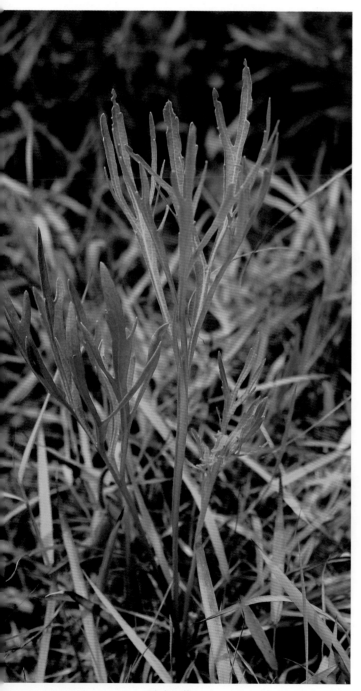

裂叶堇菜

| 堇菜科 | Violaceae | 堇菜属 | Viola

裂叶堇菜 *Viola dissecta* Ledeb.

| 植物别名 |

深裂叶堇菜、疔毒草。

| 药材名 |

疔毒草（药用部位：全草或根、根茎）。

| 形态特征 |

多年生草本。无地上茎。根茎短，根白色。叶基生，掌状 3 ~ 5 全裂或深裂，裂片又再裂，最后裂片线形，两面无毛；果期叶较大；叶柄无毛或稍有毛，有时毛较密，长 3 ~ 9cm；托叶披针形，淡绿色，约 2/3 与叶柄合生，分裂部分略有小齿。花梗长于叶，长 5 ~ 9cm，无毛或稍有毛；苞片 2，线形，生于花梗中部或中部以上；花较大，淡紫堇色，有紫纹，略有香气；萼片长圆卵形或披针形，边缘膜质，基部附属物小，先端钝圆或略有缺刻；侧瓣无须毛或稍有须毛，下瓣的距细或稍粗，长 4 ~ 7mm，先端钝圆；子房无毛，柱头有短喙。蒴果卵形或长圆卵形，长 6 ~ 17mm。花期 4 月。

| 生境分布 |

生于山坡草地、林缘、灌丛及田边、路旁。分布于天津蓟州盘山、八仙山、九龙山等地。

| **资源情况** | 野生资源较少。药材来源于野生。

| **采收加工** | 夏、秋季采挖，洗净，鲜用或晒干。

| **药材性状** | 本品多皱缩成团。湿润展平后，叶基生，叶片掌状 3 ～ 5 全裂，裂片再羽状深裂，裂片线形。花淡棕紫色。气微，味微苦。

| **功能主治** | 苦，寒。清热解毒，利湿消肿。用于疔疮肿毒，麻疹热毒，肺痨，肺炎，胸膜炎，淋浊，带下，肾炎。

| **用法用量** | 内服煎汤，9 ～ 15g；或捣汁。外用适量，捣敷。

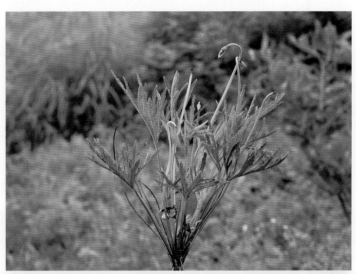

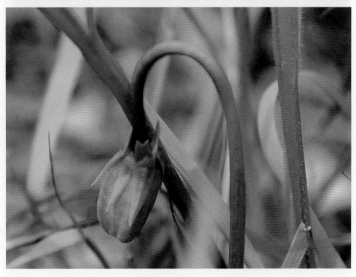

柽柳科 Tamaricaceae 柽柳属 Tamarix

柽柳
Tamarix chinensis Lour.

| **植物别名** | 桧柽柳、西湖柳、溪河柳。

| **药 材 名** | 西河柳（药用部位：细嫩枝叶）。

| **形态特征** | 灌木或小乔木，高 3 ~ 6m。幼枝柔弱，开展而下垂，红紫色或暗紫色。叶鳞片状，钻形或卵状披针形，长 1 ~ 3mm，半贴生，背面有龙骨状脊。每年开花 2 ~ 3 次；春季在去年生小枝上侧生总状花序，花稍大而稀疏；夏、秋季在当年生幼枝先端形成总状花序，组成顶生大形圆锥花序，常下弯，花略小而密生，每朵花具 1 线状钻形的绿色小苞片；花 5 基数，粉红色；萼片卵形；花瓣椭圆状倒卵形，长约 2mm；雄蕊着生于花盘裂片之间，长于花瓣；子房圆锥状瓶形，花柱 3，棍棒状。蒴果长约 3.5mm，3 瓣裂。花期 4 ~ 9 月，果期 6 ~ 10 月。

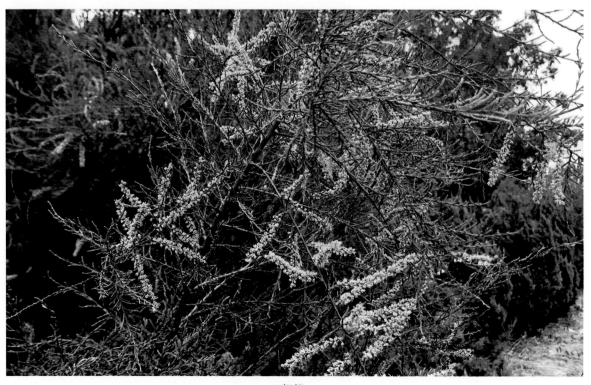

柽柳

| 生境分布 | 生于海滨、盐碱地。分布于天津静海、滨海等地。天津各地广泛栽培。

| 资源情况 | 野生资源较丰富，栽培资源丰富。药材来源于野生或栽培。

| 采收加工 | 夏季花未开时采收，阴干。

| 药材性状 | 本品茎枝呈细圆柱形，直径 0.5 ~ 1.5mm。表面灰绿色，有多数互生的鳞片状小叶。质脆，易折断。稍粗的枝表面红褐色，叶片常脱落而残留凸起的叶基，断面黄白色，中心有髓。气微，味淡。

| 功能主治 | 甘、辛，平。归心、肺、胃经。发表透疹，祛风除湿。用于麻疹不透，风湿痹痛。

| 用法用量 | 内服煎汤，3 ~ 6g。外用适量，煎汤擦洗。

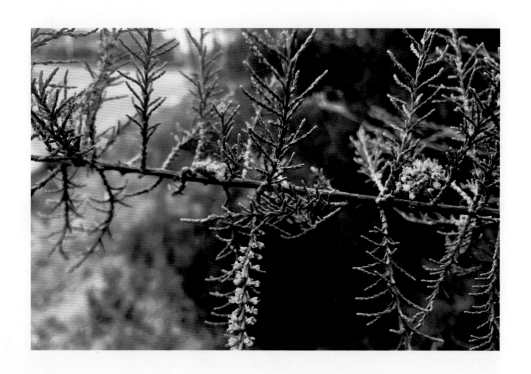

秋海棠科 Begoniaceae 秋海棠属 Begonia

中华秋海棠
Begonia grandis Dry. subsp. *sinensis* (A. DC.) Irmsch.

| 植物别名 | 一点血、野秋海棠、红黑二丸。

| 药 材 名 | 红白二丸(药用部位:根茎或全草)、红白二丸果(药用部位:果实)。

| 形态特征 | 多年生草本。茎光滑,具圆球形块茎,高 20 ～ 40cm,仅在上部有少数分枝。叶片斜卵形,先端渐尖,叶基偏心形,叶缘具较稀疏的细锯齿,两面无毛;下面色淡,有时带红色;叶柄细长,长达 10cm;托叶膜质,卵状披针形。聚伞花序生于枝顶叶腋内;雌雄同株,花粉红色;雄花的花被片 4,雌花的花被片 5。蒴果长1.2 ～ 2.2cm,具 3 翅。花期 7 ～ 9 月。

| 生境分布 | 生于阴湿的钙质土上,多见于石灰岩荫蔽的石缝中。分布于天津蓟州盘山、小港、黄崖关等地。

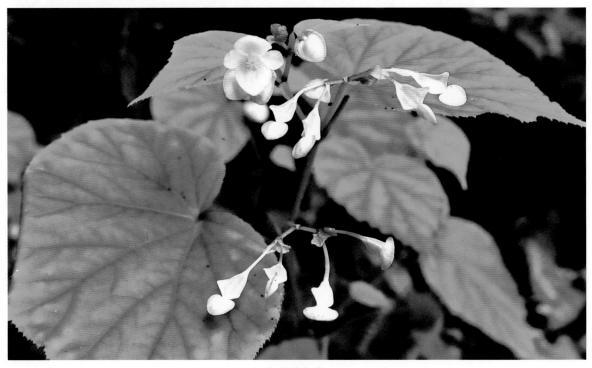

中华秋海棠

| **资源情况** | 野生资源丰富。药材来源于野生。

| **采收加工** | 红白二丸：夏季开花前采挖根茎，除去须根，洗净，晒干或鲜用。
红白二丸果：夏季采收，鲜用。

| **药材性状** | 红白二丸：本品根茎较粗，多为双球形，直径 1 ~ 2cm，表皮干燥皱缩，显深褐色或棕褐色，下部须根丛生，呈纤维状，黑褐色；质地较软，易折断，断面呈黄白色，纤维性。气微，味甘、苦。

| **功能主治** | 红白二丸：苦、酸，微寒。活血调经，止血止痢，镇痛。用于崩漏，月经不调，赤白带下，外伤出血，痢疾，胃痛，腹痛，腰痛，疝气痛，痛经，跌打瘀痛。
红白二丸果：苦，微寒。解毒。用于蛇咬伤。

| **用法用量** | 红白二丸：内服煎汤，6 ~ 15g；研末或泡酒。外用适量，捣敷。
红白二丸果：外用适量，捣汁搽。

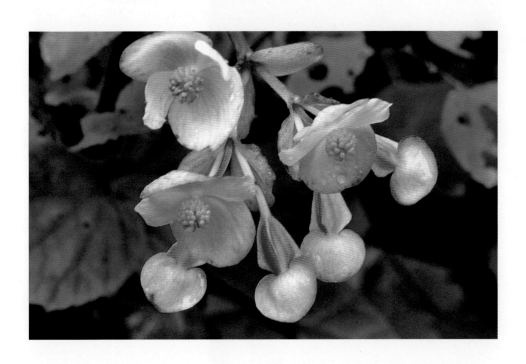

葫芦科 Cucurbitaceae 盒子草属 Actinostemma

盒子草
Actinostemma tenerum Griff.

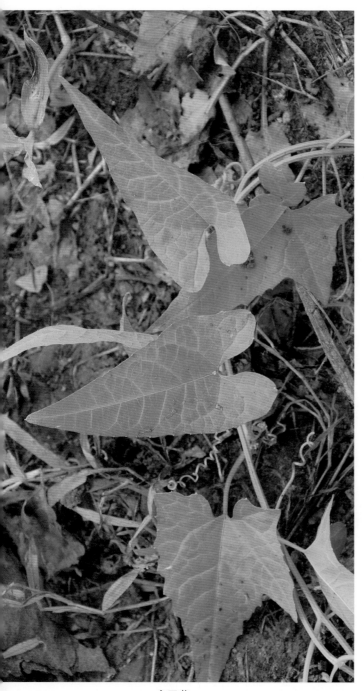

盒子草

| 植物别名 |

野瓜藤。

| 药 材 名 |

盒子草（药用部位：种子或全草）。

| 形态特征 |

一年生草本。茎攀缘状，长 1.5 ~ 2m，有短柔毛。卷须分二叉。叶柄细，被短柔毛，长 2 ~ 6cm；叶形变异大，为戟形、卵状心形或披针状三角形，不分裂或下部有 3 ~ 5 裂片，边缘波状或有锯齿，基部弯缺半圆形。雌雄同株。雄花序总状或有时圆锥形，总花梗纤细，长 5 ~ 13cm；雄花梗密生短绒毛，花萼裂片线状披针形；雄蕊 5，花丝被柔毛或无毛。雌花单生或稀雌雄同序；雌花梗中部具关节，花萼和花冠同雄花；子房卵状，有疣状突起，柱头 2 裂，肾形。果实卵形，自近中部盖裂，常具 2 种子；种子表面有雕纹不规则突起。花期 7 ~ 9 月，果期 9 ~ 10 月。

| 生境分布 |

生于水边草丛中，缠绕于其他植物体上。分布于天津蓟州。

| **资源情况** | 野生资源稀少。药材来源于野生。

| **采收加工** | 夏、秋季采收全草，晒干。秋季采收成熟果实，收集种子，晒干。

| **药材性状** | 本品全草常弯曲成团。茎圆柱形，扭曲；嫩茎表面具 5 粗棱线，黄绿色；老茎有多数细纵棱，灰黄色；直径 1～4mm。质脆，易折断，断面不平坦，黄绿色，纤维性强，木部占大部分，中心有髓。叶片多卷缩、破碎，上表面棕绿色，下表面灰绿色；完整叶展开后多呈心状戟形或心状狭卵形，先端渐尖或长尖，膜质，边缘波状或具疏齿，叶脉明显，上、下表面被短柔毛。卷须细，单歧或二歧，与叶对生。偶有果实，卵形，疏生暗绿色鳞片状突起，自近中部盖裂。气清香，味微苦。果实卵圆形或椭圆状卵形，长 0.8～1.5cm，直径 0.6～1.0cm，表面黄棕色或黄绿色，疏生鳞片状刺突，常自中部盖裂，果盖锥形，稍皱缩，果皮薄而脆，易破碎。种子常 2～4，呈龟体状，长 1～1.2cm，宽 0.5～0.9cm，厚 0.3～0.4cm，外表面灰褐色，具不规则雕纹；种皮硬而脆，断面类白色，内表面灰白色，较光滑，种仁白色，瓜子状，外被白色膜，子叶 2，富油性，轻划有油痕，碎后具香气，味苦。

| **功能主治** | 苦，寒。归肾、膀胱经。利水消肿，清热解毒。用于水肿，臌胀，疳积，湿疹，疮疡，毒蛇咬伤。

| **用法用量** | 内服煎汤，15～30g。外用适量，捣敷；或煎汤熏洗。

葫芦科 Cucurbitaceae 苦瓜属 Momordica

苦瓜 *Momordica charantia* L.

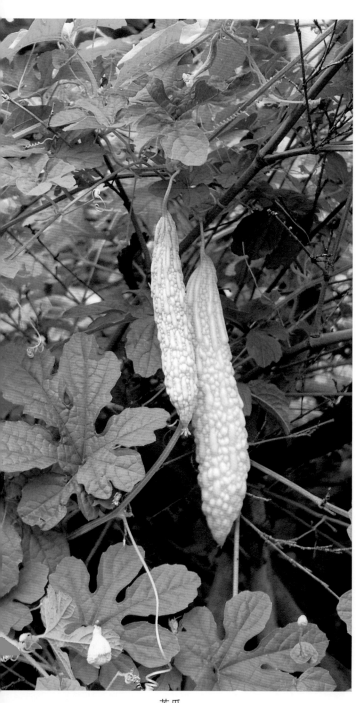

苦瓜

植物别名

锦荔枝、红姑娘、凉瓜。

药材名

苦瓜（药用部位：果实）、苦瓜叶（药用部位：叶）、苦瓜花（药用部位：花）、苦瓜子（药用部位：种子）。

形态特征

一年生攀缘草本。茎被柔毛，卷须不分叉，长达 20cm。叶柄细，初时被柔毛，最后变近无毛；叶片肾形或近圆形，长、宽均为 3 ~ 12cm，5 ~ 7 深裂，裂片卵状长圆形，边缘具粗齿或不规则再分裂，两面被毛，尤其脉上毛较密。雌雄同株，花单生，苞片绿色，叶状，肾形或圆形，全缘；花萼裂片卵状披针形；花冠黄色，稍不整齐，裂片倒卵形；雄蕊 3，离生，药室 "S" 形折曲；子房纺锤形，密生瘤状突起，柱头 3，膨大，2 裂。果实纺锤状或椭圆形，有瘤状突起，长 10 ~ 20cm，成熟后橙黄色，先端 3 瓣裂；种子多数，长圆形，具红色假种皮，两端各具 3 小齿，两面有皱纹。花果期 6 ~ 10 月。

| 生境分布 | 无野生分布，天津各地均有栽培。

| 资源情况 | 栽培资源丰富。药材来源于栽培。

| 采收加工 | 苦瓜：秋季采收，切片，晒干或鲜用。

苦瓜叶：夏、秋季采收，洗净，鲜用或晒干。

苦瓜花：夏季花开时采收，鲜用或烘干。

苦瓜子：秋后采收成熟果实，剖开，收取种子，洗净，晒干。

| 药材性状 | 苦瓜：本品干燥的苦瓜片呈椭圆形或矩圆形，厚 2 ~ 8mm，全体皱缩，弯曲，果皮浅灰棕色，粗糙，有纵皱或瘤状突起。中间有时夹有种子或种子脱落后留下的孔洞。质脆，易断。气微，味苦。

| 功能主治 | 苦瓜：苦，寒。归心、脾、肺经，祛暑涤热，明目，解毒。用于暑热烦渴，消渴，赤眼疼痛，痢疾，疮痈肿毒。

苦瓜叶：苦，凉。清热解毒。用于疮痈肿毒，梅毒，痢疾。

苦瓜花：苦，寒。清热解毒，和胃。用于痢疾，胃痛。

苦瓜子：苦、甘，温。温补肾阳。用于肾阳不足，小便频数，遗尿，遗精，阳痿。

| 用法用量 | 苦瓜：内服煎汤，6 ~ 15g，鲜品 30 ~ 60g；或煅存性，研末。外用适量，鲜品捣敷；或取汁涂。

苦瓜叶：内服煎汤，10 ~ 15g，鲜品 30 ~ 60g；或研末。外用适量，煎汤洗；捣敷；或捣汁涂。

苦瓜花：内服煎汤，6 ~ 9g；或焙焦，研末入散。

苦瓜子：内服煎汤，9 ~ 15g。

| 附　注 | 据有关资料记载，本种的根（苦瓜根）、茎（苦瓜藤）均可入药。

葫芦科 Cucurbitaceae 丝瓜属 Luffa

丝瓜 *Luffa cylindrica* (L.) Roem.

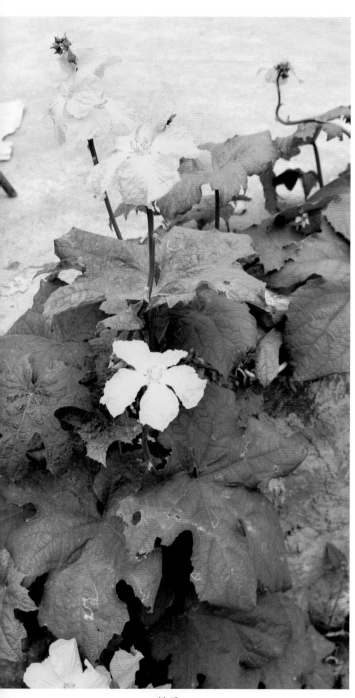

丝瓜

| 植物别名 |

菜瓜、水瓜。

| 药 材 名 |

丝瓜络（药用部位：成熟果实的维管束）、丝瓜（药用部位：鲜嫩果实、霜后干枯果实）、丝瓜子（药用部位：种子）。

| 形态特征 |

一年生攀缘状草本。茎粗糙有棱沟，微被柔毛。卷须稍粗壮，粗糙。叶片三角形或近圆形，膜质，直径 10 ～ 12cm，通常掌状 5 ～ 7 裂，裂片三角形，基部心形，先端渐尖，边缘有锯齿。花单性，雌雄同株；雄花聚成总状花序，先开放；雌花单生；花萼绿色，5 深裂，裂片卵状披针形，外面被细柔毛；花冠黄色、淡黄色或白色，直径 5 ～ 9cm，5 深裂，裂片阔倒卵形；雄花雄蕊 5，花药 2 室，花丝分离；雌花子房下位，长圆柱形，柱头 3，膨大。瓠果圆柱形，长 15 ～ 30cm，直径 5 ～ 8cm，表面有深色纵条纹，成熟后黄绿色，内有坚韧的网状丝络；种子多数，黑色，卵形，压扁，边缘有狭翅。花期 5 ～ 7 月，果期 6 ～ 9 月。

| 生境分布 | 无野生分布。天津各地均有栽培。 |

| 资源情况 | 栽培资源丰富。药材来源于栽培。 |

| 采收加工 | 丝瓜络：夏、秋季果实成熟、果皮变黄、内部干枯时采摘，除去外皮和果肉，洗净，晒干，除去种子。

丝瓜：嫩丝瓜于夏、秋季采摘，鲜用。老丝瓜（天骷髅）于秋后采收，晒干。

丝瓜子：秋季果实老熟后，在采制丝瓜络时收集种子，晒干。 |

| 药材性状 | 丝瓜络：本品由丝状维管束交织而成，多呈长棱形或长圆筒形，略弯曲，长 30 ～ 70cm，直径 7 ～ 10cm。表面黄白色。体轻，质韧，有弹性，不能折断。横切面可见子房 3 室，呈空洞状。气微，味淡。

丝瓜：本品呈长圆柱形，长 20 ～ 60cm，肉质。绿色而带粉白色或黄绿色，有不明显的纵向浅沟或条纹，成熟后内有坚韧的网状瓜络。

丝瓜子：本品呈长卵形，扁压，长 8 ～ 20mm，直径 5 ～ 11mm，厚约 2mm，种子黑色，边缘有狭翅，翅的一端有种脊，上方有叉状突起。种皮硬，剥开后可见膜状灰绿色的肉质种皮包于子叶之外。子叶 2，黄白色。气微，味微香。 |

| 功能主治 | 丝瓜络：甘，平。归肺、胃、肝经。祛风，通络，活血，下乳。用于痹痛拘挛，胸胁胀痛，乳汁不通，乳痈肿痛。

丝瓜：甘，凉。归肺、肝、胃、大肠经。清热化痰，凉血解毒。用于热病身热烦渴，咳嗽痰喘，痈疽疮疡，乳汁不畅，水肿。

丝瓜子：苦，寒。清热，利水，通便，驱虫。用于水肿，石淋，肺热咳嗽，便秘。 |

| 用法用量 | 丝瓜络：内服煎汤，5 ～ 12g。

丝瓜：内服煎汤，9 ～ 15g，鲜品 60 ～ 120g；或烧存性为散，每次 3 ～ 9g。外用适量，捣汁涂；或捣敷；或研末调敷。

丝瓜子：内服煎汤，6 ～ 9g；或炒焦研末。外用适量，研末调敷。 |

| 附　注 | 据有关资料记载，本种的根（丝瓜根）、茎（丝瓜藤）、茎中液汁（天罗水）、叶（丝瓜叶）、花（丝瓜花）、果皮（丝瓜皮）、果蒂（丝瓜蒂）均可入药。 |

葫芦科 Cucurbitaceae 冬瓜属 Benincasa

冬瓜 *Benincasa hispida* (Thunb.) Cogn.

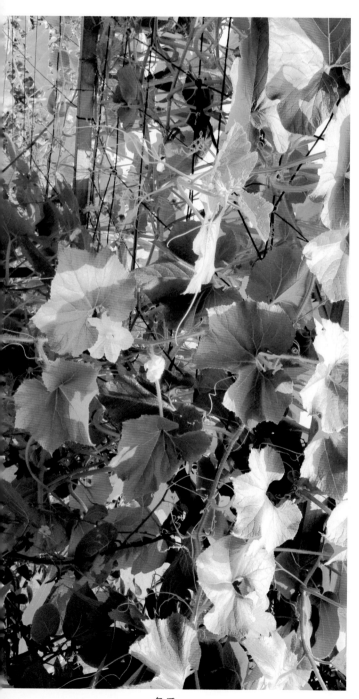

冬瓜

| 植物别名 |

白瓜、枕瓜。

| 药 材 名 |

冬瓜皮（药用部位：外层果皮）、冬瓜（药用部位：果实）、冬瓜子（药用部位：种子）。

| 形态特征 |

一年生蔓生草本。茎被黄褐色硬毛及长绒毛，有棱沟。单叶互生，叶柄粗壮，被黄褐色硬毛及长绒毛；叶片肾状近圆形，宽 15 ~ 30cm，5 ~ 7 浅裂或有时中裂，裂片宽卵形，先端急尖，边缘有小齿，基部深心形，两面均被粗毛，在叶背面稍隆起。卷须生于叶腋，二至三歧，被粗硬毛和长柔毛。花单性，雌雄同株，单生叶腋；花梗被硬毛；花萼管状，裂片三角状卵形，边缘有锯齿，反折；花冠黄色，5 裂至基部，外展；雄花有雄蕊 3，花丝分生，花药卵形，药室 "S" 形折曲；雌花子房长圆筒形或长卵形，柱头 3，略扭曲。瓠果大形，肉质，长圆柱形或近球形，长 25 ~ 60cm，直径 10 ~ 25cm，表面有硬毛和蜡质白粉；种子多数，卵形，白色或淡黄色，压扁。花期 6 ~ 7 月，果期 6 ~ 8 月。

| 生境分布 | 无野生分布。天津各地均有栽培。

| 资源情况 | 栽培资源丰富。药材来源于栽培。

| 采收加工 | 冬瓜皮：削取外层果皮，洗净，晒干。

冬瓜：夏末秋初果实成熟时采摘。

冬瓜子：食用冬瓜时收集成熟种子，洗净，晒干。

| 药材性状 | 冬瓜皮：本品为不规则的碎片，常向内卷曲，大小不一。外表面灰绿色或黄白色，被有白霜，有的较光滑不被白霜；内表面较粗糙，有的可见筋脉状维管束。体轻，质脆。气微，味淡。

冬瓜子：本品呈长椭圆形或卵圆形，扁平，长 1 ~ 1.5cm，宽 0.5 ~ 1cm，厚约 0.2cm。表面黄白色，略粗糙，边缘光滑（单边冬瓜子）或两面外缘各有 1 环纹（双边冬瓜子）。一端稍尖；有 2 个小突起，较大的突起上有珠孔，较小的为种脐，另一端圆钝。种皮稍硬而脆，剥去种皮，可见子叶 2，白色，肥厚，胚根短小。体轻，富油性。气无，味微甜。

| 功能主治 | 冬瓜皮：甘，凉。归脾、小肠经。利尿消肿。用于水肿胀满，小便不利，暑热口渴，小便短赤。

冬瓜：甘、淡，微寒。归肺、大肠、小肠、膀胱经。利尿，清热，化痰，生津，解毒。用于水肿胀满，淋证，痰喘，暑热烦闷，消渴。

冬瓜子：甘，微寒。归肺、大肠经。清肺化痰，消痈排脓，利湿。用于痰热咳嗽，肺痈，肠痈，脚气，水肿，淋证。

| 用法用量 | 冬瓜皮：内服煎汤，9 ~ 30g。

冬瓜：内服煎汤，60 ~ 120g；或煨熟；或捣汁。外用适量，捣敷；或煎汤洗。

冬瓜子：内服煎汤，10 ~ 15g；或研末服。外用适量，研膏涂敷。

| 附　　注 | 据有关资料记载，本种的藤茎（冬瓜藤）、叶（冬瓜叶）、果瓤（冬瓜瓤）均可入药。

葫芦科 Cucurbitaceae 西瓜属 Citrullus

西瓜 *Citrullus lanatus* (Thunb.) Matsum. et Nakai

| **植物别名** | 寒瓜。

| **药 材 名** | 西瓜霜（药材来源：新鲜果实与皮硝的加工品）、西瓜皮（药用部位：果皮）、西瓜（药用部位：果瓤）、西瓜子仁（药用部位：种仁）。

| **形态特征** | 一年生蔓生草本。茎具长而密的柔毛，枝近先端密被长柔毛。卷须较粗壮，分二叉，具短柔毛。叶柄有长柔毛，具不明显的槽纹；叶片带白绿色，长 8 ~ 12cm，宽 5 ~ 15cm，深 3 裂，裂片 2 回羽状浅裂或深裂，两面有短柔毛。花雌雄同株，单生叶腋；花托宽钟状，花萼裂片狭披针形；花冠淡黄色，辐状，裂片卵状长圆形；雄蕊 3，近分离，药室"S"形折曲；子房卵形，密被长柔毛，柱头 3，肾形。果实大，球形或椭圆形，果皮光滑，有绿白色花纹，瓤肉通常红色，

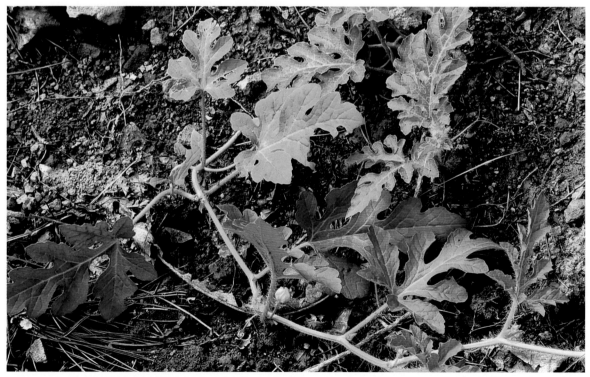

西瓜

也有黄色或白色等；种子卵形，两面光滑，颜色因品种而异。花果期 6 ～ 7 月。

| **生境分布** | 无野生分布。天津各地均有栽培。

| **资源情况** | 栽培资源丰富。药材来源于栽培。

| **采收加工** | 西瓜霜：由成熟新鲜果实与皮硝经加工制作而成。

西瓜皮：夏季收集西瓜皮，削去内层柔软部分，洗净，晒干，或将外面青皮削去，仅取其中间部分。

西瓜：夏季采收成熟果实，一般鲜用。

西瓜子仁：夏季食用西瓜时收集瓜子，洗净晒干，去壳取仁用。

| **药材性状** | 西瓜霜：本品为白色至黄白色的结晶性粉末。气微，味咸。

西瓜皮：本品外层果皮常卷成管状、纺锤状或不规则形的片块，大小不一，厚 0.5 ～ 1cm。外表面深绿色、黄绿色或淡黄白色，光滑或具深浅不等的皱纹。内表面色稍淡，黄白色至黄棕色，有网状筋脉（维管束），常带有果柄。质脆，易碎。无臭，味淡。

| **功能主治** | 西瓜霜：咸，寒。归肺、胃、大肠经。清热泻火，消肿止痛。用于咽喉肿痛，喉痹，口疮。

西瓜皮：甘，凉。归心、胃、膀胱经。清热，解渴，利尿。用于暑热烦渴，小便短赤，口舌生疮。

西瓜：甘，寒。归心、胃、膀胱经。清热除烦，解暑生津，利尿。用于暑热烦渴，热盛伤津，小便不利，口疮。

西瓜子仁：甘，平。归肺、大肠经。清肺化痰，和中润肠。用于久咳，咯血，便秘。

| **用法用量** | 西瓜霜：内服，0.5 ～ 1.5g。外用适量，研末吹敷患处。

西瓜皮：内服煎汤，9 ～ 30g；或焙干研末。外用适量，烧存性，研末撒。

西瓜：内服适量，取汁饮；或作水果食。

西瓜子仁：内服煎汤，9 ～ 15g；生食或炒熟。

| **附 注** | 据有关资料记载，本种的根与叶或藤茎（西瓜根叶）、种皮（西瓜子壳）均可入药。

葫芦科 Cucurbitaceae 黄瓜属 Cucumis

黄瓜 *Cucumis sativus* L.

| **植物别名** | 胡瓜、刺瓜。

| **药 材 名** | 黄瓜（药用部位：果实）、黄瓜皮（药用部位：果皮）、黄瓜子（药用部位：种子）。

| **形态特征** | 一年生攀缘草本。茎枝有棱沟，具白色短刚毛。卷须细，不分叉，具白色柔毛。叶柄稍粗糙，有粗硬毛；叶片宽心状卵形，长、宽均为 7 ~ 20cm，两面甚粗糙，被粗硬短刚毛，多角形或 3 ~ 5 浅裂，裂片三角形，有齿，有时边缘有缘毛，先端急尖或渐尖，基部弯缺半圆形，宽 2 ~ 3cm，深 2 ~ 2.5cm。雌雄同株；雄花常数朵簇生叶腋，花梗纤细，被长柔毛；花萼筒狭钟状或近圆筒状，密被白色长绒毛；花冠黄色，长约 2cm，花冠裂片长圆状披针形，急尖；雄蕊

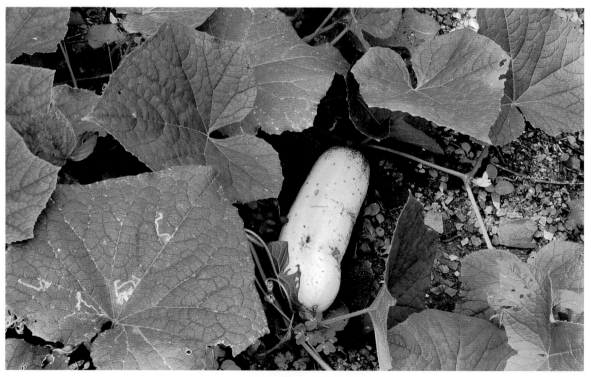

黄瓜

3，花丝近无。雌花单生或簇生，花梗粗壮，被柔毛；子房纺锤形，粗糙，常有小刺状突起。果实长圆形或圆柱形，略有 3 棱，长 10 ~ 20cm，成熟时黄绿色，表面粗糙，有刺状小瘤突起；种子小，长圆形，白色，无边缘，两端近急尖。花果期夏季。

| 生境分布 | 无野生分布。天津各地均有栽培。

| 资源情况 | 栽培资源丰富。药材来源于栽培。

| 采收加工 | 黄瓜：夏季采收果实，鲜用。

黄瓜皮：夏、秋季采收，刨下果皮，晒干或鲜用。

黄瓜子：夏、秋季采收成熟的果实，剖开，取出种子，洗净，晒干。

| 药材性状 | 黄瓜皮：本品呈不规则卷筒状，厚 1 ~ 2mm。外表面黄褐色，上有深褐色疣状突起及黄白色或黄色网状花纹；内表面黄白色，有皱纹。质轻而柔韧。气清香，味淡。

| 功能主治 | 黄瓜：甘，凉。归肺、脾、胃经。清热，利水，解毒。用于热病口渴，小便短赤，水肿尿少，烫火伤。

黄瓜皮：甘、淡，凉。清热，利水，通淋。用于水肿尿少，热结膀胱，小便淋痛。

黄瓜子：续筋接骨，祛风，消痰。用于骨折筋伤，风湿痹痛，老年痰喘。

| 用法用量 | 黄瓜：内服适量，煮熟或生啖；或绞汁服。外用适量，生擦；或捣汁涂。

黄瓜皮：内服煎汤，10 ~ 15g，鲜品加倍。

黄瓜子：内服研末，3 ~ 10g；或入丸、散。外用适量，研末调敷。

| 附　　注 | 据有关资料记载，本种的根（黄瓜根）、藤茎（黄瓜藤）、叶（黄瓜叶）均可入药。

葫芦科 Cucurbitaceae 黄瓜属 Cucumis

马泡瓜
Cucumis melo L. var. *agrestis* Naud.

| **植物别名** | 马泡、马宝、小野瓜。

| **形态特征** | 一年生匍匐或攀缘草本。茎枝有棱，有糙硬毛和疣状突起。卷须单一，被微柔毛。叶柄具槽沟及短刚毛；叶片厚纸质，近圆形或肾形，长、宽均8~15cm，上面粗糙，被白色糙硬毛，边缘不分裂或3~7浅裂，裂片先端圆钝，有锯齿，基部截形或具半圆形的弯缺，具掌状脉。花单性，雌雄同株，双生或3枚聚生。雄花花梗纤细，被柔毛；花萼筒狭钟形，密被白色长柔毛，裂片近钻形，直立或开展，比筒部短；花冠黄色，长2cm，裂片卵状长圆形，急尖；雄蕊3，花丝极短，药室折曲；雌蕊退化。雌花单生，花梗粗糙，被柔毛；子房密被长柔毛和糙硬毛，柱头靠合。果实小，长圆形、球形或陀

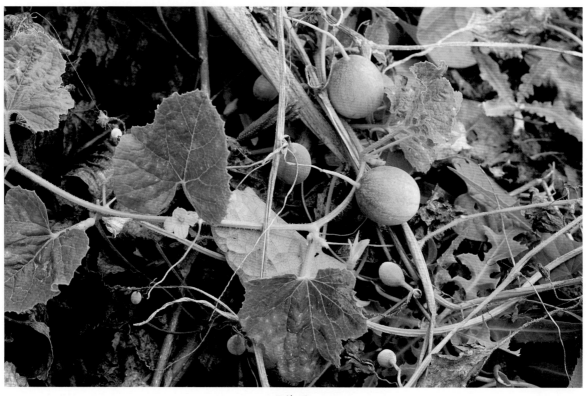

马泡瓜

螺状，有香味，不甜，果肉极薄；种子污白色或黄白色，卵形或长圆形，先端尖，基部钝。

| 生境分布 | 生于田地、林园或荒地。分布于天津蓟州、静海、滨海、武清、宁河等地。

| 资源情况 | 野生资源较丰富。药材来源于野生。

| 附　注 | 文献记载，本种的果实具有抗肿瘤、抗衰老、降血糖的作用。

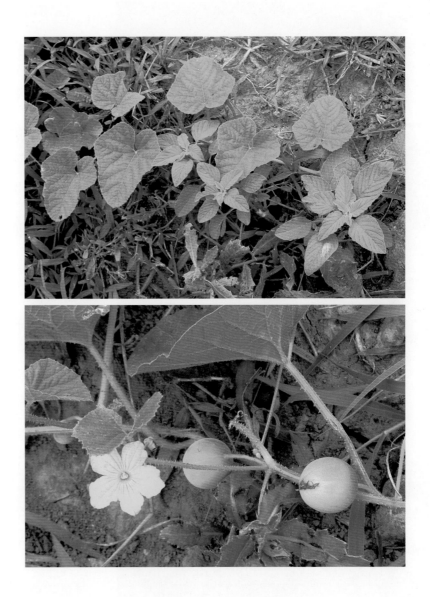

葫芦科 Cucurbitaceae 栝楼属 *Trichosanthes*

栝楼
Trichosanthes kirilowii Maxim.

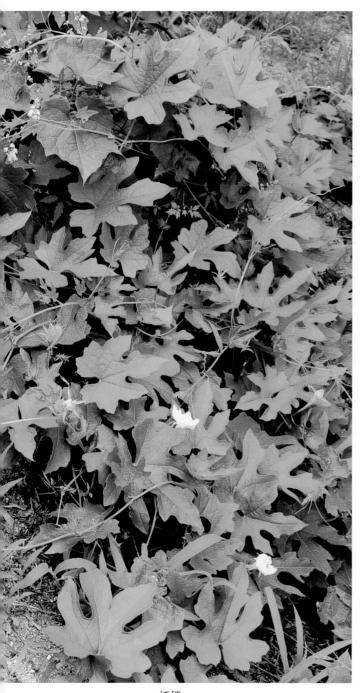

栝楼

植物别名

瓜蒌、瓜楼、药瓜。

药材名

天花粉（药用部位：根）、瓜蒌（药用部位：果实）、瓜蒌子（药用部位：种子）、瓜蒌皮（药用部位：果皮）。

形态特征

多年生攀缘草本。块根横生，粗大肥厚，多为条状，稍扭曲，黄色，富含淀粉。叶片宽卵状心形或扁心形，长 5 ~ 14cm，宽近于长，3 ~ 5 浅裂至深裂，裂片菱状倒卵形，先端常钝圆，边缘常有分裂，两面均稍被毛，略粗糙；叶柄长 2 ~ 6cm。雄花排成总状花序，长 10 ~ 20cm，上端着生 3 ~ 8 花，枝端花有时单生不成花序；小苞片菱状倒卵形，中部以上有几个不规则的大齿；萼片线形，全缘；花冠白色，直径 3.5cm。雌花单生，花梗长约 7.5cm；子房椭圆形，柱头 3 或不规则。果实宽卵状椭圆形至球形，长 7 ~ 10.5cm，果瓤橙黄色；种子扁平，卵状椭圆形，长 10 ~ 16mm，宽 7 ~ 12mm，浅棕色，光滑，近边缘处有 1 圈棱线。花期夏季。

| 生境分布 | 生于山坡、石堆旁、田边。分布于天津蓟州山地。

| 资源情况 | 野生资源较少，栽培资源稀少。药材来源于野生或栽培。

| 采收加工 | 天花粉：秋、冬季采挖，洗净，除去外皮，切段或纵剖成瓣，干燥。

瓜蒌：秋季果实成熟时连果梗剪下，置通风处阴干。

瓜蒌子：秋季采摘成熟果实，剖开，取出种子，洗净，晒干。

瓜蒌皮：秋季采摘成熟果实，剖开，除去果瓤及种子，阴干。

| 药材性状 | 天花粉：本品呈不规则圆柱形、纺锤形或瓣块状，长 8 ~ 16cm，直径 1.5 ~ 5.5cm。表面黄白色或淡棕黄色，有纵皱纹、细根痕及略凹陷的横长皮孔，有的有黄棕色外皮残留。质坚实，断面白色或淡黄色，富粉性，横切面可见黄色木部，略呈放射状排列，纵切面可见黄色条纹状木部。气微，味微苦。

瓜蒌：本品呈类球形或宽椭圆形，长 7 ~ 10.5cm，直径 6 ~ 10cm。表面橙红色或橙黄色，皱缩或较光滑，先端有圆形的花柱残基，基部略尖，具残存的果梗。轻重不一。质脆，易破开，内表面黄白色，有红黄色丝络，果瓤橙黄色，黏稠，与多数种子黏结成团。具焦糖气，味微酸、甜。

瓜蒌子：本品呈扁平椭圆形，长 12 ~ 15mm，宽 6 ~ 10m，厚约 3.5mm。表面浅棕色至棕褐色，平滑，沿边缘有 1 圈沟纹。先端较尖，有种脐，基部钝圆或较狭。种皮坚硬；内种皮膜质，灰绿色，子叶 2，黄白色，富油性。气微，味淡。

瓜蒌皮：本品常切成 2 至数瓣，边缘向内卷曲，长 6 ~ 12cm。外表面橙红色或橙黄色，皱缩，有的有残存果梗；内表面黄白色。质较脆，易折断。具焦糖气，味淡、微酸。

| 功能主治 | 天花粉：甘、微苦，微寒。归肺、胃经。清热泻火，生津止渴，消肿排脓。用于热病烦渴，肺热燥咳，内热消渴，疮疡肿毒。

瓜蒌：甘、微苦，寒。归肺、胃、大肠经。清热涤痰，宽胸散结，润燥滑肠。用于肺热咳嗽，痰浊黄稠，胸痹心痛，结胸痞满，乳痈，肺痈，肠痈，大便秘结。

瓜蒌子：甘，寒。归肺、胃、大肠经。润肺化痰，滑肠通便。用于燥咳痰黏，肠燥便秘。

瓜蒌皮：甘，寒。归肺、胃经。清热化痰，利气宽胸。用于痰热咳嗽，胸闷胁痛。

| 用法用量 | 天花粉：内服煎汤，10 ~ 15g。

瓜蒌、瓜蒌子：内服煎汤，9 ~ 15g。

瓜蒌皮：内服煎汤，6 ~ 10g。

葫芦科 Cucurbitaceae 葫芦属 Lagenaria

葫芦

Lagenaria siceraria (Molina) Standl.

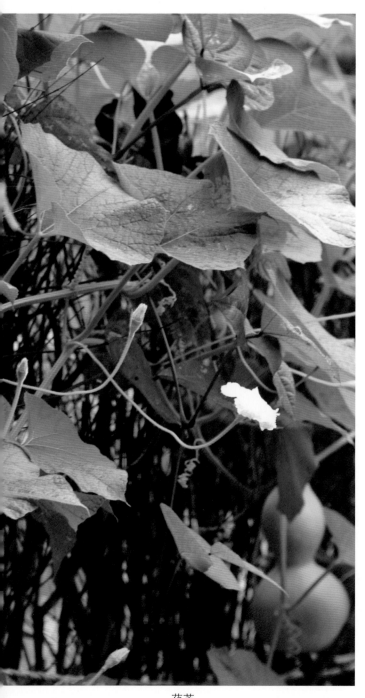

葫芦

| 植物别名 |

壶卢、葫芦瓢。

| 药 材 名 |

壶卢（药用部位：果实）、陈壶卢瓢（药用部位：老熟果实或果壳）、壶卢秧（药用部位：茎、叶、花、须）、壶卢子（药用部位：种子）。

| 形态特征 |

一年生攀缘草本。茎、枝具沟纹，被黏质长柔毛，老后渐脱落。叶柄被毛，先端有 2 腺体；叶片卵状心形或肾状卵形，长、宽均 10 ~ 35cm，不裂或 3 ~ 5 裂，先端锐尖，边缘有不规则的齿，基部心形，弯缺开展。雌雄同株；花白色，单生，花梗长。雄花花托漏斗状，长约 2cm；花萼裂片披针形；花冠裂片皱波状，被柔毛或黏毛，长 3 ~ 4cm，宽 2 ~ 3cm；雄蕊 3，药室不规则折曲。雌花花萼和花冠似雄花；子房中间缢细，长数十厘米，成熟后果皮变木质。种子白色。花果期 8 ~ 9 月。

| 生境分布 |

无野生分布。天津各地均有栽培。

| **资源情况** | 栽培资源一般。药材来源于栽培。

| **采收加工** | 壶卢：秋季采摘已成熟但外皮尚未木质化的果实，去皮用。

陈壶卢瓢：秋末冬初采摘老熟果实，切开，除去瓢心、种子，打碎，晒干。

壶卢秧：夏、秋季采收，晒干。

壶卢子：秋季采收成熟的果实，切开，取出种子，洗净，晒干。

| **药材性状** | 壶卢：本品呈长椭圆状三角形，长 2 ~ 2.5cm，宽 0.8 ~ 1.2cm。先端尖，具稍偏斜的凹陷种脐，基部略凹入。两侧各具 1 明显的棱线，表面黄棕色，具 2 浅黄褐色的纵棱。种皮坚脆，子叶 2，白色，油性。气微，味淡。

陈壶卢瓢：本品果实呈哑铃状，中部缢细，上部和下部膨大。下部小，卵形，连于果柄；上部大，类球形，先端有花柱基。表面黄棕色，较光滑。质坚硬。气微，味淡。

| **功能主治** | 壶卢：甘、淡，平。归肺、脾、肾经。利水，消肿，通淋，散结。用于水肿，腹水，黄疸，消渴，淋病，痈肿。

陈壶卢瓢：甘、苦，平。利水，消肿。用于水肿，臌胀。

壶卢秧：甘，平。解毒，散结。用于食物、药物中毒，龋齿痛，瘰疬，痢疾。

壶卢子：甘，平。清热解毒，消肿止痛。用于肺炎，肠痈，牙痛。

| **用法用量** | 壶卢：内服煎汤，9 ~ 30g；或煅存性研末。

陈壶卢瓢：内服煎汤，10 ~ 30g；或烧存性，研末。外用适量，烧存性，研末调敷。

壶卢秧：内服煎汤，6 ~ 30g；或煅存性，研末。

壶卢子：内服煎汤，9 ~ 15g。

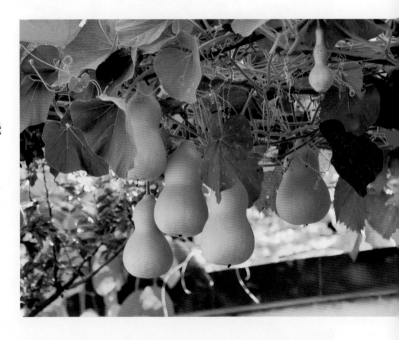

葫芦科 Cucurbitaceae 葫芦属 *Lagenaria*

瓠子

Lagenaria siceraria (Molina) Standl. var. *hispida* (Thunb.) Hara

| 植物别名 | 甘瓠、甜瓠、葫芦。

| 药 材 名 | 蒲种壳（药用部位：老熟果皮）、瓠子（药用部位：果实）、瓠子子（药用部位：种子）。

| 形态特征 | 本种与原变种葫芦的区别在于子房圆柱形。果实粗细匀称而呈圆柱形，直或稍弓曲，长可达 60 ~ 80cm，绿白色，果肉白色。

| 生境分布 | 无野生分布。天津各地均有栽培。

| 资源情况 | 栽培资源较少。药材来源于栽培。

| 采收加工 | 蒲种壳：立秋至白露间采摘老熟果实，剖开，除去种子，晒干。

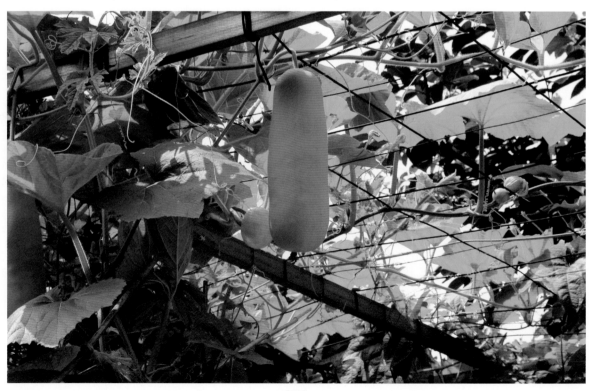

瓠子

瓠子：夏、秋季果实成熟时采收，鲜用或晒干。

瓠子子：秋季采收，将成熟的果实剖开，取出种子，洗净、晒干。

| **药材性状** | 蒲种壳：本品为干燥的果皮，多呈破碎的条片状，厚 5 ~ 7mm。外表面黄白色或灰黄色，平滑，内壁灰白色，如棉絮状。质脆易断，断面不平坦。

| **功能主治** | 蒲种壳：苦、淡，寒。利水消肿。用于面目、四肢浮肿，臌胀，小便不通。

瓠子：甘，平。利水，清热，止渴，除烦。用于水肿腹胀，烦热口渴，疮毒。

瓠子子：解毒，活血，辟秽。用于咽喉肿痛，跌打损伤，山岚瘴气。

| **用法用量** | 蒲种壳：内服煎汤，12 ~ 15g。

瓠子：内服煎汤，鲜品 60 ~ 120g；或烧存性，研末。外用适量，烧存性，研末调敷。

瓠子子：内服煎汤，3 ~ 9g。外用适量，煎汤擦浴。

葫芦科 Cucurbitaceae 南瓜属 Cucurbita

西葫芦 *Cucurbita pepo* L.

| 形态特征 | 一年生蔓生草本。茎有半透明的短糙毛。卷须多分叉。叶质硬，直立，三角形或卵状三角形，长 15 ~ 30cm，常明显分裂，裂片先端锐尖，边缘有不规则的锐齿，两面有粗糙毛。花雌雄同株，单生，黄色；花萼裂片线状披针形；花冠筒常向基部渐狭成钟状，分裂至近中部，裂片直立或稍扩展，先端锐尖；雄蕊 3，花药靠合；子房卵形，1 室。果柄有强烈的沟棱，果蒂处变粗或稍扩大，但不成喇叭状；果实形状因品种而异；种子白色，边缘拱起而钝。花果期 5 ~ 9 月。

| 生境分布 | 无野生分布。天津各地均有栽培。

| 资源情况 | 栽培资源丰富。药材来源于栽培。

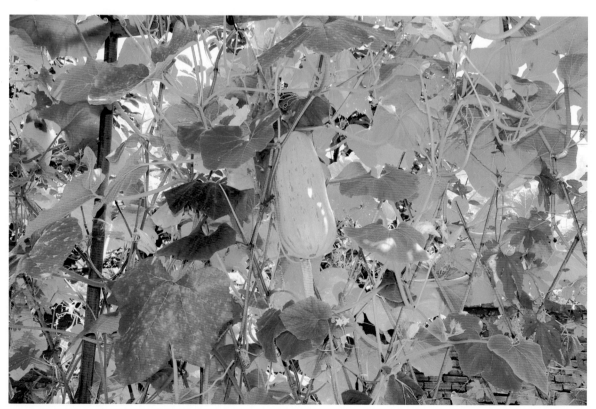

西葫芦

| 附　　注 | 据报道，本种果实具有清热利尿、除烦止渴、润肺止咳、消肿散结的功效，可辅助治疗水肿腹胀、烦渴、疮毒以及肾炎、肝硬化腹水等。

葫芦科 Cucurbitaceae 南瓜属 *Cucurbita*

南瓜 *Cucurbita moschata* (Duch. ex Lam.) Duch. ex Poiret

| 植物别名 | 倭瓜。

| 药 材 名 | 南瓜蒂（药用部位：瓜蒂）、南瓜子（药用部位：种子）、南瓜（药用部位：果实）、南瓜瓤（药用部位：果瓤）。

| 形态特征 | 一年生蔓生草本。茎节部生根，被短刚毛。卷须分 3 ~ 4 叉。叶稍柔软，宽卵形或卵圆形，5 浅裂或有 5 角，两面密被茸毛，沿边缘及叶上常有白斑，边缘有细齿。花雌雄同株，单生。雄花花托短；花萼裂片线形，上部扩大成叶状；花冠钟状，5 中裂，裂片外展，具皱纹；雄蕊 3，花药靠合，药室规则弓形折曲。雌花花萼显著叶状，子房 1 室，花柱短，柱头 3，膨大，2 裂。果柄有棱或槽，瓜蒂扩大成喇叭状；瓠果常有数条纵沟，形状多样；种子灰白色，边缘薄。

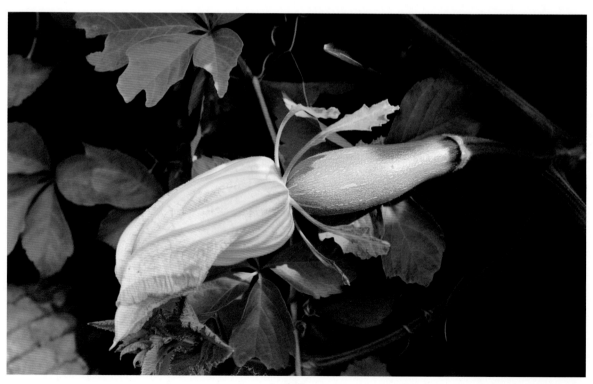

南瓜

花期 6 ~ 7 月，果熟期 9 ~ 10 月。

| **生境分布** | 无野生分布。天津各地均有栽培。

| **资源情况** | 栽培资源丰富。药材来源于栽培。

| **采收加工** | 南瓜蒂：秋季采收成熟的果实，切取瓜蒂，晒干。

南瓜子：夏、秋季食用南瓜时收集成熟种子，除去瓤膜，洗净，晒干。

南瓜：夏、秋季采收成熟果实，一般鲜用。

南瓜瓤：秋季将成熟的南瓜剖开，取出瓜瓤，除去种子，鲜用。

| **药材性状** | 南瓜蒂：本品呈五至六角形的盘状，直径 2.5 ~ 5.5cm，上附残存的柱状果柄。外表面淡黄色，微有光泽，具稀疏刺状短毛及凸起的小圆点。果柄略弯曲，直径 1 ~ 2cm，有隆起的棱脊 5 ~ 6，纵向延伸至蒂端。质坚硬，断面黄白色，常有空隙可见。

南瓜子：本品呈扁圆形，长 1.2 ~ 1.8cm，宽 0.7 ~ 1cm。表面淡黄白色至淡黄色，两面平坦而微隆起，边缘稍有棱，一端略尖，先端有珠孔，种脐稍凸起或不明显。除去种皮，有黄绿色薄膜状胚乳。子叶 2，黄色，肥厚，有油性。气微香。味微甘。

| **功能主治** | 南瓜蒂：苦、微甘，平。解毒，利水，安胎。用于痈疽肿毒，疔疮，烫火伤，疮溃不敛，水肿腹水，胎动不安。

南瓜子：甘，平。归大肠经。杀虫，下乳，利水消肿。用于绦虫、蛔虫、血吸虫、钩虫、蛲虫病，产后缺乳，产后手足浮肿，百日咳，痔疮。

南瓜：甘，平。归肺、脾、胃经。解毒消肿。用于肺痈，烫火伤，毒蜂蜇伤。

南瓜瓤：甘，凉。解毒，敛疮。用于痈肿疮毒，烫火伤，创伤。

| **用法用量** | 南瓜蒂：内服煎汤，15 ~ 30g；或研末。外用适量，研末调敷。

南瓜子：内服煎汤，30 ~ 60g；研末或制成乳剂。外用适量，煎汤熏洗。

南瓜：内服适量，蒸煮或生捣汁。外用适量，捣敷。

南瓜瓤：内服适量，捣汁。外用适量，捣敷。

| **附　注** | 据有关资料记载，本种的幼苗（盘肠草）、根（南瓜根）、藤茎（南瓜藤）、卷须（南瓜须）、叶（南瓜叶）、花（南瓜花）均可入药。

千屈菜科 Lythraceae 千屈菜属 Lythrum

千屈菜 *Lythrum salicaria* L.

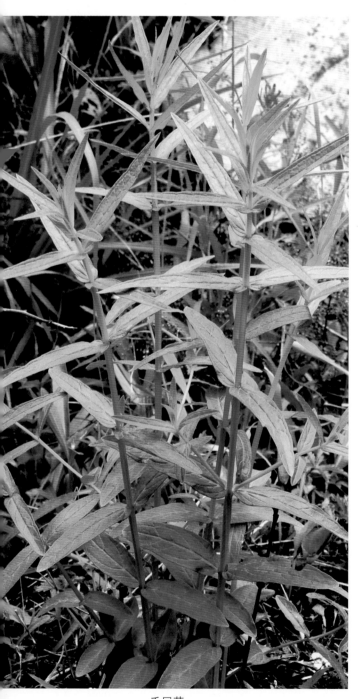

千屈菜

| 植物别名 |

水柳、对叶莲、马鞭草。

| 药 材 名 |

千屈菜（药用部位：全草）。

| 形态特征 |

多年生草本，高 30 ～ 100cm。根木质状。茎直立，多分枝，四棱形或六棱形。下部叶对生，上部叶互生，稀 3 枚轮生，广披针形或狭披针形，长 3 ～ 7cm，宽 7 ～ 15mm，先端渐尖，基部心形或圆形，有时略抱茎，无柄。总状花序顶生；花两性，数朵簇生叶状苞片腋内，具短梗；苞片线状披针形至卵形，基部心形，先端变狭；花下小苞片线形，花萼筒状，多少带紫色，长 4 ～ 8mm，先端具 6 齿，萼齿三角形；花瓣 6，紫色，长椭圆形，基部楔形，长 5 ～ 8mm，生于萼筒上部；雄蕊 12，6 长 6 短，排成 2 轮，子房上位，2 室，杜头头状。蒴果包于萼内，椭圆形，成熟时 2 裂，裂片再 2 裂；种子多数。花期 7 ～ 9 月。

| 生境分布 |

生于水旁湿地。分布于天津蓟州盘山、九山

顶、九龙山、八仙山等地。

| **资源情况** | 野生资源较丰富。药材来源于野生。

| **采收加工** | 秋季采收全草，洗净，切碎，鲜用或晒干。

| **药材性状** | 本品茎呈方柱状，灰绿色至黄绿色，直径 1 ~ 2mm，有分枝，质硬易折断，断面边缘纤维状，中空。叶片灰绿色，质脆，多皱缩破碎，完整叶对生或 3 片轮生，叶片狭披针形，全缘，无柄。先端具穗状花序，花两性，每 2 ~ 3 小花生于叶状苞片内；花萼灰绿色，筒状；花瓣紫色。蒴果椭圆形，全包于宿存花萼内。微臭，味微苦。

| **功能主治** | 苦，寒。清热解毒，收敛止血。用于痢疾，泄泻，便血，血崩，疮疡溃烂，吐血，衄血，外伤出血。

| **用法用量** | 内服煎汤，10 ~ 30g。外用适量，研末敷；或捣敷；或煎汤洗。

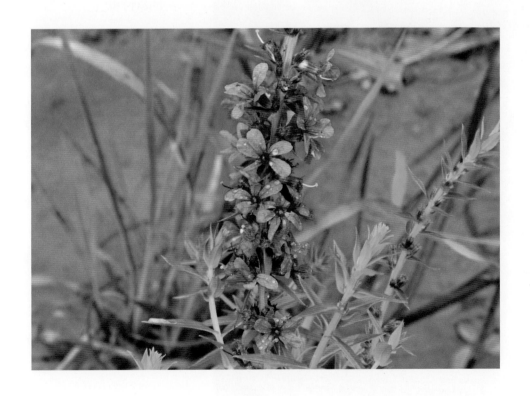

千屈菜科 Lythraceae 紫薇属 Lagerstroemia

紫薇

Lagerstroemia indica L.

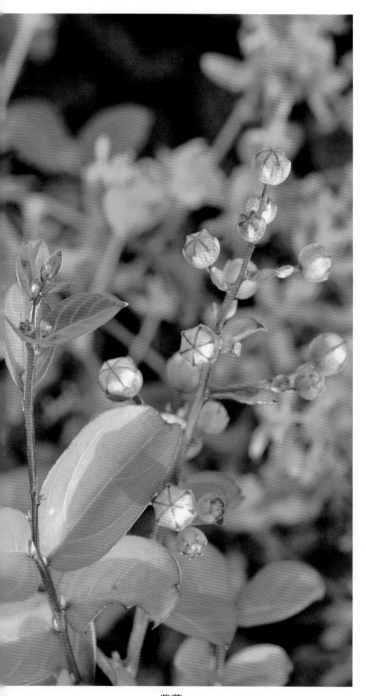

紫薇

植物别名

痒痒树、猴刺脱、五爪金龙。

药材名

紫薇根（药用部位：根）、紫薇皮（药用部位：茎皮、根皮）、紫薇花（药用部位：花）。

形态特征

落叶灌木或小乔木，高可达7m。树皮平滑，淡褐色，幼枝略呈四棱形，通常有狭翅。叶对生或近对生，上部叶互生，椭圆形或倒卵形至长圆形，长2～7cm，宽1～4cm，先端尖或钝，基部圆形或宽楔形，光滑或下面沿中肋具毛，具短柄。圆锥花序顶生，长6～20cm；花萼半球形，光滑，长8～10mm，先端6浅裂；花瓣6，紫红色或鲜红色，近圆形，边缘皱曲；雄蕊多数，外轮6较长，花药较大，子房6室，花柱长约2cm，柱头头状。蒴果广椭圆形，直径7～12mm，6瓣裂，基部具宿存花萼，种子具翅。花期7～9月。

生境分布

生于花坛、路边、庭院、公园。天津各地均有栽培。

| **资源情况** | 栽培资源丰富。药材来源于栽培。

| **采收加工** | 紫薇根：全年均可采收，洗净，切片，晒干或鲜用。
紫薇皮：5 ~ 6 月剥取茎皮，秋、冬季挖根，剥取根皮，洗净，切片，晒干。
紫薇花：花期采收，晒干。

| **药材性状** | 紫薇根：本品呈圆柱形，有分枝，长短大小不一，表面灰棕色，有细纵皱纹，栓皮薄，易剥落，质硬，不易折断，断面不整齐，淡黄白色，无臭，味淡、微涩。
紫薇皮：本品树皮呈不规则的卷筒状或半卷筒状，长 4 ~ 20cm，宽 0.5 ~ 2cm，厚约 1mm。外表面为灰棕色，具有细微的纵皱纹，可见因外皮脱落而留下的压痕。内表面灰棕色，较平坦，质地轻，松脆，易破碎。无臭，味淡、微涩。
紫薇花：本品呈淡红紫色，直径约 3cm；花萼绿色，长约 1cm，先端 6 浅裂，宿存；花瓣 6，下部有细长的爪，瓣面近圆球而呈皱波状，边缘有不规则的缺刻；雄蕊多数，生于萼筒基部，外轮 6，花丝较长。气微，味淡。

| **功能主治** | 紫薇根：微苦，微寒。清热利湿，活血止血，止痛。用于痢疾，水肿，湿疹，痈肿疮毒，跌打损伤，偏头痛，痛经。
紫薇皮：苦，寒。清热解毒，利湿祛风，散瘀止血。用于无名肿毒，乳痈，咽喉肿痛，肝炎，跌打损伤。
紫薇花：苦、微酸，寒。清热解毒，活血止血。用于疮疖痈疽，疥癣，血崩，带下，肺痨咯血。

| **用法用量** | 紫薇根：内服煎汤，10 ~ 15g。外用适量，研末调敷；或煎汤洗。
紫薇皮：内服煎汤，10 ~ 15g；或浸酒；或研末。外用适量，研末调敷；或煎汤洗。
紫薇花：内服煎汤，10 ~ 15g；或研末。外用适量，研末调敷；或煎汤洗。

| **附 注** | 据有关资料记载，本种叶（紫薇叶）亦可入药，具有清热解毒、利湿止血的功效。

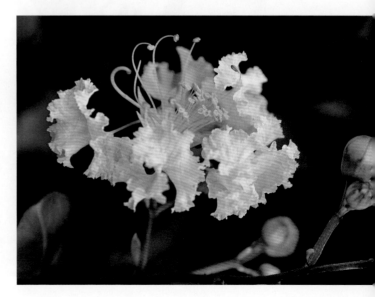

石榴科 Punicaceae 石榴属 Punica

石榴 *Punica granatum* L.

| **植物别名** | 安石榴、海石榴、山力叶。

| **药 材 名** | 石榴根（药用部位：根、根皮）、石榴皮（药用部位：果皮）。

| **形态特征** | 小乔木或灌木，高 3 ～ 5m。树冠长椭圆形，树皮灰褐色，浅裂条状。小枝平滑，常对生，先端常变成针刺。长枝上叶对生，短枝上叶簇生，倒卵形至长圆状披针形，长 2.5 ～ 6cm，宽 1 ～ 2.5cm，先端尖或钝，基部楔形，全缘，平滑而光亮，上面深绿色，下面浅绿色，中脉明显，有短柄。花红色，稀白色、黄色，直径 2.5 ～ 4cm；萼片红色，革质，外面有乳状突起；花瓣倒卵圆形，长 1.5 ～ 2cm；雄蕊着生于萼筒上，花丝丝状；子房上部 1 室，侧膜胎座。浆果近球形，直径 7 ～ 10cm，褐黄色至红色，有宿存花萼；种子具肉质外种皮和坚硬的内种皮，

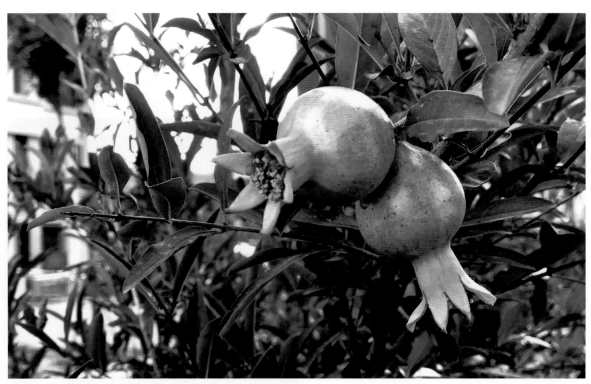

石榴

粉红色。花期 6 ~ 7 月，果期 9 ~ 10 月。

| **生境分布** | 生于花坛、庭院、公园。天津各地均有栽培。

| **资源情况** | 栽培资源丰富。药材来源于栽培。

| **采收加工** | 石榴根：秋、冬季采挖根部，洗净，切片，或剥取根皮切片，鲜用或晒干。
石榴皮：秋季果实成熟后收集果皮，晒干。

| **药材性状** | 石榴根：本品呈圆柱形，根皮呈不规则的卷曲状或扁平的块状。外表面土黄色，粗糙，具深棕色鳞片状木栓，脱落后留有斑窝；内表面暗棕色。折断面栓内层不明显。气微，味涩。
石榴皮：本品呈不规则的片状或瓢状，大小不一，厚 1.5 ~ 3mm。外表面红棕色、棕黄色或暗棕色，略有光泽，粗糙，有多数疣状突起，有的有凸起的筒状宿萼及粗短果梗或果梗痕。内表面黄色或红棕色，有隆起呈网状的果蒂残痕。质硬而脆，断面黄色，略显颗粒状。气微，味苦、涩。

| **功能主治** | 石榴根：酸、涩，温。驱虫，涩肠，止带。用于久泻，久痢，赤白带下。
石榴皮：酸、涩，温。归大肠经。涩肠止泻，止血，驱虫。用于久泻，久痢，便血，脱肛，崩漏，带下，虫积腹痛。

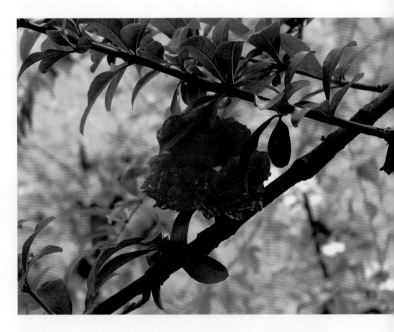

| **用法用量** | 石榴根：内服煎汤，6 ~ 12g。
石榴皮：内服煎汤，3 ~ 9g。

| **附　　注** | 据有关资料记载，本种的叶（石榴叶）、花（石榴花）、味酸的果实（酸石榴）、味甜的果实（甜石榴）均可入药。

柳叶菜科 Onagraceae 丁香蓼属 Ludwigia

丁香蓼 *Ludwigia prostrata* Roxb.

| 植物别名 | 丁子蓼、红豇豆、喇叭草。

| 药 材 名 | 丁香蓼（药用部位：全草）、丁香蓼根（药用部位：根）。

| 形态特征 | 一年生草本，高 40 ~ 60cm。须根多数。幼苗平卧地上，或作倾卧状，后抽茎直立或下部斜升，多分枝，有纵棱，略红紫色，无毛或微被短毛。叶互生；叶柄长 3 ~ 8mm；叶片披针形或长圆状披针形，长 2 ~ 8cm，宽 1 ~ 2cm，全缘，近无毛，上面有紫红色斑点。花两性，单生叶腋，黄色，无柄，基部有小苞片 2；萼筒与子房合生，萼片 4，卵状披针形，长 2.5 ~ 3mm，外略被短柔毛；花瓣 4，稍短于花萼裂片；雄蕊 4；子房下位，花柱短，柱头单一，头状。蒴果线状四方形，略具 4 棱，长 1 ~ 4cm，宽 1.5mm，稍带紫色，成熟后室背不规则开裂；种子多

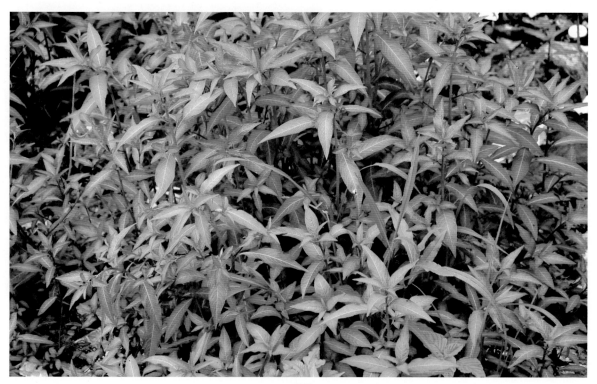

丁香蓼

数，细小，光滑，棕黄色。花期 7 ~ 8 月，果期 9 ~ 10 月。

| 生境分布 | 生于田间、水边、沟畔湿处及沼泽地。分布于天津蓟州。

| 资源情况 | 野生资源稀少。药材来源于野生。

| 采收加工 | 丁香蓼：秋季结果时采收，切段，鲜用或晒干。
丁香蓼根：秋季挖根，洗净，晒干或鲜用。

| 药材性状 | 丁香蓼：本品全株较光滑。主根明显，长圆锥形多分枝。茎直径 0.2 ~ 0.8cm，茎下部节上多须状根；上部多分枝，有棱角约 5，暗紫色或棕绿色，易折断，断面灰白色，中空。单叶互生，多皱缩，完整者展平后呈披针形，全缘，先端渐尖，基部渐狭，长 4 ~ 7cm，宽 1 ~ 2cm。花 1 ~ 2，腋生，无梗。花萼、花瓣均 4 裂，萼宿存，花瓣椭圆形，先端钝圆。蒴果条状四棱形，直立或弯曲，紫红色，先端具宿萼；种子细小，光滑，棕黄色。气微，味咸、微苦。

| 功能主治 | 丁香蓼：苦，寒。清热解毒，利尿通淋，化瘀止血。用于肺热咳嗽，咽喉肿痛，目赤肿痛，湿热泻痢，黄疸，小便淋痛，水肿，带下，吐血，尿血，肠风便血，疔肿，疥疮，跌打伤肿，外伤出血，蛇虫、狂犬咬伤。
丁香蓼根：苦，凉。清热利尿，消肿生肌。用于急性肾炎，刀伤。

| 用法用量 | 丁香蓼：内服煎汤，15 ~ 30g；或泡酒。外用适量，捣敷。
丁香蓼根：内服煎汤，9 ~ 15g。外用适量，捣敷。

柳叶菜科 Onagraceae 露珠草属 Circaea

露珠草 *Circaea cordata* Royle

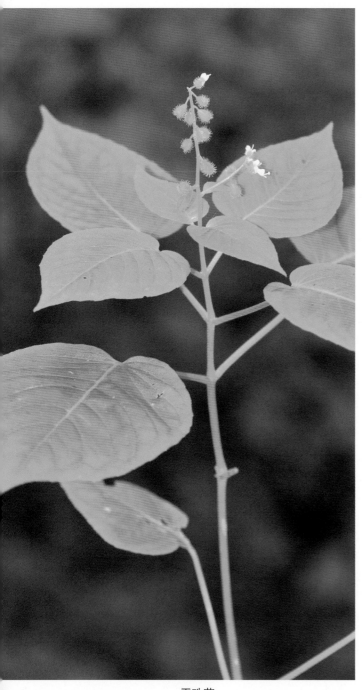

露珠草

| 植物别名 |

心叶露珠草。

| 药 材 名 |

牛泷草（药用部位：全草）。

| 形态特征 |

多年生草本，高 40 ~ 70cm。茎上密生开展长毛及短腺毛。叶对生，卵状心形或广卵形，长 4 ~ 8cm，宽 3 ~ 6cm，先端收缩为长尖，基部浅心形，边缘疏生锯齿，两面疏生开展短柔毛；叶柄长 4 ~ 8cm，被毛。总状花序顶生，密生开展短腺毛及长柔毛；苞片小；花柄短，密生开展短毛；萼筒卵形，裂片 2；花瓣 2，白色，广倒卵形，短于萼裂片，先端 2 深裂，雄蕊 2；子房下位，2 室，柱头头状。果实倒卵球形，有沟，长 2.5 ~ 3.5mm，外被深棕色钩状毛；果柄被毛，稍短于果实或近等长。花期 7 ~ 9 月。

| 生境分布 |

生于林下及山谷阴湿处。分布于天津蓟州盘山、九山顶、八仙山等地。

| **资源情况** | 野生资源较少。药材来源于野生。

| **采收加工** | 秋季采收全草，鲜用或晒干。

| **功能主治** | 苦、辛，微寒。清热解毒，止血生肌。用于疮痈肿毒，疥疮，外伤出血。

| **用法用量** | 内服煎汤，6 ~ 12g。外用适量，捣敷或研末调敷。

柳叶菜科 Onagraceae 露珠草属 Circaea

南方露珠草 *Circaea mollis* Sieb. et Zucc.

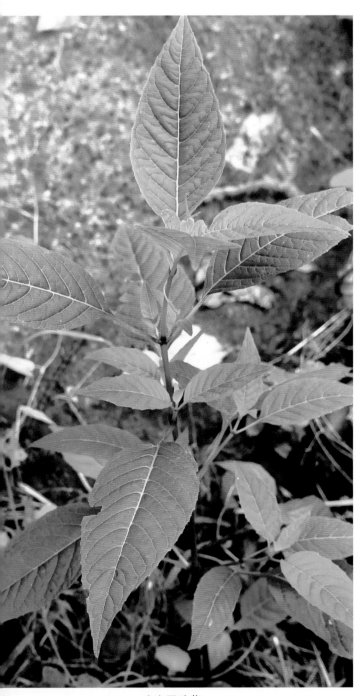

南方露珠草

| 植物别名 |

拐子菜、红节草、白洋漆药。

| 药 材 名 |

南方露珠草（药用部位：全草或根）。

| 形态特征 |

多年生草本，高 30 ~ 60cm，密被弯曲短柔毛。叶狭卵形至卵圆形，长 5 ~ 9cm，宽 2 ~ 2.5cm，先端渐尖，基部楔形，边缘具疏锯齿，两面具弯曲短柔毛；叶柄长1 ~ 2cm。总状花序顶生或腋生，花序轴被弯曲短柔毛；萼筒卵形，裂片 2，绿白色；花瓣 2，倒卵形，先端凹缺，长为萼片之半；雄蕊 2；子房下位，2 室。果实倒卵状球形，长 3 ~ 3.5mm，下垂，具纵沟，外被钩状毛，果柄稍长于果实或近等长。花期 7 ~ 8 月。

| 生境分布 |

生于林下或沟谷湿地。分布于天津蓟州盘山。

| 资源情况 |

野生资源稀少。药材来源于野生。

| 采收加工 | 夏、秋季采收全草，鲜用或晒干。秋季采挖根，除去地上部分，洗去泥土，鲜用或晒干。

| 功能主治 | 辛、苦，平。祛风除湿，活血消肿，清热解毒。用于风湿痹痛，跌打瘀肿，乳痈，疮肿，无名肿毒。

| 用法用量 | 内服煎汤，3 ~ 9g；或绞汁。外用适量，捣敷。

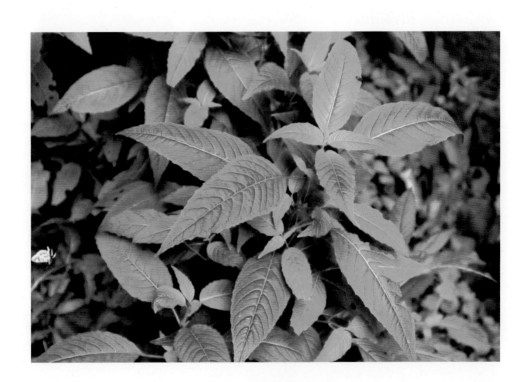

柳叶菜科 Onagraceae 露珠草属 Circaea

水珠草

Circaea lutetiana L. Subsp. *quadrisulcata* (Maxim.) Asch.

| **植物别名** | 虱子草。

| **药 材 名** | 水珠草（药用部位：全草）。

| **形态特征** | 多年生草本，高 40 ~ 70cm。茎通常无毛。叶对生，卵状披针形或卵形，长 6 ~ 9cm，宽 2 ~ 4cm，先端渐尖，基部近圆形，边缘具疏锯齿，下面无毛，上面仅沿脉及边缘微具短毛；叶柄长 2 ~ 3cm。花序顶生或腋生，中轴被开展短腺毛；无苞片；萼筒卵圆形，裂片 2，红紫色，疏生腺毛，花期向下反卷；花瓣 2，倒卵状心形，先端凹缺，长约为花萼裂片的 2/3；雄蕊 2；子房下位，2 室，花柱细长，柱头头状。果实倒卵状球形，长约 3.5mm，具 4 纵沟，外被钩状毛，下垂，果柄长为果实的 1.5 ~ 2 倍。花期 7 ~ 9 月。

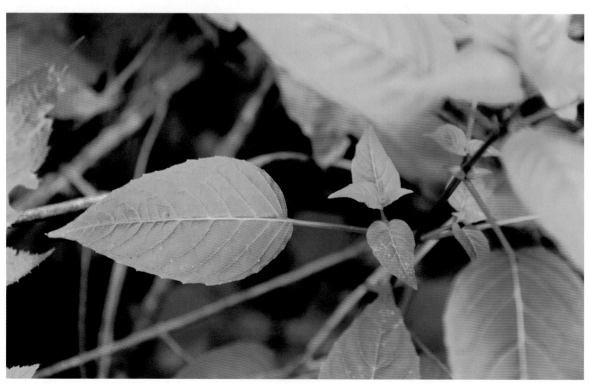

水珠草

| **生境分布** | 生于山坡灌丛或林下。分布于天津蓟州山区。

| **资源情况** | 野生资源稀少。药材来源于野生。

| **采收加工** | 夏、秋季采收全草，洗净，鲜用或晒干。

| **功能主治** | 辛、苦，平。宣肺止咳，理气活血，利尿解毒。用于外感咳嗽，脘腹胀痛，痛经，月经不调，经闭，泄泻，水肿，小便淋痛，疮肿，湿疣。

| **用法用量** | 内服煎汤，6 ~ 15g。外用适量，捣敷；或捣汁涂。

| **附　　注** | FOC 修订本种拉丁学名为 *Circaea canadensis* ssp. *quadrisulcata* (Maxim.) Boufford。

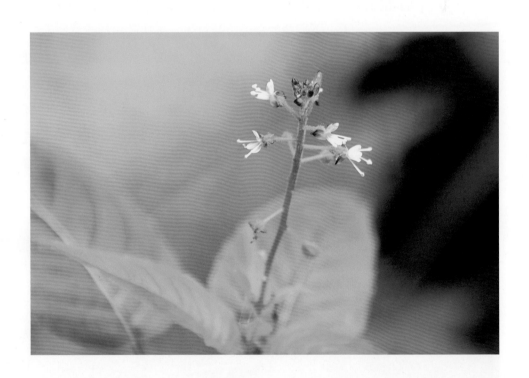

柳叶菜科 Onagraceae 露珠草属 Circaea

高山露珠草 *Circaea alpina* L.

| **植物别名** | 高原露珠草、就就草、蛆儿草。

| **药 材 名** | 高山露珠草（药用部位：全草）。

| **形态特征** | 多年生小草本，高 5 ～ 25cm。茎直立，单一或分枝，无毛或疏生向下弯曲的短毛。叶对生，卵状三角形或宽卵形，长 1 ～ 3.5cm，宽 1 ～ 2.5cm，先端急尖，基部心形或圆截形，边缘具疏锯齿及缘毛，上面绿色，被稀疏短毛，下面淡绿色；叶柄长 1 ～ 4cm。总状花序顶生及腋生，无毛，花梗长 1.5 ～ 2mm；萼筒紫红色，萼片 2，有时带红色；花瓣 2，白色或粉红色，倒卵形；雄蕊 2；子房下位，1 室，柱头头状。果实狭长圆状倒卵形或棍棒状，疏生钩状软毛，长约 2mm，无毛，含 1 种子。花期 7 ～ 8 月。

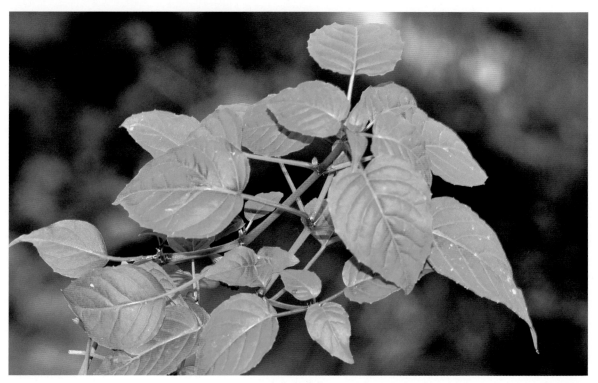

高山露珠草

| **生境分布** | 生于山沟溪边或山坡潮湿石缝中。分布于天津蓟州九山顶、八仙山等地。 |

| **资源情况** | 野生资源稀少。药材来源于野生。 |

| **采收加工** | 7 ~ 8 月采收全草，晒干。 |

| **功能主治** | 甘、苦，微寒。养心安神，消食，止咳，解毒，止痒。用于心悸，失眠，多梦，疳积，咳嗽，疮疡脓肿，湿疣，癣痒。 |

| **用法用量** | 内服煎汤，6 ~ 15g；或研末。外用适量，捣敷；或煎汤洗。 |

柳叶菜科 Onagraceae 月见草属 Oenothera

月见草 *Oenothera biennis* L.

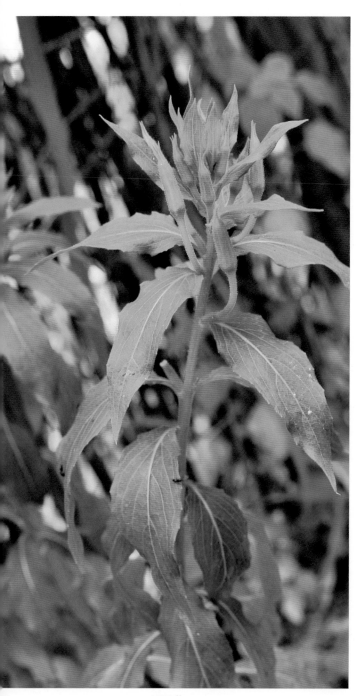

月见草

植物别名

山芝麻、野芝麻、夜来香。

药材名

月见草（药用部位：根）、月见草油（药材来源：种子脂肪油）。

形态特征

二年生草本。茎高 50 ~ 200cm。不分枝或分枝。基生莲座叶丛紧贴地面，叶倒披针形，长 10 ~ 25cm，宽 2 ~ 4.5cm，先端锐尖，基部楔形，边缘疏生不整齐的浅钝齿；茎生叶椭圆形至倒披针形，长 7 ~ 20cm，宽 1 ~ 5cm，先端锐尖至短渐尖，基部楔形。花序穗状，不分枝，或在主序下面具次级侧生花序；花瓣黄色，稀淡黄色，宽倒卵形，长 2.5 ~ 3cm，宽 2 ~ 2.8cm，先端微凹缺；花丝近等长。蒴果锥状圆柱形，向上变狭，长 2 ~ 3.5cm，直径 4 ~ 5mm，直立，具明显的棱；种子在果实中呈水平状排列，暗褐色，棱形，长 1 ~ 1.5mm，直径 0.5 ~ 1mm，具棱角，各面具不整齐洼点。花期 6 ~ 7 月。

| 生境分布 | 天津偶见栽培，有时逸为野生。

| 资源情况 | 栽培资源较少。药材来源于栽培。

| 采收加工 | 月见草：秋季将根挖出，去除泥土，晒干。
月见草油：7 ~ 8月果实成熟时晒干，压碎并筛去果壳，收集种子，获取脂肪油。

| 功能主治 | 月见草：甘、苦，温。祛风湿，强筋骨。用于风寒湿痹，筋骨酸软。
月见草油：苦、微辛、微甘，平。活血通络，息风平肝，消肿敛疮。用于胸痹心痛，中风偏瘫，虚风内动，小儿多动，风湿麻痛，腹痛泄泻，痛经，疮疡，湿疹。

| 用法用量 | 月见草：内服煎汤，5 ~ 15g。
月见草油：内服制成胶丸、软胶囊等，每次 1 ~ 2g，每日 2 ~ 3次。

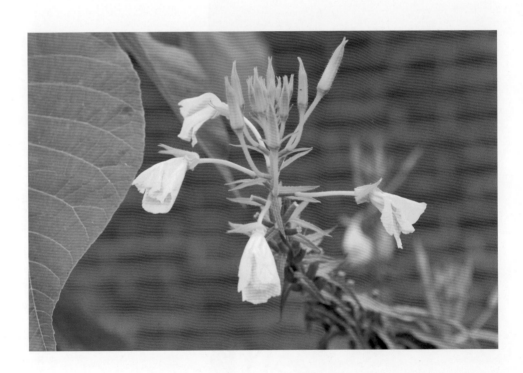

柳叶菜科 Onagraceae 柳叶菜属 Epilobium

柳叶菜 *Epilobium hirsutum* L.

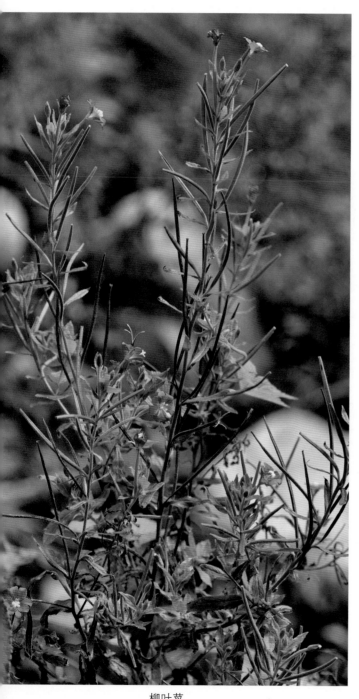

柳叶菜

| 植物别名 |

水丁香、钝叶柳叶菜、西柳叶菜。

| 药材名 |

柳叶菜（药用部位：全草）、柳叶菜根（药用部位：根）、柳叶菜花（药用部位：花）。

| 形态特征 |

多年生草本，高 50 ~ 110cm。茎密生展开的白色长柔毛及短腺毛。根茎粗壮，秋季出自肉质匍匐枝，先端生新芽，节上具鳞片叶。下部及中部叶对生，上部叶互生，长圆形至长椭圆状披针形，长 3 ~ 10cm，宽 5 ~ 15mm，先端锐尖，基部渐狭，微抱茎，边缘具细锯齿，两面被长柔毛；无柄。花两性，单生上部叶腋，紫红色；萼筒圆柱形，裂片 4，长 7 ~ 9mm，外面被毛；花瓣 4，宽倒卵形，长 1 ~ 1.2cm，宽 5 ~ 8mm，先端 2 裂；雄蕊 8，4 长 4 短；子房下位，柱头 4 裂。蒴果圆柱形，长 4 ~ 6cm，被短腺毛；种子椭圆形，长 1mm，密生小乳突，先端具 1 簇白色种缨。花期 6 ~ 8 月。

| 生境分布 |

生于沟边或沼泽地。分布于天津蓟州盘山、

九山顶、九龙山、八仙山等地。

| **资源情况** | 野生资源较丰富。药材来源于野生。

| **采收加工** | 柳叶菜：全年均可采收，鲜用或晒干。

柳叶菜根：秋季采挖，洗净，切段，晒干。

柳叶菜花：花期采收，阴干。

| **功能主治** | 柳叶菜：苦、淡，寒。清热解毒，利湿止泻，消食理气，活血接骨。用于湿热泻痢，食积，月经不调，跌打骨折，疮肿。

柳叶菜根：苦，平。归肝、胃经。理气消积，活血止痛，解毒消肿。用于食积，脘腹疼痛，痛经，咽肿，牙痛，疮肿，跌打瘀肿，骨折，外伤出血。

柳叶菜花：苦、微甘，凉。归肝、胃经。清热止痛，调经涩带。用于牙痛，咽喉肿痛，目赤肿痛，月经不调。

| **用法用量** | 柳叶菜：内服煎汤，6 ~ 15g；或鲜品捣汁。外用适量，捣敷；或捣汁涂。

柳叶菜根：内服煎汤，6 ~ 15g。外用适量，捣敷；或研末敷。

柳叶菜花：内服煎汤，9 ~ 15g。

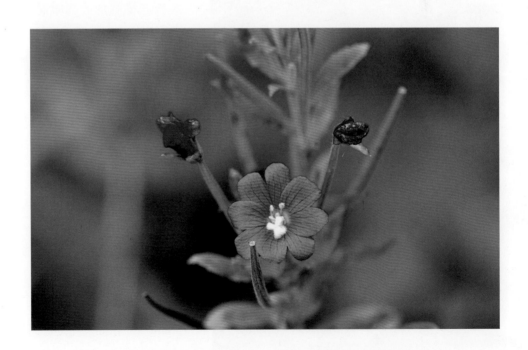

山茱萸科 Cornaceae 梾木属 Swida

毛梾
Swida walteri (Wanger.) Sojak

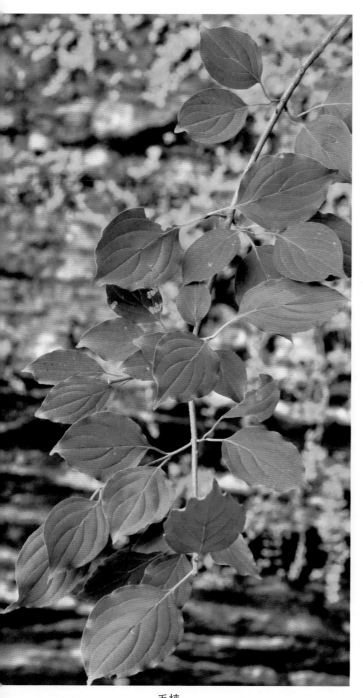

毛梾

植物别名

毛山茱萸、车梁木。

药材名

毛梾枝叶（药用部位：枝叶）。

形态特征

落叶乔木。树皮黑褐色，幼枝对生，密被贴生灰白色短柔毛。叶对生，纸质，椭圆形、长圆状椭圆形或阔卵形，长 4 ~ 12cm，宽 1.7 ~ 5.3cm，先端渐尖，基部楔形，有时稍不对称，上面深绿色；中脉在上面明显，下面凸出，侧脉 4 ~ 5 对，弓形内弯，在上面稍明显，下面凸起。伞房状聚伞花序顶生，花密，宽 7 ~ 9cm，被灰白色短柔毛；花白色，有香味；花萼裂片 4，绿色，齿状三角形；花瓣 4，长圆状披针形；雄蕊 4，花药淡黄色，长圆卵形，2 室，柱头小，头状，子房下位，密被灰白色贴生短柔毛；花梗有稀疏短柔毛。核果球形，直径 6 ~ 7cm，成熟时黑色；果核骨质，扁圆球形，直径 5mm，高 4mm。花期 5 月，果期 9 月。

生境分布

生于山坡杂木林中或山杨、白桦树下。分布

于天津蓟州山区。

| **资源情况** | 野生资源较少。药材来源于野生。

| **采收加工** | 春、秋季采收枝叶，鲜用或晒干。

| **功能主治** | 解毒敛疮。用于漆疮。

| **用法用量** | 外用适量，鲜品捣涂；或煎汤洗；或研末撒。

| **附　　注** | FOC 将本种归并于山茱萸属 *Cornus*，修订其拉丁学名为 *Cornus walteri* Wanger.。

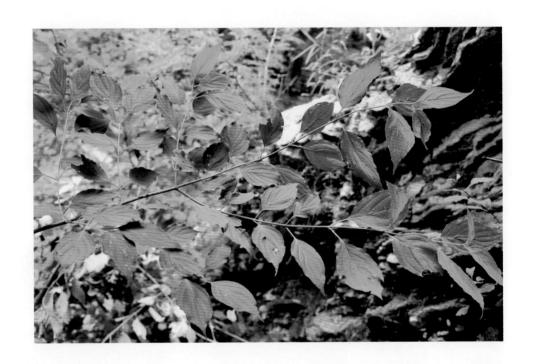

五加科 Araliaceae 鹅掌柴属 Schefflera

鹅掌柴 *Schefflera octophylla* (Lour.) Harms

| 植物别名 | 鸭脚木。

| 药 材 名 | 鸭脚木皮（药用部位：根皮、茎皮）、鸭脚木根（药用部位：根）、鸭脚木叶（药用部位：叶）。

| 形态特征 | 常绿乔木或灌木，高 2 ~ 15m。树皮灰褐色，小枝粗壮，幼时被星状毛。掌状复叶，互生，总叶柄长 15 ~ 30cm；小叶 6 ~ 9，稀 11，小叶片革质，多变异，椭圆形、倒卵形、长圆状披针形或卵状椭圆形，长 5 ~ 12cm，宽 3 ~ 5cm，先端渐尖，基部楔形或近圆形，全缘，两面密被星状毛，后变秃净或仅下面沿中脉或脉腋有毛，后脱落。花小，白色，略有香气；花萼全缘或 5 ~ 6 小齿；花瓣 5 ~ 6，花时反曲，无毛；雄蕊与花瓣同数，略长于花瓣；子房 5 ~ 7 室，花

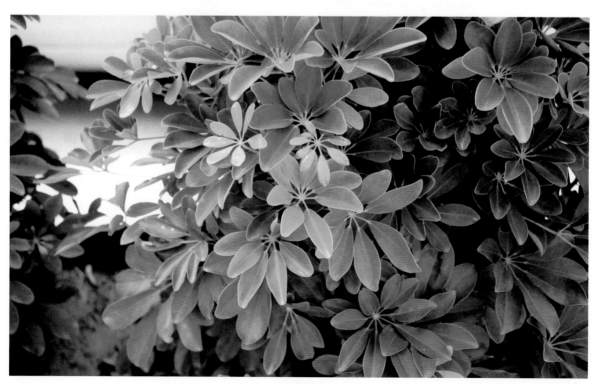

鹅掌柴

柱合生，短柱状。核果球形，成熟时紫黑色。

| 生境分布 | 栽培于公园、温室。天津各地均有栽培。

| 资源情况 | 栽培资源较少。药材来源于栽培。

| 采收加工 | 鸭脚木皮：全年均可采收，洗净，蒸透，切片，晒干。
鸭脚木根：夏、秋季采挖，洗净，切片晒干。
鸭脚木叶：夏、秋季采收，多鲜用。

| 药材性状 | 鸭脚木皮：本品树皮呈卷筒状或不规则板块状，长 30 ~ 50cm，厚 2 ~ 8mm。外表面灰白色或暗灰色，粗糙，常有地衣斑，具类圆形或横向长圆形皮孔。内表面灰黄色或灰棕色，其细纵纹。质脆，易折断，断面不平坦，纤维性。气微香，味苦、涩。

| 功能主治 | 鸭脚木皮：辛、苦，凉。清热解毒，祛风除湿，舒筋活络。用于感冒发热，咽喉肿痛，烫火伤，无名肿毒，风湿痹痛，跌打损伤，骨折。
鸭脚木根：淡、微苦，平。疏风清热，除湿通络。用于感冒，发热，妇女热病夹经，风湿痹痛，跌打损伤。
鸭脚木叶：辛、苦，凉。祛风化湿，解毒，活血。用于风热感冒，咽喉肿痛，斑疹发热，风疹瘙痒，风湿疼痛，湿疹，下肢溃疡，疮疡肿毒，烫火伤，跌打损伤，刀伤出血。

| 用法用量 | 鸭脚木皮：内服煎汤，9 ~ 15g；或浸酒。外用适量，煎汤洗；或捣敷。
鸭脚木根：内服煎汤，3 ~ 9g，鲜品加倍；或浸酒。外用适量，煎汤洗；或研末调敷；或捣敷。
鸭脚木叶：内服煎汤，6 ~ 15g；或研末为丸。外用适量，捣汁涂；或酒炒敷。

| 附　注 | FOC 修订本种拉丁学名为 *Schefflera heptaphylla* (Linn.) Frodin。

五加科 Araliaceae 刺楸属 Kalopanax

刺楸
Kalopanax septemlobus (Thunb.) Koidz.

| 植物别名 | 鸟不宿、老虎草、钉皮树。

| 药 材 名 | 刺楸树皮（药用部位：树皮）、刺楸茎（药用部位：茎枝）、刺楸树根（药用部位：根、根皮）、刺楸树叶（药用部位：叶）。

| 形态特征 | 落叶乔木，高达 30m，胸径可达 70cm 以上。树皮暗灰棕色。小枝灰棕色或浅黄棕色，散生粗刺，刺基部宽阔扁平。单叶，互生，在短枝上簇生，圆形或近圆形，掌状 5 ~ 7 浅裂，先端渐尖，基部心形，上面深绿色，下面淡绿色，叶缘具细锯齿，放射状主脉 5 ~ 7，两面均明显。由伞形花序再组成圆锥花序；总花梗细长，花白色或淡绿黄色；花萼无毛，边缘具 5 小齿；花瓣 5，三角状卵形；雄蕊 5，子房 2 室，花盘隆起；花柱合生，柱头离生。果实球形，蓝黑色，具宿存的花柱。花期 7 ~ 10 月，果期 9 ~ 11 月。

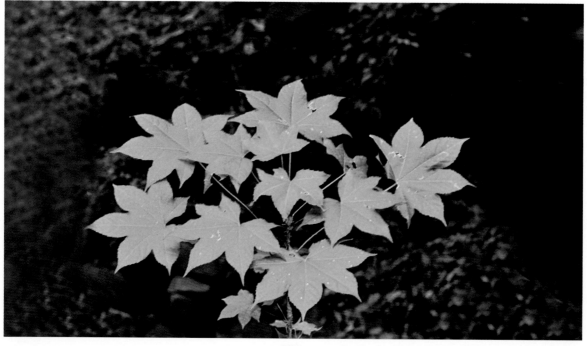

刺楸

| **生境分布** | 生于灌木林内和林缘向阳山坡上。分布于天津蓟州山区。

| **资源情况** | 野生资源稀少。药材来源于野生。

| **采收加工** | 刺楸树皮：全年均可采收，剥取树皮，洗净，晒干。
刺楸茎：全年均可采收，洗净，切片，鲜用或晒干。
刺楸树根：多于夏末秋初采挖，洗净，切片或剥取根皮切片，鲜用或晒干。
刺楸树叶：夏、秋季采收，多鲜用。

| **药材性状** | 刺楸树皮：本品呈卷筒状或弧状弯曲条块状，长、宽不一，厚1.3～3.5mm。外表面灰白色至灰褐色，粗糙，有灰黑色纵裂隙及横向裂纹，散生黄色圆点状皮孔，不明显；皮上有钉刺，长1～3cm，基部直径1～1.7cm，纵向延长呈椭圆形，先端扁平尖锐，长约3mm，钉刺脱落可露出黄色内皮。内表面棕黄色或紫褐色，光滑，有明显细纵纹。质坚韧，不易折断，折断面外部灰棕色，内部灰黄色，强纤维性，呈明显片层状。气微香，味苦。
刺楸茎：本品枝条呈圆柱形，长10～20cm，直径1cm。表面灰色至灰棕色，有黄棕色圆点状皮孔和淡棕色的角状刺，刺尖锐，侧扁，基部扁而宽阔，呈长椭圆形，微有光泽。质坚硬，折断面木部纤维性或裂片状，中央可见白色髓部。气微，味淡。

| **功能主治** | 刺楸树皮：辛、苦，凉。祛风除湿，活血止痛，杀虫止痒。用于风湿痹痛，肢体麻木，跌打损伤，骨折，疥癣。
刺楸茎：辛，平。祛风除湿，活血止痛。用于风湿痹痛，胃脘痛。
刺楸树根：苦、微辛，平。凉血散瘀，祛风除湿，解毒。用于风湿热痹，跌打损伤，骨折，周身浮肿，疮疡肿毒。
刺楸树叶：辛、微甘，平。解毒消肿，祛风止痒。用于疮疡肿痛或溃破，风疹瘙痒，风湿痛，跌打肿痛。

| **用法用量** | 刺楸树皮：内服煎汤，9～15g；或泡酒。外用适量，煎汤洗；或捣敷；或研末调敷。
刺楸茎：内服煎汤，9～15g。外用适量，煎汤洗。
刺楸树根、刺楸树叶：内服煎汤，9～15g；或泡酒。外用适量，捣敷；或煎汤洗。

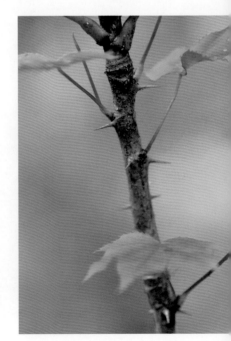

五加科 Araliaceae 五加属 Acanthopanax

无梗五加
Acanthopanax sessiliflorus (Rupr. et Maxim.) Seem.

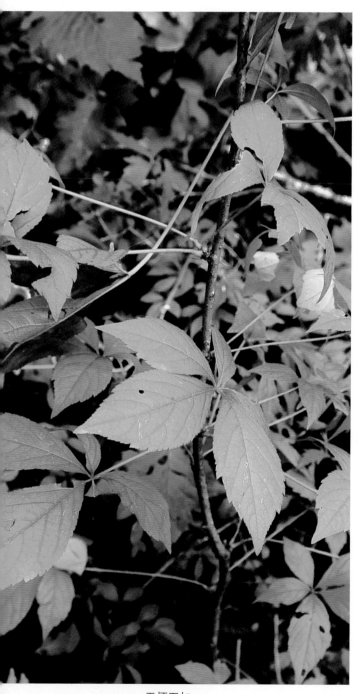

无梗五加

| 植物别名 |

短梗五加、乌鸦子。

| 药 材 名 |

五加皮（药用部位：根皮）、五加叶（药用部位：叶）、五加果（药用部位：果实）。

| 形态特征 |

落叶灌木或小乔木，高 2 ～ 5m。树皮暗灰色，有纵裂纹。枝灰色，散生粗壮、基部宽的硬刺。掌状复叶，小叶 3 ～ 5，倒卵形或长椭圆状倒卵形，稀椭圆形，长 8 ～ 18cm，宽 3 ～ 7cm，先端渐尖，基部楔形，边缘有不整齐锯齿，表面无毛或沿叶脉疏生刺毛；叶柄长 3 ～ 6cm。花序为数个球形头状花序组成的顶生圆锥花序；花多数，总花梗密生白色绒毛；花萼密生白色绒毛，边缘有 5 齿；花瓣 5，紫色；雄蕊 5；子房下位，2 室，花柱合生成柱状，柱头分离。浆果倒卵球形，长 1 ～ 1.5cm，黑色，花柱宿存。花期 7 ～ 9 月，果期 8 ～ 10 月。

| 生境分布 |

生于林内或杂木林中。分布于天津蓟州山区。

| **资源情况** | 野生资源稀少。药材来源于野生。

| **采收加工** | 五加皮：栽后 3 ~ 4 年于夏、秋季采收，挖取根部，除掉须根，刮皮，抽去木心，晒干或炕干。

五加叶：全年均可采收，晒干或鲜用。

五加果：秋季成熟时采收，晒干。

| **药材性状** | 五加皮：本品根皮呈圆柱形或切成不规则块片。皮厚 0.5 ~ 1mm。外表面灰褐色或棕褐色，有纵向皱纹，皮孔色略浅，横向明显隆起。茎皮暗灰色或灰黑色；嫩茎上有刺，呈扁锥形，多数剥落，皮孔点状或径向椭圆形。气微香，味淡。

| **功能主治** | 五加皮：辛、苦、微甘，温。归肝、肾经。祛风湿，补肝肾，强筋骨，活血脉。用于风寒湿痹，腰膝疼痛，筋骨痿软，小儿行迟，体虚羸弱，跌打损伤，骨折，水肿，脚气，阴下湿痒。

五加叶：辛，平。散风除湿，活血止痛，清热解毒。用于风湿病，跌打肿痛。

五加果：甘、微苦，温。补肝肾，强筋骨。用于肝肾亏虚，小儿行迟，筋骨痿软。

| **用法用量** | 五加皮：内服煎汤，6 ~ 9g，鲜品加倍；浸酒；或入丸、散。外用适量，煎汤熏洗；或研末敷。

五加叶：内服煎汤，6 ~ 15g；或研末；或泡酒。外用适量，研末调敷；或鲜品捣敷。

五加果：内服煎汤，6 ~ 12g；或入丸、散。

| **附　注** | FOC 修订五加属拉丁学名为 *Eleutherococcus*，修订本种拉丁学名为 *Eleutherococcus sessiliflorus* (Rupr. et Maxim.) S. Y. Hu。

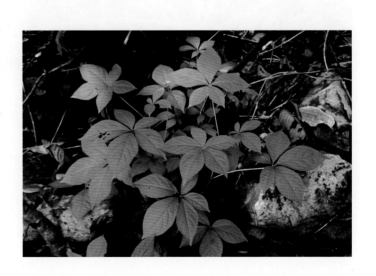

五加科 Araliaceae 楤木属 Aralia

辽东楤木 *Aralia elata* (Miq.) Seem.

| **植物别名** | 龙牙楤木、楤木。

| **药材名** | 刺龙牙（药用部位：根皮、树皮）、龙牙楤木叶（药用部位：嫩叶、芽）、龙牙楤木果（药用部位：果实）。

| **形态特征** | 灌木或小乔木，高 1.6 ～ 6m。树皮灰色，小枝灰棕色，疏生细刺。二至三回羽状复叶，长 40 ～ 80cm；托叶和叶基部合生；总叶轴和羽片轴通常具刺；小叶 7 ～ 11，卵形至卵状椭圆形，长 5 ～ 15cm，宽 2.5 ～ 8cm，先端渐尖，基部圆形至心形，叶缘具疏锯齿。由伞形花序再组成顶生的圆锥花序，主轴短，长 2 ～ 5cm；花黄白色；萼筒边缘具 5 卵状三角形小齿；花瓣 5，卵状三角形，花开时反曲；子房 5 室；花柱 5，离生或基部合生。

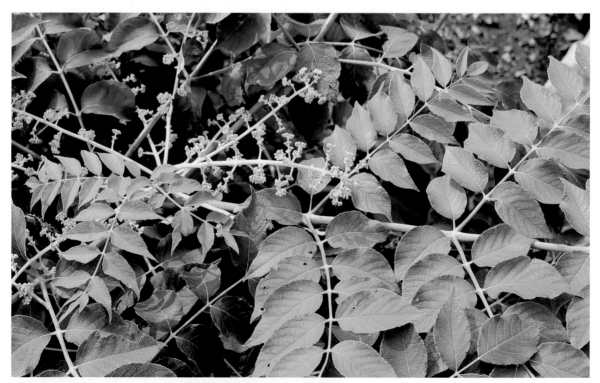

辽东楤木

果实球形，具 5 棱，黑色。花期 6 ~ 8 月，果期 9 ~ 11 月。

| **生境分布** | 生于山地森林中。分布于天津蓟州八仙山。

| **资源情况** | 野生资源稀少。药材来源于野生。

| **采收加工** | 刺龙牙：春、秋季挖取根部，剥取根皮或树皮，除去杂质，切段或片，鲜用或晒干。
龙牙楤木叶：春季采收，鲜用。
龙牙楤木果：9 ~ 10 月果熟时采收，鲜用或晒干。

| **药材性状** | 刺龙牙：本品根皮呈筒状、单卷或双卷筒状，微弯曲或不规则扭曲，长 15 ~ 36cm，厚 1.5 ~ 3mm；外表面浅棕色或暗灰棕色，有的栓皮呈鳞片状剥落，剥落处有纵皱纹，内表面暗棕黄色或黄白色；皮孔圆形或椭圆形，凸起或横生。质脆，易折断，断面不平坦，浅黄白色或类白色，置紫外灯下显浅蓝色荧光。气微，味微涩而后苦，咀嚼之无纤维渣感。干皮多呈卷曲不紧的单卷或双卷筒状，较直，少数弯曲，长 10 ~ 15cm，厚 1.5 ~ 2mm；外表面呈叠积状皱裂，粗糙，内表面与根皮相似。质硬脆，易折断，断面纤维性。气微，味微涩而后苦，咀嚼之有粗糙感。

| **功能主治** | 刺龙牙：辛、微苦、甘，平。益气补肾，祛风利湿，活血止痛。用于气虚乏力，肾虚阳痿，胃脘痛，消渴，失眠多梦，风湿骨痹，跌打损伤，骨折，水肿，疥癣。
龙牙楤木叶：微苦、甘，凉。清热利湿。用于湿热泄泻，水肿。
龙牙楤木果：辛，平。
下乳。用于乳汁不足。

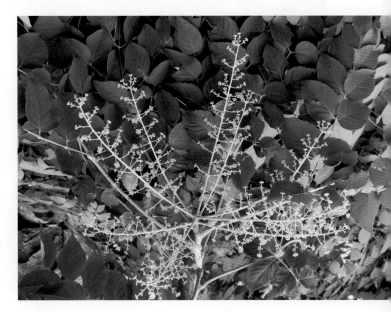

| **用法用量** | 刺龙牙：内服煎汤，15 ~ 30g，鲜品加倍；或泡酒。外用适量，捣敷；或煎汤熏洗；或浸酒涂。
龙牙楤木叶：内服适量，作菜食。
龙牙楤木果：内服煎汤，9 ~ 15g。

伞形科 Umbelliferae 天胡荽属 Hydrocotyle

天胡荽
Hydrocotyle sibthorpioides Lam.

| **植物别名** | 鸡肠菜、滴滴金。

| **药材名** | 天胡荽（药用部位：全草）。

| **形态特征** | 多年生草本。茎细长，匍匐，平铺地面。单叶，互生，圆形或肾形，直径 5 ~ 25mm，不裂或掌状 5 ~ 7 浅裂，裂片宽倒卵形，边缘有钝齿，上面无毛或两面有疏柔毛；叶柄长 0.5 ~ 8cm。单伞形花序生于叶腋，有花 10 ~ 15；总花梗长 5 ~ 25mm；总苞片 4 ~ 10，倒披针形；花无柄或有短柄；花瓣绿白色，长约 1.2mm。双悬果近圆形，长 1 ~ 1.5mm，悬果侧面扁平，无毛，光滑或有多数小斑点，背棱和中棱显著。花期 4 ~ 6 月，果期 7 ~ 9 月。

| **生境分布** | 生于花坛、温室土床上。

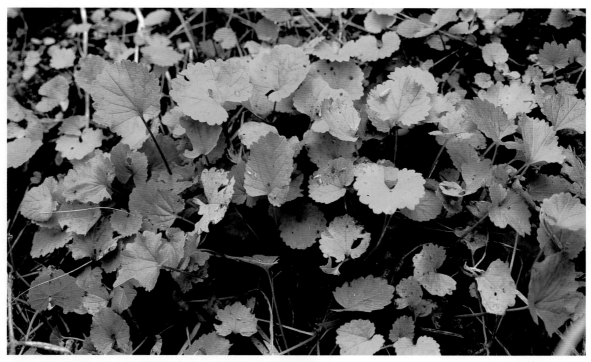

天胡荽

| **资源情况** | 野生资源稀少。药材来源于栽培。 |

| **采收加工** | 夏、秋季采收，洗净，鲜用或晒干。 |

| **药材性状** | 本品多皱缩成团，根细，表面淡黄色或灰黄色。茎极纤细，弯曲，黄绿色，节处有根痕及残留细根。叶多皱缩破碎，完整叶圆形或近肾形，5～7浅裂，少不分裂，边缘有钝齿；托叶膜质；叶柄扭曲状。伞形花序小。双悬果略呈心形，两侧压扁。气香。 |

| **功能主治** | 辛、微苦，凉。清热利湿，解毒消肿。用于黄疸，痢疾，水肿，淋证，目翳，喉肿，痈肿疮毒，带状疱疹，跌打损伤。 |

| **用法用量** | 内服煎汤，9～15g，鲜品30～60g；或捣汁。外用适量，捣敷；或捣汁涂。 |

伞形科 Umbelliferae 变豆菜属 Sanicula

变豆菜 *Sanicula chinensis* Bge.

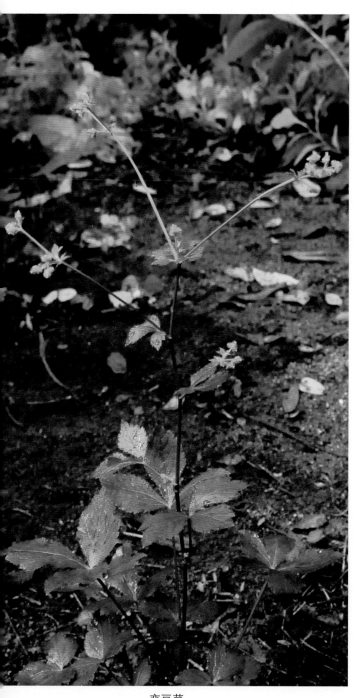

变豆菜

| 植物别名 |

山芹菜、鸭脚板。

| 药 材 名 |

变豆菜（药用部位：全草）。

| 形态特征 |

多年生草本，高 30 ~ 100cm。茎直立，上部二歧分枝。基生叶近圆形、圆肾形或圆心形，常 3 全裂，中裂片倒卵形或楔形倒卵形，长 3 ~ 10cm，宽 4 ~ 13cm，无柄或有极短柄，侧裂片深裂，边缘有尖锐重锯齿；叶柄长 7 ~ 30cm；茎生叶 3 深裂。伞形花序 2 ~ 3 回二歧分枝；总苞片叶状，3 裂或近羽状分裂，长约 8mm；伞辐 2 ~ 3；小总苞片 8 ~ 10，卵状披针形或线形；花梗 6 ~ 8，长 1mm，花白色或绿白色。双悬果球状圆卵形，长 4 ~ 5mm，密生直立、先端有钩的皮刺。花果期 6 ~ 9 月。

| 生境分布 |

生于山坡草地、林缘、灌丛间或林下。分布于天津蓟州盘山、九山顶、九龙山、八仙山等地。

| **资源情况** | 野生资源一般。药材来源于野生。

| **采收加工** | 夏、秋季采收，鲜用或晒干。

| **功能主治** | 辛、微甘，凉。解毒，止血。用于咽痛，咳嗽，月经过多，尿血，外伤出血，疮痈肿毒。

| **用法用量** | 内服煎汤，6～15g。外用适量，捣敷。

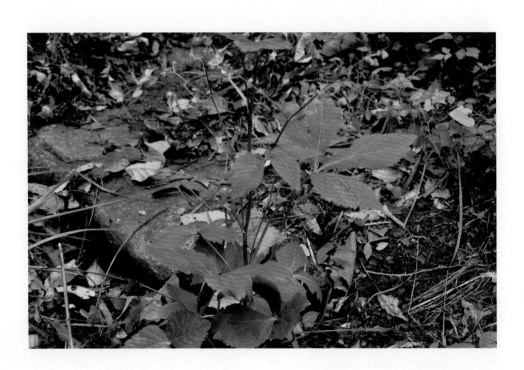

伞形科 Umbelliferae 芫荽属 Coriandrum

芫荽
Coriandrum sativum L.

| **植物别名** | 香菜、胡荽。

| **药 材 名** | 胡荽（药用部位：带根全草）、胡荽子（药用部位：果实）、芫荽茎（药用部位：茎梗）。

| **形态特征** | 一年生草本，无毛，高 30 ~ 100cm，有香气。基生叶 1 ~ 2 回羽状全裂，裂片宽卵形或楔形，长 1 ~ 2cm，边缘深裂或有缺刻；叶柄长 3 ~ 15cm；茎生叶 2 ~ 3 回羽状深裂，最终裂片狭线形，长 2 ~ 15mm，宽 0.5 ~ 1.5mm，全缘。伞形花序顶生；总花梗长 2 ~ 8cm；伞辐 2 ~ 8；花梗 4 ~ 10；花小，白色或淡紫色；萼齿小，尖锐，不相等；花瓣倒卵形，大小不等，外缘花瓣较大，内缘的较小；花柱基短圆锥形，花柱细长，开展。双悬果球形，直径 2.5 ~ 3.5mm，

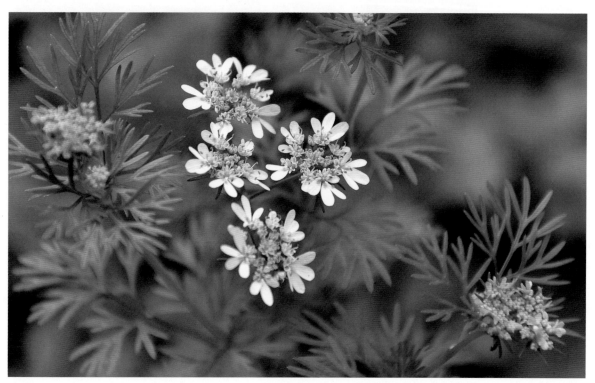

芫荽

淡褐色，光滑，果棱不明显，稍凸起，成熟时不易分开。花果期 5 ～ 7 月。

| **生境分布** | 无野生分布。天津各地均有栽培。

| **资源情况** | 栽培资源丰富。药材来源于栽培。

| **采收加工** | 胡荽：全年均可采收，洗净，晒干。

胡荽子：8 ～ 9 月果实成熟时采收，晒干。

芫荽茎：春季采收，洗净，晒干。

| **药材性状** | 胡荽：本品多卷缩成团，茎、叶枯绿色，干燥茎直径约 1mm，叶多脱落或破碎，完整的叶 1 ～ 2 回羽状分裂。根呈纺锤形，细长，有多数纤细的支根，表面类白色。具浓烈的特殊香气，味淡、微涩。

胡荽子：本品果实为 2 小分果合生的双悬果，呈圆球形，直径 3 ～ 5mm。淡黄棕色至土黄棕色，先端可见极短的柱头残迹，多分裂为 2，周围有宿存的花萼 5。表面较粗糙，有不甚明显的波状纵棱 10 与明显的直纵棱 10 相间排列。基部钝圆，有时可见小果柄或果柄痕。小分果背面隆起，腹面中央下凹，具 3 纵行的棱线，中央稍直，两侧呈弧形弯曲，有时可见悬果柄。质稍坚硬。气香，用手揉碎则散发浓烈的特殊香气，味微辣。

| **功能主治** | 胡荽：辛，温。归肺、脾、肝经。发表透疹，消食开胃，止痛解毒。用于风寒感冒，麻疹，食积，脘腹胀痛，呕恶，头痛，牙痛，脱肛。

胡荽子：辛、酸，平。归肺、胃、大肠经。健胃消积，理气止痛，透疹解毒。用于食积，食欲不振，胸膈满闷，脘腹胀痛，呕恶反胃，泻痢，脱肛，麻疹，头痛，牙痛。

芫荽茎：辛，温。归肺、胃经。宽中健胃，透疹。用于胸脘胀闷，消化不良，麻疹不透。

| **用法用量** | 胡荽：内服煎汤，9 ～ 15g，鲜品 15 ～ 30g；或捣汁。外用适量，煎汤洗；或捣敷。

胡荽子：内服煎汤，6 ～ 12g；或入丸、散。外用适量，煎汤含漱或熏洗。

芫荽茎：内服煎汤，3 ～ 9g。外用适量，煎汤喷涂。

| **附　　注** | 民间多作蔬菜食用。

伞形科 Umbelliferae 柴胡属 Bupleurum

北柴胡 *Bupleurum chinense* DC.

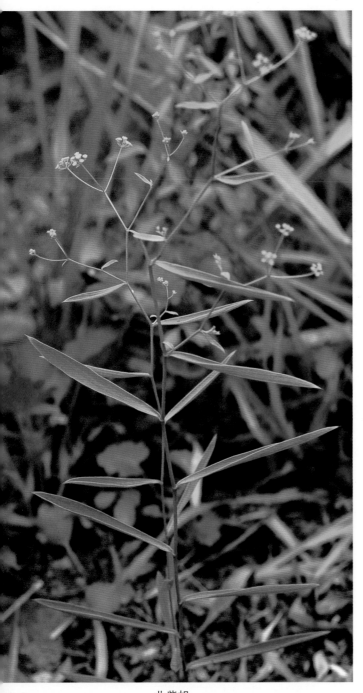

北柴胡

| 植物别名 |

柴胡、竹叶柴胡、山柴胡。

| 药 材 名 |

柴胡（药用部位：根）。

| 形态特征 |

多年生草本，高 40 ~ 80cm。主根粗大，棕褐色。茎单一或多数，具细纵棱，上部多回分枝，微"之"字形曲折。茎生叶倒披针形或狭椭圆形，长 4 ~ 7cm，宽 6 ~ 8mm，先端渐尖，基部收缩成柄；茎中部叶倒披针形或广线状披针形，7 ~ 9 脉，上面鲜绿色，下面淡绿色。复伞形花序顶生或腋生，直径 1 ~ 3cm；总苞片 2 ~ 3，披针形，或缺，3 脉；伞辐 5 ~ 8，长 4 ~ 12mm；小伞形花序直径 4 ~ 6mm，具 5 ~ 12 花；花瓣鲜黄色；萼齿不明显。双悬果椭圆形，长约 3mm；每棱槽中油管 3，合生面 4。花期 7 ~ 9 月，果期 9 ~ 10 月。

| 生境分布 |

生于山地草坡、灌丛中。分布于天津蓟州盘山、九山顶、九龙山、八仙山等地。

| **资源情况** | 野生资源丰富。药材来源于野生。

| **采收加工** | 春、秋季采挖，除去茎叶和泥沙，干燥。

| **药材性状** | 本品呈圆柱形或长圆锥形，长 6 ~ 15cm，直径 0.3 ~ 0.8cm。根头膨大，先端残留 3 ~ 15 茎基或短纤维状叶基，下部分枝。表面黑褐色或浅棕色，具纵皱纹、支根痕及皮孔。质硬而韧，不易折断，断面显纤维性，皮部浅棕色，木部黄白色。气微香，味微苦。

| **功能主治** | 辛、苦，微寒。归肝、胆、肺经。疏散退热，疏肝解郁，升举阳气。用于感冒发热，寒热往来，胸胁胀痛，月经不调，子宫脱垂，脱肛。

| **用法用量** | 内服煎汤，3 ~ 10g。

| **附　注** | 2015 年版《中国药典》一部收载本种中文学名为柴胡。

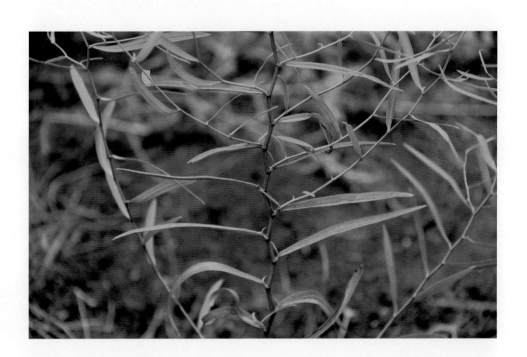

红柴胡 *Bupleurum scorzonerifolium* Willd.

| **植物别名** | 柴胡、软柴胡、香柴胡。

| **药 材 名** | 柴胡（药用部位：根）。

| **形态特征** | 多年生草本，高 30 ~ 60cm。主根圆锥形，深红棕色，不分枝或下部稍分枝。茎单一或 2 ~ 3 丛生，基部有毛刷状叶鞘残留纤维，茎上部分枝，呈"之"字形弯曲。叶线形或狭线形，长 6 ~ 16cm，宽 3 ~ 6mm，先端渐尖，基部稍变狭抱茎，有 5 ~ 7 纵脉，叶缘白色，上部叶渐变小。复伞形花序，腋生，直径 2 ~ 3cm；总苞片 1 ~ 3；伞辐 3 ~ 8；小伞形花序直径 4 ~ 6mm；小总苞片 5，线状披针形，花瓣黄色；花柱基黄棕色。双悬果近椭圆形，褐棕色，长 2.5 ~ 3mm，果棱圆钝，每棱槽中有 3 油管，合生面 4。花果期 7 ~ 9 月。

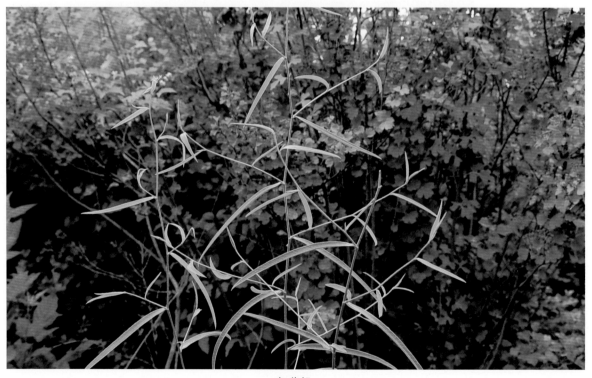

红柴胡

| 生境分布 | 生于向阳山坡、灌丛边缘。分布于天津蓟州山区。

| 资源情况 | 野生资源较少。药材来源于野生。

| 采收加工 | 参见"北柴胡"条。

| 药材性状 | 本品根较细，圆锥形，先端有多数细毛状枯叶纤维，下部多不分枝或稍分枝。表面红棕色或黑棕色，靠近根头处多具细密环纹。质稍软，易折断，断面略平坦，不显纤维性。具败油气。

| 功能主治 | 参见"北柴胡"条。

| 用法用量 | 参见"北柴胡"条。

| 附　　注 | 2015 年版《中国药典》一部收载本种中文学名为狭叶柴胡。

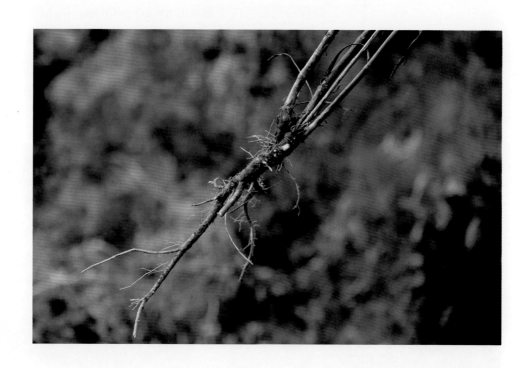

伞形科 Umbelliferae 芹属 Apium

旱芹
Apium graveolens L.

| 植物别名 | 香芹、芹菜。

| 药 材 名 | 旱芹（药用部位：带根全草）。

| 形态特征 | 一年生或二年生草本，高 30 ～ 100cm。全株无毛。茎直立，绿色，有棱条。基生叶长圆形至倒卵形，长 8 ～ 20cm，1 ～ 2 回羽状全裂，裂片卵形至近圆形，长 3 ～ 5cm，常 3 浅裂或深裂，小裂片近菱形，边缘有圆锯齿或缺刻；叶柄长 5 ～ 20cm；茎上部叶楔形，3 全裂。复伞形花序，多数；无总苞片和小总苞片；伞辐 6 ～ 12，不等长；小伞形花序含 10 ～ 20 花；萼齿不明显；花瓣绿白色；花柱外弯，花柱基稍扁平。双悬果近球形，长 1.5 ～ 2mm，果棱尖锐，线形。花期 5 ～ 6 月，果期 7 ～ 8 月。

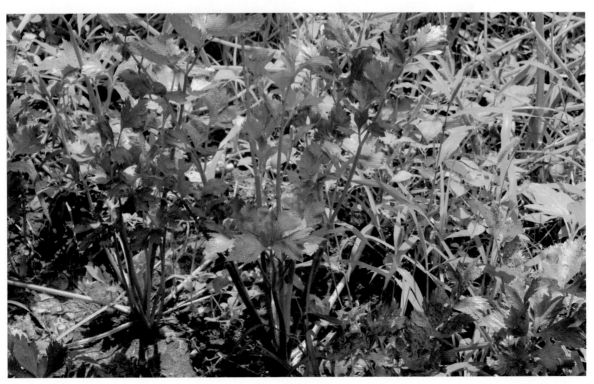

旱芹

| **生境分布** | 分布于天津蓟州、静海、滨海、武清、宁河等地。

| **资源情况** | 栽培资源丰富。药材来源于栽培。

| **采收加工** | 夏、秋季采收，洗净，多鲜用。

| **功能主治** | 甘、辛、微苦，凉。归肝、胃、肺经。平肝，清热，祛风，利水，止血，解毒。用于肝阳上亢所致眩晕，风热头痛，咳嗽，黄疸，小便淋痛，尿血，崩漏，带下，疮疡肿毒。

| **用法用量** | 内服煎汤，9～15g，鲜品30～60g；或绞汁；或入丸剂。外用适量，捣敷；或煎汤洗。

伞形科 Umbelliferae 泽芹属 Sium

泽芹
Sium suave Walt.

| **植物别名** | 狭叶泽芹、野芹菜、苏土藁本。

| **药 材 名** | 苏土藁本（药用部位：地上部分）。

| **形态特征** | 多年生草本，高 50 ~ 100cm。全株无毛。茎直立，中空，有纵纹。基生叶与茎下部叶具长柄，长 5 ~ 8cm；叶柄中空，有横隔；一回羽状复叶，卵状披针形、卵形或长圆形，长 6 ~ 20cm，宽 3 ~ 7cm，有 3 ~ 9 对小叶，线状披针形至披针形，长 3 ~ 8cm，宽 3 ~ 15mm，先端渐尖，基部楔形，边缘有细锯齿；上部叶较小。复伞形花序，直径 4 ~ 6cm；伞辐 10 ~ 20；总苞片 5 ~ 8，线形或线状披针形，边缘白膜质；小总苞片 6 ~ 9，线状披针形；小伞形花序有 10 ~ 20 花，萼齿短齿状；花瓣白色，倒卵形，反折；花柱基厚垫状。双悬

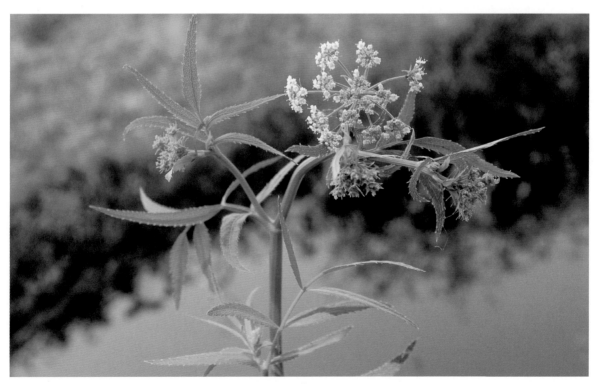

泽芹

果，近球形，直径 2 ~ 3mm，每棱槽中有 1 油管，合生面 2。花果期 7 ~ 9 月。

| **生境分布** | 生于沼泽、池沼边及湿地上。分布于天津蓟州八仙山等地。

| **资源情况** | 野生资源较少。药材来源于野生。

| **采收加工** | 夏季采收，鲜用或晒干。

| **药材性状** | 本品茎呈圆柱形，长 60 ~ 100cm，直径 0.3 ~ 1.5cm；节明显。表面绿色或棕绿色，有多数纵直纹理及纵脊；质脆，易折断，断面较平坦，白色或黄白色；皮部薄，木部狭，髓部大，其间均布满小孔，上部茎中间为大形空洞。叶 1 回羽状分裂，叶片大多脱落，残留的小叶片呈披针形，叶缘有锯齿；叶柄呈管状，基部成鞘状包茎。手搓叶片，有清香气，味淡。

| **功能主治** | 甘，平。归肺、肝经。祛风止痛，降压。用于感冒，头痛，高血压，头晕。

| **用法用量** | 内服煎汤，6 ~ 15g。

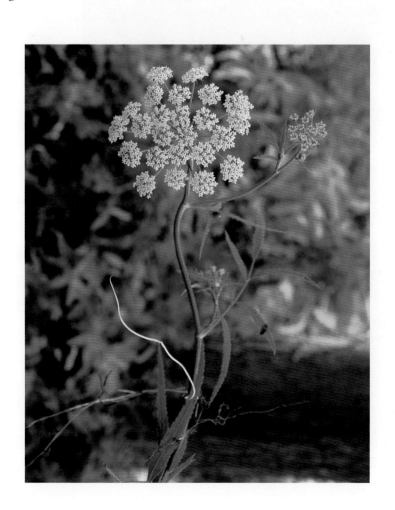

伞形科 Umbelliferae 水芹属 Oenanthe

水芹

Oenanthe javanica (Bl.) DC.

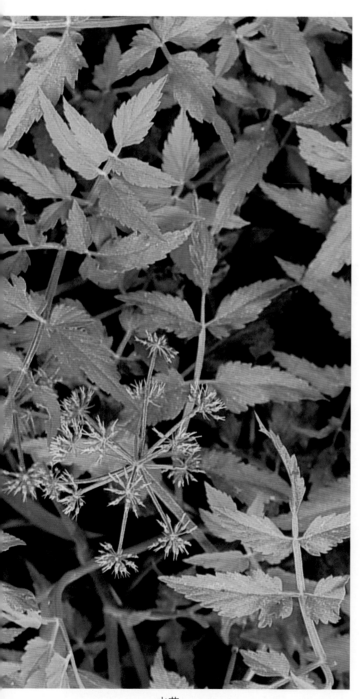

水芹

植物别名

芹菜、小叶芹、野芹菜。

药材名

水芹（药用部位：全草）。

形态特征

多年生草本，高 30 ~ 60cm。无毛。有匍匐根茎。基生叶有长柄，叶柄长 3 ~ 6cm，基部成鞘，抱茎；上部叶叶柄渐短，一部分或全部成鞘状，叶鞘边缘膜质；叶片三角形，一至二回羽状复叶，小叶片披针形至卵状披针形，长 1.5 ~ 4cm，基部小叶 3 裂，顶生小叶菱状卵形，有缺刻状锯齿。复伞形花序，直径 4 ~ 6cm；伞辐 8 ~ 17，不等长；小伞形花序有 10 ~ 20 花，小总苞片 4 ~ 9，花梗不等长；萼齿近卵状，明显；花瓣白色，长约 1mm；花柱细长，花柱基圆锥形。双悬果椭圆形，长约 2.5mm，钝圆，侧棱比背棱宽大，横切面近五角状半圆形，每棱槽中有 1 油管，合生面 2。花果期 7 ~ 9 月。

生境分布

生于浅水低洼地、水沟边、水田、河边。分布于天津蓟州。

| **资源情况** | 野生资源一般。药材来源于野生。

| **采收加工** | 9～10月采割地上部分，洗净，除去杂质，鲜用或晒干。

| **药材性状** | 本品多皱缩成团，茎细而弯曲。匍匐茎节处有须状根。叶皱缩，展平后，基生叶三角形或三角状卵形，1～2回羽状分裂，最终裂片卵形至菱状披针形，长2～5cm，宽1～2cm，边缘有不整齐尖齿或圆锯齿，叶柄长7～15cm。质脆易碎。气微香，味微辛、苦。

| **功能主治** | 辛、甘，凉。归肺、肝、膀胱经。清热解毒，利尿，止血。用于感冒，暴热烦渴，吐泻，浮肿，小便不利，淋痛，尿血，便血，吐血，目赤，咽痛，喉肿，带状疱疹。

| **用法用量** | 内服煎汤，30～60g；或捣汁。外用适量，捣敷；或捣汁涂。

| **附　　注** | 据有关资料记载，本种花（芹花）也可入药，其味苦，性寒，可用于脉溢。

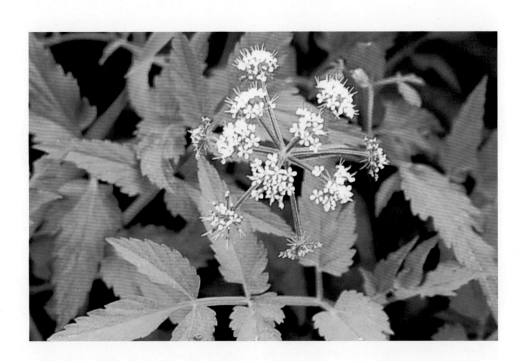

伞形科 Umbelliferae 蛇床属 Cnidium

蛇床 *Cnidium monnieri* (L.) Cuss.

| **植物别名** | 秃子花、野胡萝卜、野芫荽。

| **药 材 名** | 蛇床子（药用部位：果实）。

| **形态特征** | 一年生草本，高20～80cm。茎分枝，疏生细毛。基生叶长圆形或卵形，长5～10cm，2～3回三出式羽状分裂，最终裂片线形或线状披针形，长2～10mm，宽1～3mm；叶柄长4～8cm；茎生叶与基生叶同形。复伞形花序，直径3～4cm；伞辐8～17，不等长；总苞片7～10，线形，有纤毛；小总苞片9～11，线形；小伞形花序有20～30花，花梗长0.8～1.8mm，萼片不明显；花瓣白色，先端有内卷的小舌片。双悬果椭圆形，长2.2～2.5mm，背腹扁，分果棱木栓质，有狭翅。花果期6～8月。

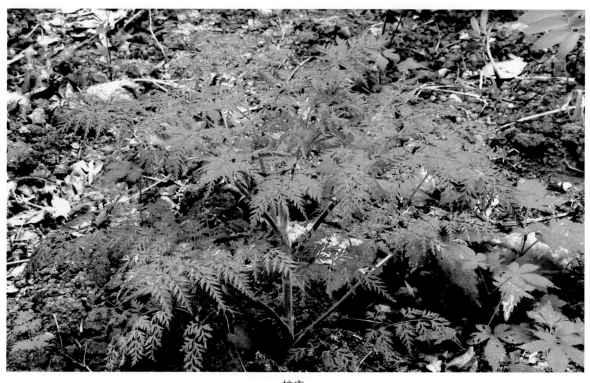

蛇床

| 生境分布 | 生于田间、路旁、山坡草地及河边湿地。分布于天津蓟州。

| 资源情况 | 野生资源稀少。药材来源于野生。

| 采收加工 | 夏、秋季果实成熟时采收，除去杂质，晒干。

| 药材性状 | 本品为双悬果，椭圆形，长 2 ~ 2.5mm，直径约 2mm。表面灰黄色或灰褐色，先端有 2 向外弯曲的柱基，基部偶有细梗。分果的背面有薄而凸起的纵棱 5，接合面平坦，有 2 棕色略凸起的纵棱线。果皮松脆，揉搓易脱落。种子细小，灰棕色，显油性。气香，味辛、凉，有麻舌感。

| 功能主治 | 辛、苦，温；有小毒。归肾经。温肾壮阳。用于阴痒带下，湿疹瘙痒，湿痹腰痛，肾虚阳痿，宫冷不孕。

| 用法用量 | 内服煎汤，3 ~ 10g。外用适量，煎汤熏洗；或研末调敷。

| 附 注 | 本种常成片生长，形成单种群落。

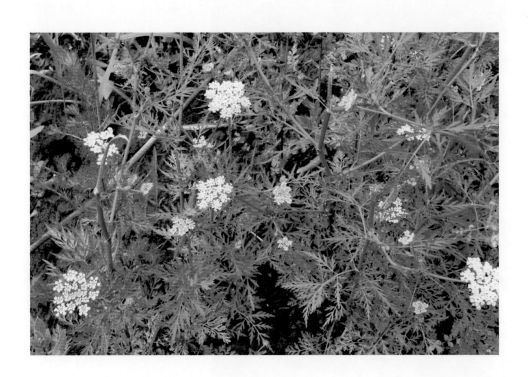

伞形科 Umbelliferae 当归属 Angelica

白芷

Angelica dahurica (Fisch. ex Hoffm.) Benth. et Hook. f. ex Franch. et Sav.

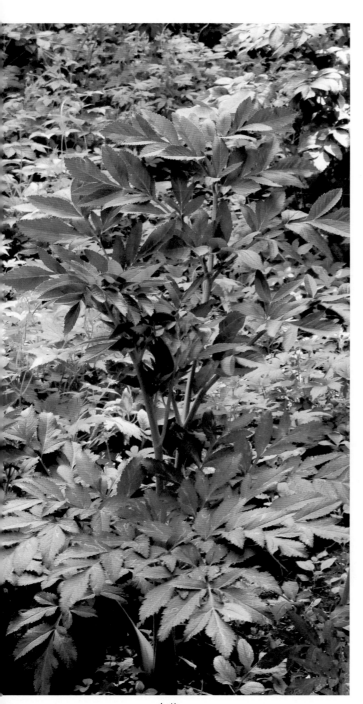

白芷

| 植物别名 |

兴安白芷、河北独活、短毛白芷。

| 药 材 名 |

白芷（药用部位：根）。

| 形态特征 |

多年生草本。主根圆锥形，粗大，直径3～6cm，棕黄色，有香气。茎直立，高50～150cm，常带紫色。基生叶与茎下部叶有长柄；叶鞘长圆形，抱茎；叶片2～3回羽状全裂，三角形或卵状三角形，长40～60cm，宽30～45cm，1回羽片3～4对，2回羽片2～3对，最终裂片椭圆状披针形或长圆状披针形，长4～12cm，宽2～4cm，先端渐尖，基部稍下延，上面脉上有短硬毛或无毛。复伞形花序，直径10～30cm；伞辐多数，小苞片10，披针形；小伞形花序直径1～2cm，有多花；花瓣白色，倒卵形。双悬果椭圆形，背腹压扁，长5～7mm，背棱、中棱隆起；棱槽中各有1油管，合生面2。花果期7～9月。

| 生境分布 |

无野生分布。天津偶见栽培。

| **资源情况** | 栽培资源稀少。药材来源于栽培。 |

| **采收加工** | 夏、秋季叶黄时采挖，除去须根和泥沙，晒干或低温干燥。 |

| **药材性状** | 本品呈长圆锥形，长 10 ~ 25cm，直径 1.5 ~ 2.5cm。表面灰棕色或黄棕色，根头部钝四棱形或近圆形，具纵皱纹、支根痕及皮孔样的横向凸起，有的排列成4纵行。先端有凹陷的茎痕。质坚实，断面白色或灰白色，粉性，形成层环棕色，近方形或近圆形，皮部散有多数棕色油点。气芳香，味辛、微苦。 |

| **功能主治** | 辛，温。归胃、大肠、肺经。解表散寒，祛风止痛，宣通鼻窍，燥湿止带，消肿排脓。用于感冒头痛，眉棱骨痛，鼻塞流涕，鼻鼽，鼻渊，牙痛，带下，疮疡肿痛。 |

| **用法用量** | 内服煎汤，3 ~ 10g。 |

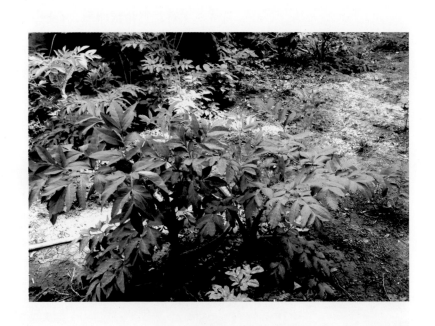

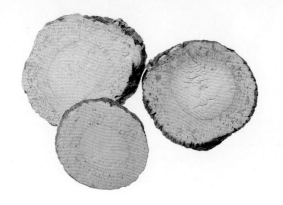

▊伞形科▊ Umbelliferae ▊当归属▊ *Angelica*

拐芹
Angelica polymorpha Maxim.

| **植物别名** | 拐芹当归、白根独活。

| **药 材 名** | 拐芹（药用部位：根）。

| **形态特征** | 多年生草本，高60～100cm。无毛。根圆锥形。茎单一或上部稍分枝，有钝棱，上部带紫色。基生叶及茎下部叶有长柄；叶片宽三角形或三角状宽卵形，2～3回羽状全裂或复叶，长25～40cm；1回羽片3～4对，三角状卵形，有柄，平展，呈弧状弯曲；最终裂片卵形，先端长渐尖，基部楔形、截形至心形，边缘具缺刻状多裂的重牙齿及粗大的不整齐的牙齿，牙齿先端具芒尖，边缘及上面脉上被短毛。复伞形花序，伞辐12～18，不等长，小总苞片6～9，丝状线形；萼齿不明显；花瓣白色，花柱基宽厚。双悬果，长圆形，长

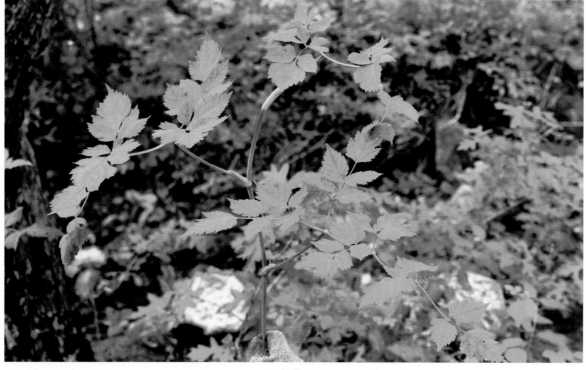

拐芹

5.5 ~ 7mm，背腹扁；背棱、中棱稍隆起，钝，比棱槽宽；侧棱宽翅状，膜质，翅宽约 1.5mm；每棱槽中具 1 油管，合生面 2。花期 8 月，果期 9 月。

| **生境分布** | 生于山地、林缘、山沟溪旁。分布于天津蓟州八仙山、盘山。

| **资源情况** | 野生资源较少。药材来源于野生。

| **采收加工** | 夏、秋季未开花前采挖，洗净，晒干。

| **功能主治** | 辛，温。发表祛风，温中散寒，理气止痛。用于风寒表证，风湿痹痛，脘腹、胸胁疼痛，跌打损伤。

| **用法用量** | 内服煎汤，3 ~ 9g；或研末。外用适量，捣敷。

伞形科 Umbelliferae 山芹属 Ostericum

山芹

Ostericum sieboldii (Miq.) Nakai

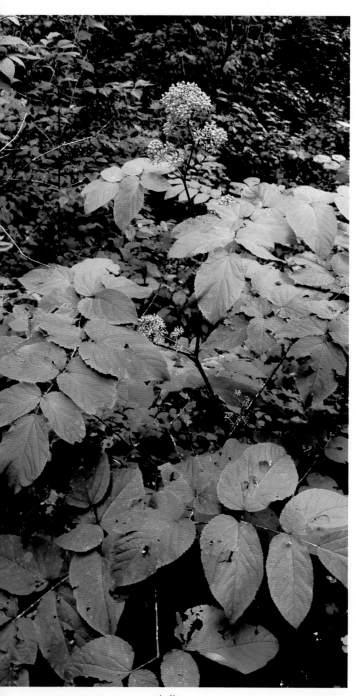

山芹

| 植物别名 |

山芹当归、山芹独活、对叶芹。

| 药 材 名 |

山芹（药用部位：全草）、山芹根（药用部位：根）。

| 形态特征 |

多年生草本，高 45 ～ 100cm。茎直立，圆筒形，中空，上部分枝。叶 1 ～ 2 回羽状全裂，三角形，长和宽均可达 30cm，1 回全裂片有长柄，2 回裂片有短柄，长卵形至卵形，长 5 ～ 10cm，宽 2 ～ 6cm，基部微心形、截形或宽楔形，稍歪斜，先端渐尖，边缘有不整齐的粗锯齿；叶脉和叶缘有粗毛；叶柄粗，长 20 ～ 30cm。复伞形花序；总苞片 1 ～ 2 或无，狭披针形；伞辐 5 ～ 10；小苞片 6 ～ 10，线状披针形；萼齿卵形；花瓣白色，先端有内卷的小舌片；花柱基扁平。双悬果椭圆形，长 4 ～ 5mm，分果背棱、中棱隆起呈狭翅状，翅宽约 1mm，每棱槽中有 3 ～ 4 油管，合生面 6 ～ 8。花期 7 ～ 8 月，果期 9 ～ 10 月。

| **生境分布** | 生于山坡林下、林缘、山沟水边。分布于天津蓟州八仙山等地。

| **资源情况** | 野生资源较少。药材来源于野生。

| **采收加工** | 山芹：夏、秋季采收，鲜用或晒干。
山芹根：春、秋季采挖，去其茎叶，洗净，晒干。

| **功能主治** | 山芹：辛、苦，平。解毒消肿。用于乳痈，疮肿。
山芹根：发表散风，祛湿止痛。用于感冒头痛，风湿痹痛，腰膝酸痛。

| **用法用量** | 山芹：外用适量，捣敷。
山芹根：内服煎汤，3 ~ 9g。

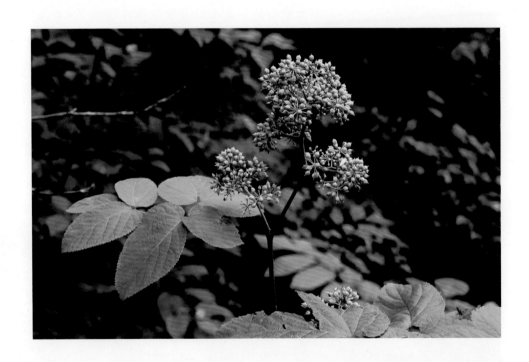

伞形科 Umbelliferae 山芹属 Ostericum

大齿山芹 *Ostericum grosseserratum* (Maxim.) Kitag.

| **植物别名** | 碎叶山芹、大齿当归、山水芹菜。

| **药 材 名** | 山水芹菜（药用部位：根）。

| **形态特征** | 多年生草本，高 80 ~ 100cm。根细长，纺锤形。茎直立，有细棱，上部稍分枝。基生叶及茎下部叶有柄，2 ~ 3 回三出羽状全裂，宽三角形，1 ~ 2 回羽片具短柄，最终裂片顶生的近菱形，基部楔形，侧生裂片宽卵形，边缘具 2 ~ 4 深裂片及粗大的缺刻状牙齿，两面脉上及边缘具糙毛。复伞形花序顶生及侧生；总苞片 4 ~ 6，线状披针形，伞辐 7 ~ 15；小伞形花序具 10 ~ 20 花，小总苞片 5 ~ 7，线形，花柄长 4 ~ 7mm；花瓣白色，基部具爪；花柱基短圆锥形。双悬果扁平，近圆形，长 4 ~ 5mm，分果背棱和中棱

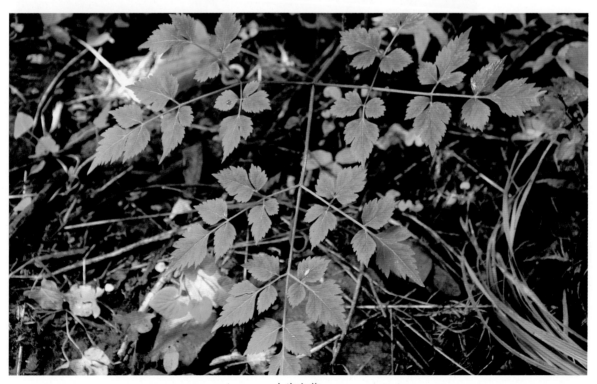

大齿山芹

尖锐，微隆起，侧棱宽翅状，棱槽中各具油管 1，合生面 2 ～ 4。花期 7 ～ 8 月，果期 9 ～ 10 月。

| 生境分布 | 生于山地杂木林下、林缘、灌丛、山坡草地。分布于天津蓟州盘山、九山顶、九龙山、八仙山等地。

| 资源情况 | 野生资源较少。药材来源于野生。

| 采收加工 | 秋季采挖，去其茎叶，洗净，晒干。

| 药材性状 | 本品主根常斜生，呈圆锥形或狭长圆锥形，常分枝，长 6 ～ 12cm，直径 0.5 ～ 1.2cm。表面棕色，具不整齐的纵皱纹，并可见须根及点状须根痕，近根头处可见横环纹；根头部较膨大，常见茎残基及基生叶叶柄残基。质硬脆，折断面皮部淡棕色或黄棕色，较疏松，多裂隙；木部白色或黄白色。气微，味淡。

| 功能主治 | 甘，温。补中健脾，温肺止咳。用于脾虚泄泻，虚寒咳嗽。

| 用法用量 | 内服煎汤，3 ～ 9g。

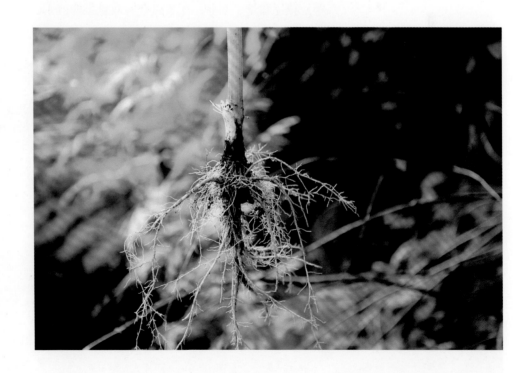

石防风 *Peucedanum terebinthaceum* (Fisch.) Fisch. ex Turcz.

| **植物别名** | 前胡、山芹、小芹菜。

| **药 材 名** | 石防风（药用部位：根）。

| **形态特征** | 多年生草本，高 45 ～ 90cm。茎具纵棱，无毛，具光泽，上部分枝，节部膨大。基生叶和茎下部叶具长柄；叶片 2 ～ 3 回羽状全裂，卵状三角形，长与宽均为 7 ～ 10cm；末回裂片披针形至卵状披针形，长 5 ～ 10mm，宽 3 ～ 5mm，边缘具缺刻状牙齿。茎生叶较小，叶柄部分或全部成叶鞘，叶鞘线形，边缘膜质。复伞形花序直径 3 ～ 6cm；伞辐 10 ～ 16，长 1 ～ 2.5cm；小总苞片 7 ～ 10，线形；萼片狭三角形，明显；花瓣白色。双悬果椭圆形，长约 4mm，无毛，有光泽，每棱槽中具油管 1，合生面 2。花果期 7 ～ 9 月。

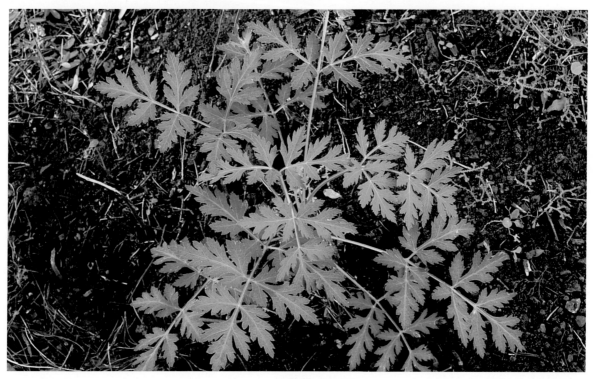

石防风

| **生境分布** | 生于山坡草地、林下、林缘及山地草丛中。分布于天津蓟州九山顶、八仙山等地。 |

| **资源情况** | 野生资源一般。药材来源于野生。 |

| **采收加工** | 秋季采挖，洗净晒干。 |

| **药材性状** | 本品呈圆柱形或类纺锤形，有的分枝，外表面灰黄色或黑褐色，接近根头部有环状横纹，以下具纵纹及横裂皮孔；顶部有茎基残留。断面类白色，纤维性强，有放射状的轮层。气味微香。 |

| **功能主治** | 苦、辛，微寒。归肺、肝经。散风清热，降气祛痰。用于感冒，咳嗽，痰喘，头风眩痛。 |

| **用法用量** | 内服煎汤，3～9g；或研末。 |

| **附　注** | 本种的根在山西、河北、陕西、甘肃等地作前胡药用，称"硬苗前胡"。 |

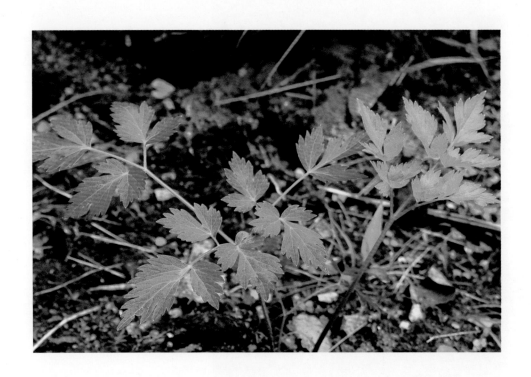

伞形科 Umbelliferae 防风属 Saposhnikovia

防风
Saposhnikovia divaricata (Turcz.) Schischk.

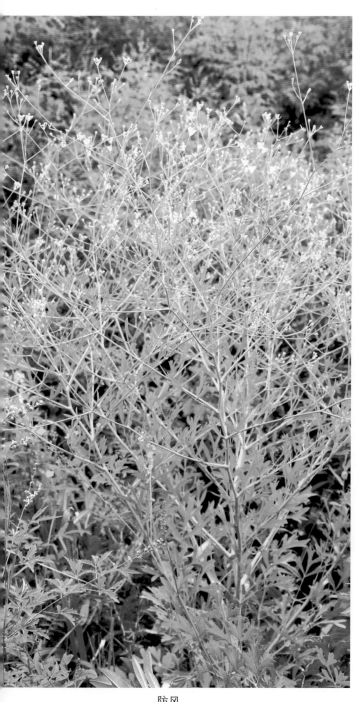

防风

| 植物别名 |

铜芸、风肉。

| 药 材 名 |

防风（药用部位：根）。

| 形态特征 |

多年生草本，高达 1m。无毛。根粗壮，主根圆柱形，外皮灰棕色，根茎密被纤维状老叶残基。茎直立，二叉状分枝。基生叶簇生，具长柄，叶柄基部成叶鞘，叶片 2 ~ 3 回羽状深裂，披针形或卵状披针形，长 10 ~ 20cm，宽 3 ~ 6cm，最终裂片狭楔形，长 1.5 ~ 3cm，宽 2 ~ 6mm，先端常具 2 ~ 3 缺刻状齿，齿端尖锐，两面均呈淡灰蓝绿色，稍厚，无毛；茎上部叶较小，具叶鞘。复伞形花序多数，直径 4 ~ 6cm；伞辐 5 ~ 10，不等长；小伞形花序具 4 ~ 10 花，小总苞片 4 ~ 6，披针形；花瓣白色。双悬果长 4 ~ 5mm，宽 2 ~ 2.5mm，被小瘤状突起。花果期 7 ~ 9 月。

| 生境分布 |

生于丘陵草坡、干山坡。分布于天津蓟州盘山、九山顶、九龙山、八仙山等地。栽培于

天津静海。

| **资源情况** | 野生资源丰富，栽培资源稀少。药材来源于野生或栽培。

| **采收加工** | 春、秋季采挖未抽花茎植株的根，除去须根和泥沙，晒干。

| **药材性状** | 本品呈长圆锥形或长圆柱形，下部渐细，有的略弯曲，长 15 ～ 30cm，直径 0.5 ～ 2cm。表面灰棕色或棕褐色，粗糙，有纵皱纹、多数横长皮孔样突起及点状的细根痕。根头部有明显密集的环纹，有的环纹上残存棕褐色毛状叶基。体轻，质松，易折断，断面不平坦，皮部棕黄色至棕色，有裂隙，木部黄色。气特异，味微甘。

| **功能主治** | 辛、甘，微温。归膀胱、肝、脾经。祛风解表，胜湿止痛，止痉。用于感冒头痛，风湿痹痛，风疹瘙痒，破伤风。

| **用法用量** | 内服煎汤，5 ～ 10g。

| **附 注** | 据有关资料记载，本种的叶（防风叶）、花（防风花）均可入药。

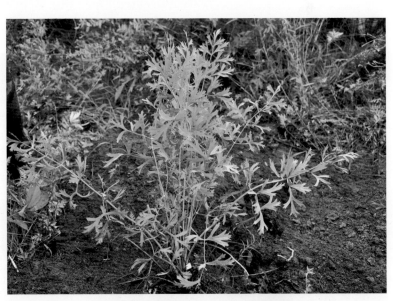

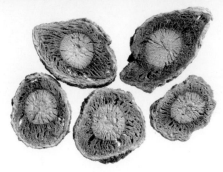

伞形科 Umbelliferae 胡萝卜属 Daucus

胡萝卜

Daucus carota L. var. *sativa* Hoffm.

| 植物别名 | 红萝卜、黄萝卜。

| 药 材 名 | 胡萝卜（药用部位：根）、胡萝卜叶（药用部位：基生叶）、胡萝卜子（药用部位：果实）。

| 形态特征 | 二年生草本，高 40 ~ 80cm。根肥厚肉质，圆锥形，橙红色或橙黄色。茎直立，单一或分枝，有倒向或开展的硬毛。基生叶长圆形，有长柄，2 ~ 3 回羽状全裂，长 15 ~ 25cm，宽 10 ~ 15cm，最终裂片线形至披针形，先端尖，有小尖头，上面无毛，背面脉上及边缘有糙硬毛，叶柄长 4 ~ 15cm；茎生叶与基生叶相似，而小，叶柄一部分或全部成叶鞘。复伞形花序，直径 5 ~ 10cm，有倒向糙硬毛；伞辐多条；总苞片多数，羽状分裂；小总苞片多数，线形，

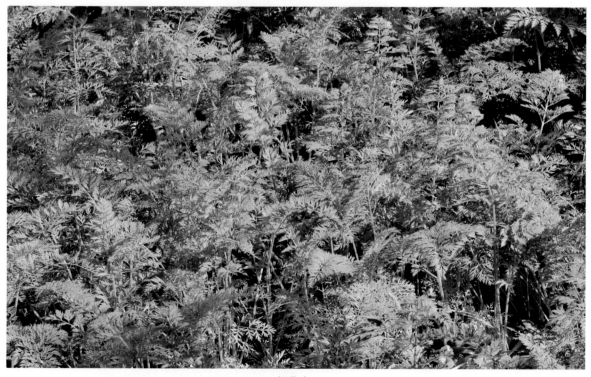

胡萝卜

不分裂或上部3裂，边缘有睫毛；花瓣白色或淡紫红色。双悬果，椭圆形，长3～4mm。花期5～6月，果期7～9月。

| 生境分布 | 无野生分布，天津各地均有栽培。

| 资源情况 | 栽培资源丰富。药材来源于栽培。

| 采收加工 | 胡萝卜：冬季采挖根部，除去茎叶、须根，洗净。

胡萝卜叶：冬季或春季采收，连根挖出，削取带根头部的叶，洗净，鲜用或晒干。

胡萝卜子：夏季成熟时采收，摘取果枝，打下果实，除去杂质，晒干。

| 功能主治 | 胡萝卜：甘、辛，平。归脾、肝、肺经。健脾和中，滋肝明目，化痰止咳，清热解毒。用于脾虚食少，体虚乏力，泻痢，视物昏花，咽喉肿痛。

胡萝卜叶：辛、甘，平。理气止痛，利水。用于脘腹痛，浮肿，小便不通、淋痛。

胡萝卜子：苦、辛，温。归脾、肾经。燥湿散寒，利水杀虫。用于久痢，久泻，水肿。

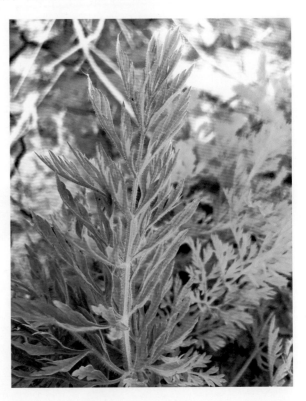

| 用法用量 | 胡萝卜：内服煎汤，30～120g；或生吃；或捣汁；或煮食。外用适量，煮熟捣敷；或切片烧热敷。

胡萝卜叶：内服煎汤，30～60g；或切碎蒸熟食。

胡萝卜子：内服煎汤，3～9g；或入丸、散。

▨▨ 杜鹃花科 ▨▨ Ericaceae ▨▨ 杜鹃属 ▨▨ *Rhododendron*

照山白 *Rhododendron micranthum* Turcz.

| 植物别名 | 小花杜鹃、照白杜鹃、白花杜鹃。

| 药 材 名 | 照山白（药用部位：枝叶）。

| 形态特征 | 半常绿灌木，高 1 ~ 2m。枝条较细瘦，幼枝有疏鳞片，疏生柔毛。叶散生，厚革质，倒披针形，长 3 ~ 4cm，宽 0.8 ~ 1.2cm，先端钝尖，向下渐狭，基部狭楔形，上面疏生鳞片，下面密生淡棕色鳞片，叶柄长 1 ~ 3mm。花小，乳白色，多花，组成顶生的密集总状花序；花梗长约 8mm，有鳞片；花萼 5 深裂，裂片卵形至披针形，长约 8mm，有睫毛；花冠钟状，长 6 ~ 8mm，直径约 1cm，外有鳞片；雄蕊 10，伸出，无毛；子房 5 室，有鳞片，花柱短于雄蕊，无毛。蒴果长圆形，长 5 ~ 8mm，有疏鳞片。花期 5 ~ 6 月。

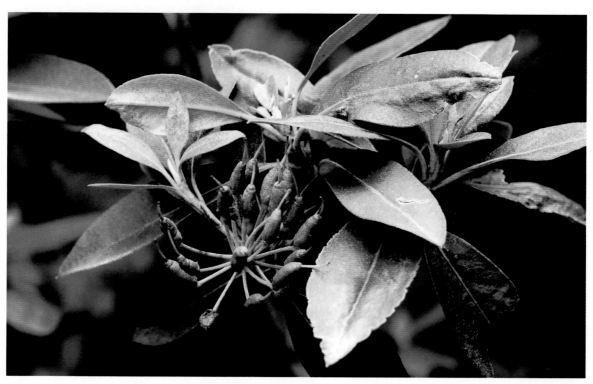

照山白

| 生境分布 | 生于林下及灌丛中。分布于天津蓟州盘山、九山顶、九龙山、八仙山等地。

| 资源情况 | 野生资源较丰富。药材来源于野生。

| 采收加工 | 夏、秋季采收，鲜用或晒干。

| 药材性状 | 本品叶片多反卷，有的破碎，完整者展平后呈长椭圆形或倒披针形，长 2 ~ 4cm，宽 0.5 ~ 1.2cm，先端钝尖，基部楔形，全缘，上面灰绿色或棕褐色，有灰白色毛茸，下面淡黄绿色，有密集的棕红色小点。主脉于下面凸起，侧脉 4 ~ 7 对。叶柄长约 3mm。近革质，易碎。枝圆柱形，先端有圆锥花序，有多数小花，花冠钟形，白色，外被淡棕色卵状苞片。气芳香，味苦。

| 功能主治 | 苦、辛，温；有毒。止咳化痰，祛风通络，调经止痛。用于咳喘痰多，风湿麻痹，腰痛，月经不调，痛经，骨折。

| 用法用量 | 内服煎汤，3 ~ 4.5g。外用适量，捣敷。

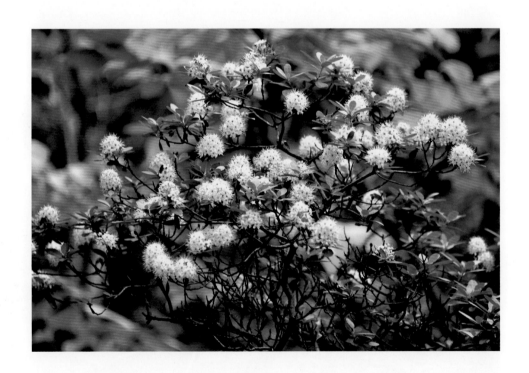

杜鹃花科 Ericaceae 杜鹃属 Rhododendron

迎红杜鹃 *Rhododendron mucronulatum* Turcz.

| **植物别名** | 映山红、蓝荆子、尖叶杜鹃。

| **药材名** | 迎山红（药用部位：叶）。

| **形态特征** | 落叶灌木，高达 1.5m。分枝多，小枝细长，疏生鳞叶。叶互生，质薄，椭圆形至长圆形，长 3 ~ 7cm，两端尖，边缘稍有齿，背面有疏垢鳞。花单生，暗玫瑰紫色，先叶开放；花萼小形；花冠直径 3 ~ 4cm；雄蕊 10，不等长，花丝基部有长毛，花柱长于雄蕊。蒴果圆柱形，长 1 ~ 2cm，褐色，有密垢鳞。花期 5 月。

| **生境分布** | 生于山地林下灌丛中。分布于天津蓟州盘山、黄崖关、九山顶、九龙山、八仙山等地。

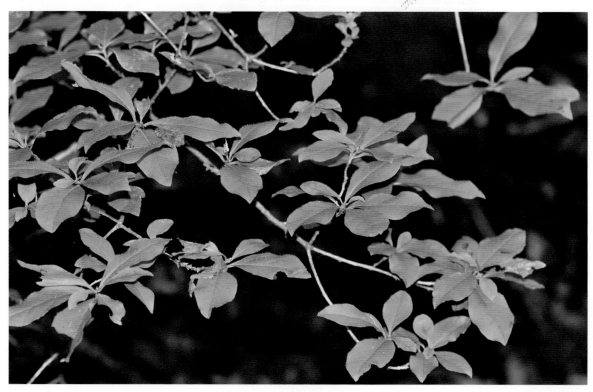

迎红杜鹃

| 资源情况 | 野生资源一般。药材来源于野生。

| 采收加工 | 夏、秋季采收，鲜用或阴干。

| 药材性状 | 本品叶片多反卷，有的皱缩破碎，完整者展平后呈长圆形或卵状披针形，长 2.5 ~ 6cm，宽 1 ~ 2cm，先端钝尖或有短尖头，基部宽楔形或钝圆，边缘有细密圆齿或全缘，上面亮绿色，有散生腺鳞，下面淡绿色，腺鳞稍密。叶柄长 3 ~ 5mm，具鳞斑。革质。气芳香，味涩。

| 功能主治 | 苦，平。解表，止咳化痰。用于感冒，咳嗽气喘，痰多。

| 用法用量 | 内服煎汤，3 ~ 15g；或浸酒。

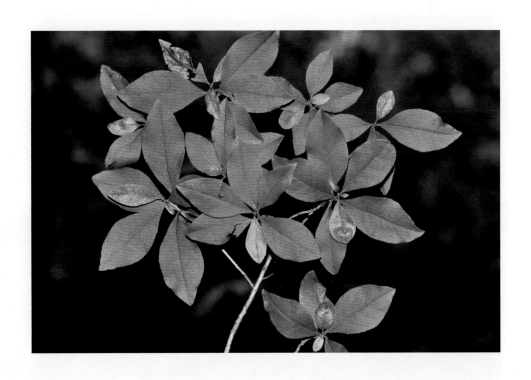

杜鹃花科 Ericaceae 杜鹃属 *Rhododendron*

杜鹃
Rhododendron simsii Planch.

| **植物别名** | 杜鹃花、映山红、艳山红。

| **药 材 名** | 杜鹃花根（药用部位：根）、杜鹃花叶（药用部位：叶）、杜鹃花（药用部位：花）。

| **形态特征** | 落叶灌木，高 2m 左右。分枝多，枝条细而直，有亮棕色或褐色扁平糙伏毛。叶纸质，卵形、椭圆形或披针形，春叶较短，夏叶较长，长 3 ~ 5cm，宽 2 ~ 3cm，先端尖锐，基部楔形，上面有疏糙伏毛，下面毛较密；叶柄长 3 ~ 5mm，密生糙伏毛。花 2 ~ 6 簇生枝顶，花萼长 4mm，5 深裂，有密糙伏毛和睫毛；花冠鲜红色或深红色，宽漏斗状，长 4 ~ 5cm，裂片 5，上方 1 ~ 3 裂片内有深红色斑点；雄蕊 10，花丝中部以下有微毛。子房有密糙伏毛，10 室，花柱无毛。

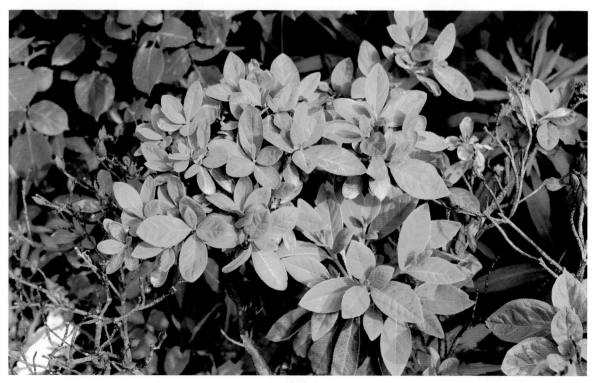

杜鹃

蒴果卵圆形，长 8mm，有密糙伏毛。花期 5 ~ 6 月，果期 7 ~ 8 月。

| 生境分布 | 栽培于公园。

| 资源情况 | 栽培资源较少。药材来源于栽培。

| 采收加工 | 杜鹃花根：全年均可采挖，洗净，鲜用或切片，晒干。

杜鹃花叶：春、秋季采收，鲜用或晒干。

杜鹃花：4 ~ 5 月花盛开时采收，烘干。

| 药材性状 | 杜鹃花根：本品呈细长圆柱形，弯曲，有分枝。长短不等，直径约 1.5cm，根头部膨大，有多数木质茎基。表面灰棕色或红棕色，较光滑，有网状细皱纹。木质坚硬，难折断，断面淡棕色。无臭，味淡。

| 功能主治 | 杜鹃花根：酸、甘，温。活血止血，消肿止痛。用于月经不调，吐血，衄血，痢疾，脘腹疼痛，风湿痹痛，跌打损伤。

杜鹃花叶：酸，平。清热解毒，止血，化痰止咳。用于痈肿疮毒，外伤出血，支气管炎。

杜鹃花：甘、酸，平。活血，调经，止咳，祛风湿，解疮毒。用于吐血，衄血，月经不调，咳嗽，风湿麻痹。

| 用法用量 | 杜鹃花根：内服煎汤，15 ~ 30g；或浸酒。外用适量，研末敷；或鲜根皮捣敷。

杜鹃花叶：内服煎汤，10 ~ 15g。外用适量，鲜品捣敷；或煎汤洗。

杜鹃花：内服煎汤，9 ~ 15g。外用适量，捣敷。

| 附　　注 | 据有关资料记载，本种果实（杜鹃花果实）也可入药，具有活血止痛的功效，用于跌打肿痛。

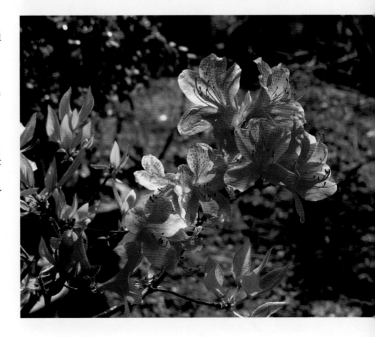

报春花科 Primulaceae 珍珠菜属 Lysimachia

虎尾草 *Lysimachia barystachys* Bge.

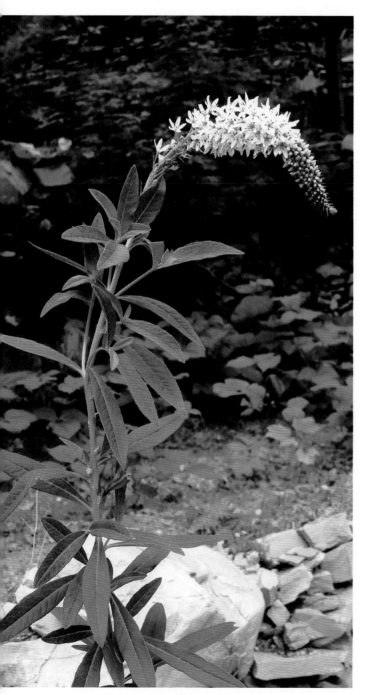

虎尾草

| 植物别名 |

狼尾花、狼尾珍珠菜。

| 药 材 名 |

狼尾巴花（药用部位：全草或根茎）。

| 形态特征 |

多年生草本，高 30 ～ 70cm，全株密被细柔毛。根茎细长，棕红色。叶互生，长圆状披针形或披针形，长 5 ～ 10cm，宽 6 ～ 18mm，先端钝或锐尖，基部渐狭，全缘，两面及边缘被柔毛，表面通常无腺点或上面有暗红色斑点。总状花序顶生，花时常弯曲成狼尾状，长 6 ～ 12cm，果期伸直，长可达 30cm；花梗长 4 ～ 6mm；苞片钻状线形；花萼近钟形，5 ～ 7 深裂，裂片狭卵形；花冠白色，5 ～ 7 深裂，裂片长圆状披针形，长 7 ～ 9mm；雄蕊 5 ～ 7，长为花冠的一半，花丝有微毛。蒴果球形，直径约 2.5mm。花期 6 ～ 7 月，果期 9 月。

| 生境分布 |

生于山坡、灌丛或山道边。分布于天津蓟州盘山、九山顶、九龙山、八仙山等地。

| **资源情况** | 野生资源丰富。药材来源于野生。

| **采收加工** | 花期采挖，阴干或鲜用。

| **功能主治** | 苦、辛，平。活血利水，解毒消肿。用于月经不调，风湿痹痛，水肿，小便不利，咽喉肿痛，乳痈，无名肿毒，跌打损伤。

| **用法用量** | 内服煎汤，15 ~ 30g；或泡酒；或捣汁。外用适量，捣敷；或研末敷。

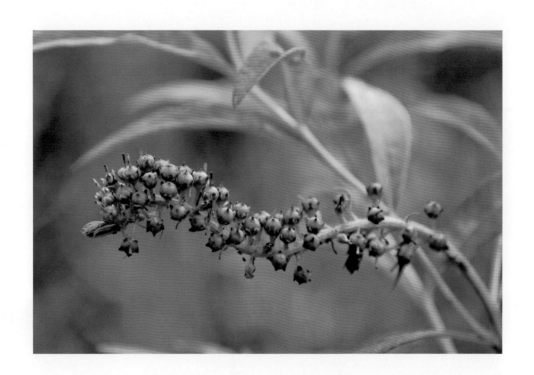

报春花科 Primulaceae 珍珠菜属 Lysimachia

狭叶珍珠菜 Lysimachia pentapetala Bge.

| **植物别名** | 珍珠菜。

| **形态特征** | 一年生草本，高 30 ~ 60cm。茎单一或有短分枝。叶互生，叶腋常生出具叶的短枝，叶线形至披针状线形，长 2 ~ 7cm，宽 3 ~ 8mm，先端渐尖，基部渐狭成楔形，边缘具白色透明的微齿，有短柄，下面具锈褐色斑点。总状花序顶生，花梗细，长 5 ~ 10mm；花萼合生至中部以上，裂片 5，披针形，边缘膜质；花冠白色，5 深裂至基部，裂片近匙形，长约 5mm，中下部狭窄呈爪状，先端钝；雄蕊 5，对瓣，花丝基部合生。蒴果近球形，直径约 3.5mm，5 瓣裂，种子有翅；花期 7 ~ 8 月，果期 9 月。

| **生境分布** | 生于山坡、路旁荒地上。分布于天津蓟州盘山、九山顶、九龙山、

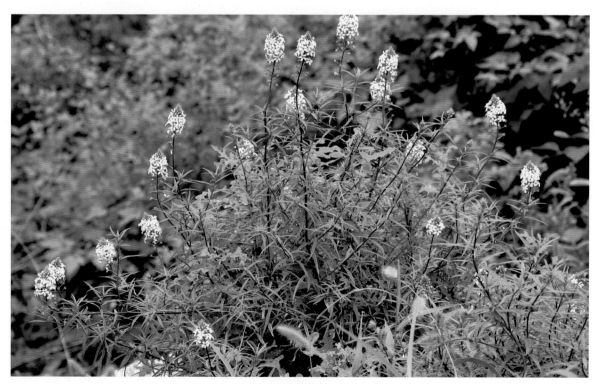

狭叶珍珠菜

八仙山等地。

| **资源情况** | 野生资源丰富。药材来源于野生。

| **附　　注** | 民间药用，解毒散瘀，活血调经。

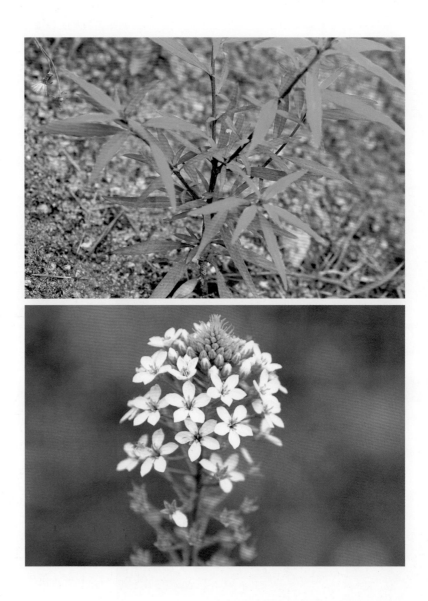

报春花科 Primulaceae 珍珠菜属 Lysimachia

黑腺珍珠菜 *Lysimachia heterogenea* Klatt

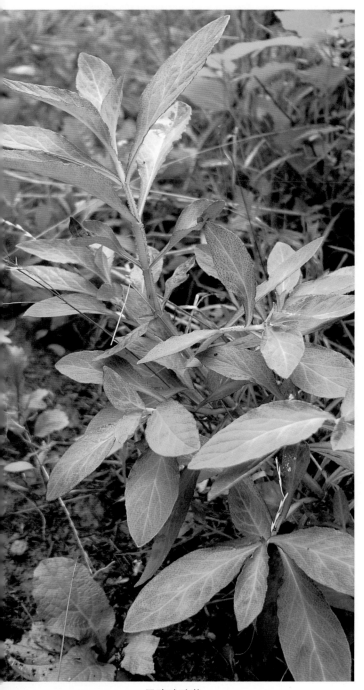

黑腺珍珠菜

| 植物别名 |

满天星。

| 药 材 名 |

黑腺珍珠菜（药用部位：全草）。

| 形态特征 |

多年生草本，全株无毛。茎直立，高 40 ～
80cm，四棱形，棱边有狭翅和黑色腺点，
中部以上多分枝，枝极开展。基生叶匙形，
长 1 ～ 6cm，宽 0.6 ～ 3.8cm，先端圆钝，
基部下延成翼柄；茎生叶对生，无柄，叶
片披针形或线状披针形，长 4 ～ 13cm，宽
1 ～ 3cm，基部钝或耳状半抱茎，两面密生
黑色线状粒腺点。总状花序生于茎端和枝端，
长 8 ～ 13cm；苞叶片状，披针形；花梗长
3 ～ 5mm；花萼 5 裂；花冠白色，裂片卵状
长圆形；雄蕊 5，花药腺形；子房无毛，上位，
1 室，花柱长约 6mm，柱头膨大。蒴果球形，
直径约 3mm；种子黑紫色。花期 5 ～ 7 月，
果期 8 ～ 10 月。

| 生境分布 |

生于水沟边、湿地、草丛中。分布于天津
蓟州。

资源情况	野生资源稀少。药材来源于野生。
采收加工	夏、秋季采收，晒干或鲜用。
功能主治	苦、辛，平。活血，解蛇毒。用于闭经，毒蛇咬伤。
用法用量	内服煎汤，15 ~ 30g；或泡酒。外用适量，鲜品捣敷。

报春花科 Primulaceae 点地梅属 Androsace

点地梅 *Androsace umbellata* (Lour.) Merr.

| 植物别名 | 五角星草、小虎耳草、喉咙草。

| 药 材 名 | 喉咙草（药用部位：全草或果实）。

| 形态特征 | 一年生草本，全株被长柔毛。叶基生，通常超过 10，圆形或卵圆形，长、宽均 5 ~ 20mm，先端钝圆，基部微凹或呈不明显的截形，边缘有多数三角状钝牙齿；叶柄长 1 ~ 2cm。花葶通常数条自基部抽出，直立，高 5 ~ 10cm；伞形花序有花 4 ~ 15；苞片卵形至披针形；花梗纤细，近等长，混生腺毛；花萼杯状，5 深裂几达基部，裂片卵形，果期增大，长 4 ~ 5mm，星状水平开展，有明显脉纹；花冠白色，直径 4 ~ 8mm，5 裂，裂片倒卵状长圆形，喉部黄色，筒部短于花萼。蒴果扁卵球形，直径 3 ~ 4mm，先端

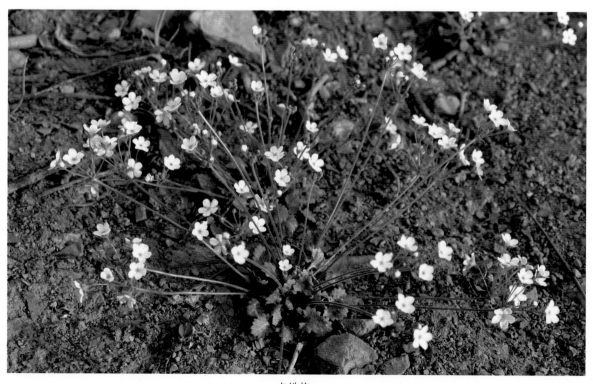

点地梅

5 瓣裂；种子小，棕褐色。花期 3 ~ 5 月。

| **生境分布** | 生于荒地、林缘、草地上。分布于天津蓟州、静海、滨海、武清、宁河等地。

| **资源情况** | 野生资源较少。药材来源于野生。

| **采收加工** | 清明节前后采收全草，晒干。

| **药材性状** | 本品全草皱缩，被白色节状细柔毛。根细须状。叶基生，多皱缩碎落，完整者近圆形或卵圆形，黄绿色，直径 5 ~ 20mm，边缘具三角状钝牙齿，两面均被贴伏的短柔毛；叶柄长 1 ~ 2cm，有白毛。花葶纤细，有的可见顶生伞形花序，小花浅黄色，或已结成球形蒴果，具深裂的宿萼。质脆，易碎。气微，味辛而微苦。

| **功能主治** | 苦、辛，微寒。清热解毒，消肿止痛。用于喉咙肿痛，口疮，牙痛，头痛，赤眼，风湿痹痛，哮喘，淋浊，疔疮肿毒，跌打损伤。

| **用法用量** | 内服煎汤，9 ~ 15g；或研末；或泡酒；或开水泡代茶。外用适量，鲜品捣敷；或煎汤洗、含漱。

白花丹科 Plumbaginaceae 补血草属 Limonium

二色补血草 *Limonium bicolor* (Bge.) Kuntze

| **植物别名** | 苍蝇架、二色匙叶草、蝇子草。

| **药 材 名** | 二色补血草（药用部位：根或全草）。

| **形态特征** | 多年生草本，高 30 ~ 60cm，全株光滑无毛。根圆柱形，棕褐色。茎丛生，直立或倾斜。叶多基生，莲座状，叶片匙形或长倒卵形，长约 20cm，宽 1 ~ 4cm，近全缘，基部渐窄成扁平的柄。花序圆锥形；花葶丛生，直立或斜生，通常有 3 ~ 4 棱，有时具沟槽，上部有分枝；花着生于枝端，密集，略偏于一侧近头状的聚伞花序；萼筒漏斗状，棱上有毛，缘部 5 裂，折叠，干膜质，初时淡紫红色或粉红色，而后变为白色，花后宿存；花瓣 5，匙形至椭圆形，黄色；雄蕊 5，着生于花瓣基部；子房长圆形，花柱 5，分离，柱头头状。

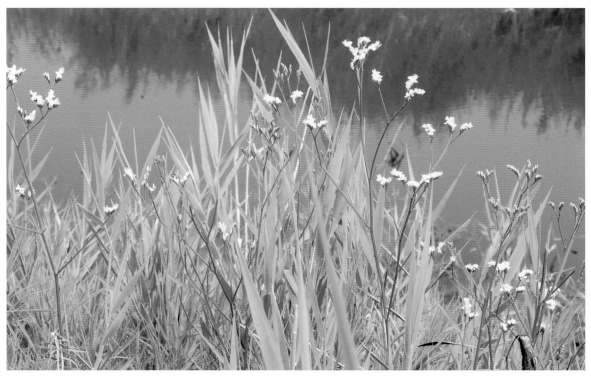

二色补血草

蒴果具 5 棱。花果期 7 ~ 10 月。

| **生境分布** | 生于平原、丘陵和海滨的盐碱地或沙地。分布于天津静海、滨海、宁河等地。

| **资源情况** | 野生资源较少。药材来源于野生。

| **采收加工** | 春、秋、冬季采挖，洗净，晒干。

| **药材性状** | 本品根呈圆柱形，棕褐色。茎丛生，细圆柱形，呈 "之" 字形弯曲，长 30 ~ 60cm，光滑无毛，断面中空。叶多脱落，基生叶匙形或长倒卵形，长约 20cm，宽 1 ~ 4cm，近全缘，基部渐窄成翅状。外苞片长圆状宽卵形，边缘狭膜质，第一内苞片与外苞片相似，边缘宽膜质。花萼漏斗状，沿脉密生细硬毛，萼檐紫色、粉红色或白色；花冠黄色。气微，味微苦。

| **功能主治** | 甘、微苦，微温。归脾、肝、膀胱经。益气血，散瘀止血。用于病后体弱，胃脘痛，消化不良，妇女月经不调，崩漏，带下，尿血，痔血。

| **用法用量** | 内服煎汤，15 ~ 30g。

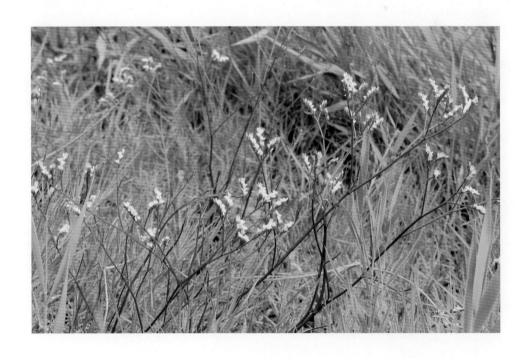

柿树科 Ebenaceae 柿属 *Diospyros*

君迁子 *Diospyros lotus* L.

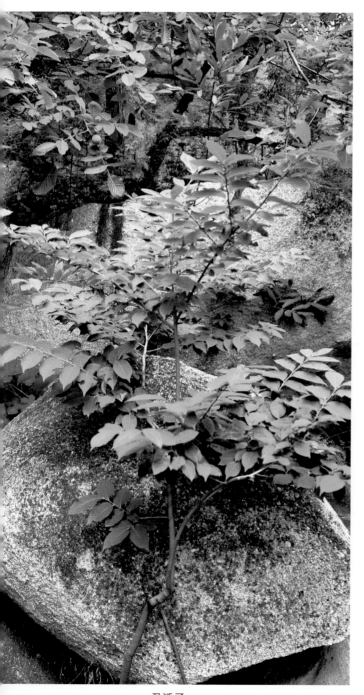

君迁子

| 植物别名 |

黑枣、软枣、丁香柿。

| 药 材 名 |

君迁子（药用部位：果实）。

| 形态特征 |

落叶乔木，高达 15m。树皮暗灰色，深裂；枝皮光滑；幼枝灰绿色，不开裂，有短柔毛，或近于光滑。叶椭圆形至长圆形，长 6 ~ 12cm，宽 3.5 ~ 5.5cm，上面幼时密生柔毛，后变光滑，下面近白色；叶脉上有毛，先端尖，基部圆形至广楔形；叶柄长 0.5 ~ 2.5cm。花单性，雌雄异株，簇生叶腋；花萼密生柔毛，4 裂；花冠带暗红色或绿白色；雄花长约 5mm，雄蕊 16；雌花近无梗，长 8 ~ 10mm，雌蕊由 2 ~ 3 心皮合生成，子房先端有毛，花柱分裂至基部。浆果球形，直径 1 ~ 1.5cm，蓝黑色，有白蜡层。花期 6 月，果期 10 月。

| 生境分布 |

生于海拔 500 ~ 2300m 的山地、山坡、山谷的灌丛或林缘。分布于天津蓟州盘山、九山顶、九龙山、八仙山等地。

| **资源情况** | 野生资源丰富。药材来源于野生。 |

| **采收加工** | 10 ～ 11 月果实成熟时采收，晒干或鲜用。 |

| **功能主治** | 甘、涩，凉。清热，止渴。用于烦热，消渴。 |

| **用法用量** | 内服煎汤，15 ～ 30g。 |

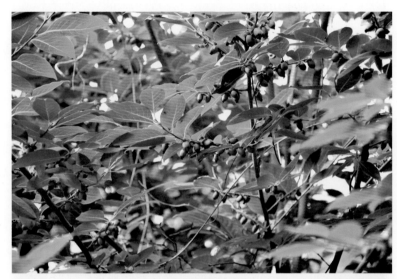

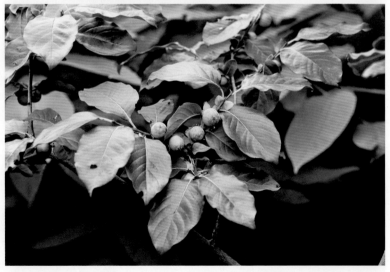

柿树科 Ebenaceae 柿属 Diospyros

柿 *Diospyros kaki* Thunb.

| **植物别名** | 柿树、朱果、猴枣。

| **药 材 名** | 柿蒂（药用部位：宿萼）、柿子（药用部位：果实）。

| **形态特征** | 落叶乔木，高达 15m 以上。树皮黑灰色，片状剥落；幼枝暗褐色，有褐色柔毛。叶互生，叶片卵状椭圆形、阔椭圆形、长圆状卵形或倒卵形，长 6 ~ 18cm，先端尖，基部宽楔形或近圆形，上面有光泽，下面淡绿色；叶柄长 1.5cm，有毛。花雌雄异株或同株，雄花成短聚伞花序，雌花单生叶腋；花 4 基数，花梗长 6 ~ 10mm，被柔毛；花萼 4 深裂，果熟时增大；花冠钟状，黄白色，4 裂，雄花长约 1cm，雄蕊 16 ~ 24，雌花具 8 退化雄蕊，子房上位，8 室，有柔毛。浆果卵圆形至扁球形，直径 3 ~ 8mm，橙黄色或鲜黄色，具

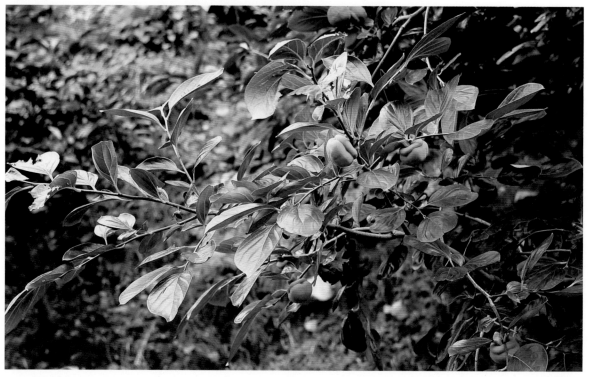

柿

宿存的花萼。花期 6 月，果熟期 9 ~ 10 月。

| 生境分布 | 无野生分布，天津蓟州山区广泛栽培。

| 资源情况 | 栽培资源丰富。药材来源于栽培。

| 采收加工 | 柿蒂：冬季果实成熟时采摘，洗净，晒干。
柿子：霜降至立冬间采摘，经脱涩红熟后，可供药用。

| 药材性状 | 柿蒂：本品呈扁圆形，直径 1.5 ~ 2.5cm；中央较厚，微隆起，有果实脱落后的圆形疤痕，边缘较薄，4 裂，裂片多反卷，易碎；基部有果梗或圆孔状的果梗痕。外表面黄褐色或红棕色，内表面黄棕色，密被细绒毛。质硬而脆。气微，味涩。

| 功能主治 | 柿蒂：苦、涩，平。归胃经。降逆止呃。用于呃逆。
柿子：甘、涩，凉。归心、肺、大肠经。清热，润肺，生津，解毒。用于咳嗽，吐血，热渴，口疮，热痢，便血。

| 用法用量 | 柿蒂：内服煎汤，5 ~ 10g。
柿子：内服适量，作食品；或煎汤；或烧炭研末；或在未成熟时捣汁冲服。

| 附　注 | 据有关资料记载，本种的根或根皮（柿根）、树皮（柿木皮）、花（柿花）、加工后的果实（柿饼）、柿饼上的白色粉霜（柿霜）、外果皮（柿皮）、未成熟果实加工制成的胶状液（柿漆）均可入药。

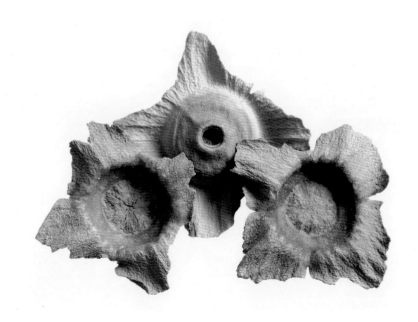

木犀科 Oleaceae 梣属 Fraxinus

花曲柳

Fraxinus rhynchophylla Hance

| **植物别名** | 苦枥白蜡树、大叶梣、大叶白蜡。

| **药材名** | 秦皮（药用部位：枝皮或干皮）。

| **形态特征** | 落叶乔木，高 8 ~ 15m。树皮褐灰色，有散生皮孔。芽广卵形，暗褐色，密被黄褐色绒毛或无毛。叶对生，奇数羽状复叶，有 3 ~ 7 小叶，通常 5 小叶，阔卵形或倒卵形，稀长椭圆状倒卵形，长 5 ~ 15cm，先端中央小叶特宽大，基部楔形或阔楔形，少有截形，先端渐尖或钝尖，边缘有浅而粗的钝锯齿，或近波状锯齿，背面叶脉上有褐毛，叶基下延，微呈翅状或与叶柄结合，小叶柄对生处膨大，有褐黄色柔毛。圆锥花序生于当年生枝先端或叶腋，有时在花轴节部有褐色柔毛，花阔钟形或杯状，无花冠，偶有发育不全的花瓣。翅果倒披

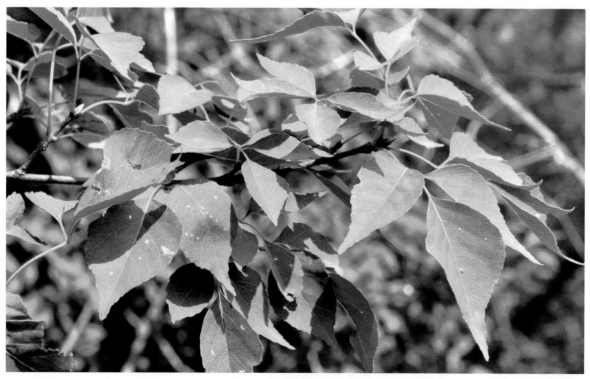

花曲柳

针形，多变化，先端钝或凹或有小尖。花期 3 ~ 4 月，果期 9 ~ 10 月。

| 生境分布 | 生于山坡杂木林、阔叶林或灌丛、草丛中。分布于天津蓟州盘山、九山顶、九龙山、八仙山等地。

| 资源情况 | 野生资源丰富。药材来源于野生。

| 采收加工 | 春、秋季剥取，晒干。

| 药材性状 | 本品枝皮呈卷筒状或槽状，长 10 ~ 60cm，厚 1.5 ~ 3mm；外表面灰白色、灰棕色至黑棕色或相间呈斑状，平坦或稍粗糙，并有灰白色圆点状皮孔及细斜皱纹，有的具分枝痕；内表面黄白色或棕色，平滑。质硬而脆，断面纤维性，黄白色。气微，味苦。干皮呈长条状块片，厚 3 ~ 6mm；外表面灰棕色，具龟裂状沟纹及红棕色圆形或横长皮孔。质坚硬，断面纤维性较强。

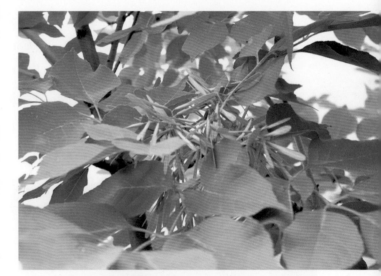

| 功能主治 | 苦、涩，寒。归肝、胆、大肠经。清热燥湿，收涩止痢，止带，明目。用于湿热泻痢，赤白带下，目赤肿痛，目生翳膜。

| 用法用量 | 内服煎汤，6 ~ 12g。外用适量，煎汤洗患处。

| 附　注 | 2015 年版《中国药典》一部收载本种的中文学名为苦枥白蜡树，FOC 修订其拉丁学名为 *Fraxinus chinensis* ssp. *rhynchophylla* (Hance) E. Murray。

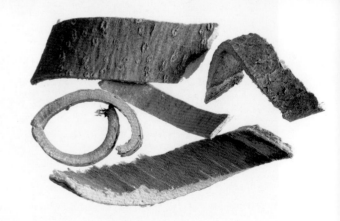

木犀科 Oleaceae 梣属 Fraxinus

白蜡树 *Fraxinus chinensis* Roxb.

| **植物别名** | 梣、白蜡。

| **药 材 名** | 秦皮（药用部位：枝皮或干皮）。

| **形态特征** | 落叶乔木，高 10 ～ 12m。树皮灰褐色，纵裂。芽阔卵形，被棕色绒毛或腺毛；小枝黄褐色，粗糙，被疏绒毛或无毛。羽状复叶长 15 ～ 25cm，小叶 5 ～ 9，常为 7，有短柄或无柄，椭圆形或波齿状卵圆形，长 3 ～ 10cm，宽 1 ～ 4cm，先端尖，基部不对称，边缘有锯齿或波状齿，下面中脉上有短毛。圆锥花序顶生或侧生枝梢，花与叶同时开放；花萼钟状，不规则，深 4 裂；无花冠；柱头细长，柱头 2 裂。翅果倒披针形，翅平展，下延至坚果中部，宿存萼紧贴于坚果基部。花期 4 ～ 5 月，果期 7 ～ 9 月。

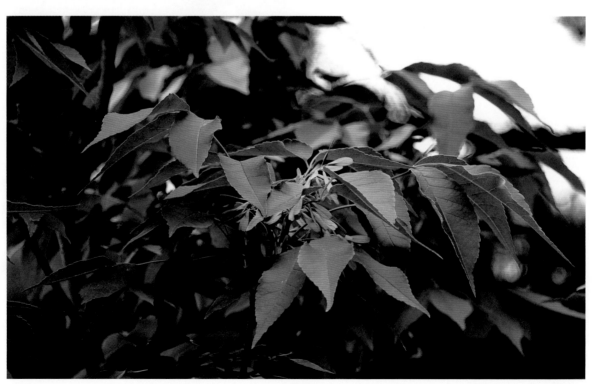

白蜡树

| **生境分布** | 生于山坡杂木林中。分布于天津蓟州盘山、九山顶、九龙山、八仙山等地。

| **资源情况** | 野生资源丰富。药材来源于野生。

| **采收加工** | 见"花曲柳"。

| **药材性状** | 见"花曲柳"。

| **功能主治** | 见"花曲柳"。

| **用法用量** | 见"花曲柳"。

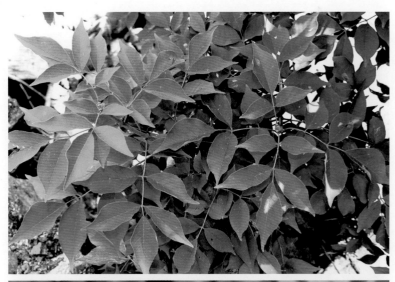

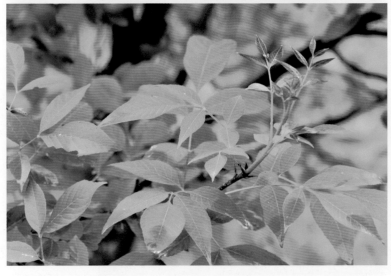

木犀科 Oleaceae 梣属 Fraxinus

小叶梣 *Fraxinus bungeana* DC.

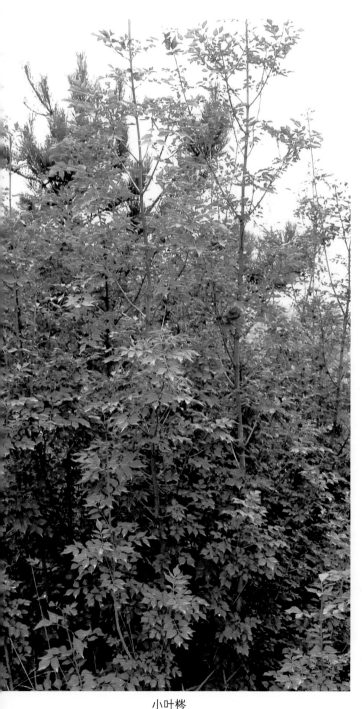

小叶梣

| 植物别名 |

小叶白蜡、苦枥、秦皮。

| 形态特征 |

小乔木，高达 5m，有时灌木状。枝暗灰色，幼时淡褐色，被微柔毛。奇数羽状复叶，叶长 4 ~ 11cm，小叶 5 ~ 7，有柄，卵形或圆卵形；叶片长 2 ~ 4cm，先端钝或短渐尖或近于尾尖，基部宽楔形，边缘有锯齿，两面均光滑无毛。圆锥花序长 5 ~ 8 cm，微被短柔毛；花萼小，4 裂，裂片尖；花瓣长。翅果狭长圆形，果体扁，翅下延至基部，长 2.5 ~ 3cm，先端钝或微凹。花期 5 ~ 6 月。

| 生境分布 |

生于山坡杂木林或灌丛、草丛中。分布于天津蓟州盘山、九山顶、九龙山、八仙山等地。

| 资源情况 |

野生资源丰富。药材来源于野生。

| 附　注 |

本种的枝皮或干皮在部分地区也作秦皮入药。

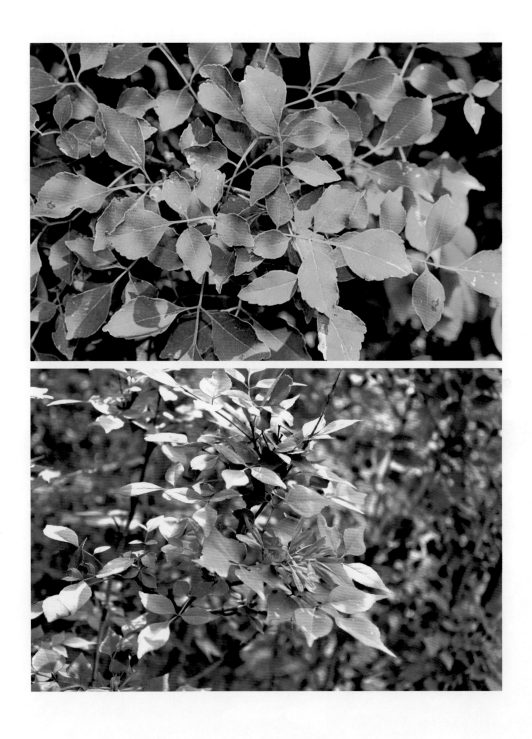

连翘

Forsythia suspensa (Thunb.) Vahl

| **植物别名** | 黄花条、连壳、青翘。

| **药 材 名** | 连翘（药用部位：果实）、连翘根（药用部位：根）、连翘茎叶（药用部位：嫩茎叶）。

| **形态特征** | 稍蔓生落叶灌木。枝直立或下垂，高可达4m；小枝褐色，髓中空，稍四棱形。叶对生，单叶或羽状三出复叶，先端小叶大，其余2小叶较小，卵形至长圆状卵形，长3~10cm，宽2~5cm，先端尖，基部阔楔形或圆形，叶缘除基部外有不整齐锯齿。先叶开花，1至多朵腋生，常单生，黄色，长、宽均2.5cm；花萼裂片长椭圆形，与花冠筒等长；花冠裂片4，倒卵状椭圆形，花冠筒内有橘红色条纹；雄蕊2，着生于花冠筒基部。蒴果狭卵圆形，稍扁，2室，长约

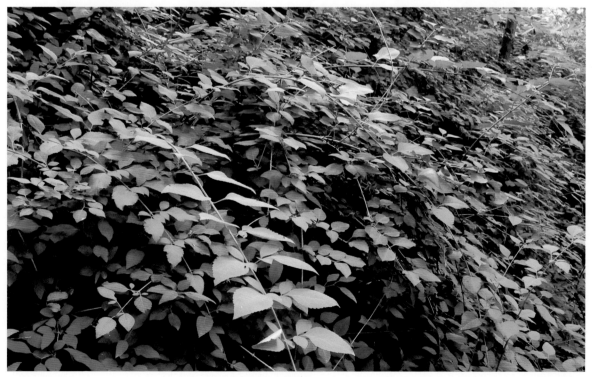

连翘

2cm，基部略狭，表面散生瘤点，果梗长 1 ~ 1.5cm。花期 3 ~ 4 月，果期 9 月。

| 生境分布 | 生于高山阳坡灌丛。分布于天津蓟州。

| 资源情况 | 野生资源较少。药材来源于野生。

| 采收加工 | 连翘：秋季果实初熟尚带绿色时采收，除去杂质，蒸熟，晒干，习称"青翘"；果实熟透时采收，晒干，除去杂质，习称"老翘"。

连翘根：秋、冬季挖取根部，洗净，切段或片，晒干。

连翘茎叶：夏、秋季采集，鲜用或晒干。

| 药材性状 | 连翘：本品呈长卵形至卵形，稍扁，长 1.5 ~ 2cm，直径 0.5 ~ 1.3cm；表面有不规则的纵皱纹和多数凸起的小斑点，两面各有 1 明显的纵沟；先端锐尖，基部有小果梗或已脱落。青翘多不开裂，表面绿褐色，凸起的灰白色小斑点较少；质硬；种子多数，黄绿色，细长，一侧有翅。老翘自先端开裂或裂成 2 瓣，表面黄棕色或红棕色，内表面多为浅黄棕色，平滑，具 1 纵隔；质脆；种子棕色，多已脱落。气微香，味苦。

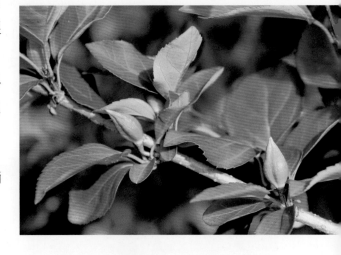

| 功能主治 | 连翘：苦，微寒。清热解毒，消肿散结，疏散风热。用于痈疽，瘰疬，乳痈，丹毒，风热感冒，温病初起，温热入营，高热烦渴，神昏发斑，热淋涩痛。

连翘根：苦，寒。清热，解毒，退黄。用于黄疸，发热。

连翘茎叶：苦，寒。清热解毒。用于心肺积热。

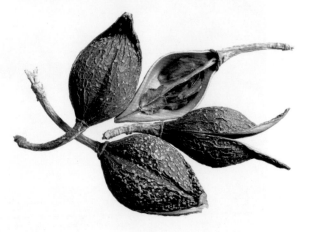

| 用法用量 | 连翘：内服煎汤，6 ~ 15g。

连翘根：内服煎汤，15 ~ 30g。

连翘茎叶：内服煎汤，6 ~ 9g。

木犀科 Oleaceae 连翘属 Forsythia

金钟花 *Forsythia viridissima* Lindl.

| 植物别名 | 狭叶连翘、单叶连翘、金铃花。

| 药 材 名 | 金钟花（药用部位：叶、根、果实）。

| 形态特征 | 落叶灌木，高可达 3m。枝条直立，小枝绿色，稍四棱形，髓呈薄片状。单叶对生，椭圆形、矩圆形至披针形，长 3.5 ~ 11cm，宽 1 ~ 3cm，无毛，先端尖锐，基部楔形，上半部有粗锯齿，叶脉和支脉在叶面上面凹入，在下面隆起。先叶开花，花深黄色，1 ~ 3 簇生叶腋，一般长 15 ~ 20mm，宽 15 ~ 25mm；花萼裂片 4，椭圆形，有睫毛，约为花冠管长之半；花冠裂片 4，狭矩圆形；雄蕊 2，着生于花冠筒基部，与筒部略等长。蒴果卵形，长 15mm，基部椭圆。花期 3 ~ 4 月。

| 生境分布 | 生于花坛、路边、庭院、公园。天津各地广泛栽培。

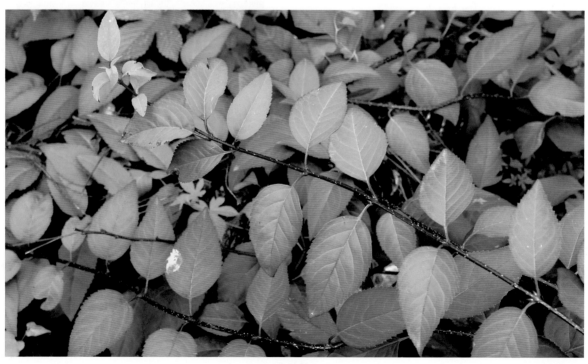

金钟花

| **资源情况** | 栽培资源丰富。药材来源于栽培。 |

| **采收加工** | 叶，春、夏、秋季均可采收，鲜用或晒干。根，全年均可采收，洗净，切段，鲜用或晒干。果实，夏、秋季采收，晒干。 |

| **药材性状** | 本品叶多皱缩卷曲，展平后呈椭圆状矩圆形至披针形，长 5 ~ 11cm，宽 1.5 ~ 3cm，先端锐尖，基部楔形，边缘上都有锯齿，上表面暗绿色，下表面淡绿色；叶柄长 0.5 ~ 1cm。气微，味苦。果实呈卵球形，长 1 ~ 1.5cm，直径约 1cm，多开裂成 2 分离的果瓣，每瓣中间有残留的膜质中隔，先端向外反卷，基部钝圆；表面黄棕色至黄褐色，有不规则的纵横细脉纹，中部至顶部的纵沟两侧分布多数小瘤点，基部有果梗或果梗痕。质硬脆。气微，味苦。 |

| **功能主治** | 苦，凉。清热，解毒，散结。用于感冒发热，目赤肿痛，疮痈，瘰疬。 |

| **用法用量** | 内服煎汤，10 ~ 15g，鲜品加倍。外用适量，煎汤洗。 |

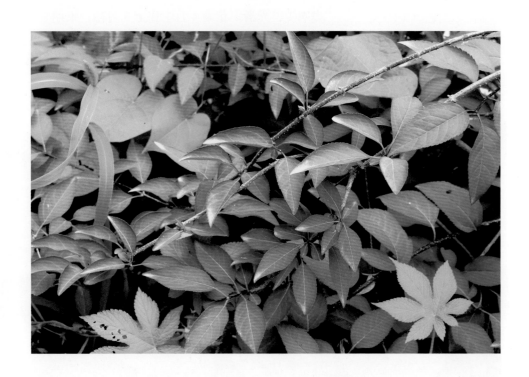

木犀科 Oleaceae 丁香属 Syringa

紫丁香 *Syringa oblata* Lindl.

植物别名	华北紫丁香、紫丁白。
药 材 名	紫丁香（药用部位：叶及树皮）。
形态特征	灌木或小乔木，高可达4m。枝条无毛，较粗壮。叶薄革质或厚纸质，卵圆形至肾形，通常宽大于长，宽2~10cm，无毛，先端渐尖，基部心形或截形至宽楔形。圆锥花序发自侧芽，长6~15cm；花冠紫色，位于花冠筒中部或中部以上。蒴果长1~1.5cm，压扁状，先端尖，光滑。花期4月中旬至5月初，果期8~9月。
生境分布	生于花坛、路边、庭院、公园。天津各地均有栽培。
资源情况	栽培资源丰富。药材来源于栽培。

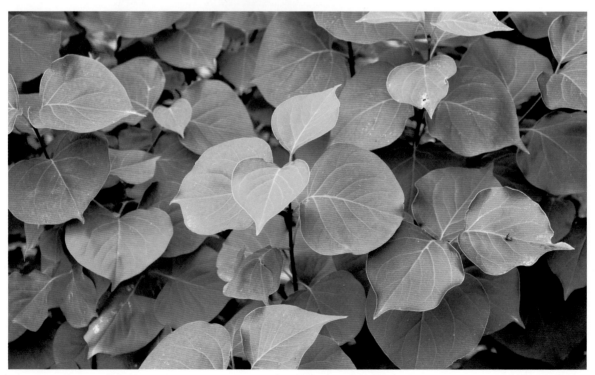

紫丁香

| **采收加工** | 夏、秋季采收，晒干或鲜用。

| **药材性状** | 本品叶呈阔卵形，全缘，无毛，基部近心形，先端短尖，长 5 ~ 10cm，宽 6 ~ 10cm，叶柄长 1 ~ 2.5cm；上表面暗绿色，下表面灰绿色。气微，味苦。

| **功能主治** | 苦，寒。清热，解毒，利湿，退黄。用于急性痢疾，黄疸性肝炎，疮疡。

| **用法用量** | 内服煎汤，2 ~ 6g。

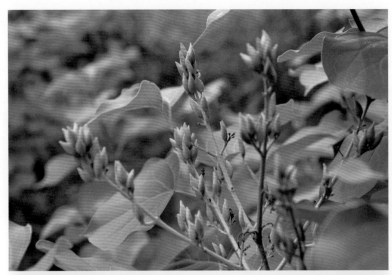

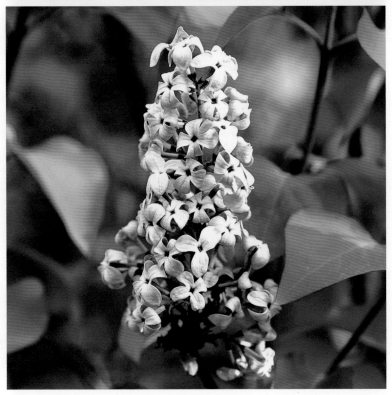

木犀科 Oleaceae 丁香属 Syringa

暴马丁香
Syringa reticulata (Bl.) Hara var. *amurensis* (Rupr.) Pringle

| 植物别名 | 暴马子、白丁香、棒棒木。

| 药 材 名 | 暴马子皮（药用部位：干皮或枝皮）。

| 形态特征 | 灌木，高可达 8m。叶卵形至宽卵形，膜质或薄纸质，先端突然渐尖，基部通常圆形或截形，无毛或有疏生短柔毛，下面侧脉隆起，网状。圆锥花序大，长 10 ~ 15cm；花冠白色，辐状，直径 4 ~ 5mm，花冠筒短，略比花萼长；花丝细长，雄蕊长几乎为花冠裂片的 2 倍。蒴果长圆形，长 1 ~ 2cm，先端钝，平滑或有瘤状突起。花期 6 月。

| 生境分布 | 生于山坡混交林中或林缘。分布于天津蓟州盘山、九山顶、九龙山、八仙山等地。

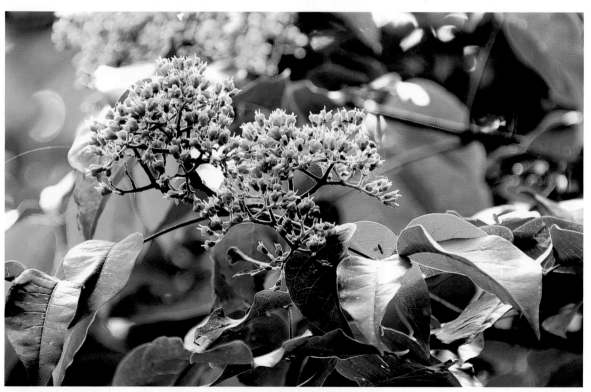

暴马丁香

| 资源情况 | 野生资源丰富。药材来源于野生。

| 采收加工 | 春、秋季剥取皮，干燥。

| 药材性状 | 本品呈槽状或卷筒状，长短不一，厚 2 ～ 4mm；外表面暗灰褐色，嫩皮平滑，有光泽，老皮粗糙，有横纹；横向皮孔椭圆形，暗黄色；外皮薄而韧，可横向撕剥，剥落处显暗黄绿色；内表面淡黄褐色。质脆，易折断，断面不整齐。气微香，味苦。

| 功能主治 | 苦，微寒。归肺经。清肺祛痰，止咳平喘。用于咳喘痰多。

| 用法用量 | 内服煎汤，30 ～ 45g。

| 附　注 | 2015 年版《中国药典》一部收载本种的拉丁学名为 *Syringa reticulata* (Bl.) Hara var. *mandshurica* (Maxim.) Hara。FOC 修订本种的拉丁学名为 *Syringa reticulata* subsp. *amurensis* (Rupr.) P. S. Green et M. C. Chang。

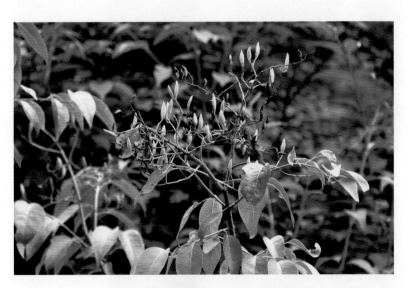

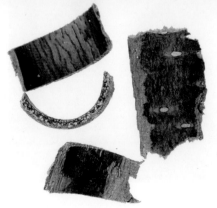

木犀科 Oleaceae 木犀属 Osmanthus

木犀 *Osmanthus fragrans* (Thunb.) Lour.

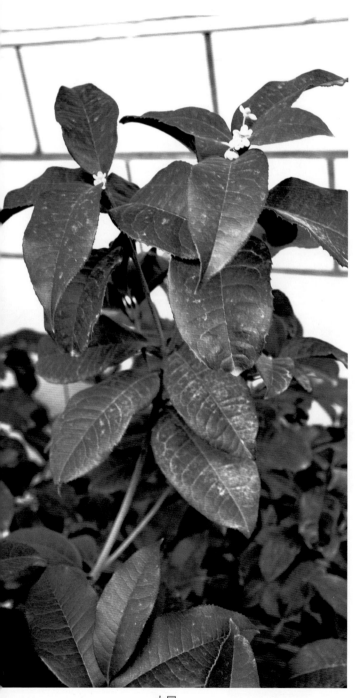

木犀

| 植物别名 |

桂花、九里香、岩桂。

| 药 材 名 |

桂花（药用部位：花）、桂花子（药用部位：果实）。

| 形态特征 |

常绿灌木或小乔木，高可达 12m。冬芽被 2 鳞片。叶对生，革质，椭圆形至椭圆状披针形，长 4 ~ 12cm，宽 2 ~ 4cm，先端急尖或渐尖，基部楔形，全缘或上半部疏生细锯齿，侧脉每边 6 ~ 10；叶柄长不及 2cm。聚伞花序簇生叶腋；花梗纤细；花小，暗黄白色，长约 6mm，极芳香；花瓣 4 裂；雄蕊 2，花丝极短，着生于花冠筒近顶部。核果椭圆形，长约 1cm，成熟时紫黑色。花期 9 ~ 10 月，翌年果熟。

| 生境分布 |

植于庭院、公园等地。天津偶见栽培。

| 资源情况 |

栽培资源稀少。药材来源于栽培。

| 采收加工 | 桂花：9 ~ 10 月开花时采收，除去杂质，阴干，密闭贮藏。
桂花子：4 ~ 5 月果实成熟时采收，用温水浸泡后晒干。

| 药材性状 | 桂花：本品花小，具细柄；花萼细小，浅 4 裂，膜质；花冠 4 裂，裂片矩圆形，多皱缩，长 3 ~ 4mm，淡黄色至黄棕色。气芳香，味淡。
桂花子：本品果实呈黑色或紫黑色，长卵形，长约 1cm，直径 0.7 ~ 0.9cm。果核紫红色，具有凸起的棱线 6 ~ 8，胞间开裂，内含种子 1，圆锥形，长 1.2 ~ 1.3cm，直径约 0.5cm，种皮黄色，种仁类白色，油质性。

| 功能主治 | 桂花：辛，温。归肺、脾、肾经。温肺化饮，散寒止痛。用于痰饮咳喘，脘腹冷痛，经闭痛经，寒疝腹痛，牙痛，口臭。
桂花子：甘、辛，温。归肝、胃经。温中行气，止痛。用于胃寒疼痛，肝胃气痛。

| 用法用量 | 内服煎汤，3 ~ 9g；或泡茶。外用适量，煎汤含漱；或蒸热外熨。

| 附 注 | 据有关资料记载，本种的根或根皮（桂花根）、枝叶（桂花枝）、桂花蒸馏得到的液体（桂花露）均可入药。

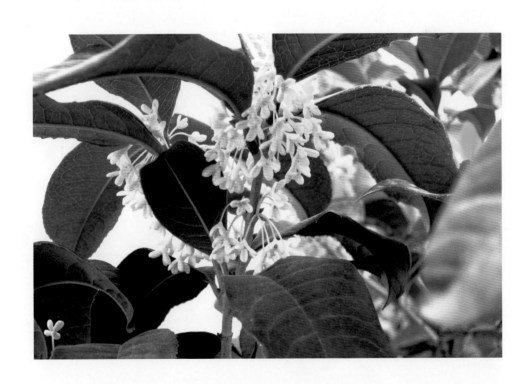

木犀科 Oleaceae 女贞属 Ligustrum

小叶女贞 Ligustrum quihoui Carr.

| **植物别名** | 小蜡树、小叶水蜡树、水白蜡。

| **药材名** | 水白蜡（药用部位：叶）。

| **形态特征** | 落叶或半常绿灌木或小乔木，高 2 ~ 3m。小枝有短柔毛，枝坚硬而开展。叶薄革质，椭圆形至椭圆状矩圆形，或倒卵状矩圆形，长 1.5 ~ 5cm，宽 0.8 ~ 2.5cm，无毛，先端钝，基部楔形至狭楔形，边缘略向外反卷；叶柄有短柔毛。圆锥花序细长，长 7 ~ 21cm，有微短柔毛；花白色，有香味，无梗；花冠筒和花冠裂片等长；雄蕊外伸。核果宽椭圆形，黑色，有光泽。花期 6 ~ 7 月，果期 10 ~ 11 月。

| **生境分布** | 栽培于各公园、庭院。天津各地广泛栽培。

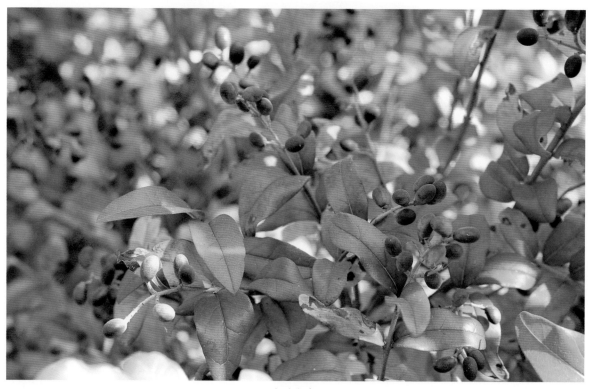

小叶女贞

| **资源情况** | 栽培资源丰富。药材来源于栽培。

| **采收加工** | 7～8月采收，鲜用或晒干。

| **功能主治** | 苦，凉。清热祛暑，解毒消肿。用于伤暑发热，风火牙痛，咽喉肿痛，口舌生疮，痈肿疮毒，烫火伤。

| **用法用量** | 内服煎汤，9～15g；或代茶饮。外用适量，捣敷；或绞汁涂；或煎汤洗；或研末撒。

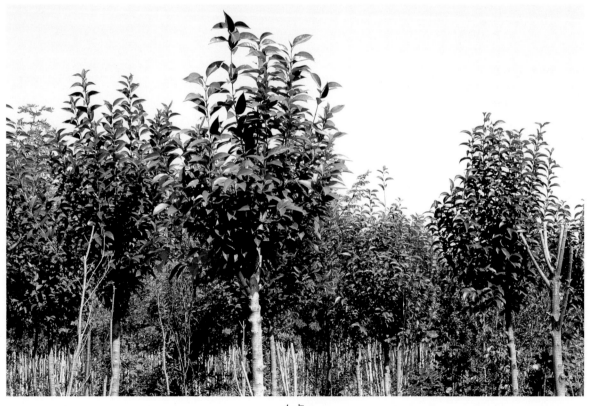

木犀科 Oleaceae 女贞属 Ligustrum

女贞 *Ligustrum lucidum* Ait.

| 植物别名 | 桢木、大叶蜡树、将军树。

| 药 材 名 | 女贞子（药用部位：果实）、女贞叶（药用部位：叶）。

| 形态特征 | 常绿乔木或灌木，高6m左右，最高者可达15m。枝条无毛，有皮孔。叶革质而脆，卵形、宽卵形、椭圆形或卵状披针形，长6～12cm，宽3～5cm，无毛，先端渐尖或钝尖，基部宽楔形或圆形，全缘，上面深绿色，有光泽，下面淡绿色，有细小的圆形腺点；中脉隆起，侧脉6～8对，先端接合，在两面明显；叶柄长1～2cm，基部略粗，上面有沟。圆锥花序长12～20cm，顶生；最下面苞片叶状，小苞片卵状三角形，无毛；花白色，花冠管和花萼筒近等长，萼齿

女贞

不明显；雄蕊长于花冠裂片或等长，花冠裂片向外反卷。核果矩圆形，紫蓝色，长约 1cm；种子 1。花期 7 ~ 9 月，果期 11 ~ 12 月。

| 生境分布 | 栽培于公园、庭院。天津各地均有栽培。

| 资源情况 | 栽培资源较少。药材来源于栽培。

| 采收加工 | 女贞子：冬季果实成熟时采收，除去枝叶，稍蒸或置沸水中略烫后干燥；或直接干燥。

女贞叶：全年均可采收，鲜用或晒干。

| 药材性状 | 女贞子：本品呈卵形、椭圆形或肾形，长 6 ~ 8.5mm，直径 3.5 ~ 5.5mm；表面黑紫色或灰黑色，皱缩不平，基部有果梗痕或具宿萼及短梗。体轻。外果皮薄，中果皮较松软，易剥离，内果皮木质，黄棕色，具纵棱，破开后种子通常为 1，肾形，紫黑色，油性。气微，味甘、微苦、涩。

| 功能主治 | 女贞子：甘、苦，凉。归肝、肾经。滋补肝肾，明目乌发。用于肝肾阴虚，眩晕耳鸣，腰膝酸软，须发早白，目暗不明，内热消渴，骨蒸潮热。

女贞叶：苦，凉。清热明目，解毒散瘀，消肿止咳。用于头目昏痛，风热赤眼，口舌生疮，疮肿溃烂，肺热咳嗽。

| 用法用量 | 女贞子：内服煎汤，6 ~ 12g。

女贞叶：内服煎汤，10 ~ 15g。外用适量，捣敷；或绞汁含漱；熬膏涂或点眼。

| 附　　注 | 据有关资料记载，本种的根（女贞根）、树皮（女贞皮）均可入药。

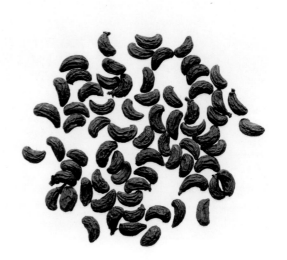

木犀科 Oleaceae 素馨属 Jasminum

迎春花 *Jasminum nudiflorum* Lindl.

| **植物别名** | 黄梅、清明花、阳春柳。 |

| **药材名** | 迎春花叶（药用部位：叶）、迎春花（药用部位：花）、迎春花根（药用部位：根）。 |

| **形态特征** | 落叶灌木，直立或匍匐，高 0.4 ～ 5m。枝条直立或拱形，幼枝四棱形，无毛。叶对生，三出复叶（幼枝基部有单叶），卵形至矩圆状卵形，长 1 ～ 3cm，先端凸尖，基部楔形，全缘，边缘有短睫毛，下面无毛，灰绿色。花单生，着生于已落叶的去年枝的叶腋，先叶开花，有叶状狭窄的绿色苞片；萼片 5 ～ 6，条形或矩圆状披针形，与萼管等长或较长，萼管长 1 ～ 1.5cm；花冠黄色，直径 2 ～ 5mm，裂片通常 6，倒卵形或椭圆形，约为花冠长度之半。花期 2 ～ 4 月。 |

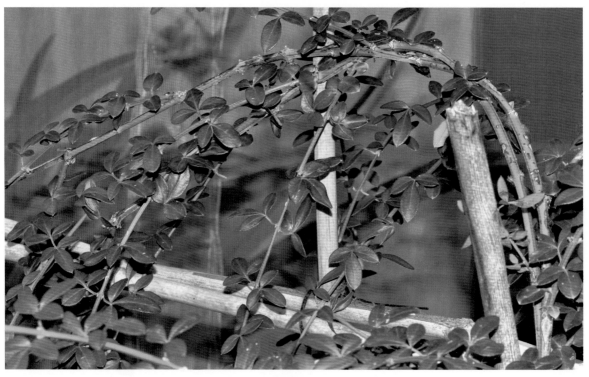

迎春花

| **生境分布** | 生于花坛、路边、庭院、公园。天津各地均有栽培。

| **资源情况** | 栽培资源一般。药材来源于栽培。

| **采收加工** | 迎春花叶：夏、秋季采收，鲜用或晒干。
迎春花：花期开花时采收，鲜用或晾干。
迎春花根：全年或秋季采挖，洗净泥土，切片或段，晒干。

| **药材性状** | 迎春花叶：本品多卷曲皱缩，小叶展平后呈卵形或矩圆状卵形，长 1 ~ 3cm，先端凸尖，边缘有短睫毛，下面无毛，灰绿色。气微香，味微苦、涩。
迎春花：本品皱缩成团，展开后可见狭窄的黄绿色叶状苞片；萼片 5 ~ 6，条形或长圆状披针形，与萼筒等长或较长；花冠棕黄色，直径 2 ~ 5mm，花冠筒长 1 ~ 1.5cm，裂片通常 6，倒卵形或椭圆形，约为花冠筒长的 1/2。气清香，味微涩。

| **功能主治** | 迎春花叶：苦，寒。清热，利湿，解毒。用于感冒发热，小便淋痛，肿毒恶疮，跌打损伤。
迎春花：苦、辛，平。清热解毒，活血消肿。用于发热头痛，咽喉肿痛，小便热痛，恶疮肿毒，跌打损伤。
迎春花根：苦，平。清热息风，活血调经。用于肺热咳嗽，小儿惊风，月经不调。

| **用法用量** | 迎春花叶：内服煎汤，10 ~ 20g。外用适量，煎汤洗；或捣敷。
迎春花：内服煎汤，10 ~ 15g；或研末。外用适量，捣敷或调麻油搽。
迎春花根：内服煎汤，15 ~ 30g。外用适量，研末撒或调敷。

■■木犀科■ Oleaceae ■素馨属■ *Jasminum*

茉莉花 *Jasminum sambac* (L.) Ait.

| 植物别名 | 茉莉、白末利、奈花。

| 药 材 名 | 茉莉叶（药用部位：叶）、茉莉花（药用部位：花）。

| 形态特征 | 木质藤本或直立灌木，高 0.5 ~ 3m。幼枝被柔毛或无毛。单叶对生，纸质，宽卵形或椭圆形，有时近倒卵形，长 3 ~ 9cm，宽 3 ~ 5cm，先端尖或钝，基部圆钝或微心形，两面无毛，只有下面脉腋内有簇毛；叶柄有柔毛。聚伞花序，顶生，通常具 3 花，有时多花；花梗有柔毛，长 5 ~ 10mm；花白色，芳香，常重瓣；花萼被柔毛或无毛，线形萼片 8 ~ 9，比萼管长；花冠管长 5 ~ 12mm，裂片矩圆形至近圆形，约与花冠管等长。花期 6 ~ 10 月。

| 生境分布 | 无野生分布，天津各地均有栽培。

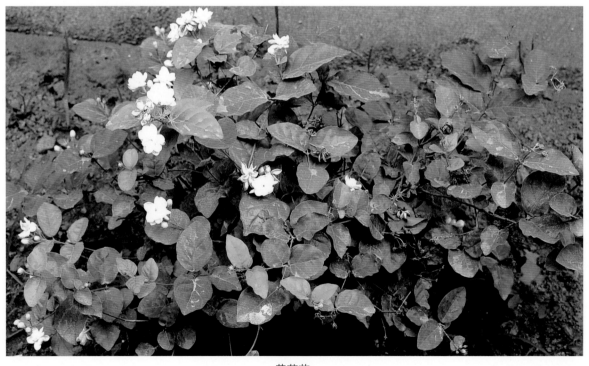

茉莉花

| **资源情况** | 栽培资源较少。药材来源于栽培。

| **采收加工** | 茉莉叶：夏、秋季采收，洗净，鲜用或晒干。
茉莉花：夏季花初开时采收，立即晒干或烘干。

| **药材性状** | 茉莉叶：本品多卷曲皱缩，展平后呈阔卵形或椭圆形，长 4 ~ 9cm，宽 2 ~ 5cm，两端较钝，下面脉腋有黄色簇生毛；叶柄短，长 2 ~ 6mm，微有柔毛。气微香，味微涩。
茉莉花：本品多呈扁缩团状，长 1.5 ~ 2cm，直径约 1cm。花萼管状，有细长的裂齿 8 ~ 10；花瓣展平后呈椭圆形，长约 1cm，宽约 5mm，黄棕色至棕褐色，表面光滑无毛，基部联合成管状。质脆。气芳香，味涩。

| **功能主治** | 茉莉叶：辛、微苦，温。疏风解表，消肿止痛。用于外感发热，泻痢腹胀，脚气肿痛，毒虫蜇伤。
茉莉花：辛、微甘，温。归脾、胃、肝经。理气止痛，辟秽开郁。用于湿浊中阻，胸膈不舒，泻痢腹痛，头晕头痛，目赤，疮毒。

| **用法用量** | 茉莉叶：内服煎汤，6 ~ 10g。外用适量，煎汤洗；或捣敷。
茉莉花：内服煎汤，3 ~ 10g；或代茶饮。外用适量，煎汤洗目；或菜油浸滴耳。

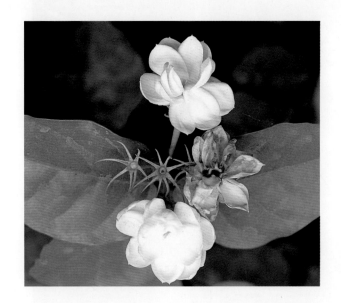

| **附　注** | 本种的根（茉莉根）、花的蒸馏液（茉莉花露）均可入药。

龙胆科 Gentianaceae 獐牙菜属 Swertia

瘤毛獐牙菜

Swertia pseudochinensis Hara

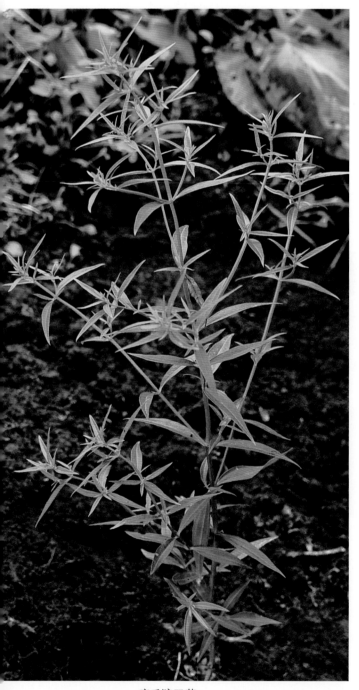

瘤毛獐牙菜

| 植物别名 |

獐牙菜、当药、紫花当药。

| 药 材 名 |

当药（药用部位：全草）。

| 形态特征 |

一年生草本，高 15 ~ 30cm。根通常黄色，主根细瘦，有少数支根。茎直立，四棱形，沿棱具窄翅，有时具微点状突起，通常多分枝。叶对生，线状披针形或线形，长 1.5 ~ 4cm，宽 2 ~ 6mm，先端长渐尖，全缘，基部渐狭，具 1 脉，无柄。聚伞花序顶生或腋生；花梗直立，花 5 基数；萼片窄线形，先端锐尖或渐尖，具 1 脉；花冠淡蓝紫色，辐状，裂片窄卵形，先端渐尖，具紫色脉 5 ~ 7，基部具 2 囊状淡黄色腺窝，其边缘具白色流苏状长毛，表面具小瘤状突起；花药窄长圆形，蓝色；子房椭圆状披针形，橘黄色或淡紫色。蒴果长圆形，长约 1.2cm，宽约 4mm，棕褐色，近球形，直径 0.3 ~ 0.4cm，表面细网状。花果期 9 ~ 10 月。

| **生境分布** | 生于山坡林缘、草甸。分布于天津蓟州盘山、黄崖关、九山顶、九龙山、八仙山等地。 |

| **资源情况** | 野生资源较少。药材来源于野生。 |

| **采收加工** | 夏、秋季采挖，除去杂质，晒干。 |

| **药材性状** | 本品长 10 ~ 30cm。根呈长圆锥形，长 2 ~ 7cm；表面黄色或黄褐色，断面类白色。茎呈方柱形，常具狭翅，多分枝，直径 1 ~ 2.5mm；表面黄绿色或黄棕色带紫色，节处略膨大；质脆，易折断，断面中空。叶对生，无柄；叶片多皱缩或破碎，完整者展平后呈条状披针形，长 2 ~ 4cm，宽 0.3 ~ 0.6cm，先端渐尖，基部狭，全缘。圆锥状聚伞花序顶生或腋生；花萼 5 深裂，裂片线形；花冠淡蓝紫色或暗黄色，5 深裂，裂片内侧基部有 2 腺体，腺体周围有长毛。蒴果椭圆形。气微，味苦。 |

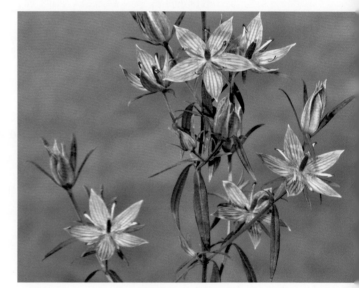

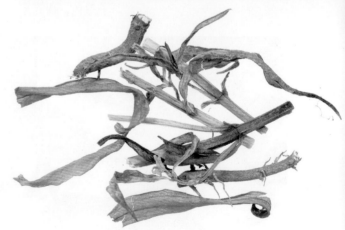

| **功能主治** | 苦，寒。归肝、胃、大肠经。清湿热，健胃。用于湿热黄疸，胁痛，痢疾腹痛，食欲不振。 |

| **用法用量** | 内服煎汤，6 ~ 12g，儿童酌减。 |

夹竹桃科 Apocynaceae 长春花属 Catharanthus

长春花 *Catharanthus roseus* (L.) G. Don

| **植物别名** | 雁来红、四时春、五色梅。

| **药材名** | 长春花（药用部位：全草）。

| **形态特征** | 直立多年生草本或灌木，高 30 ～ 70cm。全草无毛或仅有微毛。茎近方形，有条纹，灰绿色。单叶，对生，倒卵状长圆形，长 3 ～ 4cm，宽 1.5 ～ 2.5cm，先端圆钝，有短尖头，基部渐窄而成叶柄。花淡红色或白色，2 ～ 3 成聚伞花序，腋生或顶生；花萼 5 深裂，花萼裂片披针形或钻状渐尖；花冠红色，高脚蝶状，花冠圆筒形，长约 2.6cm；花冠裂片 5，倒卵形；雄蕊 5，着生于花冠筒的上半部，花药内藏不外露，与柱头离生；雌蕊心皮 2，花柱线形，柱头盘状。蓇葖果 2，直立，平行或略叉开，长 2.5cm，有纵纹或被短粗毛；种子黑色，圆筒形，两端截形，无毛，有颗粒状小瘤。花果期 7 ～ 9 月。

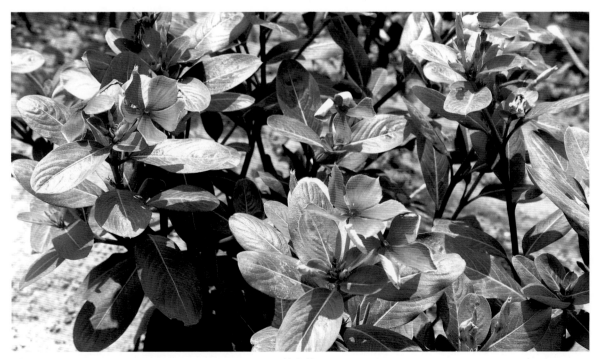

长春花

| 生境分布 | 生于花坛、路边、庭院、公园。天津各地均有栽培。

| 资源情况 | 栽培资源较少。药材来源于栽培。

| 采收加工 | 当年 9 月下旬至 10 月上旬采收，选晴天收割地上部分，先切除植株基部木质化硬茎，再切小段，晒干。

| 药材性状 | 本品全草长 30 ~ 50cm。主根圆锥形，略弯曲。茎枝绿色或红褐色，类圆柱形，有棱，折断面纤维性，髓部中空。叶对生，皱缩，展平后呈倒卵形或长圆形，长 3 ~ 4cm，宽 1.5 ~ 2.5cm，先端钝圆，具短尖，基部楔形，深绿色或绿褐色，羽状脉明显；叶柄甚短。枝端或叶腋有花，花冠高脚碟形，长约 3cm，淡红色或紫红色。气微，味微甘、苦。

| 功能主治 | 苦，寒；有毒。解毒，抗肿瘤，清热平肝。用于多种恶性肿瘤，高血压，痈肿疮毒，烫伤。

| 用法用量 | 内服煎汤，5 ~ 10g。外用适量，捣敷；或研末调敷。

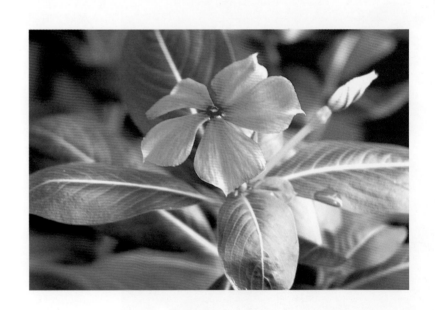

夹竹桃科 Apocynaceae 夹竹桃属 Nerium

夹竹桃
Nerium indicum Mill.

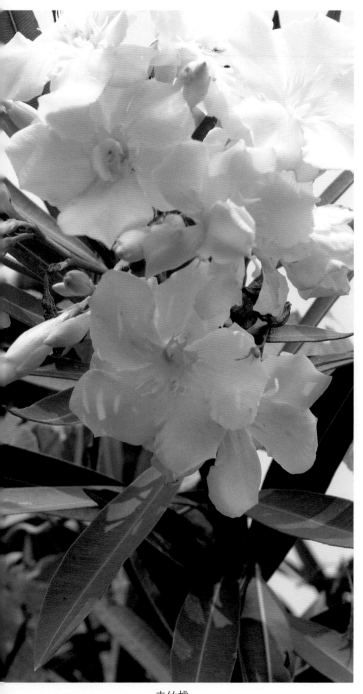

夹竹桃

植物别名

红花夹竹桃、白花夹竹桃。

药材名

夹竹桃（药用部位：叶及枝皮）。

形态特征

常绿灌木或小乔木。枝条灰绿色，光滑，含水液。叶通常3叶轮生，在枝条下部为对生，线状披针形，长10～15cm，宽2～2.5cm，坚韧，革质，全缘，先端渐尖，基部楔形，边缘向外反卷，上面深绿色，下面浅绿色；中脉上面陷入，下面凸起，近白色，侧脉两面扁平，纤细，密生而平行，直达边缘；叶柄短平，基部稍宽，幼时被毛，老时脱落，内有腺体。花数朵成聚伞花序，顶生；花深红色或粉红色，栽培演变有白色或黄色，单瓣或重瓣，直径约3cm；副花冠先端撕裂状。蓇葖果。花期6～8月。

生境分布

无野生分布，天津偶见栽培。

资源情况

栽培资源稀少。药材来源于栽培。

| 采收加工 | 结合整枝修剪，采集 2 ～ 3 年生以上植株的叶片及枝皮，晒干或炕干。

| 药材性状 | 本品叶呈窄披针形，长可达 15cm，宽约 2cm，先端渐尖，基部楔形，全缘稍反卷，上面深绿色，下面淡绿色，主脉于下面凸起，侧脉细密而平行；叶柄长约 5mm。厚革质而硬。气特异，味苦，有毒。

| 功能主治 | 苦，寒；有大毒。归心经。强心利尿，祛痰定喘，镇痛，祛瘀。用于心力衰竭，喘咳，癫痫，跌打肿痛，血瘀经闭。

| 用法用量 | 内服煎汤，0.3 ～ 0.9g；研末，0.05 ～ 0.1g。外用适量，捣敷；或制成酊剂外涂。

| 附　　注 | FOC 修订本种的拉丁学名为 *Nerium oleander* L.。

夹竹桃科 Apocynaceae 罗布麻属 Apocynum

罗布麻 *Apocynum venetum* L.

| 植物别名 | 吉吉麻、草本夹竹桃、野柳树。

| 药 材 名 | 罗布麻叶（药用部位：叶）。

| 形态特征 | 多年生草本或半灌木。茎高 1 ~ 2m，有白色乳汁，茎直立，多分枝。枝对生或互生，圆筒形，光滑无毛，紫红色，单叶，对生，椭圆状披针形至卵圆状长圆形，长 1 ~ 5cm，宽 0.5 ~ 1cm，先端急尖至钝，有短尖头，基部楔形或圆形，叶缘有细齿，两面无毛；叶柄纤细，叶柄间有腺体。花小，紫红色或粉红色，呈圆锥状聚伞花序，顶生或腋生；苞片披针形；花萼 5 深裂，裂片披针形，先端尖，有毛；花冠圆筒状钟形，两面密被颗粒状突起，花冠筒长 5 ~ 8mm，花冠裂片 5；雄蕊 5；雌蕊子房由 2 离生心皮组成，子房半下位，花柱短，

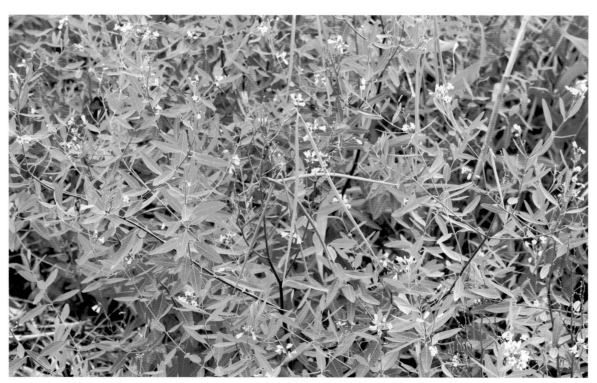

罗布麻

2 裂；花盘环状，肉质。蓇葖果，双生，下垂，长角状，长 15 ~ 20cm，直径 3 ~ 4mm；种子褐色，先端簇生伞状白色绒毛。花期 6 ~ 7 月，果期 7 ~ 8 月。

| 生境分布 | 生于沿海盐碱地。分布于天津蓟州、静海、滨海、武清、宁河等地。

| 资源情况 | 野生资源较少。药材来源于野生。

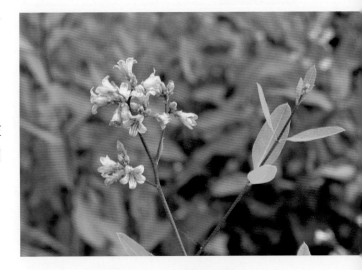

| 采收加工 | 夏季采收，除去杂质，晒干。

| 药材性状 | 本品多皱缩卷曲，有的破碎，完整叶片展平后呈椭圆状披针形或卵圆状披针形，长 2 ~ 5cm，宽 0.5 ~ 1cm。淡绿色或灰绿色，先端钝，有小芒尖，基部钝圆或楔形，边缘具细齿，常反卷，两面无毛，叶脉于下表面突起；叶柄细，长约 4mm。质脆。气微，味淡。

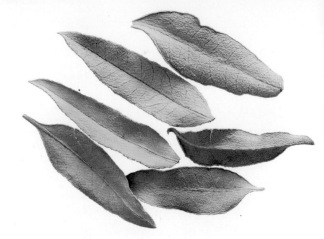

| 功能主治 | 甘、苦，凉。归肝经。平肝安神，清热利水。用于肝阳上亢所致眩晕，心悸失眠，浮肿尿少。

| 用法用量 | 内服煎汤，6 ~ 12g。

萝摩科 Asclepiadaceae 杠柳属 *Periploca*

杠柳
Periploca sepium Bge.

| **植物别名** | 北五加、羊角条、羊犄角。

| **药 材 名** | 香加皮（药用部位：根皮）。

| **形态特征** | 蔓生灌木，长达 1.5m，具白色乳汁。主根圆柱形。小枝棕褐色，有光泽，皮孔明显。叶对生，披针形或卵状披针形，长 5 ~ 10cm，宽 1.5 ~ 2.5cm，先端渐尖，基部楔形或阔楔形，全缘。聚伞花序腋生，花 1 ~ 5；花萼裂片卵圆形，边缘膜质，内面基部有 10 小腺体；花冠辐状，5 裂，裂片长圆形，长约 1cm，先端钝而外折，淡紫色，中央有棱状加厚，密生毡毛，背面紫红色；副花冠环状，10 裂，其中 5 裂呈伸长丝状，被短柔毛；雄蕊与副花冠合生，花丝短，花药卵圆形，彼此粘连；内有四合花粉，子房卵形，花柱短，柱头膨大成五棱状。蓇葖果 2，细长圆柱状，微弯，长 7 ~ 12cm，

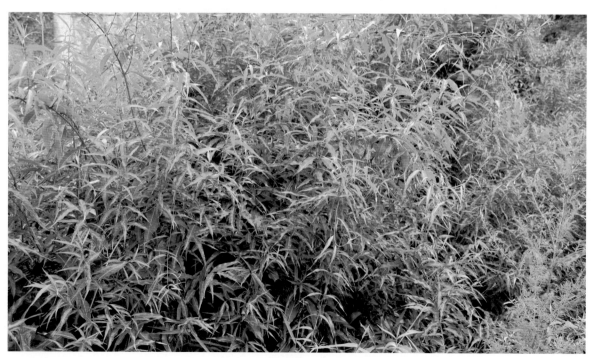

杠柳

直径 4 ～ 5mm，具细纵条纹；种子长圆形，暗褐色，先端具白色长绢毛。花期 5 ～ 6 月，果期 7 ～ 9 月。

| **生境分布** | 生于平原、丘陵、林缘或荒坡灌丛中。分布于天津蓟州盘山、九山顶、九龙山、八仙山等地。

| **资源情况** | 野生资源一般。药材来源于野生。

| **采收加工** | 春、秋季采挖，剥取根皮，晒干。

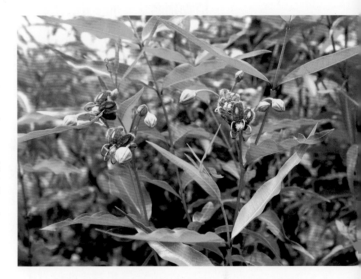

| **药材性状** | 本品呈卷筒状或槽状，少数呈不规则的块片状，长 3 ～ 10cm，直径 1 ～ 2cm，厚 0.2 ～ 0.4cm；外表面灰棕色或黄棕色，栓皮松软，常呈鳞片状，易剥落；内表面淡黄色或淡黄棕色，较平滑，有细纵纹。体轻，质脆，易折断，断面不整齐，黄白色。有特异香气，味苦。

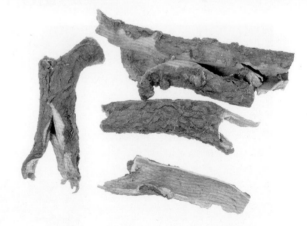

| **功能主治** | 苦、辛，温；有毒。归肝、肾、心经。利水消肿，祛风湿，强筋骨。用于下肢浮肿，心悸气短，风寒湿痹，腰膝酸软。

| **用法用量** | 内服煎汤，3 ～ 6g。

萝藦科 Asclepiadaceae 鹅绒藤属 Cynanchum

鹅绒藤 *Cynanchum chinense* R. Br.

| **植物别名** | 祖子花、羊奶角角。

| **药 材 名** | 鹅绒藤（药用部位：藤茎中白色乳汁及根）。

| **形态特征** | 缠绕草本，全株被短柔毛。主根圆柱形，长约 20cm，直径约 5mm，干后灰黄色。叶对生，薄纸质，宽三角状心形，长 4 ~ 9cm，宽 4 ~ 7cm，先端锐尖，基部心形，叶面深绿色，叶背苍白色，两面均被短柔毛，脉上较密，叶柄长 2.5 ~ 5cm。伞形聚伞花序腋生，二歧，花约 20；花萼外被柔毛；花冠白色，裂片 5，长圆状披针形；副花冠二形，杯状，上端裂成 10 丝状体，2 轮，外轮约与花冠裂片等长，内轮略短；花粉块每室 1，下垂；花柱头略凸起，2 裂。蓇葖果双生或仅有 1 发育，细圆柱形，向端部渐尖，长达 11cm，直径约

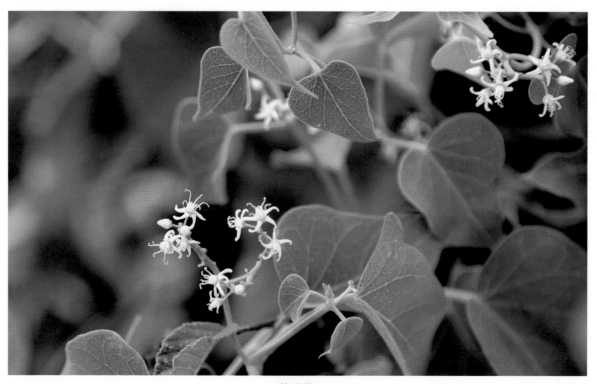

鹅绒藤

5mm；种子长圆形，具白色绢质种毛。花期 6 ~ 8 月，果期 8 ~ 10 月。

| 生境分布 |　生于低海拔山坡向阳灌丛中或路旁、河畔、田埂边。天津各地均有分布。

| 资源情况 |　野生资源丰富。药材来源于野生。

| 采收加工 |　乳汁于夏、秋间随采随用。根挖出后洗净，晒干。

| 药材性状 |　本品根呈圆柱形，长约20cm，直径约 5mm；表面灰黄色，平滑或有细皱纹，栓皮易剥离，剥离处显灰白色。质脆，易折断，断面不平坦，黄色，中空。气微，味淡。

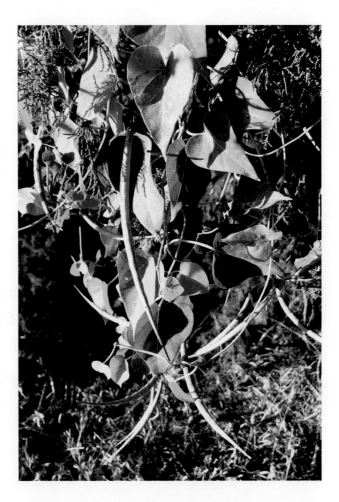

| 功能主治 |　苦，寒。清热解毒，消积健胃，利水消肿。用于小儿食积，疳积，胃炎，十二指肠溃疡，肾炎水肿，寻常疣。

| 用法用量 |　内服煎汤，15g。外用浆汁涂患处。

萝摩科 Asclepiadaceae 鹅绒藤属 Cynanchum

白首乌 *Cynanchum bungei Decne.*

| 植物别名 | 戟叶牛皮消、泰山何首乌、大根牛皮消。

| 药 材 名 | 白首乌（药用部位：块根）。

| 形态特征 | 草本或蔓生半灌木，具乳汁。茎纤细。块根肥厚，类圆形或纺锤形，表面黑褐色，断面白色。叶对生，膜质，被微毛，宽卵形至卵状长圆形，先端短渐尖，基部深心形，两侧呈耳状内弯；叶柄长 3 ~ 9cm，扁圆形。聚伞花序伞房状，腋生；花萼近 5 全裂，裂片卵状矩圆形，反折；花冠白色，辐状，5 深裂，裂片反折；副花冠浅杯状，长于合蕊柱，在每裂片内面的中部有 1 三角形的舌状鳞片；雄蕊 5，着生于花冠基部，花丝连成筒状，花药 2 室，附着于柱头周围，每室有黄色花粉块 1，长圆形，下垂；雌蕊由 2 离生心皮组成，柱头圆

白首乌

锥形，先端 2 裂。蓇葖果双生，刺刀形，长约 8cm，直径 1cm；种子卵状椭圆形至倒楔形，边缘具狭翅，种子先端有 1 簇白色毛。花期 6 ~ 9 月，果期 7 ~ 11 月。

| **生境分布** | 生于山坡、山谷、路边灌丛。分布于天津蓟州八仙山等地。

| **资源情况** | 野生资源较少。药材来源于野生。

| **采收加工** | 春初或秋季采挖块根，洗净泥土，除去残茎和须根，晒干，或趁鲜切片晒干。鲜品随采随用。

| **药材性状** | 本品呈不规则团块状或类圆形，长 1.5 ~ 7cm，直径约 5cm；表面棕色或棕褐色，凹凸不平，具纵皱纹及横长皮孔。质坚硬，断面类白色，粉性，有稀疏黄色放射状纹理。

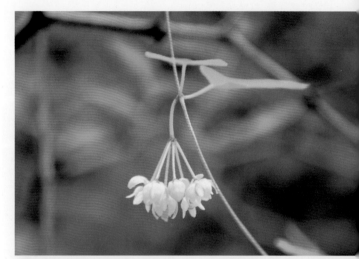

| **功能主治** | 甘、微苦，平。归肝、脾、肾经。补肝肾，强筋骨，益精血，健脾消食，解毒疗疮。用于腰膝酸痛，阳痿遗精，头晕耳鸣，心悸失眠，食欲不振，小儿疳积，产后乳汁稀少，疮痈肿痛。

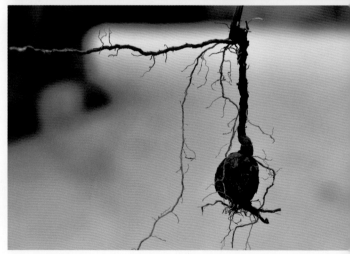

| **用法用量** | 内服煎汤，6 ~ 15g，鲜品加倍；研末，每次 1 ~ 3g；或浸酒。外用适量，鲜品捣敷。

萝藦科 Asclepiadaceae 鹅绒藤属 Cynanchum

牛皮消

Cynanchum auriculatum Royle ex Wight

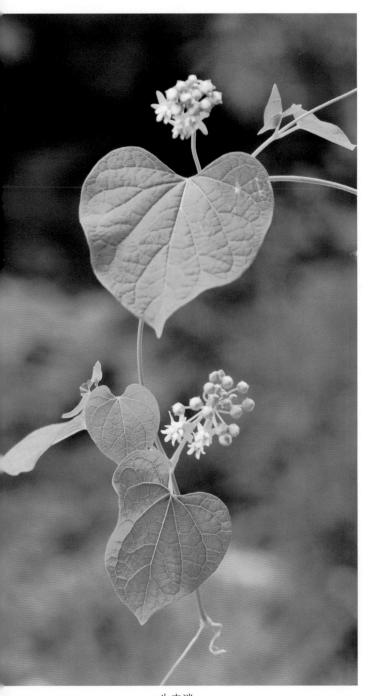

牛皮消

| 植物别名 |

耳叶牛皮消、飞来鹤、老牛冻。

| 药 材 名 |

白首乌（药用部位：块根）。

| 形态特征 |

蔓生半灌木。宿根块状。茎具分枝，初具毛，后变光滑。叶膜质，具微毛，宽卵形至卵状椭圆形，长 4 ~ 13cm，宽 4 ~ 10cm，先端短渐尖，基部肾形弯缺，叶背淡绿白色。聚伞花序伞房形，单生，总花梗长 6 ~ 12cm，花多数；花萼裂片卵状椭圆形；花冠白色，裂片反折，边缘外卷，窄椭圆形，钝头，内面有细毛；副花冠浅杯状，黄色，裂片椭圆形高出花柱，在每裂片内面中部有 1 三角形的舌状鳞片；每室有 1 花粉块，下垂；柱头圆锥形，先端 2 裂。蓇葖果常单生，细角针状，长 8 ~ 10cm，直径约 1cm；种子卵状椭圆形，扁平，稍有翅，种毛白色绢质。花期 7 ~ 8 月，果期 8 ~ 11 月。

| 生境分布 |

生于山坡、沟谷、疏林、路边。分布于天津蓟州盘山、九山顶、九龙山、八仙山等地。

| 资源情况 | 野生资源较少。药材来源于野生。

| 采收加工 | 见"白首乌"。

| 药材性状 | 本品呈长圆柱形、长纺锤形或结节状圆柱形，稍弯曲，长 7 ~ 15cm，直径 1 ~ 4cm；表面浅棕色，有明显的纵皱纹及横长皮孔，栓皮脱落处土黄色或浅黄棕色，具网状纹理。质坚硬，断面类白色，粉性，具鲜黄色放射状纹理。气微，味微甘后苦。

| 功能主治 | 见"白首乌"。

| 用法用量 | 见"白首乌"。

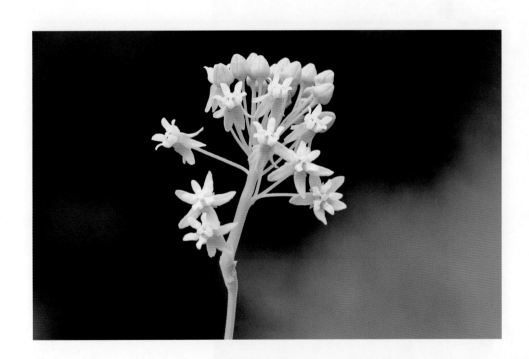

萝摩科 Asclepiadaceae 鹅绒藤属 Cynanchum

白薇 *Cynanchum atratum* Bge.

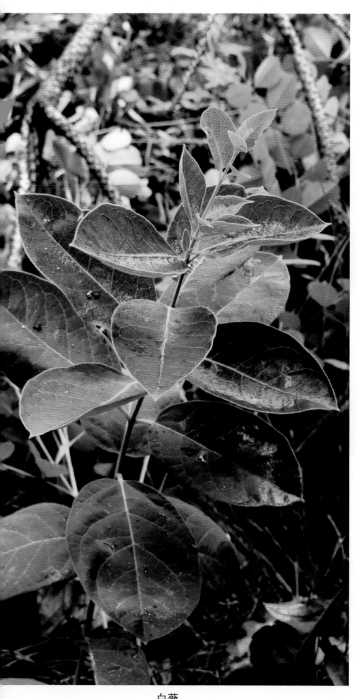

白薇

| 植物别名 |

直立白薇、羊奶子、白龙须。

| 药材名 |

白薇（药用部位：根及根茎）。

| 形态特征 |

多年生直立草本，高 40 ~ 70cm。根丛生，须状，具香气。茎表面被灰白色密绒毛。叶卵形或卵状椭圆形，长 4 ~ 10cm，宽 2.5 ~ 7cm，先端短渐尖或急尖，基部圆形，全缘或微呈皱波状，两面均生有白色绒毛，侧脉 6 ~ 7 对；叶柄短。花簇生叶腋间，黑紫色，直径约 10mm；花萼绿色，5 深裂，裂片披针形，外面有绒毛，内面基部有 5 小腺体；花冠 5 裂，辐状，裂片椭圆形，外面被短柔毛，并具缘毛；副花冠 5 裂，裂片盾状，圆形，与合蕊柱等长；每室有 1 花粉块，下垂，椭圆形；雌蕊柱头扁平。蓇葖果常单生，纺锤形，长 7 ~ 9cm，直径 5 ~ 10mm；种子扁平，卵形，有狭翅，种毛白色，长约 3cm。花期 4 ~ 8 月，果熟期 6 ~ 8 月。

| 生境分布 |

生于山坡、山谷、路边灌丛中。分布于天津

蓟州盘山、八仙山等地。

| 资源情况 | 野生资源稀少。药材来源于野生。

| 采收加工 | 春、秋季采挖，洗净，干燥。

| 药材性状 | 本品根茎粗短，有结节，多弯曲，上面有圆形的茎痕，下面及两侧簇生多数细长的根。根长 10 ~ 25cm，直径 0.1 ~ 0.2cm，表面棕黄色。质脆，易折断，断面皮部黄白色，木部黄色。气微，味微苦。

| 功能主治 | 苦、咸，寒。归胃、肝、肾经。清热凉血，利尿通淋，解毒疗疮。用于温邪伤营发热，阴虚发热，骨蒸劳热，产后血虚发热，热淋，血淋，痈疽肿毒。

| 用法用量 | 内服煎汤，5 ~ 10g。

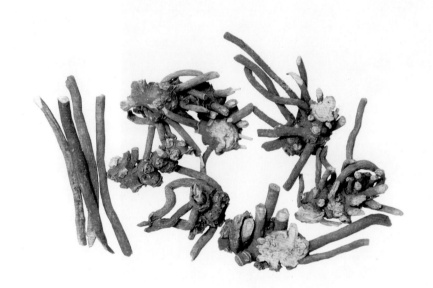

萝摩科 · Asclepiadaceae 鹅绒藤属 Cynanchum

徐长卿 *Cynanchum paniculatum* (Bge.) Kitag.

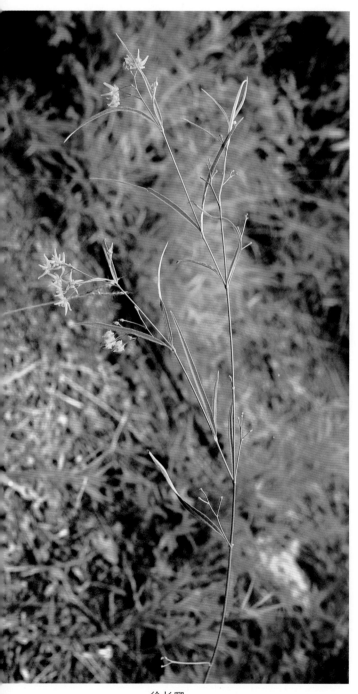

徐长卿

植物别名

石下长卿、尖刀儿苗、对月莲。

药材名

徐长卿（药用部位：根及根茎）。

形态特征

多年生直立草本，高 40 ~ 80cm。根须状，具特异气味。茎细长，单一或稍分枝，光滑无毛。叶对生，披针形或线状披针形，长 5 ~ 13cm，宽 3 ~ 7mm，先端窄急尖，基部窄楔形；全缘，中脉隆起，叶两面无毛或叶面被疏柔毛；有短柄。圆锥状聚伞花序顶生，生于叶腋内，长约 7cm，有披针形苞片；花萼 5 裂，披针形，有毛；花冠淡黄绿色，近辐状，裂片卵状椭圆形，向外反卷；副花冠肉质，新月形，贴伏于花药及雄蕊筒部；雄蕊花丝愈合成短筒，花药较大，向基部膨大；柱头扁平，有 5 棱角。蓇葖果单生，细角锥状，长 7cm，直径约 6mm，先端细长渐尖；种子卵形，有白色绢质种毛，长 1cm。花期 7 ~ 8 月。

生境分布

生于山坡、路边及草丛中。分布于天津蓟州

盘山、九山顶、九龙山、八仙山等地。

| **资源情况** | 野生资源丰富。药材来源于野生。

| **采收加工** | 秋季采挖，除去杂质，阴干。

| **药材性状** | 本品根茎呈不规则柱状，有盘节，长 0.5 ~ 3.5cm，直径 2 ~ 4mm；有的先端带有残茎，细圆柱形，长约 2cm，直径 1 ~ 2mm，断面中空；根茎节处周围着生多数根。根呈细长圆柱形，弯曲，长 10 ~ 16cm，直径 1 ~ 1.5mm；表面淡黄白色至淡棕黄色或棕色，具微细的纵皱纹，并有纤细的须根。质脆，易折断，断面粉性，皮部类白色或黄白色，形成层环淡棕色，木部细小。气香，味微辛、凉。

| **功能主治** | 辛，温。归肝、胃经。祛风，化湿，止痛，止痒。用于风湿痹痛，胃痛胀满，牙痛，腰痛，跌打伤痛，风疹，湿疹。

| **用法用量** | 内服煎汤，3 ~ 12g，后下。

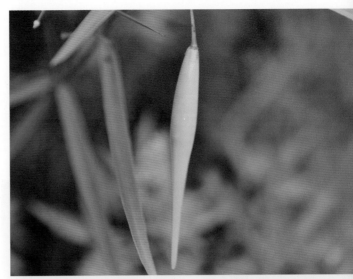

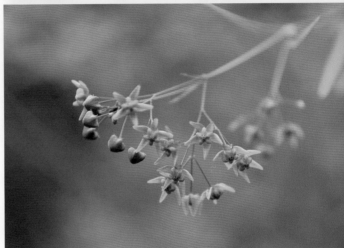

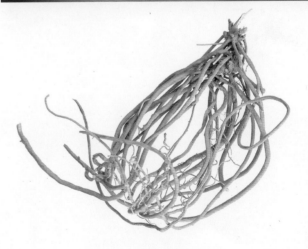

| 萝摩科 | Asclepiadaceae | 鹅绒藤属 | Cynanchum |

变色白前 *Cynanchum versicolor* Bge.

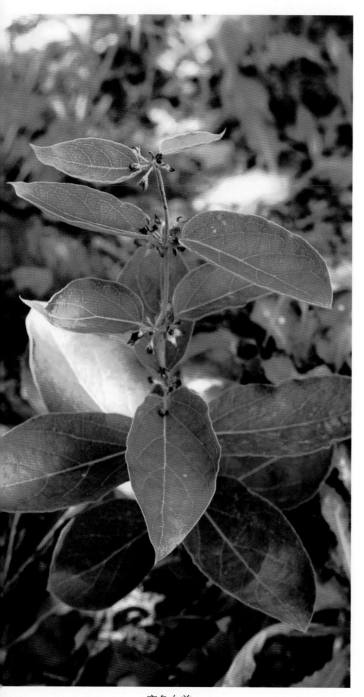

变色白前

植物别名

蔓生白薇、蔓白薇。

药材名

白薇（药用部位：根及根茎）。

形态特征

上部缠绕性半灌木，全株被绒毛。叶纸质，宽卵形或椭圆形，长 6 ~ 10cm，宽 2 ~ 6cm，先端窄急尖，基部圆形或略呈心形；全缘，边缘微呈波状，具缘毛；侧脉 5 ~ 8 对，两面有黄色绒毛；叶柄长 7 ~ 10mm。伞形聚伞花序，腋生，总梗极短，花初开黄白色，后变黑紫色；花萼裂片窄披针形，外面生有柔毛，内面有 5 极小的腺体；花冠直径不足 6mm，裂片卵形，内部生有密毛，副花冠暗紫色，极低，比合蕊柱微短，裂片肉质，扁平，圆形，每室有 1 花粉块，椭圆形，下垂，柱头稍凸起。菁葖果单生，角锥状，基部收缩，长 4 ~ 5cm，直径约 1cm；种子宽卵形，暗褐色，种毛白色，绢质，长 2cm。花期 5 ~ 8 月，果熟期 7 ~ 9 月。

生境分布

生于山坡、疏林、灌丛、山谷溪流旁。分布

于天津蓟州盘山、九山顶、九龙山、八仙山等地。

| 采收加工 | 见"白薇"。

| 药材性状 | 见"白薇"。

| 功能主治 | 见"白薇"。

| 附　　注 | 2015 年版《中国药典》一部收载本种的中文学名为蔓生白薇。

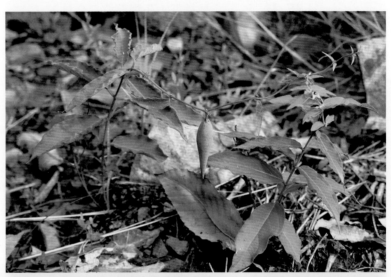

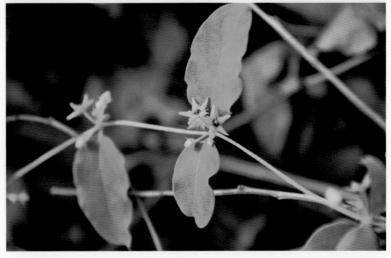

萝摩科 Asclepiadaceae 鹅绒藤属 Cynanchum

地梢瓜 *Cynanchum thesioides* (Freyn) K. Schum.

| **植物别名** | 地梢花、羊奶草、老瓜瓢。

| **药 材 名** | 地梢瓜（药用部位：全草）。

| **形态特征** | 草本。茎直立或斜卧，基部木质化，分枝多，细圆柱形，节间甚短，密被细柔毛。叶对生或近对生，线形，长 3 ~ 5cm，宽 2 ~ 5mm，先端尖，基部窄，下面中脉隆起，具短柄。伞形聚伞花序，顶生和腋生，总梗短；花萼 5 裂，阔披针形，外面有细柔毛；花冠绿白色，裂片 5，窄卵形；副花冠杯状，裂片三角状披针形，渐尖，高于药隔的膜片。蓇葖果纺锤形，两端渐尖，中部膨大，长 6cm，直径 2cm；种子扁平，长 8mm，暗褐色，种毛白色绢质，长 2cm。花期 5 ~ 8 月，果期 8 ~ 10 月。

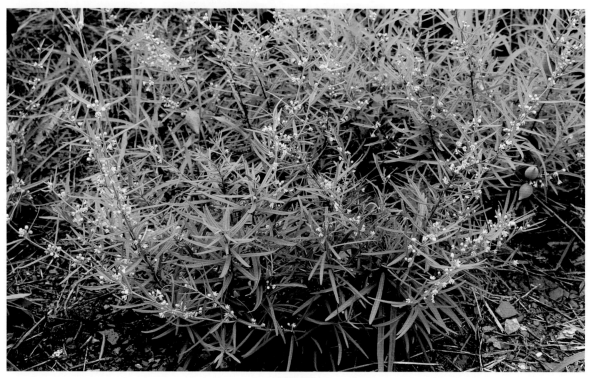

地梢瓜

| **生境分布** | 生于沟边、路旁、山坡、草丛中。分布于天津蓟州盘山、九山顶、九龙山、八仙山等地。 |

| **资源情况** | 野生资源丰富。药材来源于野生。 |

| **采收加工** | 夏、秋季采收，洗净，晒干。 |

| **药材性状** | 本品全草长 15 ~ 30cm，常弯曲，地上部分被短柔毛。根细长，褐色，有长根。茎不缠绕，多自基部分枝，圆柱形，具纵皱；体轻，质脆，易折断。叶对生，多破碎或脱落，完整者展平后呈条形，长 3 ~ 5cm，宽 2 ~ 5mm，全缘。花小，黄白色。蓇葖果纺锤形，表面具纵皱纹。气微，味涩。 |

| **功能主治** | 甘，凉。清虚火，益气，生津，下乳。用于虚火上炎，咽喉疼痛，气阴不足，神疲健忘，虚烦口渴，头昏失眠，产后体虚，乳汁不足。 |

| **用法用量** | 内服煎汤，15 ~ 30g。 |

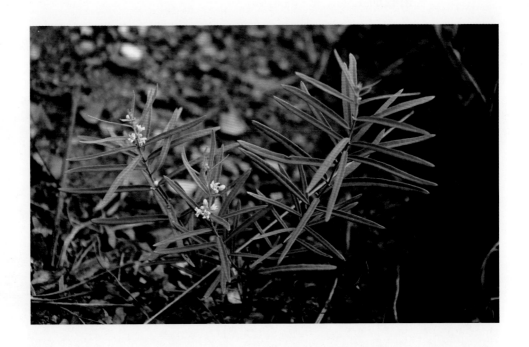

萝摩科 Asclepiadaceae 鹅绒藤属 Cynanchum

雀瓢

Cynanchum thesioides (Freyn) K. Schum. var. *australe* (Maxim.) Tsiang et P. T. Li.

| 药 材 名 | 地梢瓜（药用部位：全草）。

| 形态特征 | 本变种与原种的区别在于茎下部直立，分枝较少，茎端伸长而缠绕。叶线形或线状长圆形。花较小而多。花果期 7～9 月。

| 生境分布 | 生于沟边、路旁、山坡、草丛中。分布于天津蓟州。

| 资源情况 | 野生资源丰富。药材来源于野生。

| 采收加工 | 见"地梢瓜"。

| 药材性状 | 与"地梢瓜"相似，区别在于本品茎缠绕，分枝较少；叶条形或条状长圆形。

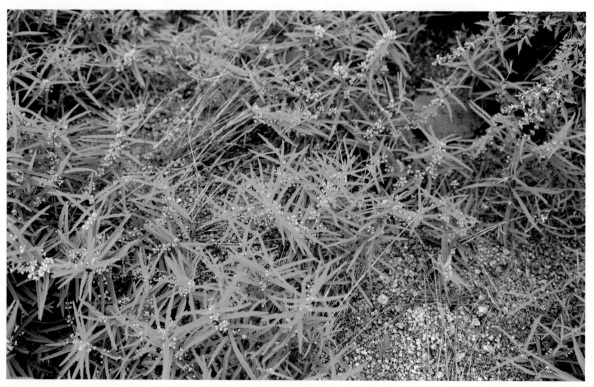

雀瓢

| **功能主治** | 见"地梢瓜"。

| **用法用量** | 见"地梢瓜"。

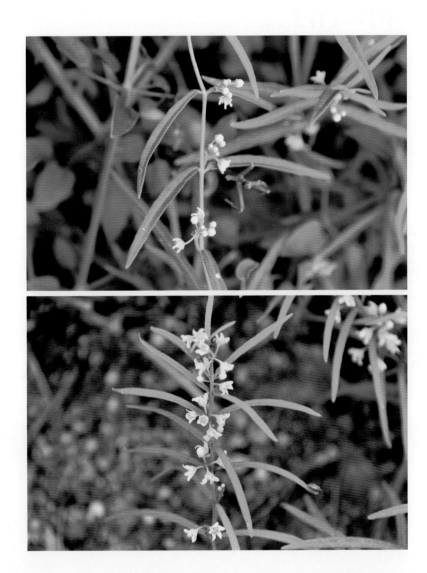

萝藦科 Asclepiadaceae 鹅绒藤属 Cynanchum

隔山消 *Cynanchum wilfordii* (Maxim.) Hemsl.

| **植物别名** | 过山飘、无梁藤。

| **药 材 名** | 隔山消（药用部位：块根）。

| **形态特征** | 多年生草质藤本。肉质根近纺锤形。茎被单列毛。叶对生，薄纸质，卵形，长 5 ~ 6cm，宽 2 ~ 4cm，先端短渐尖，基部耳垂状心形。近伞房状聚伞花序半球形，有花 15 ~ 20；花萼裂片 5，外被柔毛；花冠淡黄色，辐状，裂片矩圆形，外面无毛；副花冠裂片近方形；花粉粒每室 1，矩圆形，下垂。蓇葖果单生，刺刀状，长 12cm，直径 1cm；种子卵形，先端具白绢质种毛，长 2cm。

| **生境分布** | 生于山坡、山谷、路边灌丛中。分布于天津蓟州盘山、八仙山等地。

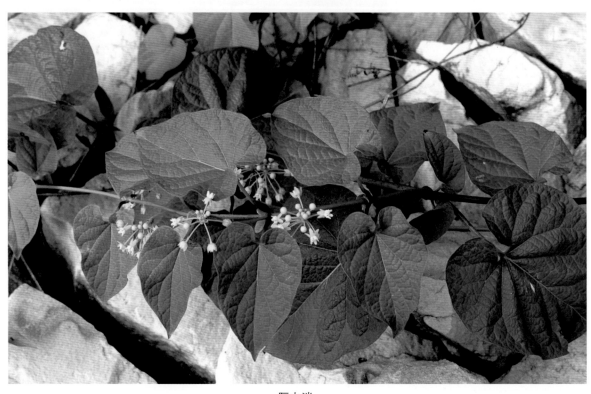

隔山消

| **资源情况** | 野生资源丰富。药材来源于野生。

| **采收加工** | 秋、冬季采挖，洗净，切片，晒干。

| **药材性状** | 本品呈圆柱形或纺锤形，长 10 ~ 20cm，直径 1 ~ 4cm，微弯曲，表面白色或黄白色，具纵皱纹及横长皮孔，栓皮破裂处显黄白色木部。质坚硬，折断面不平坦，灰白色，微带粉状。气微，味苦、甜。

| **功能主治** | 甘、苦，微温。归肝、肾、脾经。补肝肾，强筋骨，健脾胃，解毒。用于肝肾两虚，头昏眼花，失眠健忘，须发早白，阳痿，遗精，腰膝酸软，脾虚不运，脘腹胀痛，食欲不振，泄泻，产后乳少，鱼口疮。

| **用法用量** | 内服煎汤，9 ~ 15g。外用鲜品适量，捣敷。

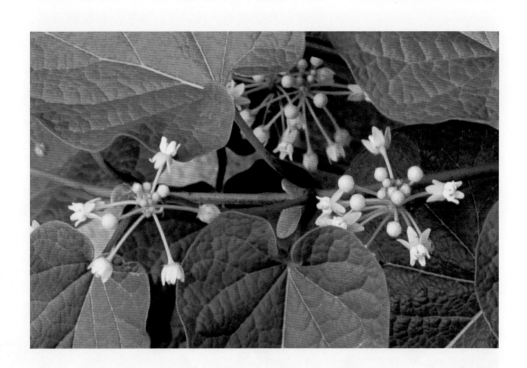

萝藦科 Asclepiadaceae 萝藦属 Metaplexis

萝藦
Metaplexis japonica (Thunb.) Makino

| **植物别名** | 羊婆奶、奶浆藤、白环藤。

| **药 材 名** | 萝藦（药用部位：全草或根）、天浆壳（药用部位：果壳）、萝藦子（药用部位：果实）。

| **形态特征** | 多年生缠绕草本，长达 2m，有白色乳汁。具地下茎。茎细长圆柱形，幼时密被细柔毛。叶对生，卵形至卵状椭圆形，长 5 ~ 12cm，宽 4 ~ 7cm，先端渐尖，基部心形，全缘，叶面绿色，无毛，侧脉每边 10 ~ 12。总状聚伞花序腋生，小花多朵，密生于先端，被短柔毛；小苞片膜质，披针形；花萼绿色，5 深裂，具缘毛；花冠白色，钟状，有淡紫红色斑纹，5 裂，披针形，先端反卷；副花冠环状 5 短裂；雄蕊 5，合生成圆筒状，花粉块卵圆形，黄色，下垂；子房光滑，柱头延伸成喙状，先端 2 裂。蓇葖果长卵状或角锥状，长 8 ~ 10cm，

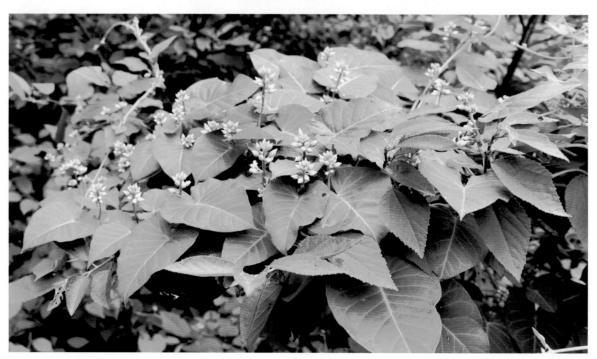

萝藦

直径 2 ~ 3cm；种子褐色，扁卵圆形，生有白色细长绢质种毛。花期 6 ~ 8 月，果期 9 ~ 12 月。

| 生境分布 | 生于林边荒地、山脚、河边、路旁灌丛中。分布于天津蓟州、武清、静海等地。

| 资源情况 | 野生资源丰富。药材来源于野生。

| 采收加工 | 萝藦：7 ~ 8 月采收全草，鲜用或晒干；夏、秋季采挖块根，洗净，晒干。
天浆壳：秋季果熟时采收，剥取果壳，晒干。
萝藦子：秋季采收成熟果实，晒干。

| 药材性状 | 萝藦：本品为草质藤本，卷曲成团。根细长，直径 2 ~ 3mm，浅黄棕色。茎圆柱形，扭曲，直径 1 ~ 3mm，表面黄白色至黄棕色，具纵纹，节膨大；折断面髓部常中空，木部发达，可见数个小孔。叶皱缩，完整叶湿润展平后叶片呈卵状心形，长 5 ~ 12cm，宽 4 ~ 7cm，背面叶脉明显，侧脉 5 ~ 7 对，气微，味甘、平。

天浆壳：本品果壳呈小艇状，先端狭尖而常反卷，基部微凹，长 7 ~ 12cm，宽 3 ~ 5cm，厚 1 ~ 1.5mm；外表面黄绿色或灰黄色，凹凸不平，具细密纵纹；内表面黄白色，光滑。外果皮纤维性，中果皮白色疏松，内果皮棕黄色。质脆而易碎。味微酸。

| 功能主治 | 萝藦：甘、辛，平。补精益气，通乳，解毒。用于虚损劳伤，阳痿，遗精带下，乳汁不足，疔疮。

天浆壳：甘、辛，平。清肺化痰，散瘀止血。用于咳嗽痰多，气喘，百日咳，惊痫，麻疹不透，跌打损伤，外伤出血。

萝藦子：甘、微辛，温。补肾益精，生肌止血。用于虚劳，阳痿，遗精。

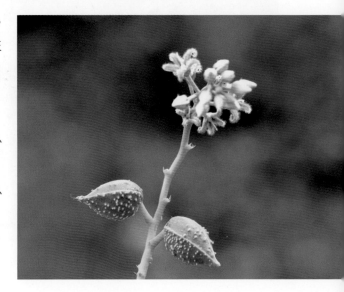

| 用法用量 | 萝藦：内服煎汤，15 ~ 60g。外用鲜品适量，捣敷。

天浆壳：内服煎汤，6 ~ 9g。外用适量，捣敷。

萝藦子：内服煎汤，9 ~ 18g；或研末。外用适量，捣敷。

茜草科 Rubiaceae 耳草属 Hedyotis

白花蛇舌草

Hedyotis diffusa Willd.

| 植物别名 | 蛇舌草、二叶葎。

| 药 材 名 | 白花蛇舌草（药用部位：全草）。

| 形态特征 | 一年生披散草本，高 15 ~ 50cm。根细长，分枝，白色。茎略带方形或扁圆柱形，光滑无毛，从基部开始多分枝。叶对生，无柄；叶片线形至线状披针形，长 1 ~ 3.5cm，宽 1 ~ 3mm，先端急尖，上面光滑，下面有时粗糙，侧面不明显；托叶膜质，基部合成鞘状，长 1 ~ 2mm，先端芒尖。花单生或双生于叶腋，常具短而略粗的花梗，稀无梗；萼筒球形，4 裂，裂片长圆状披针形，长 1.5 ~ 2mm，边缘具睫毛；花冠白色，漏斗形，长 3.5 ~ 4mm，先端 4 深裂，裂片卵状长圆形，长约 2mm；雄蕊 4，着生于冠筒喉部，与花

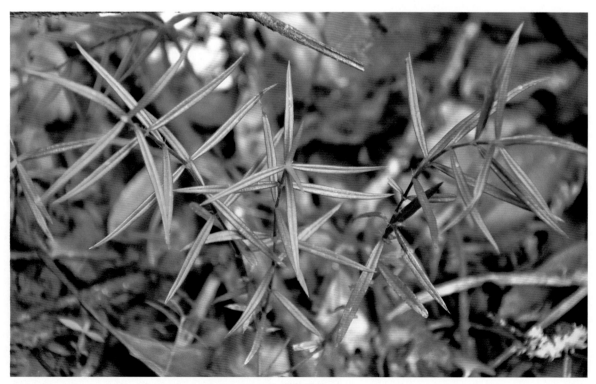

白花蛇舌草

冠裂片互生；子房下位，2室；柱头2浅裂，呈半球形。蒴果扁球形，直径2～2.5mm，室背开裂，花萼宿存；种子棕黄色，细小，具3棱角。花期7～9月，果期8～10月。

| 生境分布 | 生于潮湿沟边、路旁和草地。

| 资源情况 | 野生资源稀少。药材来源于野生。

| 采收加工 | 夏、秋季采集，洗净，鲜用或晒干。

| 药材性状 | 本品全体扭缠成团状，灰绿色至灰棕色。主根细长，直径约2mm，须根纤细，淡灰棕色。茎细，卷曲；质脆，易折断，中心髓部白色。叶多皱缩，破碎，易脱落；托叶长1～2mm。花、果单生或成对生于叶腋，花常具短而略粗的花梗。蒴果扁球形，直径2～2.5mm，室背开裂，宿萼先端4裂，边缘具短刺毛。气微，味淡。

| 功能主治 | 苦、甘，寒。归心、肺、肝、大肠经。清热解毒，利湿。用于肺热喘嗽，咽喉肿痛，肠痈，疔痈疮疡，蛇毒咬伤，热淋涩痛，水肿，痢疾，肠炎，湿热黄疸，恶性肿瘤。

| 用法用量 | 内服煎汤，15～30g，大剂量可用至60g；或捣汁。外用适量，捣敷。

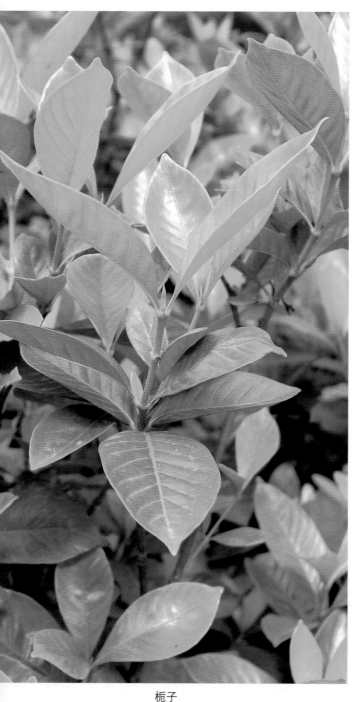

茜草科 Rubiaceae 栀子属 Gardenia

栀子
Gardenia jasminoides Ellis

栀子

| 植物别名 |

山栀、白蟾。

| 药 材 名 |

栀子（药用部位：果实）、栀子根（药用部位：根）、栀子花（药用部位：花）、栀子叶（药用部位：叶）。

| 形态特征 |

常绿灌木，高 1 ~ 2m。小枝绿色，幼时被毛，后近无毛。单叶对生，稀 3 叶轮生；叶片革质，椭圆形、阔倒披针形或倒卵形，长 6 ~ 14cm，宽 1.5 ~ 4cm，先端急尖或渐尖，基部楔形，全缘，上面光泽，仅下面脉腋内簇生短毛；侧脉羽状，具短柄。花大，芳香，顶生或腋生，具短硬；花萼绿色，裂片 5 ~ 7，线状披针形，通常比萼筒稍长；花冠高脚碟状，白色，后变乳黄色，裂片倒卵形至倒披针形；雄蕊与花冠裂片同数，着生于花冠喉部，花丝极短，花药线形；雄蕊 1，子房下位。果实深黄色，倒卵形或长椭圆形，长 2 ~ 4cm，有 5 ~ 9 翅状纵棱，先端有条形宿存萼；种子多数，鲜黄色，扁椭圆形。花期 5 ~ 7 月，果期 8 ~ 11 月。

| 生境分布 | 栽培于公园温室、家庭室内。天津各地均有栽培。

| 资源情况 | 栽培资源较少。药材来源于栽培。

| 采收加工 | 栀子：9 ~ 11 月果实成熟呈红黄色时采收，除去果梗和杂质，蒸至上气或置沸水中略烫，取出，干燥。

栀子根：全年均可采收，洗净，鲜用或切片晒干。

栀子花：6 ~ 7 月采摘，鲜用或晾干。

栀子叶：春、夏季采集，晒干。

| 药材性状 | 栀子：本品呈长卵圆形或椭圆形，长 1.5 ~ 3.5cm，直径 1 ~ 1.5cm；表面红黄色或棕红色，具 6 翅状纵棱，棱间常有 1 明显的纵脉纹，并有分枝；先端残存萼片，基部稍尖，有残留果梗。果皮薄而脆，略有光泽；内表面色较浅，有光泽，具 2 ~ 3 隆起的假隔膜。种子多数，扁卵圆形，集结成团，深红色或红黄色，表面密具细小疣状突起。气微，味微酸而苦。

栀子根：本品呈圆柱形，有分枝，多已切成短段，长 2 ~ 5cm；表面灰黄色或灰褐色，具有瘤状突起的须根痕。质坚硬，断面白色或灰白色，具放射状纹理。气微，味淡。

栀子花：本品呈不规则团块或类三角锥形；表面淡棕色或棕色；萼筒卵形或倒卵形，先端 5 ~ 7 裂，裂片线状披针形；花冠旋卷，花冠下部连成筒状，裂片多数，倒卵形至倒披针形；雄蕊 1，花丝极短。质轻脆，易碎。气芳香，味淡。

| 功能主治 | 栀子：苦，寒。归心、肺、三焦经。泻火除烦，清热利湿，凉血解毒，消肿止痛。用于热病心烦，湿热黄疸，淋证涩痛，血热吐衄，目赤肿痛，火毒疮疡。外用于扭挫伤痛。

栀子根：甘、苦，寒。归肝、胆、胃经。清热利湿，凉血止血。用于黄疸性肝炎，痢疾，感冒高热，吐血，衄血，淋证，水肿，乳痈，风火牙痛，疮痈肿毒，跌打损伤。

栀子花：苦，寒。归肺、肝经。清肺止咳，凉血止血。用于肺热咳嗽，鼻衄。

栀子叶：苦、涩，寒。活血消肿，清热解毒。用于跌打损伤，疔毒，痔疮，下疳。

| 用法用量 | 栀子：内服煎汤，6 ~ 10g。外用生品适量，研末调敷。

栀子根：内服煎汤，15 ~ 30g。外用适量，捣敷。

栀子花：内服煎汤，6 ~ 10g。外用焙研吹鼻。

栀子叶：内服煎汤，3 ~ 9g。外用适量，捣敷；或煎汤洗。

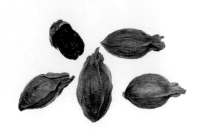

茜草科 Rubiaceae 野丁香属 Leptodermis

薄皮木 *Leptodermis oblonga* Bge.

| **形态特征** | 灌木，高达 1m。小枝纤细，灰色至淡褐色，被微柔毛，表皮薄，常片状剥落。叶对生，有时簇生短枝上，椭圆状卵圆形至长椭圆形，长 1 ~ 3cm，宽 4 ~ 9mm，先端尖，表面粗糙，背面有疏生短柔毛；叶柄短而窄；托叶三角形，常由中间分裂为 2。花无柄，数朵集成头状，生于顶部叶腋；小苞片自中部至基部合生，较花萼为长，花萼 5 齿，宿存；花冠长漏斗形，5 裂，淡紫红色，喉部有毛，裂片长椭圆状披针形；花冠筒长 1.5 ~ 1.8cm，外面有短柔毛。蒴果长 5 ~ 6mm；种子有网状、与种皮分离的假种皮。花期 6 ~ 8 月，果期 10 月。

| **生境分布** | 生于低山区阴坡。分布于天津蓟州八仙山、黄崖关等地。

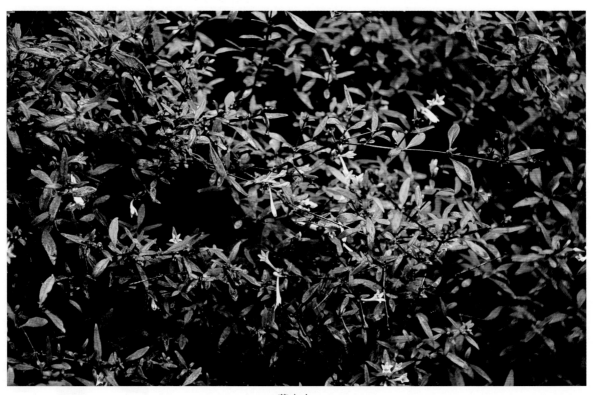

薄皮木

| **资源情况** | 野生资源稀少。药材来源于野生。

| **附　　注** | （1）据文献记载，本种的提取物具有一定的抗炎活性。

（2）本种株形矮小，夏秋开花，可于草坪、路边、墙隅、假山旁及林缘丛植，或于疏林下片植。

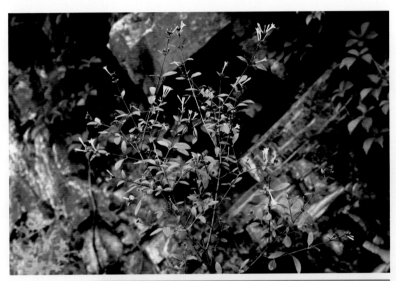

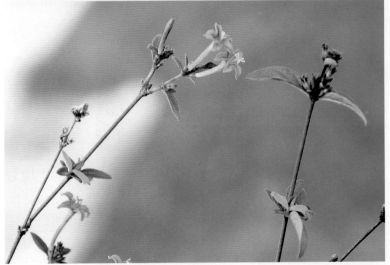

茜草科 Rubiaceae 拉拉藤属 Galium

四叶葎 *Galium bungei* Steud.

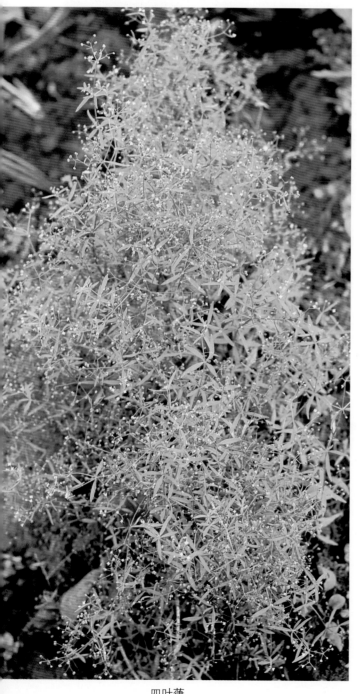

四叶葎

| 植物别名 |

四叶拉拉藤、小拉马藤、冷水丹。

| 药 材 名 |

四叶草（药用部位：全草）。

| 形态特征 |

多年生小草本，高 5 ~ 50cm。茎四棱，无毛或节上有微毛。4 叶轮生，有时下部 6 叶轮生，无柄，卵状长椭圆形，长 2 ~ 2.5cm，先端尖，下面沿中脉有短刺毛，1 脉。聚伞花序腋生或顶生，花密，具短梗，花冠淡黄绿色或白色，辐状。果实双头形，扁球状，上有短钩毛或鳞片。花果期 5 月。

| 生境分布 |

生于林下或林缘阴湿处。分布于天津蓟州盘山、九山顶、九龙山、八仙山等地。

| 资源情况 |

野生资源丰富。药材来源于野生。

| 采收加工 |

夏季花期采收，鲜用或晒干。

| **功能主治** | 甘、苦，平。清热解毒，利尿消肿。用于尿道感染，痢疾，咳血，赤白带下，小儿疳积，痈肿疔毒，跌打损伤，毒蛇咬伤。 |
| **用法用量** | 内服煎汤，15 ~ 30g。外用适量，鲜品捣敷。 |

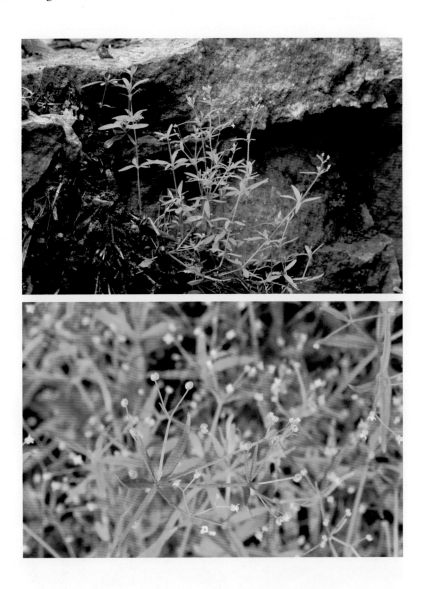

茜草科 Rubiaceae 茜草属 Rubia

茜草

Rubia cordifolia L.

| **植物别名** | 蒨草、地血、血见愁。

| **药 材 名** | 茜草（药用部位：根及根茎）、茜草藤（药用部位：地上部分）。

| **形态特征** | 多年生攀缘草本。根黄赤色。茎四棱，蔓生，多分枝，茎棱、叶齿、叶缘和下面中脉上都生有倒刺。叶通常4叶轮生，长卵形至卵状披针形，变异甚大，长2～4cm，宽1～1.5cm；叶脉5，弧状，先端锐尖，基部心形，叶柄长1.5～2.5cm。聚伞花序呈圆锥状，顶生和腋生；花小，具短梗；花冠淡黄白色，辐状，5裂；雄蕊5；子房无毛。果实肉质，双头形，常1室发育，成熟时红色。花期7月，果期9月。

| **生境分布** | 生于道旁、草丛或灌丛。分布于天津蓟州盘山、九山顶、九龙山、

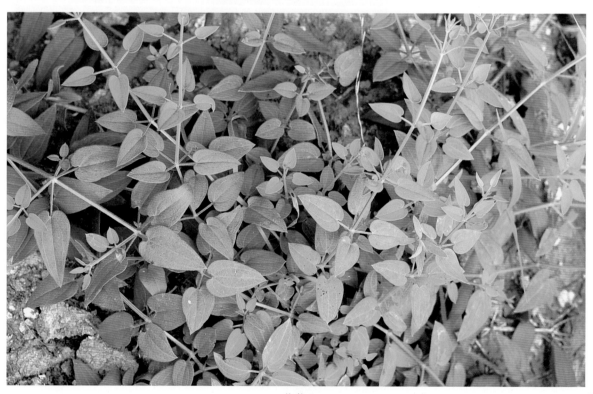

茜草

八仙山等地。

| **资源情况** | 野生资源丰富。药材来源于野生。

| **采收加工** | 茜草：春、秋季采挖，除去泥沙，干燥。
茜草藤：夏、秋季采集，切段，鲜用或晒干。

| **药材性状** | 茜草：本品根茎呈结节状，丛生粗细不等的根。根呈圆柱形，略弯曲，长10～25cm，直径0.2～1cm；表面红棕色或暗棕色，具细纵皱纹及少数细根痕；皮部脱落处呈黄红色。质脆，易折断，断面平坦，皮部狭，紫红色，木部宽广，浅黄红色，导管孔多数。气微，味微苦，久嚼刺舌。

茜草藤：本品茎下端直径3～4mm，圆柱形，外表面淡紫红色或棕红色；上端茎呈四方形，枯绿色，茎的棱上有粗糙细毛刺。体轻，质脆，易断，断面平整，内心色白而松。茎节上轮生叶片，叶柄及叶背中肋上均有倒刺毛。叶多脱落。气微，味微苦。

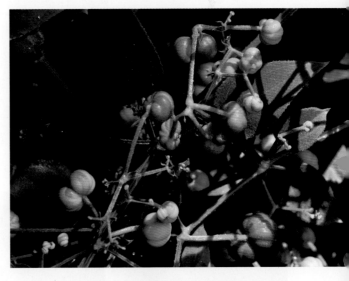

| **功能主治** | 茜草：苦，寒。归肝经。凉血，祛瘀，止血，通经。用于吐血，衄血，崩漏，外伤出血，瘀阻经闭，关节痹痛，跌打肿痛。
茜草藤：苦，凉。止血，祛瘀。用于吐血，血崩，跌打损伤，风痹，腰痛，痈毒，疔肿。

| **用法用量** | 茜草：内服煎汤，6～10g。
茜草藤：内服煎汤，9～15g，鲜品30～60g；或浸酒。外用适量，煎汤洗；或捣敷。

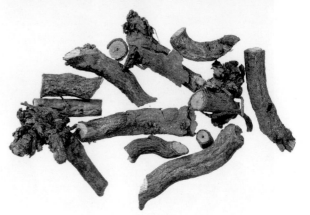

旋花科 Convolvulaceae 打碗花属 Calystegia

打碗花 Calystegia hederacea Wall.

| **植物别名** | 面根藤。

| **药 材 名** | 面根藤（药用部位：全草）。

| **形态特征** | 一年生草本，全株无毛。茎有细棱，通常由基部分枝，缠绕或平卧。基部叶片长 2 ~ 5.5cm，宽 1 ~ 2.5cm；叶三角状卵形、戟形或箭形，侧裂片近三角形，中裂片长圆状披针形，先端渐尖，叶基微心形，全缘，两面通常无毛。花单生叶腋，花梗有棱角，与叶等长，苞片 2，宽卵形，包围花萼；萼片 5，卵圆形；花冠漏斗状，淡粉红色或淡紫色，长 2 ~ 4cm；雄蕊 5，花丝基部膨大；有小鳞毛；子房无毛，2 室，柱头 2 裂，扁平。蒴果卵圆形，光滑，宿存萼片与之近等长或稍短；种子卵圆形，黑褐色，表面有小疣。花期 7 ~ 9 月，果期 8 ~ 10 月。

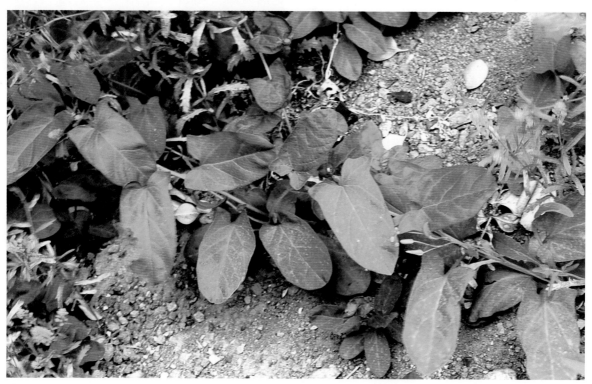

打碗花

| **生境分布** | 生于荒地、田间、路旁及草丛中。分布于天津蓟州、静海、滨海、武清、宁河等地。 |

| **资源情况** | 野生资源丰富。药材来源于野生。 |

| **采收加工** | 夏、秋季采收，洗净，鲜用或晒干。 |

| **药材性状** | 本品根茎细长，直径约 1mm，表面灰黄色，有细纵皱纹。茎细长，常盘曲扭卷，表面灰棕色或灰褐色，有纵向棱线而扭曲；质脆，易折断。叶互生，有长柄，叶片淡绿色，多皱缩破碎，完整叶片展平后呈戟形。气微，味淡。 |

| **功能主治** | 甘、微苦，平。健脾，利湿，调经。用于脾胃虚弱，消化不良，小儿吐乳，疳积，带下，月经不调。 |

| **用法用量** | 内服煎汤，10 ~ 30g。 |

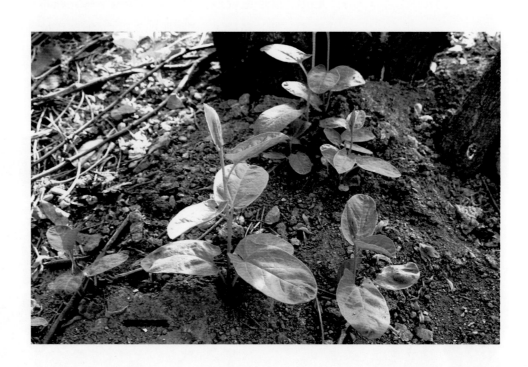

旋花科 Convolvulaceae 打碗花属 Calystegia

旋花
Calystegia sepium (L.) R. Br.

| **植物别名** | 宽叶打碗花、篱打碗花。

| **药 材 名** | 旋花根（药用部位：根）、旋花苗（药用部位：茎叶）、旋花（药用部位：花）。

| **形态特征** | 多年生草本，植株光滑无毛。茎缠绕或平卧，有细棱。叶三角状卵形或宽卵形，长 4 ~ 10cm，宽 2 ~ 6cm，先端急尖或渐尖，叶基心形、箭形或戟形，两侧有浅裂或全缘。花单生叶腋，花梗通常长于叶柄；苞片 2，宽卵形；萼片 5，卵圆状披针形；花冠漏斗状，通常白色，有时淡红色或紫色；雄蕊 5，花丝基部扩大，有细鳞毛；子房无毛，2 室，柱头 2 裂，裂片卵圆形，扁平。蒴果近球形；种子黑褐色，表面有小疣。

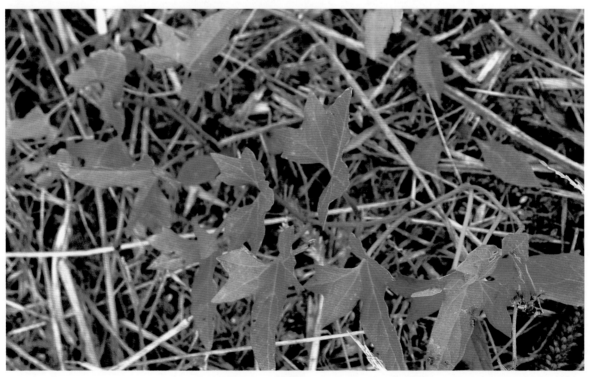

旋花

| **生境分布** | 生于路旁、农田或山坡林缘。分布于天津蓟州、静海、滨海、武清、宁河等地。

| **资源情况** | 野生资源丰富。药材来源于野生。

| **采收加工** | 旋花根：3 ~ 9 月采挖，洗净，晒干或鲜用。
旋花苗：夏季采收，洗净，鲜用或晒干。
旋花：6 ~ 7 月开花时采收，晾干。

| **功能主治** | 旋花根：甘、微苦，温。益气补虚，续筋接骨，解毒，杀虫。用于劳损，金疮，丹毒，蛔虫病。
旋花苗：甘、微苦，平。清热解毒。用于丹毒。
旋花：甘，温。益气，养颜，涩精。用于面皯，遗精，遗尿。

| **用法用量** | 旋花根：内服煎汤，10 ~ 15g；或绞汁。外用捣敷。
旋花苗：内服煎汤，10 ~ 15g；或绞汁。
旋花：内服煎汤，6 ~ 10g；或入丸剂。

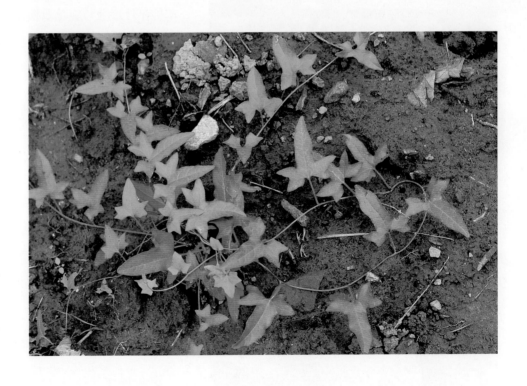

旋花科 Convolvulaceae 打碗花属 Calystegia

毛打碗花 *Calystegia dahurica* (Herb.) Choisy

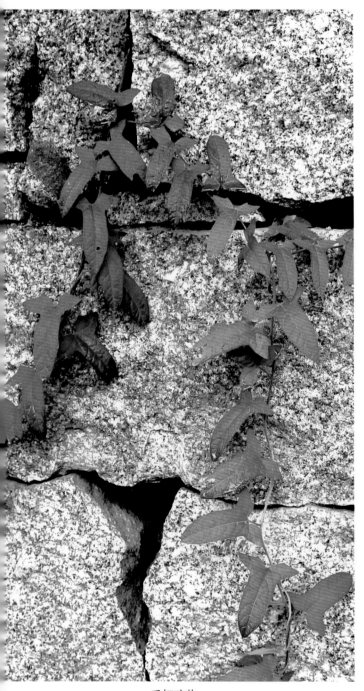

毛打碗花

| 植物别名 |

欧旋花。

| 药 材 名 |

狗狗秧（药用部位：带根全草）。

| 形态特征 |

本种在外形上与旋花很相似，区别在于本种除萼片和花冠外，植物体各部分均被淡黄色短柔毛。叶通常为卵状长圆形，长 4 ～ 6cm，基部戟形，基部裂片不明显伸展，圆钝或 2 裂；叶柄通常长 1 ～ 4cm。苞片先端稍钝，花冠浅红色。花期 7 ～ 9 月，果期 9 ～ 10 月。

| 生境分布 |

生于路边旱地或山坡路旁。分布于天津蓟州、静海、滨海、武清、宁河等地。

| 资源情况 |

野生资源丰富。药材来源于野生。

| 采收加工 |

夏、秋季连根采挖，洗净，切段，晒干。

功能主治	甘，寒。清肝热，滋阴，利小便。用于肝阳上亢所致头晕目眩，小便不利。
用法用量	内服煎汤，15 ~ 30g。
附　　注	FOC 修订本种的拉丁学名为 *Calystegia sepium* subsp. *spectabilis* Brummitt，修订其中文学名为欧旋花。

旋花科 Convolvulaceae 旋花属 Convolvulus

田旋花 *Convolvulus arvensis* L.

| 植物别名 | 中国旋花、箭叶旋花。

| 药 材 名 | 田旋花（药用部位：全草或花）。

| 形态特征 | 多年生草本，植株无毛。根茎横走。茎平卧或缠绕，具有条纹和棱角。叶片卵状长圆形至披针形，先端钝或有小的短尖头；叶基大多为戟形，也有箭形和心形的，全缘或3裂；叶柄较叶片短。花常单生叶腋，有时2~3，或多朵；苞片2，线形，远离萼片；萼片5，有毛，不等长，2外萼片稍短，长圆状椭圆形，内萼片近圆形；花冠漏斗状，粉红色或白色，5浅裂；雄蕊5，花丝基部扩大，有小鳞毛；子房2室，每室2胚珠，柱头2，线形。蒴果卵球形或圆锥形；种子卵圆形，无毛，黑色或暗褐色。花期6~8月，果期7~9月。

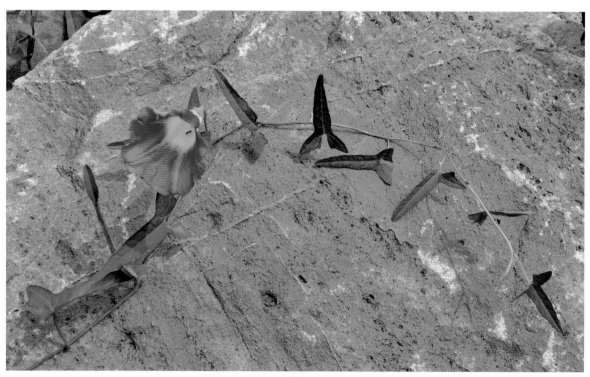

田旋花

| 生境分布 | 生于耕地、荒草坡或路旁。天津各地均有分布。

| 资源情况 | 野生资源丰富。药材来源于野生。

| 采收加工 | 全草在夏、秋季采收，洗净，鲜用或切段晒干；花在 6～8 月开放时摘取，鲜用或晒干。

| 药材性状 | 本品全草多皱缩卷曲成团状，根茎细长，具须根。茎细圆柱形，具棱角及条纹，上部被疏毛。叶互生，多卷曲或脱落，完整者展平后呈三角状卵形、卵状长圆形或狭披针形，长 2.8～7cm，宽 0.4～3cm，先端钝圆，具小尖头，基部戟形、心形或箭形，全缘；叶柄长 1～2cm。花序腋生，花 1～3；花冠宽漏斗状，白色或粉红色，花梗细弱，长 3～8cm。蒴果类球形；种子 4，黑褐色。气微，味咸。

| 功能主治 | 辛，温；有毒。祛风，止痛，止痒。用于风湿痹痛，牙痛，神经性皮炎。

| 用法用量 | 内服煎汤，6～10g。外用适量，酒浸涂患处。

旋花科 Convolvulaceae 鱼黄草属 Merremia

北鱼黄草

Merremia sibirica (L.) Hall. f.

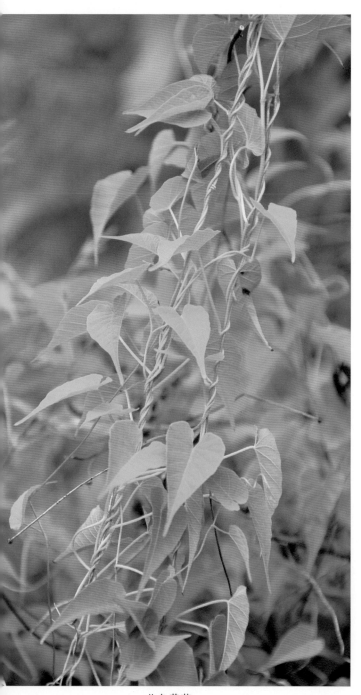

北鱼黄草

| 植物别名 |

西伯利亚甘薯、钻芝灵。

| 药 材 名 |

铃当子（药用部位：种子）、北鱼黄草（药用部位：全草）。

| 形态特征 |

缠绕草本，全株无毛。茎圆柱形，具细棱，多分枝。单叶互生，卵状心形，先端长渐尖或尾状渐尖，叶基心形，全缘或稍波状，侧脉 7 ~ 9 对；叶柄长 2 ~ 7cm，基部具小耳状假托叶。聚伞花序腋生；苞片 2，线形；萼片 5，近相等，卵圆形；花冠钟状，淡红色，5 浅裂；雄蕊 5，不等长，花丝基部具鳞片毛；雄蕊、雌蕊等长，子房 2 室，每室 2 胚珠，柱头头状，2 裂。蒴果近球形，4 瓣裂，无毛；种子 4 或较少，黑色，椭圆状三棱形，先端钝圆，无毛。花期 7 ~ 8 月，果期 8 ~ 9 月。

| 生境分布 |

生于田边、山坡草丛或山坡灌丛中。分布于天津蓟州盘山、九山顶、九龙山、八仙山等地。

| **资源情况** | 野生资源一般。药材来源于野生。 |

| **采收加工** | 铃当子：秋季采收果实，晒干，打下种子。
北鱼黄草：夏季采收，洗净，鲜用或晒干。 |

| **药材性状** | 铃当子：本品种子呈卵形，多为圆球体的 1/4，长 4 ~ 6mm，宽 3 ~ 5mm；表面灰褐色，被金黄色鳞片状非腺毛，脱落处粗糙，呈小凹点状，背面弓形隆起，中央有浅纵沟，腹面为 1 棱线，种脐明显，在棱线及背面交界处呈缺刻状。质硬，横切面淡黄色，可见 2 皱缩折叠的子叶。气微，味微辛、辣。 |

| **功能主治** | 铃当子：泻下消积。用于大便秘结，食积腹胀。
北鱼黄草：辛、微苦，微寒。活血解毒。用于劳伤疼痛，疔疮。 |

| **用法用量** | 铃当子：内服研末，1.5 ~ 3g。
北鱼黄草：内服煎汤，3 ~ 10g。外用适量，捣敷。 |

旋花科 Convolvulaceae 番薯属 Ipomoea

番薯 *Ipomoea batatas* (L.) Lam.

| 植物别名 | 甘薯、红薯、白薯。

| 药 材 名 | 番薯（药用部位：块根）、番薯藤（药用部位：茎叶）。

| 形态特征 | 一年生草本。地下部分具圆形、椭圆形或纺锤形的块根，块根的形状、皮色和肉色因品种或土壤不同而异。茎匍匐或稍上升，稀有缠绕，植株被稀疏柔毛。叶片形状、颜色常因品种不同而异，有时在同一植株上具有不同的叶形，通常为宽卵形；叶基常心形，先端渐尖，两面被疏柔毛。聚伞花序腋生，花序梗稍粗壮；苞片 2，披针形，早落；萼片 5，长圆形或椭圆形；花冠钟状，白色、粉红色、淡紫色；雄蕊 5，不等长，花丝基部被毛；子房 2 室，常被毛。蒴果卵形或扁圆形，由假隔膜分为 4 室；种子常为 2，有时为 4，无毛。花期 7 ~ 8 月。

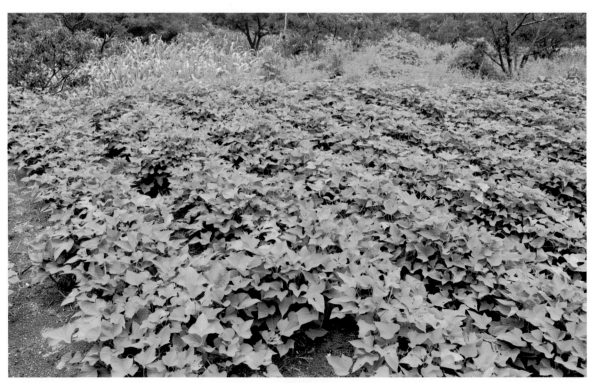

番薯

| **生境分布** | 无野生分布，天津各地广泛栽培。

| **资源情况** | 栽培资源丰富。药材来源于栽培。

| **采收加工** | 番薯：秋、冬季采挖，洗净，切片，晒干；亦可窖藏。
番薯藤：秋、冬季茎叶茂盛时采割，除去泥沙，干燥。

| **药材性状** | 番薯：本品常呈类圆形斜切片，宽 2 ~ 4cm，厚约 2mm，偶见未去净的淡红色或灰褐色外皮。切面白色或淡黄白色，粉性，可见淡黄棕色的筋脉点或线纹，近皮部可见 1 圈淡黄棕色的环纹，质柔软，具弹性，手弯成弧状而不折断。气清香，味甘甜。
番薯藤：本品茎呈扁圆柱形或圆柱形，略扭曲，有的分枝，长 20 ~ 150cm，直径 0.3 ~ 0.5cm；表面淡棕色至棕褐色，有纵纹。质硬，易折断，断面髓部多中空。叶互生，多皱缩，完整叶片展开后呈宽卵形或心状卵形，长 5 ~ 11cm，宽 5 ~ 10cm；全缘或分裂，先端渐尖，基部截形至心形；上表面灰绿色或棕褐色，下表面色较浅，主脉明显；叶柄长 5 ~ 15cm。有的带花，花紫红色或白色。蒴果少见。气微，味甘、微涩。

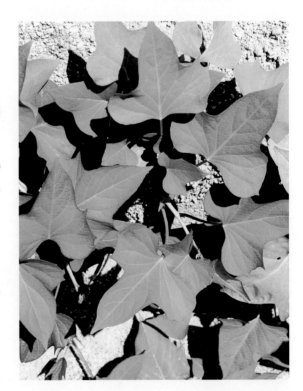

| **功能主治** | 番薯：甘，平。归脾、肾经。补中和血，益气生津，宽肠胃，通便秘。用于脾虚水肿，疮疡肿毒，大便秘结。
番薯藤：甘，涩，微凉。清热解毒，消肿止痛，止血。用于各种毒蛇咬伤，痈疮，吐泻，便血，崩漏，乳汁不通。

| **用法用量** | 番薯：内服适量，生食或煮食。外用适量，捣敷。
番薯藤：内服煎汤，15 ~ 24g。外用适量。

■旋花科■ Convolvulaceae ■牵牛属■ *Pharbitis*

牵牛

Pharbitis nil (L.) Choisy

| 植物别名 | 裂叶牵牛、喇叭花。

| 药 材 名 | 牵牛子（药用部位：种子）。

| 形态特征 | 一年生缠绕草本，植物体被毛。叶宽卵形或近圆形，深或浅的 3 裂，偶 5 裂，先端裂片长圆形或卵圆形，侧裂片较短，三角形，被柔毛；叶柄长 6 ~ 15cm。花序腋生，花 1 ~ 3，苞片 2，披针形；萼片 5，披针形，不向外反曲，3 枚略宽，2 枚略狭，基部被短毛；花冠蓝紫色，渐变淡紫色或粉红色，漏斗状，花冠管色淡；雄蕊 5，不等长，花丝基部被柔毛；子房无毛，柱头头状。蒴果近球形；种子卵状三棱形，长约 6mm，黑褐色或米黄色，被褐色短绒毛。花期 6 ~ 9 月，果期 7 ~ 10 月。

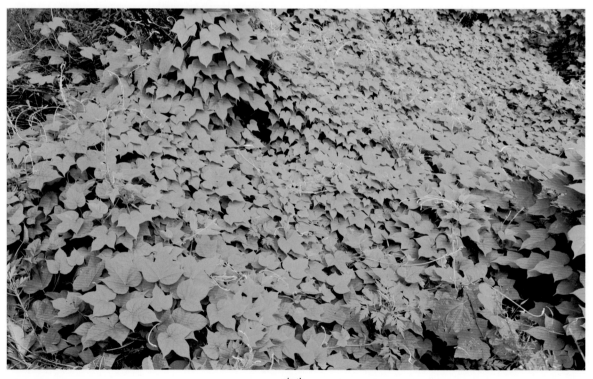

牵牛

| 生境分布 | 生于山坡、河谷、路边、宅院旁。分布于天津蓟州、静海、宁河等地。 |

| 资源情况 | 野生资源丰富。药材来源于野生。 |

| 采收加工 | 秋末果实成熟、果壳未开裂时采割植株，晒干，打下种子，除去杂质。 |

| 药材性状 | 本品似橘瓣状，长 4 ~ 8mm，宽 3 ~ 5mm；表面灰黑色或淡黄白色，背面有 1 浅纵沟，腹面棱线的下端有 1 点状种脐，微凹。质硬，横切面可见淡黄色或黄绿色皱缩折叠的子叶，微显油性。气微，味辛、苦，有麻感。 |

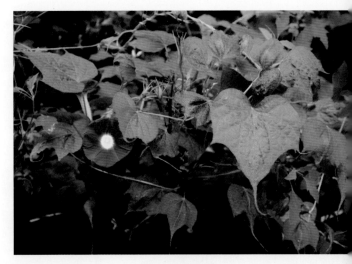

| 功能主治 | 苦，寒；有毒。归肺、肾、大肠经。泻水通便，消痰涤饮，杀虫攻积。用于水肿胀满，二便不通，痰饮积聚，气逆喘咳，虫积腹痛。 |

| 用法用量 | 内服煎汤，3 ~ 6g；或入丸、散，每次 1.5 ~ 3g。 |

| 附　注 | 2015 年版《中国药典》一部收载本种的中文学名为裂叶牵牛，FOC 将其归并于番薯属（*Ipomoea*），修订其拉丁学名为 *Ipomoea nil* (L.) Roth。 |

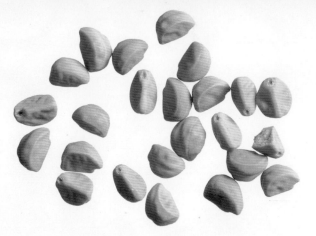

旋花科 Convolvulaceae 牵牛属 Pharbitis

圆叶牵牛
Pharbitis purpurea (L.) Voigt

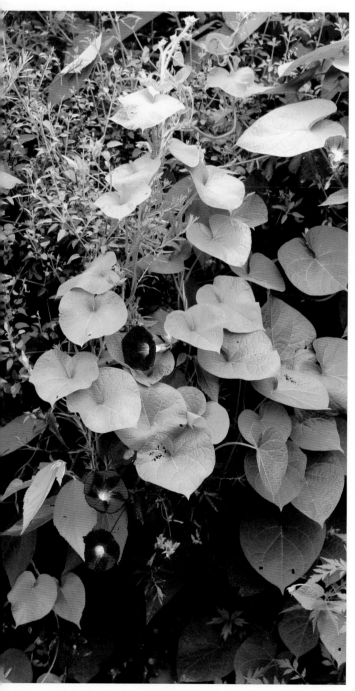

圆叶牵牛

植物别名

小花牵牛、圆叶旋花。

药 材 名

牵牛子（药用部位：种子）。

形态特征

一年生草本。茎缠绕，植株被倒向短柔毛和稍开展的硬毛。叶为圆心形，全缘，叶柄长5 ~ 9cm，被倒向柔毛。花腋生，单生或数朵组成伞形聚伞花序，花序梗比叶柄短或近等长，长4 ~ 12cm，毛被与茎相同；苞片线形，长6 ~ 7mm，被开展的长硬毛；萼片5，长椭圆形，长1 ~ 1.4cm；花冠漏斗状，直径4 ~ 5cm，紫红色、粉红色或白色，花冠筒近白色；雄蕊5，不等长，花丝基部被毛；雌蕊由3心皮组成，花柱稍长于雄蕊，子房无毛，3室，每室2胚珠，柱头3裂。蒴果近球形，无毛；种子三棱状卵形，长约5mm，被极短的糠秕毛。花期6 ~ 9月，果期9 ~ 10月。

生境分布

生于田边、路旁、平地、山谷和林内，在庭园内也常见栽培。分布于天津蓟州、静海、滨海、武清、宁河等地。

| **资源情况** | 野生资源丰富。药材来源于野生。

| **采收加工** | 见"牵牛"。

| **药材性状** | 见"牵牛"。

| **功能主治** | 见"牵牛"。

| **用法用量** | 见"牵牛"。

| **附   注** | FOC 将本种归并于番薯属（*Ipomoea*），修订其拉丁学名为 *Ipomoea purpurea* (L.) Roth。

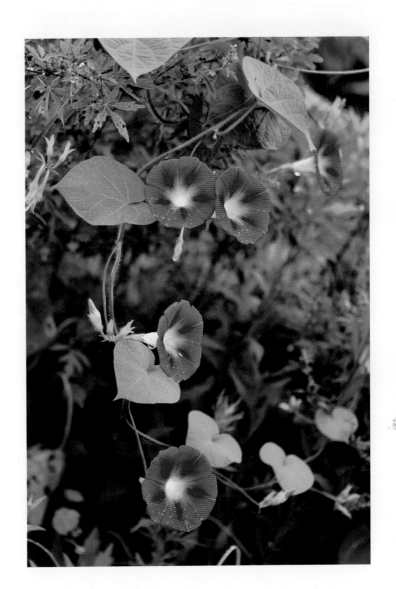

旋花科 Convolvulaceae 茑萝属 Quamoclit

茑萝松
Quamoclit pennata (Desr.) Boj.

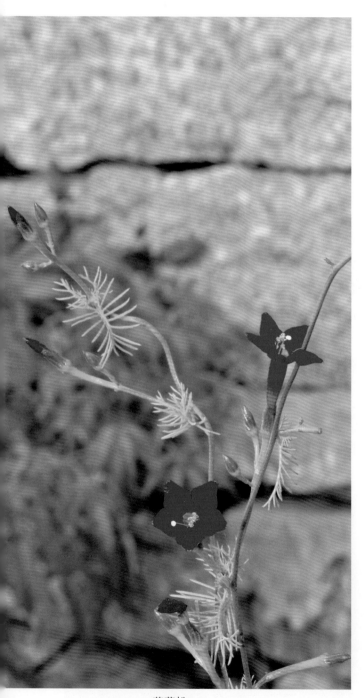

茑萝松

| 植物别名 |

茑萝、羽叶茑萝。

| 药 材 名 |

茑萝松（药用部位：全草或根）。

| 形态特征 |

一年生草本。茎缠绕，无毛。叶互生，羽状深裂，长 4 ~ 7cm，裂片线性；叶柄长 8 ~ 40mm，基底部常具假托叶。由少数花组成腋生聚伞花序；总花梗大多超过叶；萼片 5，长约 5mm，椭圆形；花冠高脚碟状，深红色，无毛，冠檐为 5 浅裂；雄蕊 5，不等长，外伸，花丝基部被小鳞毛；子房 4 室，柱头头状，2 裂。蒴果卵圆形，长 7 ~ 8mm，4 瓣裂；种子卵状长圆形，长 5 ~ 6mm，黑褐色。花期 7 ~ 9 月，果期 8 ~ 10 月。

| 生境分布 |

栽培于公园、庭院中。天津各地均有栽培。

| 资源情况 |

栽培资源较少。药材来源于栽培。

| 采收加工 | 夏、秋季采收，晒干；鲜用多随采随用。

| 药材性状 | 本品全草多缠绕成团。茎纤细，黄绿色，光滑无毛。叶枯绿色，互生，多皱缩，完整者展平后，长 3 ~ 6cm，羽状细裂，裂片条状，有的基部再 2 裂，枯绿色，质脆易碎。有的可见聚伞花序，花条形，湿润后花冠筒较长，外表面淡红色，先端膨大，5 浅裂，呈五角星状，深红色。气微，味淡。

| 功能主治 | 甘，寒。清热解毒，凉血止血。用于耳疔，痔漏，蛇咬伤。

| 用法用量 | 内服煎汤，6 ~ 9g。外用鲜品适量，捣敷；或煎汤洗。

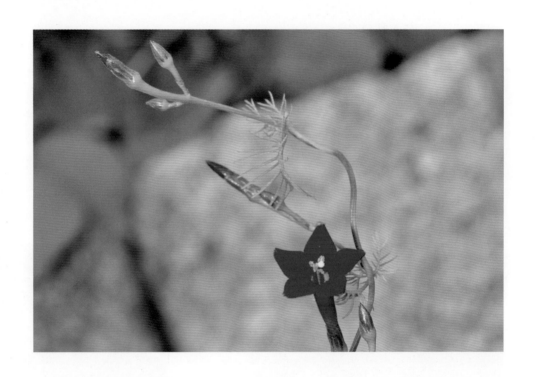

旋花科 Convolvulaceae 菟丝子属 Cuscuta

菟丝子 *Cuscuta chinensis* Lam.

| **植物别名** | 豆寄生、无根草、金丝藤。

| **药 材 名** | 菟丝子（药用部位：种子）、菟丝（药用部位：全草）。

| **形态特征** | 一年生寄生草本。茎缠绕，纤细，黄色，无叶。花多数簇生成球状；花梗粗壮，苞片和小苞片小，鳞片状；花萼杯状，长约 2mm，5 裂，中部以下联合，裂片三角形，先端钝；花冠白色，壶状或钟状，长为花萼的 2 倍，先端 5 裂，裂片向外反曲，宿存；雄蕊 5，着生于花冠裂片弯缺微下处，与花冠裂片互生；鳞片 5，长圆形，边缘长流苏状；子房近球形，2 室，花柱 2，直立，柱头球形。蒴果近球形，几乎全为宿存的花冠包围，长约 3mm，成熟时整齐周裂；种子卵形，2 ~ 4，淡褐色，表面粗糙。花期 5 ~ 7 月，果期 8 ~ 9 月。

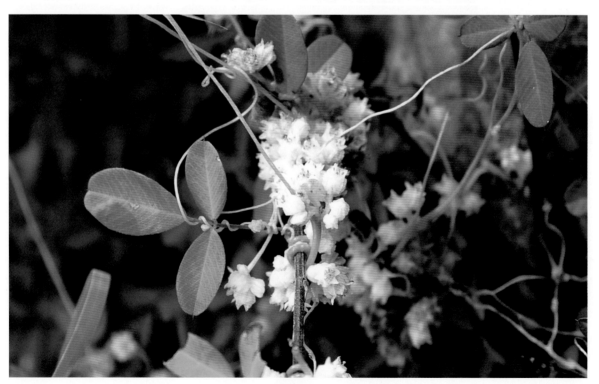

菟丝子

| **生境分布** | 生于山坡阳处、路边草丛或灌丛、海边沙丘或海滩沙滩附近荒地草丛中，常寄生于豆科、菊科等多种植物上。分布于天津蓟州。

| **资源情况** | 野生资源丰富。药材来源于野生。

| **采收加工** | 菟丝子：秋季果实成熟时采收植株，晒干，打下种子，除去杂质。
菟丝：秋季采收全草，晒干或鲜用。

| **药材性状** | 菟丝子：本品呈类球形，直径 1 ~ 2mm；表面灰棕色至棕褐色，粗糙，种脐线形或扁圆形。质坚实，不易以指甲压碎。气微，味淡。
菟丝：本品干燥茎多缠绕成团，呈棕黄色，柔细，直径约 1mm。叶退化成鳞片状，多脱落。花簇生于茎节，呈球形。果实圆形或扁球形，大小不一，棕黄色。气微，味苦。

| **功能主治** | 菟丝子：辛、甘、平。归肝、肾、脾经。补益肝肾，固精缩尿，安胎，明目，止泻，消风祛斑。用于肝肾不足，腰膝酸软，阳痿遗精，遗尿尿频，肾虚胎漏，胎动不安，目昏耳鸣，脾肾虚泻。外用于白癜风。
菟丝：苦、甘、平。清热解毒，凉血止血，健脾利湿。用于痢疾，黄疸，吐血，衄血，便血，血崩，淋浊，带下，目赤肿痛，咽喉肿痛，痈疽肿毒，痱子。

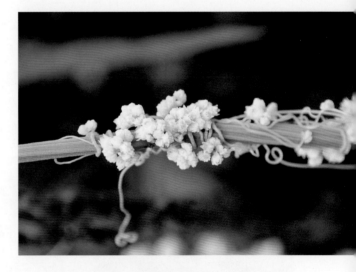

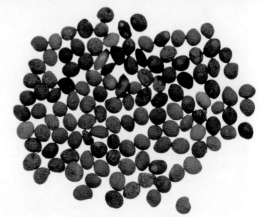

| **用法用量** | 菟丝子：内服煎汤，6 ~ 12g。外用适量。
菟丝：内服煎汤，9 ~ 15g；或研末。外用适量，煎汤洗；或捣敷；或捣汁涂、滴患处。

旋花科 Convolvulaceae 菟丝子属 Cuscuta

金灯藤 *Cuscuta japonica* Choisy

| 植物别名 | 日本菟丝子、大菟丝、红无根藤、无蓬草。

| 药 材 名 | 菟丝子（药用部位：种子）、菟丝（药用部位：全草）。

| 形态特征 | 一年生寄生草本。茎较粗壮，缠绕，肉质，橘红色，常带紫红色瘤状斑点，无叶。花呈穗状花序，基部常多分枝；苞片及小苞片鳞片状，卵圆形，先端尖；花萼碗状，肉质，裂片5，裂片裂至基部，卵圆形，先端尖，背面常被紫红色的瘤状突起；花冠钟状，淡红色或绿白色，先端5浅裂，裂片卵状三角形；雄蕊5，着生于花冠裂片之间；鳞片5，长圆形，边缘流苏状，着生于花冠基部；子房球形，2室，花柱细长，柱头2裂。蒴果卵圆形，近基部周裂；种子褐色，表面光滑。花期7～8月，果期8～9月。

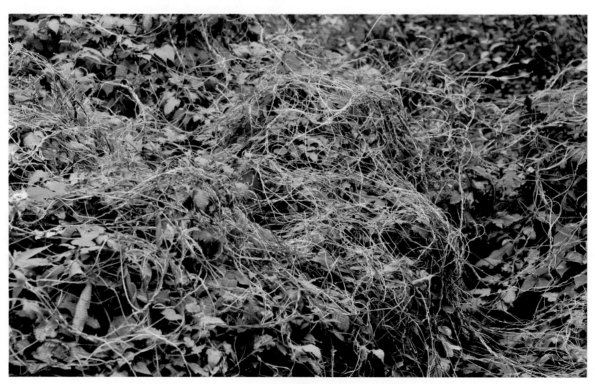

金灯藤

| **生境分布** | 寄生于草本或灌木上。分布于天津蓟州盘山、九山顶、九龙山、八仙山等地。

| **资源情况** | 野生资源丰富。药材来源于野生。

| **采收加工** | 菟丝子：9～10月收获，采收成熟果实，晒干，打出种子，簸去果壳、杂质。

菟丝：见"菟丝子"。

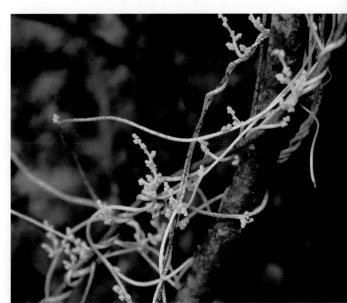

| **药材性状** | 菟丝子：与"菟丝子"种子相似，区别在于本品种子较大，长径约3mm，短径2～3mm，表面淡褐色或黄棕色。

菟丝：见"菟丝子"。

| **功能主治** | 菟丝子：辛、甘，平。归肝、肾、脾经。补肾益精，养肝明月，固胎止泻。用于腰膝酸痛，遗精，阳痿，早泄，不育，消渴，淋浊，遗尿，目昏耳鸣，胎动不安，流产，泄泻。

菟丝：见"菟丝子"。

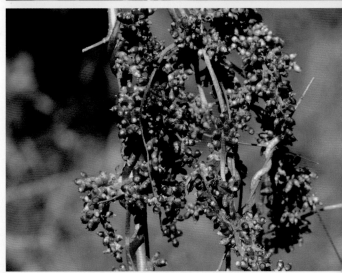

| **用法用量** | 菟丝子：内服煎汤，6～15g；或入丸、散。外用适量，炒研调敷。

菟丝：见"菟丝子"。

旋花科 Convolvulaceae 砂引草属 Messerschmidia

细叶砂引草

Messerschmidia sibirica L. var. *angustior* (DC.) W. T. Wang

| 植物别名 | 砂引草。

| 形态特征 | 多年生草本。有细长根茎。茎高 7 ~ 34cm，常有分枝，密生白长柔毛。叶常较狭窄，披针形或线形，长 1.2 ~ 4.5cm，宽 1 ~ 6mm，有时宽达 10 ~ 11mm，先端尖或钝，基部狭，全缘，两面被伏生长柔毛；无柄或稍有柄。伞房状聚伞花序顶生；花常密集，有密白柔毛；花萼 5 深裂，裂片披针形；花冠白色，漏斗状，5 裂，裂片卵圆形，外被柔毛；雄蕊 5，内藏，生于花冠筒近中部或以下，花丝短；子房 4 室，每室 1 胚珠，花柱较粗，柱头 2 浅裂，下部呈环状膨大。果实广椭圆形，有纵棱，先端具宿存短花柱，外被短柔毛。花期 5 月。

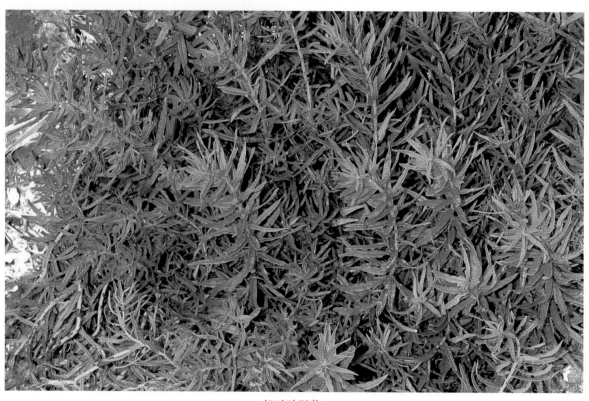

细叶砂引草

| **生境分布** | 生于海边沙地、河岸沙地或盐碱草地。分布于天津静海、滨海等地。

| **资源情况** | 野生资源丰富。药材来源于野生。

| **附　　注** | 本种为优良的牧草。FOC 将其归并于紫丹属（*Tournefortia*），修订其拉丁学名
为 *Tournefortia sibirica* var. *angustior* (DC.) G. L. Chu et M. G. Gilbert。

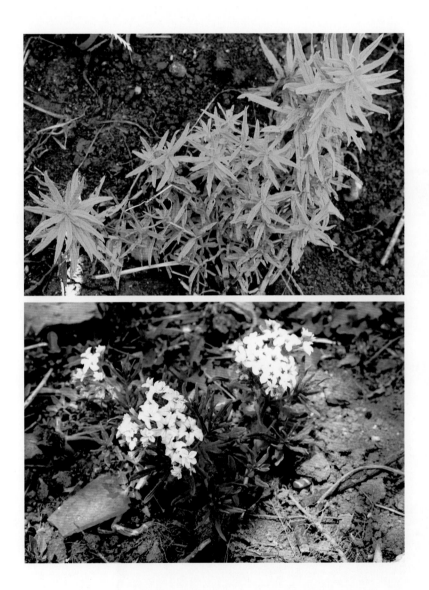

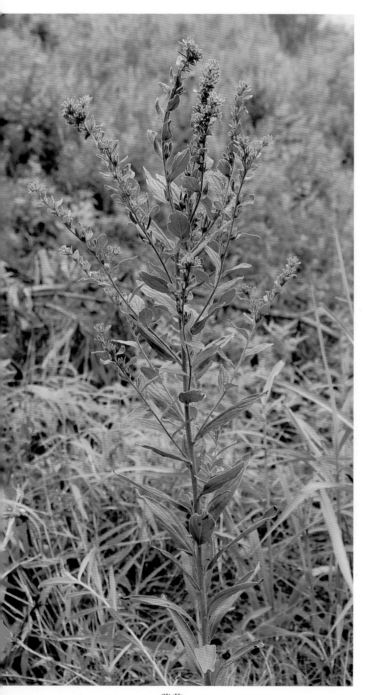

紫草

▨紫草科▨ Boraginaceae ▨紫草属▨ *Lithospermum*

紫草

Lithospermum erythrorhizon Sieb. et Zucc.

| 植物别名 |

硬紫草。

| 药 材 名 |

紫草（药用部位：根）。

| 形态特征 |

多年生草本，根肥厚，紫色。茎高 18 ~ 80cm，被伸展的刚毛和较细毛；单茎或丛生，常于上部分枝，稀于下部分枝。叶披针形或长圆状披针形，长 3 ~ 9cm，宽 0.6 ~ 2cm，先端锐尖或渐尖，基部楔形，全缘，两面被较粗的刚毛状毛和较短细毛；几无叶柄。总状花序顶生或于上部叶腋生，被刚毛；苞片狭披针形；花萼 5 深裂，裂片近线形；花冠白色，筒部短，檐部 5 裂，喉部有凸起状附属物；雄蕊 5，花丝极短，内藏，花柱长约 1.8mm，柱头 2 浅裂，子房 4 裂。小坚果卵形，光滑，灰白色，长约 3mm，着生面位于果基部，成熟小坚果常 1 ~ 2，很少 4 个全熟。花期 6 月，果期 8 月。

| 生境分布 |

生于山地阳坡干燥处的灌丛中。分布于天津蓟州盘山。

紫草

| **资源情况** | 野生资源较少。药材来源于野生。

| **采收加工** | 春、秋季采挖，除去泥沙，晒干。

| **药材性状** | 本品呈圆锥形，扭曲，有分枝，长 7 ~ 14cm，直径 1 ~ 2cm；表面紫红色或紫黑色，粗糙有纵纹，皮部薄，易剥落。质硬而脆，易折断，断面皮部深紫色，木部较大，灰黄色。气特异，味酸、甜。

| **功能主治** | 苦，寒。归心、肝经。凉血活血，解毒透疹。用于斑疹，麻疹，吐血，衄血，尿血，紫癜，黄疸，痈疽，烫伤。

| **用法用量** | 内服煎汤，3 ~ 9g；或入散剂。外用适量，熬膏或制油涂。

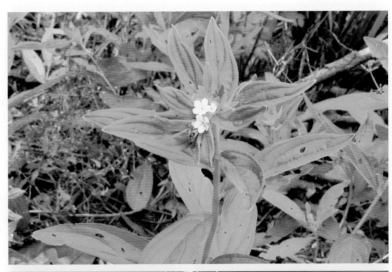

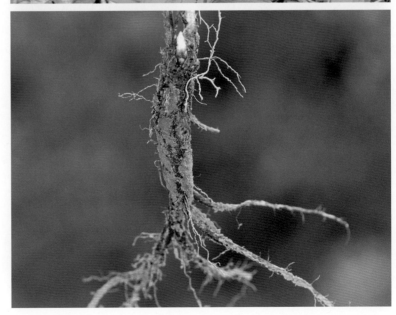

紫草科 Boraginaceae 附地菜属 Trigonotis

附地菜
Trigonotis peduncularis (Trtev.) Benth. ex Baker et Moore

| 植物别名 | 伏地菜、鸡肠草、搓不死。

| 药 材 名 | 附地菜（药用部位：全草）。

| 形态特征 | 一年生草本。茎细弱，单一或多茎，高 10 ~ 25cm，常被糙伏白毛。基生叶常有长柄，叶片匙形或椭圆状卵形，两面均被糙伏白毛，茎下部叶有柄，上部叶无柄。总状花序顶生，不断伸长，花少数，常无叶状苞，或者下部有 2 ~ 3 叶状苞；花梗细，花萼 5 深裂，裂片披针形或短椭圆形，先端尖锐，被稀毛；花蓝色，直径约 2mm，有5 裂片，裂片钝头，喉部显黄色，有 5 附属物；雄蕊 5，花丝短，内藏；子房 4 裂，花柱短。小坚果 4，呈四面体形，有锐棱，顶面有光泽，有疏毛，下部有短柄。花期 4 ~ 5 月。

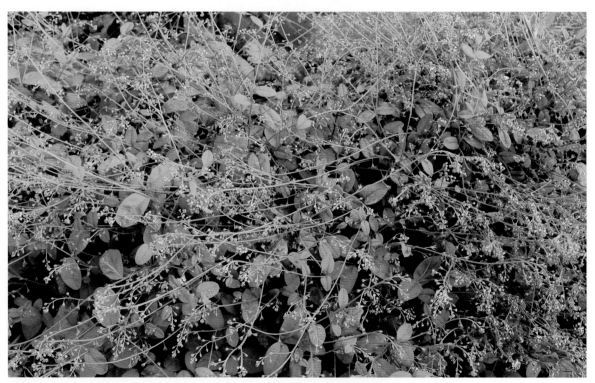

附地菜

| 生境分布 | 生于田边、路边。分布于天津蓟州、静海、滨海、武清、宁河等地。

| 资源情况 | 野生资源丰富。药材来源于野生。

| 采收加工 | 初夏采收，鲜用或晒干。

| 药材性状 | 本品多皱缩成团，湿润展开后，根呈细长圆锥形。茎1至数条，纤细多分枝，基部淡紫棕色，上部枯绿色，有短糙毛。基生叶有长柄，叶片椭圆状卵形，长可达2cm，两面有糙毛，茎生叶几无柄，叶片稍小。总状花序细长，可达20cm，可见类白色或蓝色小花，有时具四面体形的小坚果。有青草气，味微苦、涩。

| 功能主治 | 苦、辛，平。行气止痛，解毒消肿。用于胃痛吐酸，热毒痈肿，手脚麻木。

| 用法用量 | 内服煎汤，15～30g；或研末服。外用适量，捣敷；或研末擦。

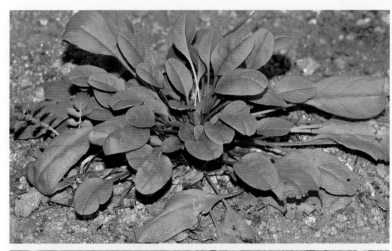

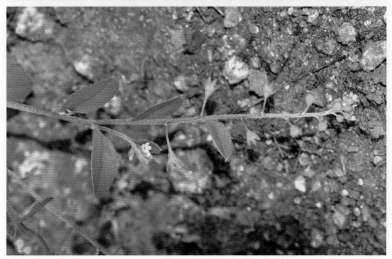

■ 紫草科 ■ Boraginaceae ■ 斑种草属 ■ Bothriospermum

斑种草

Bothriospermum chinense Bge.

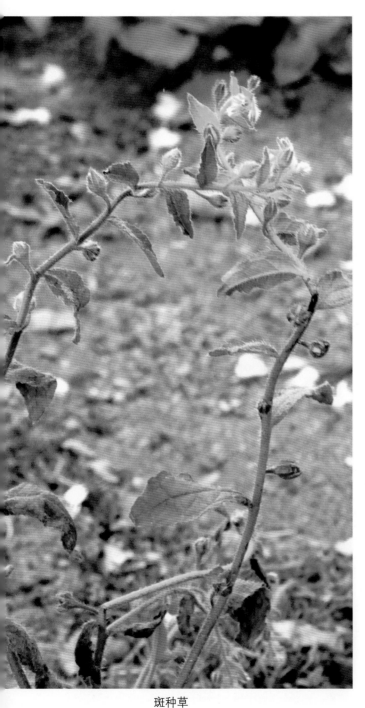

斑种草

| 植物别名 |

细叠了草、蛤蟆草。

| 药 材 名 |

蛤蟆草（药用部位：全草）。

| 形态特征 |

一年生草本。根直。茎直立或斜升，高10～45cm，有分枝或无，全株被开展的硬毛。基生叶和茎下部叶有较长柄，叶片匙形或倒披针形，长3～12cm，宽1～2cm，先端钝，基部狭窄，边缘皱波状，叶质较厚，两面被短硬毛。总状花序顶生，较长，有苞片，花生于苞腋；苞片狭卵形，被硬毛；花萼5深裂，裂片狭长，果期宿存；花冠淡蓝色，5裂，裂片钝，筒部短，喉部有5附属物，10裂；雄蕊5，花丝短，内藏；子房4裂，花柱内藏。小坚果肾形，直立，着生面在基部，果实背面有皱褶，腹面的凹陷呈横向形，花托微隆起。花期4月下旬至8月。

| 生境分布 |

生于荒地、路边杂草地。分布于天津静海、滨海等地。

| **资源情况** | 野生资源丰富。药材来源于野生。 |

| **采收加工** | 春、夏季采收，洗净，鲜用。 |

| **功能主治** | 微苦，凉。解毒消肿，利湿止痒。用于痔疮，肛门肿痛，湿疹。 |

| **用法用量** | 外用适量，煎汤洗。 |

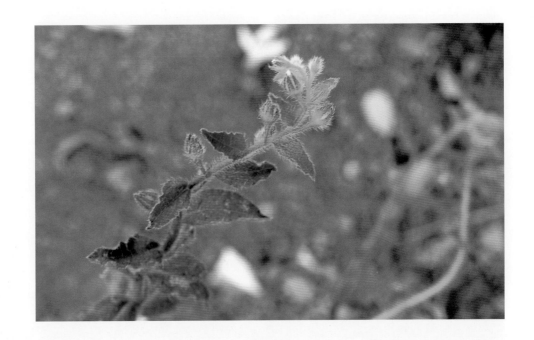

多苞斑种草

Bothriospermum secundum Maxim.

| **植物别名** | 野山蚂蝗、毛萝菜、山蚂蟥。

| **药材名** | 野山蚂蝗（药用部位：全草）。

| **形态特征** | 一年生草本。茎直立或斜升，单一或分枝，密被粗硬毛。叶狭椭圆形或卵状披针形，长 1 ~ 4cm，宽 0.5 ~ 1cm；上部叶无柄，下部叶具柄。总状花序顶生，长 15 ~ 20cm，有分枝，花常偏生于花轴一侧，苞片椭圆形；花萼 5 深裂，裂片披针形，被疏硬毛；花冠淡蓝紫色，稍长于花萼，喉部有 5 鳞片状附属物；雄蕊 5，花丝短，内藏，子房 4 裂，花柱内藏。小坚果肾形，背部密生小瘤状突起，腹面有 1 纵向凹陷；花托平。花期 5 ~ 8 月。

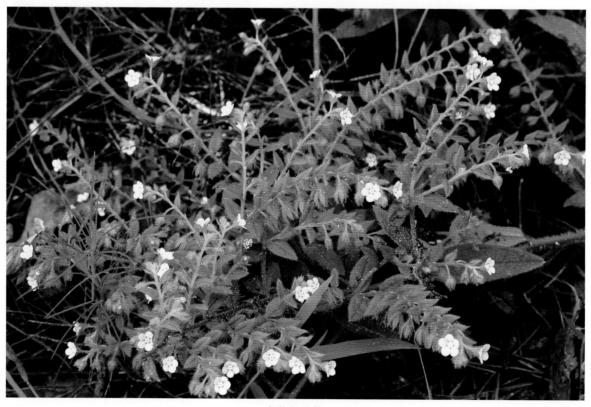

多苞斑种草

| **生境分布** | 生于干旱山坡、路边草地。分布于天津蓟州盘山、九山顶、九龙山、八仙山等地。

| **资源情况** | 野生资源丰富。药材来源于野生。

| **采收加工** | 春、夏季采收，拣净，鲜用或晒干。

| **功能主治** | 苦，凉。祛风，利水，解疮毒。用于水肿骤起，疮毒。

| **用法用量** | 内服煎汤，3 ~ 9g。外用适量，煎汤洗。

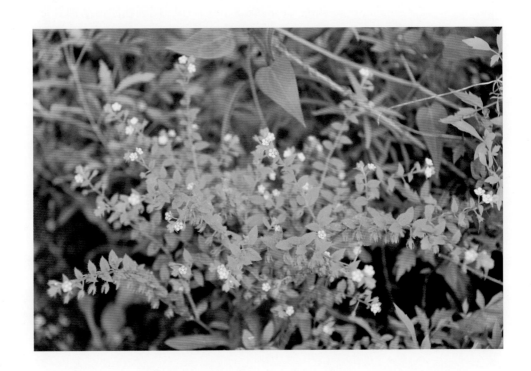

马鞭草科 Verbenaceae 牡荆属 Vitex

荆条

Vitex negundo L. var. *heterophylla* (Franch.) Rehd.

| 形态特征 | 落叶灌木，高 1 ~ 2m。小枝四棱。叶对生，有长柄，掌状复叶，小叶片 5，间或 3 小叶，小叶椭圆状卵形至披针形，长 5 ~ 10cm，宽 1 ~ 2.5cm，先端尖，基部楔形，边缘有缺刻状锯齿或羽状深裂，上面绿色，下面灰白色，密生短绒毛。圆锥花序，顶生；花小，蓝紫色，有短梗，花冠二唇形，雄蕊及花柱稍外伸；子房上位，柱头先端 2 裂。核果，包于宿存的花萼内，倒卵形或球形。

| 生境分布 | 生于山地阳坡及林缘阳光充足的地方。分布于天津蓟州盘山、九山顶、九龙山、八仙山等地。

| 资源情况 | 野生资源丰富。药材来源于野生。

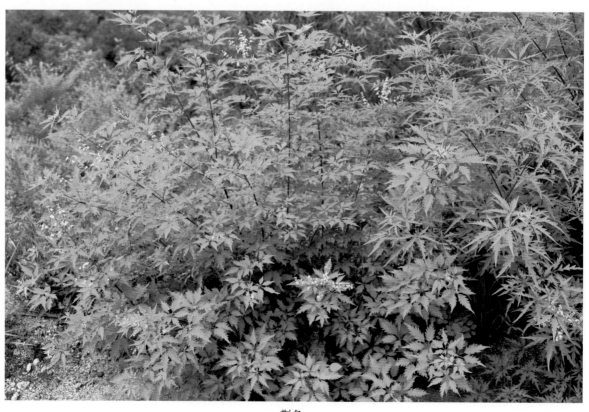

荆条

| 附　注 | 本种为旱生灌丛的优势种。原变种黄荆（*Vitex negundo* L.）、黄荆另一变种牡荆 [*Vitex negundo* L. var. *cannabifolia* (Sieb. et Zucc.) Hand.-Mazz.] 的叶、茎、果实可 供药用。《中国植物志》第 65（1）卷记载本种用途同黄荆，亦有文献报道本种 具有与黄荆相似的化学成分，故本种可能具有与黄荆相似的功能。

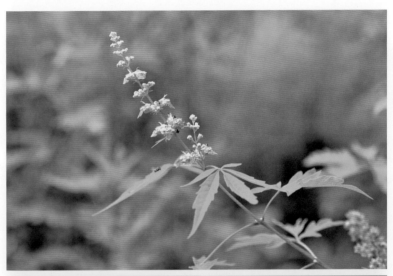

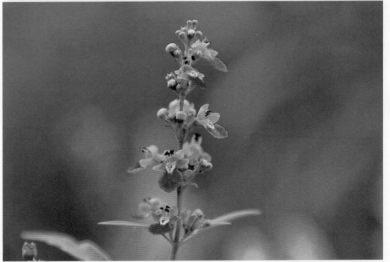

唇形科 Labiatae 水棘针属 Amethystea

水棘针
Amethystea caerulea L.

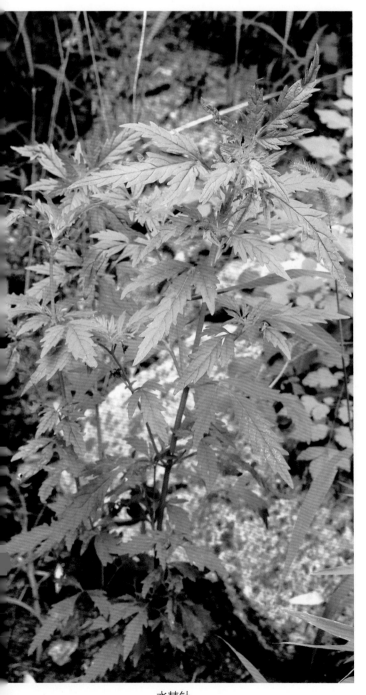

水棘针

| 植物别名 |

土荆芥。

| 药 材 名 |

水棘针（药用部位：全草）。

| 形态特征 |

一年生草本，直立，高 0.3 ~ 1m。茎四棱形，多分枝。叶片三角形或卵形，3 ~ 5 全裂，裂片披针形，边缘有缺刻，两面无毛。由聚伞花序组成的圆锥花序顶生或腋生；苞片与叶同形而变小，小苞线形；花萼钟形，蓝色，有乳头状突起及腺毛，萼齿 5，整齐三角形，边缘具缘毛，果期花萼增大；花冠筒内藏或略伸出于花萼外，下唇中裂片最大；雄蕊 4，前对能育，着生于下唇基部，后对退化，着生于上唇基部。小坚果倒卵状三角形，背面有网状皱纹，腹面有棱，果脐大。花期 8 ~ 9 月，果期 9 ~ 10 月。

| 生境分布 |

生于田边、旷野、沙地河滩、路旁。分布于天津蓟州盘山、九山顶、九龙山、八仙山等地。

| **资源情况** | 野生资源丰富。药材来源于野生。

| **采收加工** | 夏、秋季采收，切段，晒干。

| **功能主治** | 辛，平。归肺经。疏风解表，宣肺平喘。用于感冒，咳嗽气喘。

| **用法用量** | 内服煎汤，3 ~ 9g。

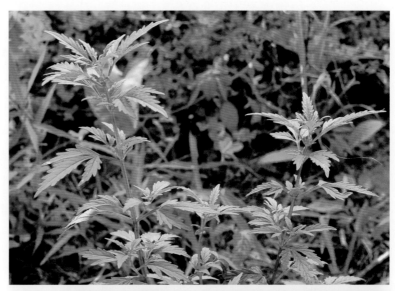

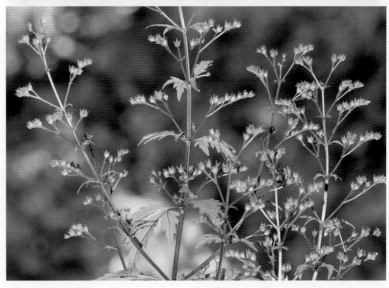

唇形科 Labiatae 黄芩属 Scutellaria

京黄芩 *Scutellaria pekinensis* Maxim.

| **植物别名** | 北京黄芩、筋骨草、丹参。

| **形态特征** | 一年生草本。茎高 24 ~ 40cm，基部常带紫色，不分枝或少分枝，疏被上曲的白色小柔毛。叶卵形或三角状卵圆形，长 1.5 ~ 5cm，宽 1.2 ~ 3cm，先端锐尖至钝圆形，基部截形至近圆形，边缘有浅而钝的锯齿，被伏柔毛。花对生，顶生总状花序长 4.5 ~ 11.5cm，除苞片最下方 1 对呈叶状外，其余均为狭披针形，花萼长约 3mm，盾片高 1.5mm，果时增大，密生小柔毛；花冠蓝紫色，长 1.8cm，外被腺状小柔毛，冠筒前方基部略膝曲状，向上渐宽，冠檐二唇形，上唇盔状，先端微凹，下唇中裂片宽卵形，两侧裂片卵圆形；雄蕊 4，二强；花盘肥厚，前方隆起，花柱细长。成熟小坚果栗色，卵形，直径约 1mm，有瘤。花期 6 ~ 8 月，果期 7 ~ 9 月。

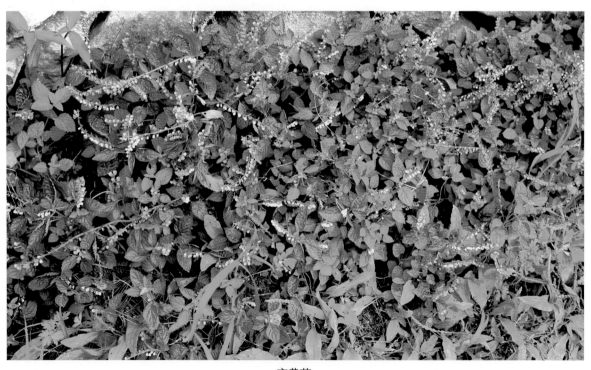

京黄芩

| 生境分布 | 生于石坡、潮湿谷地或林下。分布于天津蓟州八仙山。

| 资源情况 | 野生资源较少。药材来源于野生。

| 附　注 | 本种的黑龙江变种乌苏里黄芩 *Scutellaria pekinensis* Maxim. var. *ussuriensis* (Regel) Hand.-Mazz. 的根入药，清热，解毒，止血，安胎；用于高热烦渴，肺热咳嗽，热毒泻痢，血热吐衄，胎动不安，疮痈肿毒，跌打损伤；本种可能具有与其相似的功能。

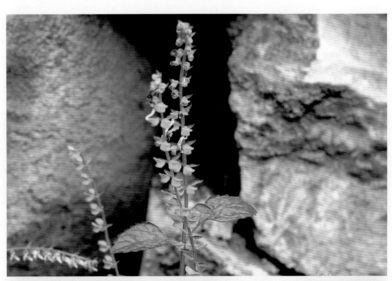

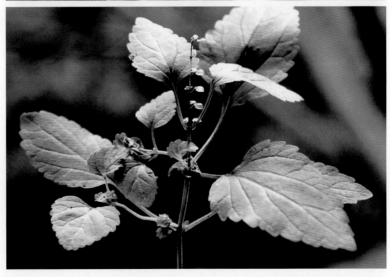

黄芩
Scutellaria baicalensis Georgi

| 植物别名 | 腐肠、空肠。

| 药 材 名 | 黄芩（药用部位：根）、黄芩子（药用部位：果实）。

| 形态特征 | 多年生草本。根茎粗壮。茎高 30 ～ 60cm，多分枝。叶披针形至线
状披针形，长 1.5 ～ 4.5cm，宽 0.5 ～ 1.2cm，先端钝，基部圆形，
全缘，叶上面暗绿色，沿叶脉疏被柔毛和下陷的腺点，侧脉 4 对，
叶脉短。总状花序在茎和枝顶生，长 7 ～ 15cm，或再集成圆锥花序；
苞片卵圆状披针形至披针形，形似叶而较小；花萼长 4mm，花冠
呈紫色、紫红色至蓝色，长 2 ～ 2.3cm，被具腺的短柔毛，冠筒近
基部膝曲，冠檐二唇形；雄蕊 4，前对稍长具半药，后对较短为全药，
花丝扁平；花柱细长，先端微裂；花盘环状，前方稍增大，后方延

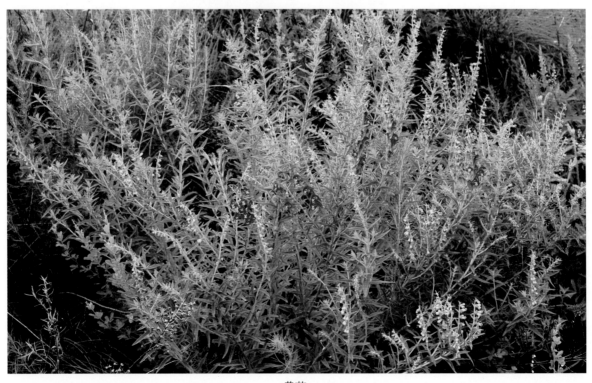

黄芩

伸成子房柄；子房褐色。小坚果卵球形，直径约 1mm，黑褐色，有瘤。花期 7～8
月，果期 8～9 月。

| **生境分布** | 生于向阳草坡及荒地。分布于天津蓟州盘山、九山顶。

| **资源情况** | 野生资源较少。药材来源于野生。

| **采收加工** | 黄芩：春、秋季采挖，除去须根和泥沙，晒后撞去粗皮，晒干。
黄芩子：夏、秋季果实成熟后采摘，晒干备用。

| **药材性状** | 黄芩：本品呈圆锥形，扭曲，长 8～25cm，直径 1～3cm；表面棕黄色或深黄色，
有稀疏的疣状细根痕，上部较粗糙，有扭曲的纵皱纹或不规则的网纹，下部有
顺纹和细皱纹。质硬而脆，易折断，断面黄色，中心红棕色；老根中心呈枯朽
状或中空，暗棕色或棕黑色。气微，味苦。栽培品较细长，多有分枝；表面浅
黄棕色，外皮紧贴，纵皱纹较细
腻。断面黄色或浅黄色，略呈角
质样。味微苦。

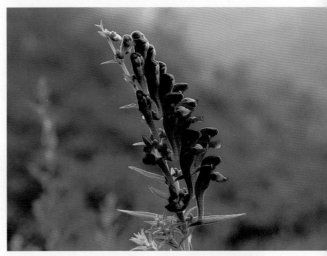

| **功能主治** | 黄芩：苦，寒。归肺、胆、脾、
大肠、小肠经。清热燥湿，泻火
解毒，止血，安胎。用于湿温，
暑湿，胸闷呕恶，湿热痞满，泻
痢，黄疸，肺热咳嗽，高热烦渴，
血热吐衄，痈肿疮毒，胎动不安。
黄芩子：止痢。用于痢下脓血。

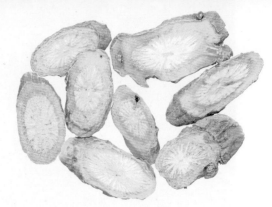

| **用法用量** | 黄芩：内服煎汤，3～10g。
黄芩子：内服煎汤，5～10g。

| **附　　注** | 本种喜温暖、凉爽气候，耐严寒，
耐旱，耐贫瘠，以阳光充足、土
层深厚、肥沃的中性或微碱性壤
土或砂壤土栽培为宜，忌连作。

唇形科 Labiatae 夏至草属 Lagopsis

夏至草
Lagopsis supina (Steph.) Ik.-Gal. ex Knorr.

| **植物别名** | 小益母草、灯笼棵、白花益母。

| **药 材 名** | 夏至草（药用部位：全草）。

| **形态特征** | 多年生直立草本，高 15 ～ 60cm，疏生分枝。茎方形，被倒生的细毛。叶掌状 3 全裂，裂片有钝齿或小裂，两面均密生细毛，下面叶脉凸起；叶被细毛。轮伞花序 6 ～ 10，腋生；苞片与萼筒等长，被细毛；花萼钟形，长 5.2mm，外面被细毛，喉部被短柔毛，具 5 脉和 5 齿，齿端有尖刺，上唇 3 齿较下唇 2 齿长；花冠白色，钟状，长 5.5mm，外面被短柔毛，上唇较下唇长，直立，长圆形，内面被长柔毛，下唇平展，有 3 裂片；雄蕊 4，二强，不伸出，花药 2 室；花柱先端 2 裂，裂片相等，圆形。小坚果褐色，长圆状三棱形。花期 3 ～ 6 月，

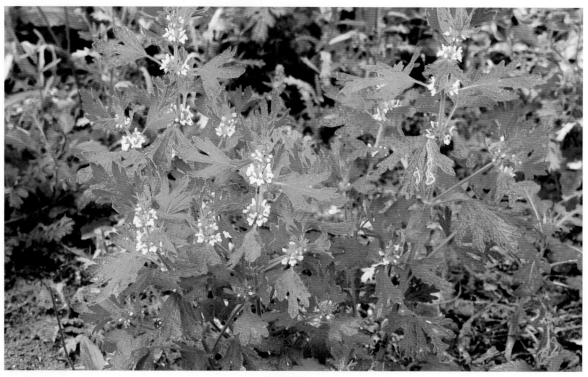

夏至草

果期 6 ~ 7 月。

| **生境分布** | 生于低山水边、路旁旷地上。分布于天津蓟州、静海、滨海、武清、宁河等地。

| **资源情况** | 野生资源较丰富。药材来源于野生。

| **采收加工** | 夏至前盛花期采收,晒干或鲜用。

| **药材性状** | 本品茎呈类方柱形,有分枝,长 12 ~ 30cm,被倒生细毛。叶对生,黄绿色至暗绿色,多皱缩,完整叶片展平后呈掌状 3 全裂,裂片具钝齿或小裂,两面密被细毛;叶柄长。轮伞花序腋生;花萼钟形,萼齿 5,齿端有尖刺;花冠钟状,类白色。小坚果褐色,长卵形。质脆。气微,味微苦。

| **功能主治** | 辛、微苦,寒。归肝经。养血活血,清热利湿。用于月经不调,产后瘀滞腹痛,血虚头昏,半身不遂,跌打损伤,水肿,小便不利,目赤肿痛,牙痛,皮疹瘙痒。

| **用法用量** | 内服煎汤,9 ~ 12g;或熬膏。

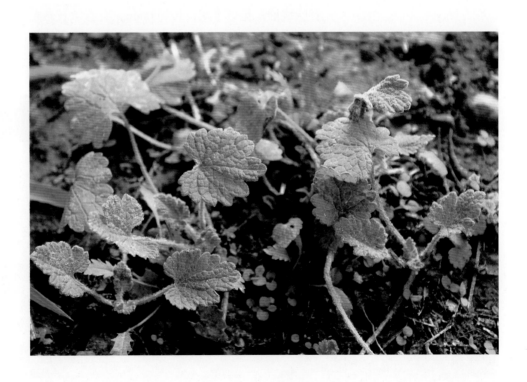

藿香 *Agastache rugosa* (Fisch. et Mey.) O. Ktze.

| **植物别名** | 野藿香、土藿香、山茴香。

| **药 材 名** | 藿香（药用部位：地上部分）。

| **形态特征** | 多年生草本。茎高 0.5 ~ 1.5m，直径可达 7 ~ 8mm，上部多分枝。叶片心状卵形至长圆状披针形，长 4.5 ~ 11cm，宽 3 ~ 6.5cm，先端尾状长渐尖，基部心形，边缘有粗齿，上面近无毛，下面被微柔毛及点状腺体；叶柄长 1.5 ~ 3.5cm。轮伞花序多花，在主茎顶或侧枝上组成顶生密集的圆筒形穗状花序，花序长 2.5 ~ 12cm；苞片披针状线形；花萼管状，长约 6mm，有腺点及微柔毛，有 5 齿，三角状披针形；花冠淡紫蓝色，冠檐二唇形，下唇 3 裂，中裂片宽大，平展，边缘波状；雄蕊 4，伸出花冠外，花丝扁平，花柱与雄蕊近

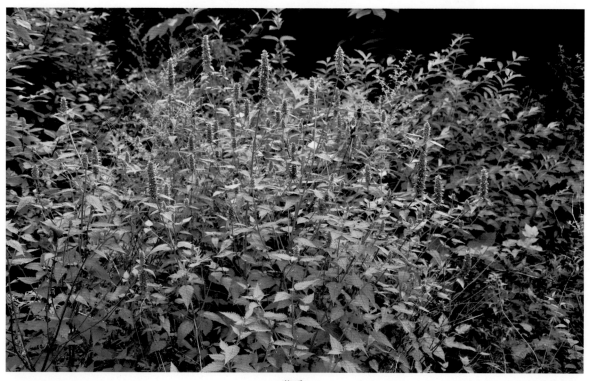

藿香

等长；花盘厚环状，子房顶部裂片有绒毛。成熟小坚果矩圆形，长约 1.8mm，褐色。花期 6 ~ 9 月，果期 9 ~ 11 月。

| 生境分布 | 生于山坡、草地、路旁等处。分布于天津蓟州八仙山等地。

| 资源情况 | 野生资源一般。药材来源于野生。

| 采收加工 | 6 ~ 7 月当花序抽出而未开花时，择晴天齐地割取全草，薄摊晒至日落后，收回堆叠过夜，次日再晒至干。

| 药材性状 | 本品地上部分长 30 ~ 90cm，常对折或切断扎成束。茎方柱形，多分枝，直径 0.2 ~ 1cm，四角有棱脊，四面平坦或凹入成宽沟状；表面暗绿色，有纵皱纹，稀有毛茸；节明显，常有叶柄脱落的疤痕，节间长 3 ~ 10cm；老茎坚硬、质脆，易折断，断面白色，髓部中空。叶对生，叶片深绿色，多皱缩或破碎，完整者展平后呈卵形，长 2 ~ 8cm，宽 1 ~ 6cm，先端尖或短渐尖，基部圆形或心形，边缘有钝锯齿，上表面深绿色，下表面浅绿色，两面微具毛茸。茎先端有时有穗状轮伞花序，呈土棕色。气芳香，味淡而微凉。

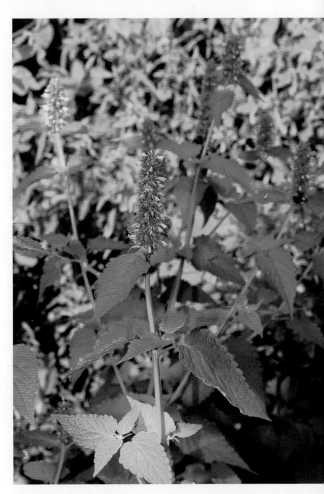

| 功能主治 | 辛，微温。归肺、脾、胃经。祛暑解表，化湿和胃。用于夏令感冒，寒热头痛，胸脘痞闷，呕吐泄泻，妊娠呕吐，鼻渊，手、足癣。

| 用法用量 | 内服煎汤，6 ~ 10g；或入丸、散。外用适量，煎汤洗；或研末搽。

唇形科 Labiatae 裂叶荆芥属 Schizonepeta

裂叶荆芥

Schizonepeta tenuifolia (Benth.) Briq.

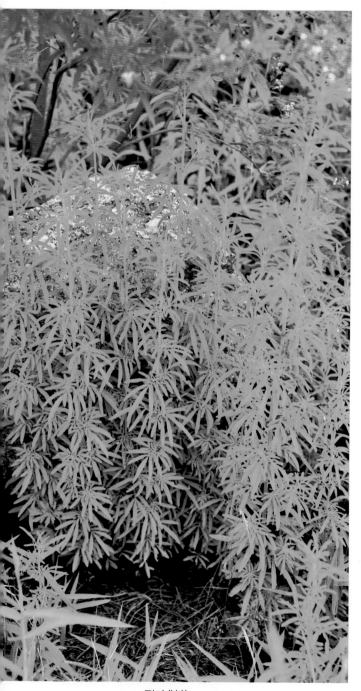

裂叶荆芥

| 植物别名 |

荆芥、香荆芥、假苏。

| 药 材 名 |

荆芥（药用部位：地上部分）、荆芥穗（药用部位：花穗）、荆芥根（药用部位：根）。

| 形态特征 |

一年生草本。茎高 0.3 ~ 1m，多分枝，被灰白色短柔毛，茎下部通常微红色。叶对生，叶片 3 ~ 5 羽状深裂，长 1 ~ 3.5cm，宽 1.5 ~ 2.5cm，先端锐尖，基部楔形，并下延成短柄，裂片披针形，全缘，两面有短柔毛，叶背有腺点。由轮伞花序组成穗状花序，长 2 ~ 13cm；苞片叶状，小苞片线形；花萼管状钟形，被灰色短柔毛，萼齿 5，三角状披针形，后齿较大；花冠青紫色，外有疏柔毛，冠筒向上扩展，冠檐二唇形，上唇先端 2 浅裂，下唇 3 裂，中裂片最大，先端微凹；雄蕊 4，花药蓝色；花柱先端 2 裂。小坚果长圆状三棱形，长约 1.5mm，褐色，有小点。花期 7 ~ 9 月，果期 9 月以后。

| 生境分布 |

生于山坡、路旁、山谷、林缘。分布于天津

蓟州九山顶、九龙山、八仙山等地。

| **资源情况** | 野生资源一般。药材来源于野生。

| **采收加工** | 荆芥：夏、秋季花开到顶、穗绿时采割，除去杂质，晒干。
荆芥穗：夏、秋季花开到顶、穗绿时采摘，除去杂质，晒干。
荆芥根：夏、秋季挖取根部，洗净，晒干，或鲜用。

| **药材性状** | 荆芥：本品茎呈方柱形，上部有分枝，长 50 ~ 80cm，直径 0.2 ~ 0.4cm；表面淡黄绿色或淡紫红色，被短柔毛。体轻，质脆，断面类白色。叶对生，多已脱落，叶片 3 ~ 5 羽状分裂，裂片细长。穗状轮伞花序顶生，长 2 ~ 9cm，直径约 0.7cm；花冠多脱落，宿萼钟状，先端 5 齿裂，淡棕色或黄绿色，被短柔毛。小坚果棕黑色。气芳香，味微涩而辛凉。
荆芥穗：本品穗状轮伞花序呈圆柱形，长 3 ~ 13cm，直径约 7mm；花冠多脱落，宿萼黄绿色，钟形，质脆易碎，内有棕黑色小坚果。气芳香，味微涩而辛凉。

| **功能主治** | 荆芥、荆芥穗：辛，微温。归肺、肝经。解表散风，透疹，消疮。用于感冒，头痛，麻疹，风疹，疮疡初起。
荆芥根：止血，止痛。用于吐血，崩漏，牙痛，瘰疬。

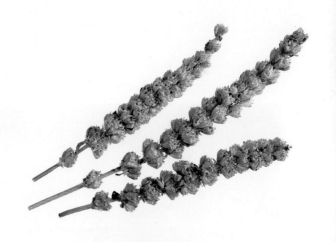

| **用法用量** | 荆芥、荆芥穗：内服煎汤，5 ~ 10g。
荆芥根：内服研末，每次 3 ~ 5g；或鲜品捣汁。外用适量，煎汤洗或漱口。

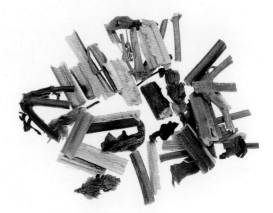

| **附　　注** | FOC 将本种归并于荆芥属（*Nepeta*），修订其拉丁学名为 *Nepeta tenuifolia* Benth.。

| 唇形科 | Labiatae | 活血丹属 | Glechoma

活血丹 *Glechoma longituba* (Nakai) Kupr.

| **植物别名** | 连钱草、九里香。

| **药 材 名** | 连钱草（药用部位：地上部分）。

| **形态特征** | 多年生草本。茎匍匐，初时直立，高 5 ～ 20cm，逐节生根，长可达 50cm，基部常呈淡紫红色，近光滑或有细柔毛。叶对生，叶片心形或近肾形，长 1.5 ～ 2.6cm，宽 2.5 ～ 4cm，先端圆钝，基部心形，略有耳，边缘有圆钝齿；叶柄长 1 ～ 2cm。轮伞花序少花，苞片刺芒状；花萼筒形，长 7 ～ 9mm，5 齿，有伸长的毛；花二唇形，上唇 3 齿较长，下唇 2 齿较短；花冠淡蓝色至紫色，下唇有深色斑点，花冠筒有长短两型，长者 1.7 ～ 2.5cm，短者 1 ～ 1.4cm，上唇直立 2 裂，裂片近肾形，下唇伸长斜展，3 裂，中裂片最大，先端微凹；

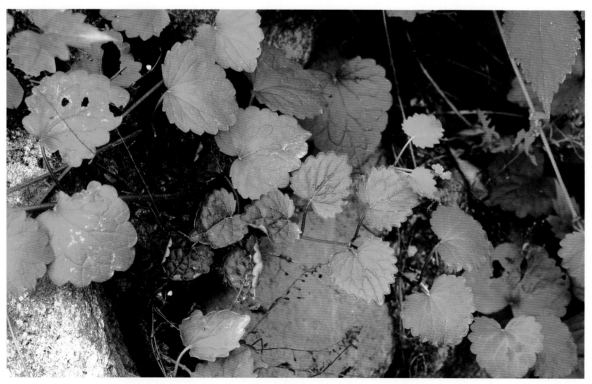

活血丹

雄蕊 4，内藏；花药 2 室，略叉开；花柱略伸出。成熟小坚果深褐色，长圆状卵形，长约 1.5mm，先端圆，腹面有钝棱，果脐不明显。花期 4 ~ 5 月，果期 5 ~ 6 月。

| 生境分布 | 生于林缘、疏林下、草地中。分布于天津蓟州。

| 资源情况 | 野生资源稀少。药材来源于野生。

| 采收加工 | 春至秋季采收，除去杂质，晒干。

| 药材性状 | 本品长 10 ~ 20cm，疏被短柔毛。茎呈方柱形，细而扭曲；表面黄绿色或紫红色，节上有不定根；质脆，易折断，断面常中空。叶对生，叶片多皱缩，展平后呈肾形或近心形，长 1 ~ 2.6cm，宽 1.5 ~ 3cm，灰绿色或绿褐色，边缘具圆齿；叶柄纤细，长 1 ~ 2cm。轮伞花序腋生，花冠二唇形，长达 2cm。搓之气芳香，味微苦。

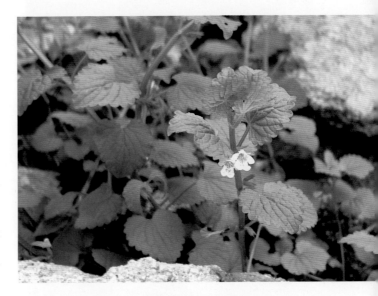

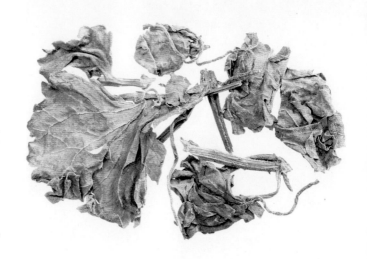

| 功能主治 | 辛、微苦，微寒。归肝、肾、膀胱经。利湿通淋，清热解毒，散瘀消肿。用于热淋，石淋，湿热黄疸，疮痈肿痛，跌打损伤。

| 用法用量 | 内服煎汤，15 ~ 30g。外用适量，煎汤洗。

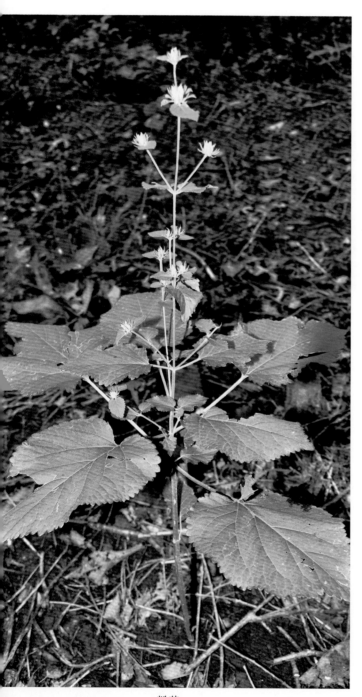

糙苏

唇形科 Labiatae 糙苏属 Phlomis

糙苏
Phlomis umbrosa Turcz.

植物别名

大叶糙苏、山苏子、山芝麻。

药材名

糙苏（药用部位：根或全草）。

形态特征

多年生草本。根粗壮，长达 30cm，直径可达 1cm。茎高 50 ~ 150cm，四棱形，多分枝，被向下的短硬毛，常带紫红色。叶圆卵形或卵状长圆形，长 5 ~ 12cm，宽 2.5 ~ 12cm，先端急尖或渐尖，基部浅心形或圆形，边缘具锯齿状牙齿，或为不整齐的圆齿，叶上面橄榄绿色，并有柔毛，下面较淡，被毛；叶柄长 1 ~ 12cm，向上渐短。轮伞花序，具花 4 ~ 8；苞片钻形，常呈紫红色，有星状柔毛；花冠通常粉红色，长约 1.7cm，常有红色斑点；花萼筒状，外面近无毛或被极疏的柔毛及具节刚毛；花冠筒上方被短柔毛，上唇边缘具不整齐小齿，侧裂片较小；雄蕊 4，内藏，花丝无毛。小坚果无毛。花期 6 ~ 9 月，果期 8 ~ 9 月。

生境分布

生于林下或草坡上。分布于天津蓟州盘山、

九山顶、九龙山、八仙山等地。

| **资源情况** | 野生资源丰富。药材来源于野生。

| **采收加工** | 夏、秋季采收，洗净，晒干。

| **药材性状** | 本品根粗，须根肉质。茎呈方柱形，长 50 ～ 150cm，多分枝，表面绿褐色，具浅槽，疏被硬毛；质硬而脆，断面中央有髓。叶对生，皱缩，展平后呈近圆形、圆卵形或卵状长圆形，长 5.2 ～ 12cm，先端急尖，基部浅心形或圆形，边缘具锯齿，两面均疏被短柔毛；叶柄长 1 ～ 12cm，疏被毛。轮伞花序密被白色毛；苞片线状钻形，紫红色；花萼宿存，呈蜂窝状。气微香，味涩。

| **功能主治** | 辛，平。祛风化痰，利湿除痹，祛痰，解毒消肿。用于感冒，咳嗽痰多，风湿痹痛，跌打损伤，疮痈肿毒。

| **用法用量** | 内服煎汤，3 ～ 10g。

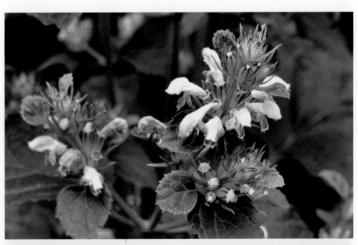

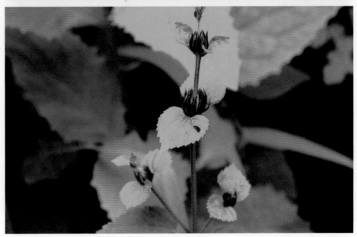

唇形科 Labiatae 益母草属 Leonurus

益母草
Leonurus artemisia (Laur.) S. Y. Hu

| **植物别名** | 益母蒿、坤草、茺蔚。

| **药 材 名** | 益母草（药用部位：新鲜或干燥地上部分）、茺蔚子（药用部位：
果实）、益母草花（药用部位：花）

| **形态特征** | 一年生或二年生草本。茎直立，高 30 ~ 120cm，4 棱，具槽，被倒
向糙伏毛，多分枝。叶形变化大，茎下部叶卵形，掌状 3 裂，裂片
长圆状菱形至卵圆形，长 2.5 ~ 6cm，宽 1.5 ~ 4cm，裂片上再分裂，
中部叶为菱形；基部叶狭楔形，掌状 3 半裂或 3 深裂；花序上部的
苞叶呈条形或条状披针形，全缘或具稀少牙齿。轮伞花序腋生，具
8 ~ 15 花，圆球形，直径 2 ~ 2.5cm，小苞片刺状；花无梗，花萼
筒状钟形，5 脉，5 齿，较短；花冠粉红色至淡紫红色，长 1 ~ 1.2cm，

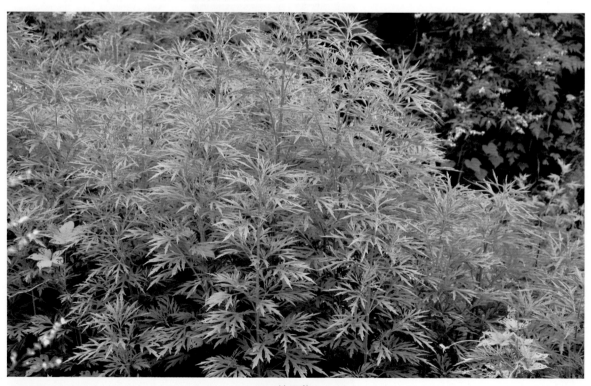

益母草

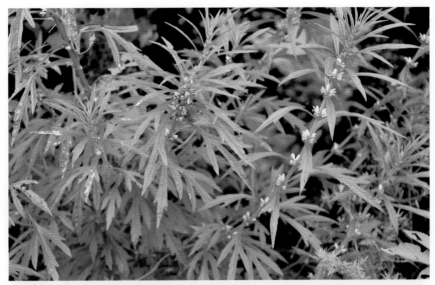

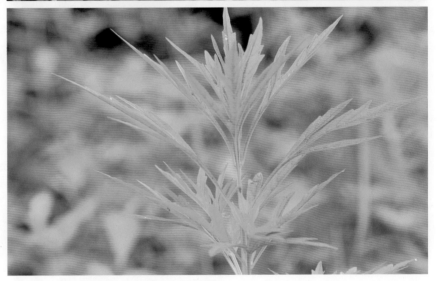

二唇形，上唇直伸，下唇略短于上唇，3 裂；雄蕊 4，花药卵形；花柱丝状，子房褐色。小坚果长圆状三棱形，长 2.5mm，淡褐色，光滑。花期 6 ~ 9 月，果期 9 ~ 10 月。

| 生境分布 | 生于路旁、荒地、田野、堤旁。分布于天津蓟州、静海、滨海、武清、宁河等地。

| 资源情况 | 野生资源丰富。药材来源于野生。

| 采收加工 | 益母草：鲜品在春季幼苗期至初夏花前期采割；干品在夏季茎叶茂盛、花未开或初开时采割，晒干，或切段晒干。

茺蔚子：秋季果实成熟时采割地上部分，晒干，打下果实，除去杂质。

益母草花：夏季花初开时采收，去除杂质，晒干。

| 药材性状 | 益母草：本品鲜品幼苗期无茎，基生叶圆心形，5～9浅裂，每裂片有2～3钝齿。花前期茎呈方柱形，上部多分枝，四面凹下成纵沟，长30～60cm，直径0.2～0.5cm；表面青绿色；质鲜嫩，断面中部有髓。叶交互对生，有柄；叶片青绿色，质鲜嫩，揉之有汁；下部茎生叶掌状3裂，上部叶羽状深裂或浅裂成3片，

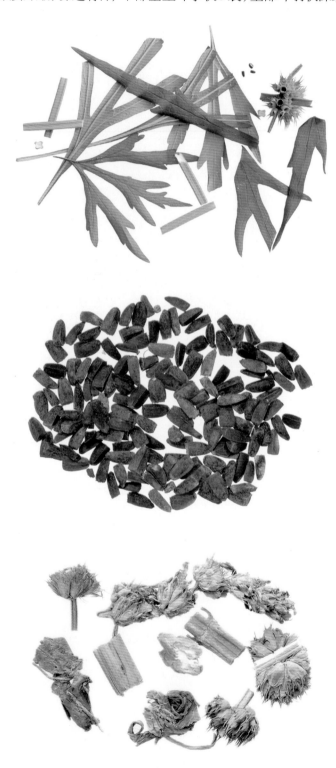

裂片全缘或具少数锯齿。气微，味微苦。干品茎表面灰绿色或黄绿色；体轻，质韧，断面中部有髓。叶片灰绿色，多皱缩、破碎，易脱落。轮伞花序腋生，小花淡紫色，花萼筒状，花冠二唇形。切段者长约2cm。

茺蔚子：本品呈三棱形，长 2 ~ 2.5mm，宽约 1.5mm；表面灰棕色至灰褐色，有深色斑点，一端稍宽，平截状，另一端渐窄而钝尖。果皮薄，子叶类白色，富油性。气微，味苦。

益母草花：本品为干燥的花朵，花萼及雌蕊大多已脱落，长约 1.3cm，淡紫色至淡棕色；花冠自先端向下渐次变细，基部联合成管，上部二唇形，上唇长圆形，全缘，背部密被细长白毛，也有缘毛，下唇 3 裂，中央裂片倒心脏形，背部被短绒毛，花冠管口处有毛环生；雄蕊 4，二强，着生于花冠筒内，与残存的花柱常伸出于花冠筒之外。气弱，味微甜。

| **功能主治** | 益母草：苦、辛，微寒。归肝、心包、膀胱经。活血调经，利尿消肿，清热解毒。用于月经不调，痛经经闭，恶露不尽，水肿尿少，疮疡肿毒。

茺蔚子：辛、苦，微寒。归心包、肝经。活血调经，清肝明目。用于月经不调，经闭痛经，目赤翳障，头晕胀痛。

益母草花：甘、微苦，凉。养血，活血，利水。用于贫血，疮疡肿毒，血滞经闭，痛经，产后瘀阻腹痛，恶露不下。

| **用法用量** | 益母草：内服煎汤，9 ~ 30g，鲜品 12 ~ 40g。

茺蔚子：内服煎汤，5 ~ 10g。

益母草花：内服煎汤，6 ~ 9g。

| **附　注** | 2015 年版《中国药典》一部收载本种的拉丁学名为 *Leonurus japonicus* Houtt.。

唇形科 Labiatae 益母草属 Leonurus

细叶益母草

Leonurus sibiricus L.

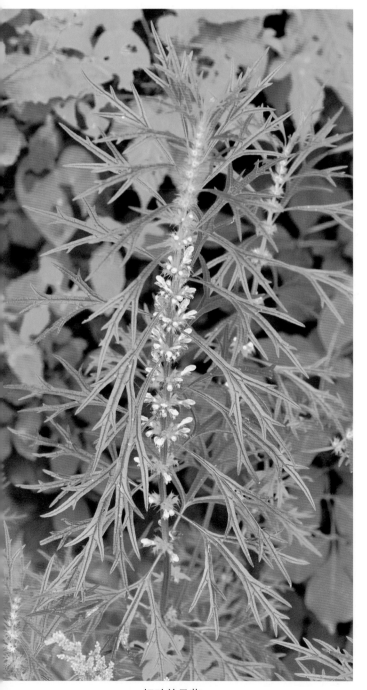

细叶益母草

| 药 材 名 |

益母草（药用部位：地上部分）、茺蔚子（药用部位：果实）、益母草花（药用部位：花）。

| 形态特征 |

一年生或二年生草本。主根圆锥形。茎高20～80cm，被短而贴生的糙伏毛。茎下部叶早落，中部叶卵形，掌状3裂，裂片成狭长圆状菱形，其上再分裂成条状小裂片，小裂片宽1～3mm，叶基部宽楔形。花序上部的苞叶近菱形，3全裂，中裂片通常再3裂，小裂片线形，轮伞花序腋生，开花时为圆球形，直径3～3.5cm，向上渐次密集组成穗状，小苞片刺状；花萼管状钟形，5脉，5齿；花冠粉红色至紫红色，长约1.8cm，花冠筒长约0.9cm，内面有毛环，冠檐二唇形，上唇长圆形，直伸，下唇比上唇短，3裂，中裂片倒心形，侧裂片卵形；雄蕊4，平行，花药卵圆形，2室，子房褐色。小坚果长圆状三棱形，长约2.5mm，褐色。花期7～9月，果期9月。

| 生境分布 |

生于石坡、潮湿谷地或林下。分布于天津蓟州盘山、九山顶、九龙山、八仙山等地。

| **资源情况** | 野生资源较丰富。药材来源于野生。

| **采收加工** | 见"益母草"。

| **药材性状** | 益母草：本品与"益母草"性状相似，区别在于本品茎中部叶呈卵形，基部宽楔形，掌状 3 全裂，裂片又羽状分裂成线状小裂片。花序上的苞叶明显 3 深裂，小裂片线状。

荞蔚子：本品小坚果呈长圆形，具 3 棱，长 2 ~ 2.5mm，直径 1 ~ 1.5mm，上端平截，下端渐窄，有凹入的果柄痕；表面灰褐色或褐色，有稀疏深色斑点。切面果皮褐色，胚乳、子叶白色，富油质。气微，味苦。

益母草花：见"益母草"。

| **功能主治** | 见"益母草"。

| **用法用量** | 见"益母草"。

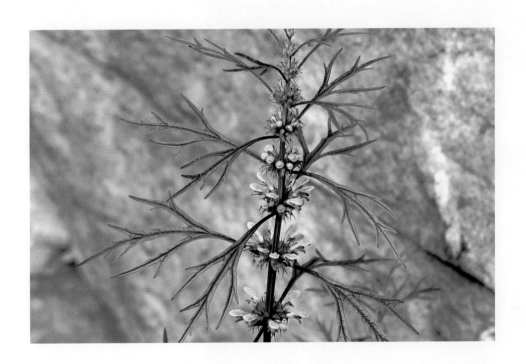

錾菜

Leonurus pseudomacranthus Kitag.

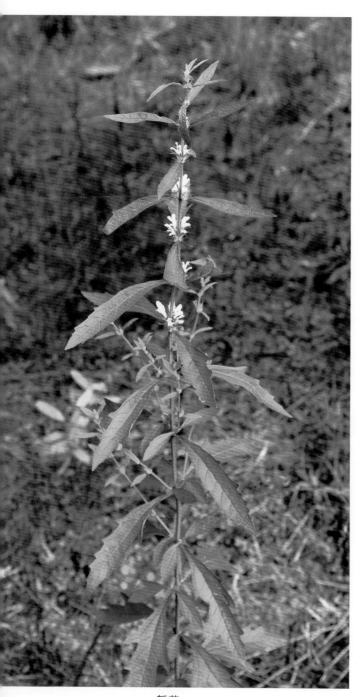

錾菜

| 植物别名 |

白花茺蔚、白花益母草、楼台草。

| 药 材 名 |

錾菜（药用部位：全草）。

| 形态特征 |

多年生草本。茎单一或有分枝，被粗毛，高 60 ~ 120cm。叶卵圆形或狭卵形，长 6 ~ 7cm，宽 4 ~ 5cm，上面稍被糙伏小硬毛，下面贴生小硬毛，边缘有粗锯齿或缺刻。花腋生，具多花，无柄，长 25 ~ 32mm；苞片披针形；花萼倒圆锥状钟形，先端有 5 刺状尖齿，外面密被细毛，后 3 齿短，前 2 齿靠合，较长；花冠白色，常带紫色纹，管内面基部有毛环，上唇匙形，先端微凹，外面有乳头状突起和密生细毛，下唇 3 裂；雄蕊 4，二强，药室靠合。小坚果黑色，光滑。花期 8 ~ 9 月，果期 9 ~ 10 月。

| 生境分布 |

生于山坡、路旁或丘陵地。分布于天津蓟州。

| 资源情况 |

野生资源较少。药材来源于野生。

| **采收加工** | 8 ~ 10 月采收，晒干。

| **药材性状** | 本品茎呈方柱形，长 40 ~ 95cm，表面有纵槽，密被贴生的微柔毛，节间处尤密。叶对生，近革质，暗绿色，多已脱落或破碎，完整者展平后呈卵圆形，长 6 ~ 7cm，宽 4 ~ 5cm，3 裂，边缘有疏粗锯齿，两面有小硬毛，下面散有黄色腺点，叶脉在上面下陷，在下面隆起，使叶面具有皱纹，叶柄长 1 ~ 2cm；中部以上的叶长圆形，边缘有疏锯齿，叶柄长不及 1cm。轮伞花序腋生，花萼筒状，长 7 ~ 8mm，萼齿长 3 ~ 5mm，花冠唇形，灰白色，长约 1.8cm。小坚果长圆状三棱形，黑色，表面光滑。气微，味淡。

| **功能主治** | 辛，平。活血调经，解毒消肿。用于月经不调，闭经，痛经，产后瘀血腹痛，崩漏，跌打损伤，疮痈。

| **用法用量** | 内服煎汤，6 ~ 15g；或研末。外用适量，捣敷；或研末敷。

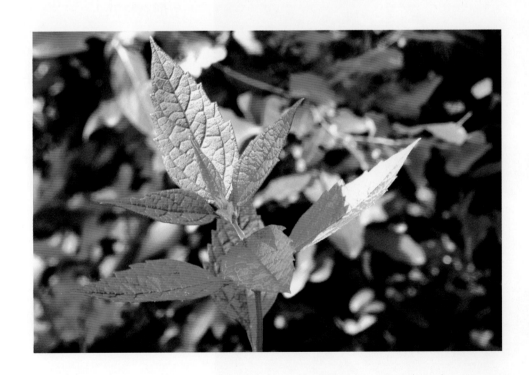

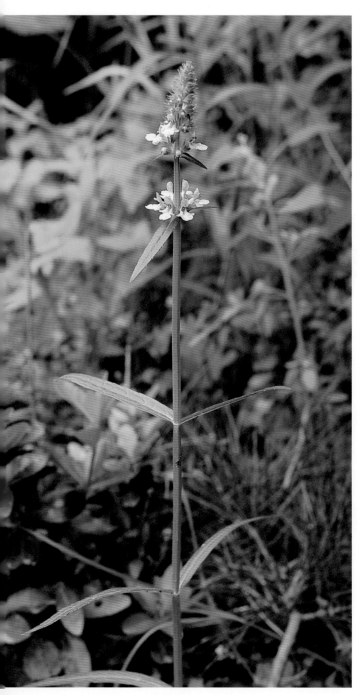

华水苏

| 唇形科 | Labiatae | 水苏属 | *Stachys*

华水苏 *Stachys chinensis* Bge. ex Benth.

| 植物别名 |

水鸡苏、山升麻。

| 药材名 |

水苏（药用部位：全草或根）。

| 形态特征 |

多年生直立草本。茎高约60cm，单一不分枝，或于基部分枝，四棱形，在棱及节上疏生倒向柔毛状刚毛，其余部分无毛。叶对生；叶柄极短，长2～5mm，或近无柄；叶片长圆状披针形，长5.5～8.5cm，宽1～1.5cm，先端钝，基部近圆形，两面几无毛。轮伞花序通常具6花，远离而排列成长假穗状花序；苞片披针形，边缘具刚毛，小苞片微小；花萼钟状，连齿长约1cm，外面沿脉及齿缘疏生柔毛状刚毛，10脉，齿5，披针形；花冠紫色，长1.5cm，花冠筒内具不明显的毛环，檐部二唇形，上唇直立，下唇3裂，中裂片近圆形。小坚果卵圆状三棱形，无毛。花期6～8月，果期7～9月。

| 生境分布 |

生于水沟旁及沙地上。分布于天津蓟州。

| 资源情况 | 野生资源较少。药材来源于野生。

| 采收加工 | 7 ~ 8 月采收，鲜用或晒干。

| 药材性状 | 本品茎呈四棱形，长 15 ~ 40cm，直径 0.1 ~ 0.3cm；表面黄绿色至绿褐色，较粗糙，棱及节上疏生倒向柔毛状刚毛。叶对生，叶柄长 1 ~ 5mm，叶展平后呈矩圆状披针形，长 1.5 ~ 8cm，宽 0.6 ~ 1.5cm，边缘锯齿明显。花通常 6 朵排列成轮伞花序，着生于茎枝上部叶腋内，花萼钟形，具 5 齿，齿端锐尖，表面具腺毛。小坚果卵圆状三棱形，黑色，较光滑。气微，味淡。

| 功能主治 | 辛，凉。归肺、胃经。清热解毒，止咳利咽，止血消肿。用于感冒，痧症，肺痈，咽痛失音，吐血，衄血，咯血，崩漏，淋证，跌打肿痛。

| 用法用量 | 内服煎汤，9 ~ 15g。外用适量，煎汤洗；或研末撒；或捣敷。

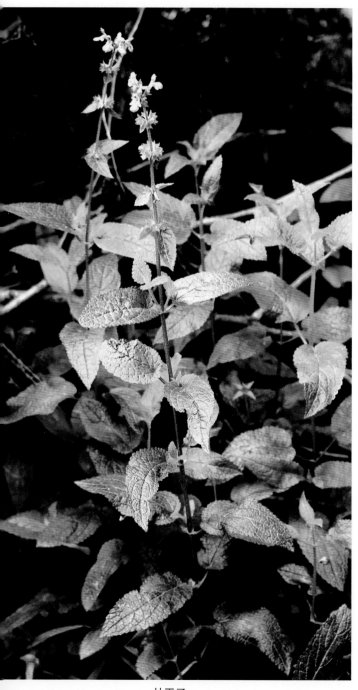

甘露子

唇形科 Labiatae 水苏属 Stachys

甘露子
Stachys sieboldii Miq.

| 植物别名 |

宝塔菜、地蚕、草石蚕。

| 药 材 名 |

草石蚕（药用部位：块茎或全草）。

| 形态特征 |

多年生草本。根茎匍匐，其上密集须根及在先端有串珠状肥大块茎。茎高 30 ~ 120cm，在棱及节上有硬毛。叶对生；叶柄长 1 ~ 3cm；叶片卵形或长椭圆状卵形，长 3 ~ 12cm，宽 1.5 ~ 6cm，先端微锐尖或渐尖，基部平截至浅心形，边缘有规则的圆齿状锯齿，两面被贴生短硬毛。轮伞花序通常具 6 花，多数远离排列成长 5 ~ 15cm 的顶生假穗状花序；小苞片条形，具微柔毛；花萼狭钟状，外被具腺柔毛，齿 5，三角形，具刺尖头；花冠粉红色至紫红色，下唇有紫斑，长约 1.2cm，筒内具毛环，上唇直立，下唇 3 裂，中裂片近圆形。小坚果卵球形，黑褐色，具小瘤。花期 7 ~ 8 月，果期 9 月。

| 生境分布 |

生于湿润地及积水处。分布于天津蓟州。

| **资源情况** | 野生资源稀少。药材来源于野生。

| **采收加工** | 春、秋季采收，挖取块茎，洗净，晒干。

| **药材性状** | 本品根茎多呈纺锤形，先端有的呈螺旋状，两头略尖，长 1.5 ~ 4cm，直径 3 ~ 7mm。表面棕黄色，多皱缩，扭曲，具 5 ~ 15 环节，节间可见点状芽痕及根痕。质坚脆，易折断，断面平坦，白色。气微，味微甘。用水浸泡后易膨胀，结节明显。

| **功能主治** | 甘，平。归肺、肝、脾经。解表清肺，利湿解毒，补虚健脾。用于风热感冒，虚劳咳嗽，黄疸，淋证，疮痈肿毒，毒蛇咬伤。

| **用法用量** | 内服煎汤，全草 15 ~ 30g，根 30 ~ 60g；或浸酒；或焙干研末。外用适量，煎汤洗；或捣敷。

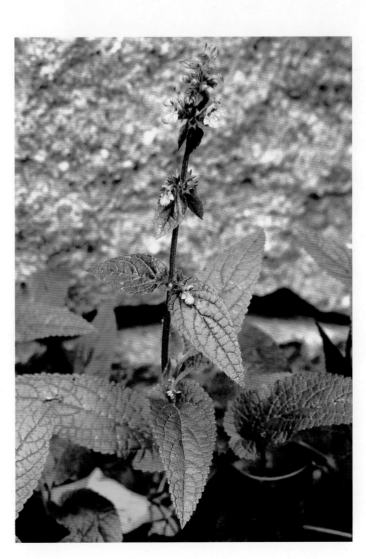

| 唇形科 | Labiatae | 鼠尾草属 | Salvia |

丹参 *Salvia miltiorrhiza* Bge.

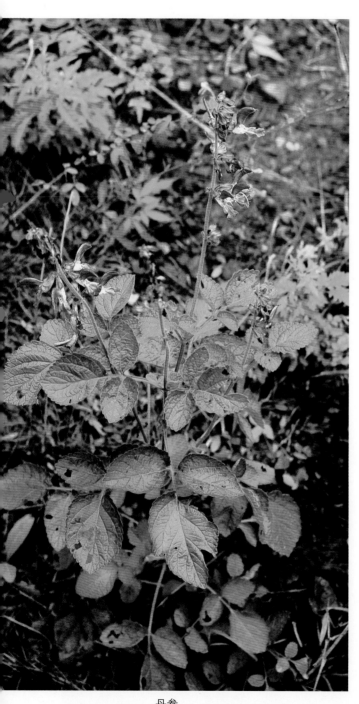

丹参

| **植物别名** |

红根、赤参、奔马草。

| **药 材 名** |

丹参（药用部位：根及根茎）。

| **形态特征** |

多年生草本。根肥厚，外面朱红色，内面白色，疏生支根。茎直立，高 40 ~ 90cm，被长柔毛，多分枝。叶对生，奇数羽状复叶，小叶 3 ~ 7，长 1.5 ~ 8cm，宽 1 ~ 4cm，卵形、椭圆状卵形或宽披针形，先端锐尖或渐尖，基部圆形或偏斜，边缘具圆齿，两面有柔毛，密生长柔毛。轮伞花序 6 至多花，组成顶生或腋生的总状花序；苞片披针形；花萼钟形，带紫色，二唇形；花冠大，蓝紫色，长 2 ~ 2.7cm，外被粘毛，二唇形，上唇镰形，向上竖立，下唇短于上唇，3 裂，中裂片最大；能育雄蕊 2，下臂短而粗；花柱远外伸，长达 40mm，先端不等 2 裂；花盘前方稍膨大。小坚果黑色，椭圆形，长约 3.2mm。花期 5 ~ 7 月。

| **生境分布** |

生于山坡、林下、路旁、溪谷等地。分布于

天津蓟州盘山、九山顶、九龙山、八仙山等地。

| 资源情况 | 野生资源丰富。药材来源于野生。

| 采收加工 | 春、秋季采挖，除去泥沙，干燥。

| 药材性状 | 本品根茎短粗，先端有时残留茎基。根数条，长圆柱形，略弯曲，有的分枝并具须状细根，长 10 ～ 20cm，直径 0.3 ～ 1cm；表面棕红色或暗棕红色，粗糙，具纵皱纹。老根外皮疏松，多显紫棕色，常呈鳞片状剥落。质硬而脆，断面疏松，有裂隙或略平整而致密，皮部棕红色，木部灰黄色或紫褐色，导管束黄白色，呈放射状排列。气微，味微苦、涩。栽培品较粗壮，直径 0.5 ～ 1.5cm；表面红棕色，具纵皱纹，外皮紧贴不易剥落。质坚实，断面较平整，略呈角质样。

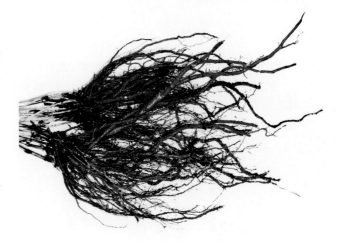

| 功能主治 | 苦，寒。归心、肝经。活血祛瘀，通经止痛，清心除烦，凉血消痈。用于胸痹心痛，脘腹胁痛，癥瘕积聚，热痹疼痛，心烦不眠，月经不调，痛经经闭，疮疡肿痛。

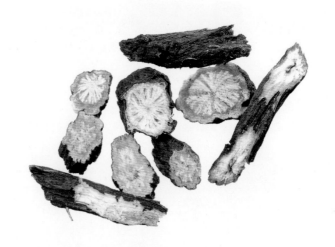

| 用法用量 | 内服煎汤，10 ～ 15g。

| 附　注 | 本种喜温和湿润气候，耐寒，适应性强，以地势向阳、土层深厚、中等肥力、排水良好的砂壤土栽培为宜。

唇形科 Labiatae 鼠尾草属 Salvia

丹参（单叶变种） Salvia miltiorrhiza Bge. var. charbonnelii (Lévl.) C. Y. Wu

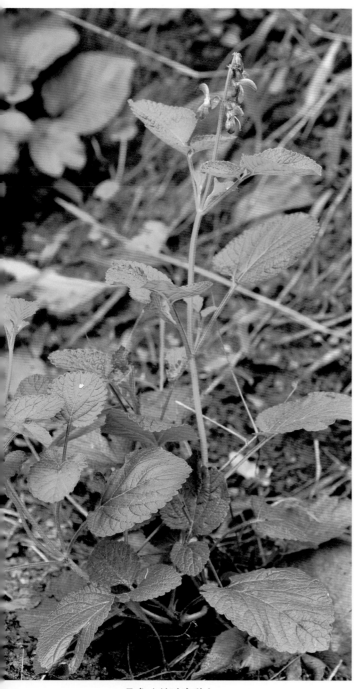

丹参（单叶变种）

形态特征

多年生草本。根肥厚，外面朱红色，内面白色，疏生支根。茎直立，高 40 ～ 90cm，被长柔毛，多分枝。单叶对生，间有具 3 小叶的复叶，叶片和小叶片圆形或近圆形，基部圆形或偏斜，边缘具圆齿，两面有柔毛，密生长柔毛。轮伞花序 6 至多花，组成顶生或腋生的总状花序；苞片披针形；花萼钟形，带紫色，二唇形；花冠大，蓝紫色，长 2 ～ 2.7cm，外被粘毛，二唇形，上唇镰形，向上竖立，下唇短于上唇，3 裂，中裂片最大；能育雄蕊 2，下臂短而粗；花柱远外伸，长达 40mm，先端不等 2 裂；花盘前方稍膨大。小坚果黑色，椭圆形，长约 3.2mm。花期 5 ～ 7 月。

生境分布

生于山坡或路旁。分布于天津蓟州盘山。

资源情况

野生资源稀少。药材来源于野生。

| 附　注 | 本种的原变种丹参（*Salvia miltiorrhiza* Bge.）的根及根茎入药，本种可能具有与其相似的功能。

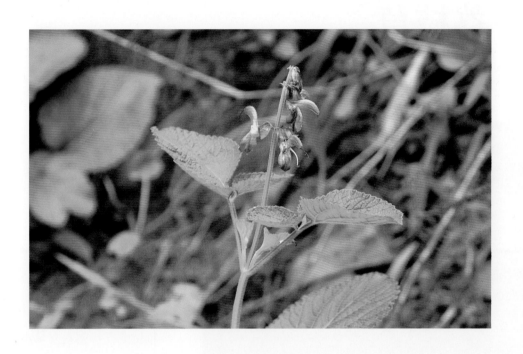

唇形科 Labiatae 鼠尾草属 Salvia

荔枝草 *Salvia plebeia* R. Br.

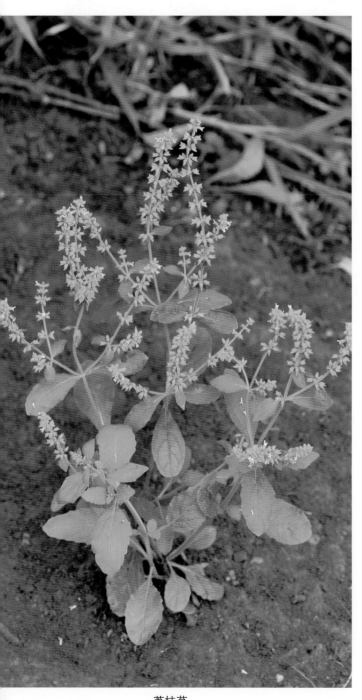

荔枝草

| 植物别名 |

虾蟆草、雪见草。

| 药 材 名 |

荔枝草（药用部位：全草）。

| 形态特征 |

一年生或二年生直立草本，高 15 ～ 90cm，多分枝。茎方形，被灰白色倒向短柔毛。基生叶丛生，贴伏地面，茎生叶对生；叶柄密被短柔毛；叶片长椭圆形或披针形，长 2 ～ 6cm，宽 0.8 ～ 2.5cm，先端钝或锐尖，基部楔形渐狭，边缘具小圆齿或钝齿，上面被柔毛，下面密被微柔毛及金黄色小腺点，纸质。轮伞花序有 2 ～ 6 花，聚集成顶生及腋生的假总状或圆锥花序；花萼钟形，外面密被黄褐色腺点，二唇形，下唇 2 裂片，三角形；花冠浅蓝紫色，花冠筒直伸，内面基部有毛环，上唇盔状，长圆形；能育雄蕊 2，略伸出于花冠外；花柱与花冠等长，先端不等 2 裂，子房 4 裂，花柱着生于子房底部。小坚果倒卵圆形，直径 0.4mm，褐色，光滑，有小腺点。花期 4 ～ 5 月，果期 6 ～ 7 月。

| **生境分布** | 生于山坡、路旁、沟边。分布于天津蓟州盘山、九山顶、九龙山、八仙山等地。

| **资源情况** | 野生资源一般。药材来源于野生。

| **采收加工** | 6 ~ 7 月割取地上部分，除净泥土，扎成小把，晒干或鲜用。

| **药材性状** | 本品全草长 15 ~ 80cm，多分枝。茎方柱形，直径 2 ~ 8mm，表面灰绿色至棕褐色，被短柔毛，断面类白色，中空。叶对生，常脱落或破碎，完整叶多皱缩或卷曲，展开后呈长椭圆形或披针形，长 1.5 ~ 6cm，边缘有圆锯齿或钝齿，背面有金黄色腺点，两面均被短毛；叶柄长 0.4 ~ 1.5cm，密被短柔毛。轮伞花序顶生或腋生，花序具花 2 ~ 6，集成多轮的假总状或穗状花序；花冠多脱落；宿存花萼钟状，长约 3mm，灰绿色或灰棕色，背面有金黄色腺点及短柔毛，内藏棕褐色倒卵圆形的小坚果。

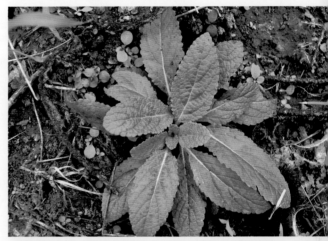

| **功能主治** | 苦、辛，凉。归肺、胃经。清热解毒，凉血散瘀，利水消肿。用于感冒发热，咽喉肿痛，肺热咳嗽，咳血，吐血，尿血，崩漏，痔疮出血，肾炎水肿，痢疾，痈肿疮毒，湿疹瘙痒，跌打损伤，蛇虫咬伤。

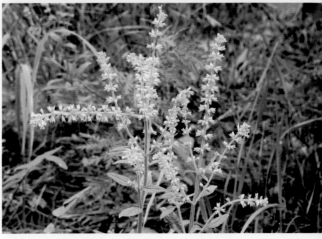

| **用法用量** | 内服煎汤，9 ~ 30g，鲜品 15 ~ 60g；或捣汁饮。外用适量，捣敷；或绞汁含漱、滴耳；或煎汤外洗。

唇形科 Labiatae 风轮菜属 Clinopodium

风车草

Clinopodium urticifolium (Hance) C. Y. Wu et Hsuan ex H. W. Li

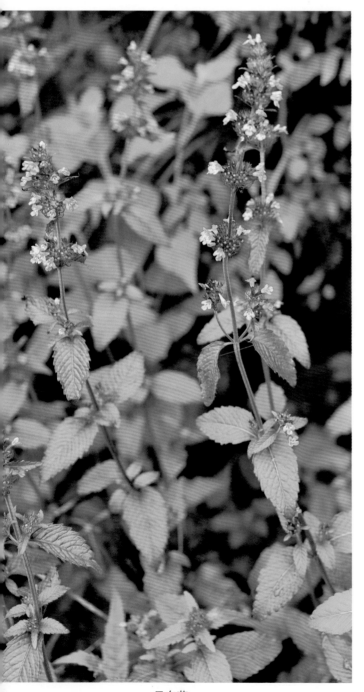

风车草

| 形态特征 |

多年生直立草本。根茎木质。茎高 25 ～ 80cm，基部半木质，常带紫红色，上部常有分枝，茎被向下的短硬毛。叶卵圆形至卵状披针形，长 3 ～ 5.5cm，宽 1.2 ～ 3cm，先端尖，基部截形或圆形，边缘锯齿状；叶柄下部长，长约 1.2cm，向上则渐短。轮伞花序多花，呈半球形，直径可达 3cm；苞叶叶状，紫红色；花萼狭管状，紫红色，果时基部一边稍膨胀，上唇 3 齿，齿三角形，下唇 2 齿稍长，均具短芒尖；花冠紫红色，长约 1.2cm，下唇喉部有 2 列毛茸，冠筒伸出，冠檐二唇形，上唇直伸，下唇 3 裂，中裂片稍大；雄蕊 4，前对稍长，花药 2 室；花柱略长于雄蕊，先端不等 2 浅裂，裂片扁平；花盘平顶。小坚果倒卵形，长约 1mm，褐色，无毛。花期 6 ～ 8 月，果期 8 ～ 10 月。

| 生境分布 |

生于山坡、草地、路旁、林下。分布于天津蓟州盘山、黄崖关、九山顶、九龙山、八仙山等地。

| 资源情况 |

野生资源一般。药材来源于野生。

| 附 注 | 据文献记载，本种提取物表现出较强的抗高尿酸血症的活性。

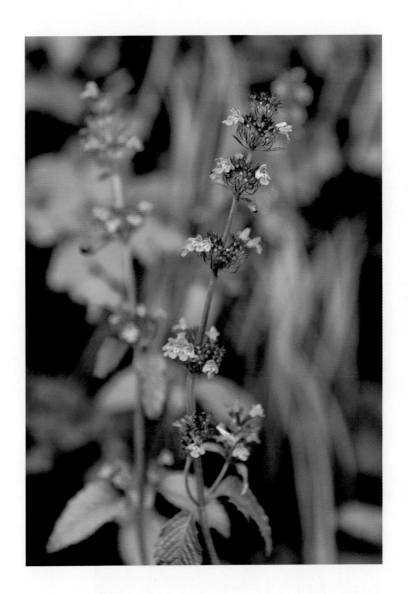

唇形科 Labiatae 薄荷属 Mentha

薄荷

Mentha haplocalyx Briq.

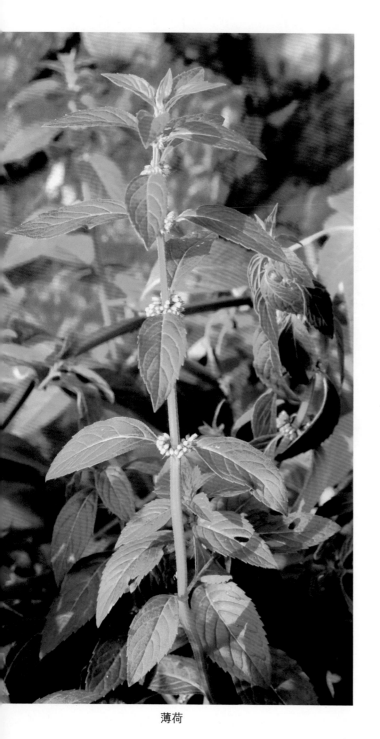

薄荷

| 植物别名 |

仁丹草、见肿消、香薷草。

| 药 材 名 |

薄荷（药用部位：地上部分）。

| 形态特征 |

多年生草本，有香气，高 30 ~ 60cm。具根茎。茎四棱形，有槽，茎上部被倒向微柔毛，多分枝。叶片长圆状披针形、椭圆形或卵状披针形，有时为长圆形，长 3 ~ 5cm，宽 0.8 ~ 3cm，先端锐尖，基部楔形至近圆形，边缘疏生粗大牙齿状锯齿，叶柄长 2 ~ 10mm。轮伞花序腋生，花序球形，直径约 18mm，花梗细弱；花萼管状钟形，长约 2.5mm，外被疏毛和腺点，萼齿 5，长约 1mm；花冠淡紫色，长约 4mm，略被微柔毛，冠檐 4 裂，上裂片先端 2 裂，其余 3 裂片近等大，长圆形；雄蕊 4，前对较长，伸出于花冠之外；花药卵圆形，2 室，平行；花柱略超出雄蕊，先端相等 2 浅裂；花盘平顶。小坚果卵圆形，黄褐色，有腺窝。花期 7 ~ 9 月，果期 10 月。

| 生境分布 | 生于水边潮湿地。天津各地均有分布。天津各地广泛栽培。

| 资源情况 | 野生资源较丰富，栽培资源较丰富。药材来源于野生或栽培。

| 采收加工 | 夏、秋季茎叶茂盛或花开至三轮时，选晴天分次采割，晒干或阴干。

| 药材性状 | 本品茎呈方柱形，有对生分枝，长 15 ~ 40cm，直径 0.2 ~ 0.4cm；表面紫棕色或淡绿色，棱角处具茸毛，节间长 2 ~ 5cm；质脆，断面白色，髓部中空。叶对生，有短柄；叶片皱缩卷曲，完整者展平后呈宽披针形、长椭圆形或卵形，长 2 ~ 5cm，宽 1 ~ 3cm；上表面深绿色，下表面灰绿色，稀被茸毛，有凹点状腺鳞。轮伞花序腋生，花萼钟状，先端 5 齿裂，花冠淡紫色。揉搓后有特殊清凉香气，味辛、凉。

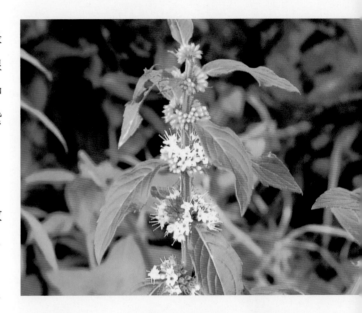

| 功能主治 | 辛，凉。归肺、肝经。疏散风热，清利头目，利咽，透疹，疏肝行气。用于风热感冒，风温初起，头痛，目赤，喉痹，口疮，风疹，麻疹，胸胁胀闷。

| 用法用量 | 内服煎汤，3 ~ 6g，后下。

| 附 注 | 据有关资料记载，本种鲜茎叶的挥发油（薄荷油）、鲜茎叶的蒸馏液（薄荷露）、全草提取的结晶（薄荷脑）均可入药，其味辛，性凉，可疏风清热。FOC 修订本种的拉丁学名为 *Mentha canadensis* L.。

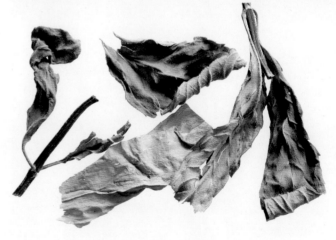

唇形科 Labiatae 地笋属 Lycopus

毛叶地瓜儿苗 *Lycopus lucidus* Turcz. var. *hirtus* Regel

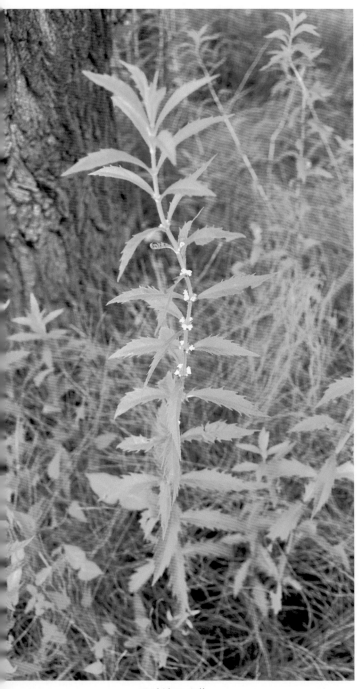

毛叶地瓜儿苗

|植物别名|

地瓜儿苗、泽兰。

|药材名|

泽兰（药用部位：地上部分）、地笋（药用部位：根茎）。

|形态特征|

多年生直立草本。地下有横生的根茎，秋季先端膨大成纺锤形，肉质，白色，节上生鳞叶和须根。茎高 60 ～ 120cm，棱上被向上小硬毛，节上被密集硬毛。叶披针形，长 4 ～ 12cm，宽 1.5 ～ 4cm，先端急尖或渐尖，基部楔形，两端渐狭，边缘具锐齿，暗绿色，上面密被细刚毛状硬毛，叶缘具缘毛，下面主要在肋及脉上被刚毛状硬毛，叶无柄或近无柄。轮伞花序腋生，每轮有 6 至多朵花，密集呈球形；小苞片披针形；花萼钟状，长 3.5 ～ 4mm，喉部有白色短柔毛，不明显二唇形，上唇先端 2 裂，下唇 3 裂；雄蕊 2，分离，药室平行，退化雄蕊 2；花柱着生于子房基部，先端 2 裂。小坚果扁平，光滑，有厚边。花期 6 ～ 9 月，果期 8 ～ 11 月。

| **生境分布** | 生于水边湿地。天津各地均有分布。

| **资源情况** | 野生资源较少。药材来源于野生。

| **采收加工** | 泽兰：夏、秋季茎叶茂盛时采割，晒干。
地笋：秋季采挖，除去地上部分，洗净，晒干。

| **药材性状** | 泽兰：本品茎呈方柱形，少分枝，四面均有浅纵沟，长 50 ~ 100cm，直径 0.2 ~ 0.6cm；表面黄绿色或带紫色，节处紫色明显，有白色茸毛；质脆，断面黄白色，髓部中空。叶对生，有短柄或近无柄；叶片多皱缩，展平后呈披针形或长圆形，长 5 ~ 10cm；上表面黑绿色或暗绿色，下表面灰绿色，密具腺点，两面均有短毛；先端尖，基部渐狭，边缘有锯齿。轮伞花序腋生，花冠多脱落，苞片和花萼宿存，小苞片披针形，有缘毛，花萼钟形，5 齿。气微，味淡。
地笋：本品形似地蚕，长 4 ~ 8cm，直径约 1cm；表面黄棕色，有 7 ~ 12 环节。质脆，断面白色。气香，味甘。

| **功能主治** | 泽兰：苦、辛，微温。归肝、脾经。活血调经，祛瘀消痈，利水消肿。用于月经不调，经闭，痛经，产后瘀血腹痛，疮痈肿毒，水肿腹水。
地笋：甘、辛，平。化瘀止血，益气利水。用于衄血，吐血，产后腹痛，黄疸，水肿，带下，气虚乏力。

| **用法用量** | 泽兰：内服煎汤，6 ~ 12g。
地笋：内服煎汤，4 ~ 9g；或浸酒。外用适量，捣敷；或浸酒涂。

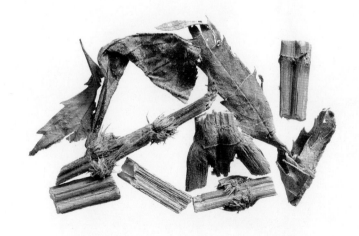

唇形科 Labiatae 紫苏属 Perilla

紫苏 *Perilla frutescens* (L.) Britt.

| 植物别名 | 赤苏、红苏、苏叶。

| 药材名 | 紫苏梗（药用部位：茎）、紫苏叶（药用部位：叶或带嫩枝的叶）、紫苏子（药用部位：果实）。

| 形态特征 | 一年生直立草本，高 60 ~ 100cm，绿色或紫色。茎四棱形，有分枝，被有关节的长柔毛。叶对生，广卵圆形，长 4 ~ 11cm，宽 2.5 ~ 9cm，先端渐尖或尾状尖，基部圆形或阔楔形，边缘有粗锯齿，两面绿色或紫色，或仅下面紫色；叶柄长 2 ~ 3cm。轮伞花序具 2 花，组成腋生或顶生总状花序，花序长 1.5 ~ 15cm，苞片卵圆形，被腺毛；花萼钟形，被长柔毛和黄色腺点，内面喉部有毛环，外面基部一边膨胀，萼檐二唇形，上唇宽大，3 齿，下唇比上唇稍长，2 齿，齿披

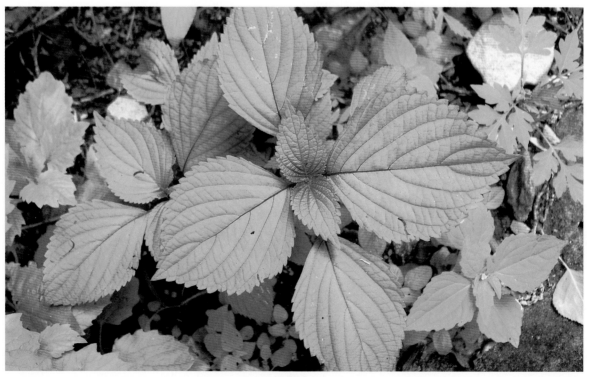

紫苏

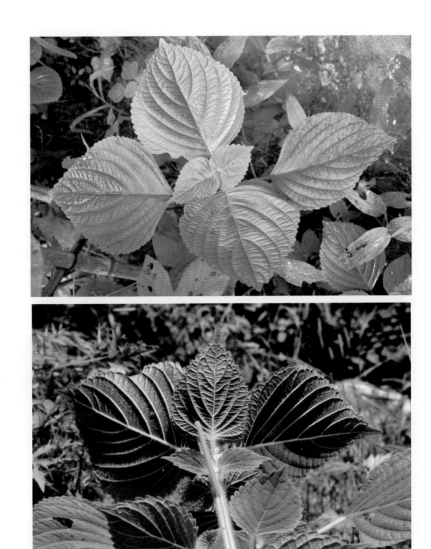

针形，果萼增大；花冠白色至紫红色，长 3 ~ 4mm，冠筒短，冠檐二唇形，下唇 3 裂；雄蕊 4，前对稍长，花药 2 室；花柱先端 2 浅裂。小坚果近球形，灰褐色，直径约 1.5mm，具网纹。花期 8 ~ 11 月，果期 8 ~ 12 月。

| **生境分布** | 分布于天津蓟州盘山、九山顶、九龙山、八仙山等地。天津各地广泛栽培。

| **资源情况** | 野生资源丰富，栽培资源丰富。药材来源于野生或栽培。

| **采收加工** | 紫苏梗：秋季果实成熟后采割，除去杂质，晒干；或趁鲜切片，晒干。
紫苏叶：夏季枝叶茂盛时采收，除去杂质，晒干。
紫苏子：秋季果实成熟时采收，除去杂质，晒干。

| **药材性状** | 紫苏梗：本品呈方柱形，四棱钝圆，长短不一，直径 0.5 ~ 1.5cm；表面紫棕色

或暗紫色，四面有纵沟和细纵纹，节部稍膨大，有对生的枝痕和叶痕。体轻，质硬，断面裂片状。切片厚 2 ~ 5mm，常呈斜长方形，木部黄白色，射线细密，呈放射状，髓部白色，疏松或脱落。气微香，味淡。

紫苏叶：本品叶片多皱缩卷曲、破碎，完整者展平后呈卵圆形，长 4 ~ 11cm，宽 2.5 ~ 9cm；先端长尖或急尖，基部圆形或宽楔形，边缘具圆锯齿；两面紫色或上表面绿色，下表面紫色，疏生灰白色毛，下表面有多数凹点状的腺鳞；叶柄长 2 ~ 3cm，紫色或紫绿色。质脆。带嫩枝者，枝的直径 2 ~ 5mm，紫绿色，断面中部有髓。气清香，味微辛。

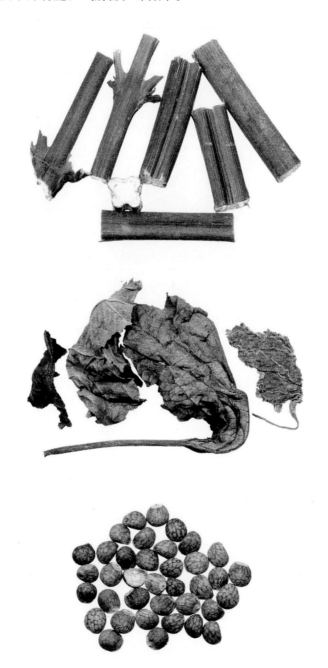

紫苏子：本品呈卵圆形或类球形，直径约 1.5mm；表面灰棕色或灰褐色，有微隆起的暗紫色网纹，基部稍尖，有灰白色点状果梗痕。果皮薄而脆，易压碎。种子黄白色，种皮膜质，子叶 2，类白色，有油性。压碎有香气，味微辛。

| 功能主治 | 紫苏梗：辛，温。归肺、脾经。理气宽中，止痛，安胎。用于胸膈痞闷，胃脘疼痛，嗳气呕吐，胎动不安。

紫苏叶：辛，温。归肺、脾经。解表散寒，行气和胃。用于风寒感冒，咳嗽呕恶，妊娠呕吐，鱼蟹中毒。

紫苏子：辛，温。归肺经。降气化痰，止咳平喘，润肠通便。用于痰壅气逆，咳嗽气喘，肠燥便秘。

| 用法用量 | 紫苏梗、紫苏叶：内服煎汤，5 ~ 10g。

紫苏子：内服煎汤，3 ~ 10g。

| 附　注 | 据有关资料记载，本种的根及近根的老茎（苏头）、宿萼（紫苏苞）亦可入药。

唇形科 Labiatae 紫苏属 Perilla

回回苏

Perilla frutescens (L.) Britt. var. *crispa* (Thunb.) Hand.-Mazz.

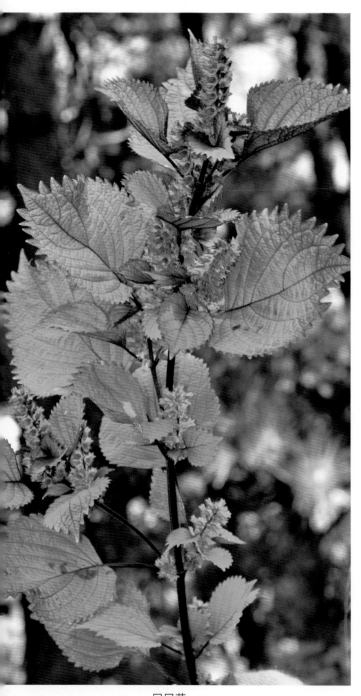

回回苏

形态特征

一年生直立草本，高 60 ~ 100cm，绿色或紫色。茎四棱形，有分枝，被有关节的长柔毛。叶对生，广卵圆形，长 4 ~ 11cm，宽 2.5 ~ 9cm，先端渐尖或尾状尖，基部圆形或阔楔形，边缘有狭而深的锯齿，常为紫色；叶柄长 2 ~ 3cm。轮伞花序具 2 花，组成腋生或顶生总状花序，花序长 1.5 ~ 15cm，苞片卵圆形，被腺毛；花萼钟形，被长柔毛和黄色腺点，内面喉部有毛环，外面基部一边膨胀，萼檐二唇形，上唇宽大，3 齿，下唇比上唇稍长，2 齿，齿披针形，果萼较小；花冠白色至紫红色，长 3 ~ 4mm，冠筒短，冠檐二唇形，下唇 3 裂；雄蕊 4，前对稍长，花药 2 室；花柱先端 2 浅裂。小坚果近球形，灰褐色，直径约 1.5mm，具网纹。花期 8 ~ 11 月，果期 8 ~ 12 月。

生境分布

天津各地均有栽培。

资源情况

栽培资源较少。药材来源于栽培。

| **药材性状** | 本品叶皱曲，边缘有狭而深的锯齿，呈流苏状，或具条状深裂，呈鸡冠状。果萼较小，长约 4mm。小坚果直径 0.5 ~ 1mm，暗棕色或暗褐色。 |

| **附　注** | 在江苏、广西、四川、云南、贵州等地区有用本种的叶作紫苏叶入药者。日本以本种作为正品紫苏用，并在中国广泛栽培。 |

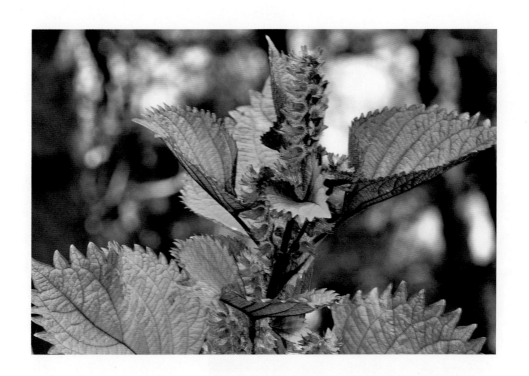

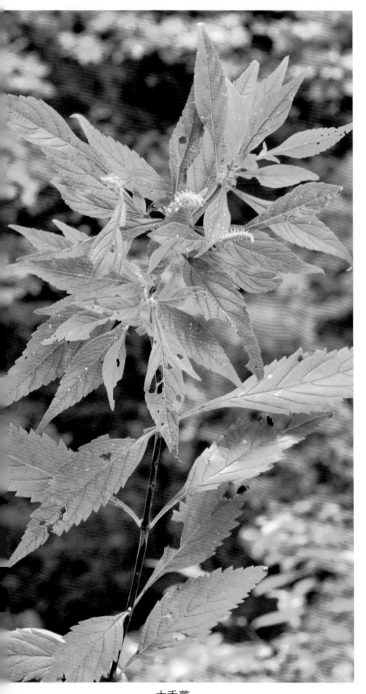

木香薷

唇形科 Labiatae 香薷属 Elsholtzia

木香薷 *Elsholtzia stauntoni* Benth.

植物别名

柴荆芥、山荆芥。

形态特征

直立半灌木，高 0.7 ~ 1.7m。叶披针形或长圆状披针形，长 8 ~ 12cm，宽 2.5 ~ 4cm，边缘有疏锯齿，先端渐尖，基部楔形，下面密生凹腺点；叶柄长 4 ~ 6mm。轮伞花序排列成顶生，疏散，近偏向一侧，长 7 ~ 13cm，呈假穗状花序；苞片和小苞片披针形或线状披针形；花萼钟状，长约 2mm，外生白色绒毛，5 齿，近相等，卵状披针形；花冠玫瑰紫色，长约 9mm，花冠筒内有斜向毛环，上唇直立，先端微凹，下唇 3 裂，中裂片近圆形；雄蕊 4，二强，伸出花冠外；花柱 1，柱头 2 裂。花果期 7 ~ 10 月。

生境分布

生于谷地、溪边、草地及石山上。分布于天津蓟州八仙山等地。

资源情况

野生资源稀少。药材来源于野生。

| **附　注** | 据文献记载，本种全草入药，辛、苦，微温。用于肠炎，风湿性关节炎，感冒，牙痛，肿瘤等。FOC 修订本种的拉丁学名为 *Elsholtzia stauntonii* Benth.。

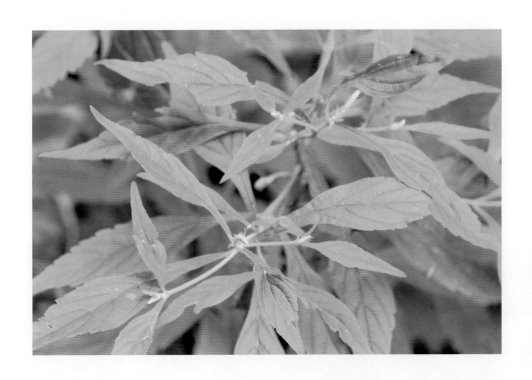

唇形科 Labiatae 香薷属 Elsholtzia

香薷 *Elsholtzia ciliata* (Thunb.) Hyland.

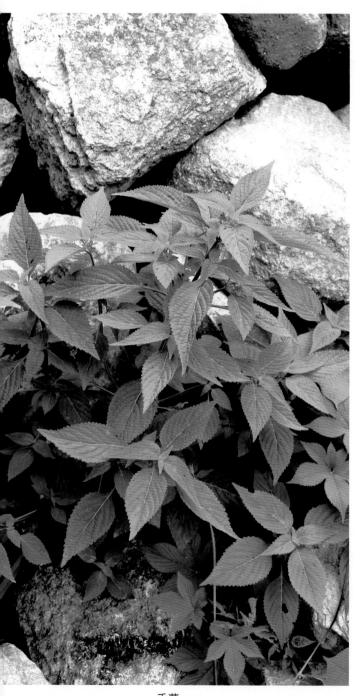

香薷

|植物别名|

香草头、水芳花、土香薷。

|药材名|

土香薷（药用部位：全草）。

|形态特征|

一年生草本，高 30 ~ 60cm。须根密集。茎常自中部以上分枝，钝四棱形，常呈褐紫色。叶卵形或椭圆状披针形，长 3 ~ 9cm，宽 1 ~ 4cm，先端渐尖，基部楔形或阔楔形，边缘具整齐的牙齿状锯齿，上面绿色，疏被小硬毛，下面淡绿色，满布橙色腺点，叶柄长 0.5 ~ 3.5cm。轮伞花序多花，组成偏向一侧的穗状花序，长 2 ~ 7cm；苞片卵圆形，先端针芒状；花萼钟形，长约 1.5mm，被疏毛和腺点，萼齿 5，三角形，前 2 齿较长，齿端呈针芒状，边缘具缘毛；花冠淡紫色，外被柔毛，冠檐二唇形，上唇直立，先端微凹，下唇开展，3 裂，中裂片半圆形，侧裂片弧形；雄蕊 4，前对较长，外伸，花药紫黑色；花柱内藏，先端 2 浅裂。小坚果长圆形，长约 1mm，棕黄色，光滑。花期 7 ~ 8 月。

| **生境分布** | 生于山坡、路旁、荒地。分布于天津蓟州盘山、黄崖关、九山顶、九龙山、八仙山等地。

| **资源情况** | 野生资源较丰富。药材来源于野生。

| **采收加工** | 夏、秋季采收，切段，晒干，或鲜用。

| **药材性状** | 本品茎呈方柱形，多分枝，长 30 ~ 50cm，表面紫褐色；质脆。叶卷曲皱缩，展平后呈卵形或椭圆状披针形，长 3 ~ 9cm，宽 1 ~ 4cm，上面暗绿色，有疏生硬毛，下面淡绿色，散生多数亮黄色腺点；叶柄长 0.5 ~ 3cm，有小硬毛。顶生假穗状花序，稍偏向一侧，花淡紫色。揉搓后有特异清香，味辛、凉。

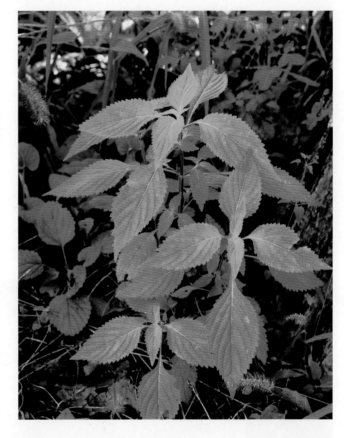

| **功能主治** | 辛，微温。归肺、胃经。发汗解暑，化湿利尿。用于夏季感冒，中暑，泄泻，水肿，湿疹，小便不利，痈疮。

| **用法用量** | 内服煎汤，9 ~ 15g，鲜品加倍。外用适量，捣敷；煎汤含漱或熏洗。

唇形科 Labiatae 香茶菜属 Rabdosia

内折香茶菜 *Rabdosia inflexa* (Thunb.) Hara

| **植物别名** | 山薄荷、山薄荷香茶菜。

| **形态特征** | 多年生草本，高 40 ~ 90cm。根茎木质，有时疙瘩状，向下密生纤维状须根。茎直立，自下部多分枝，沿茎棱密生倒向具节白色柔毛。叶片三角状宽卵形或菱状卵形，长 3 ~ 5.5cm，宽 2.5 ~ 5cm，先端尖锐或钝，基部宽楔形，骤然狭，下延至柄，边缘具粗大圆齿状锯齿，表面深绿色，散布具节短柔毛，下面淡绿色，沿叶脉被具节白色柔毛。聚伞花序具 3 ~ 5 花，组成顶生和腋生的狭圆锥形花序；苞叶卵圆形，小苞片线状披针形；花萼钟形，萼齿 5，呈 3/2 二唇形，萼齿为萼的 1/2；花冠淡紫色，长 8 ~ 11mm，外被微柔毛及腺点，冠筒近基部上方浅囊状，花冠二唇形，上唇外翻，先端具相等 4 圆裂，下唇较花冠筒长，呈舟形；雄蕊 4；花柱丝状，先端相等 2 浅裂，

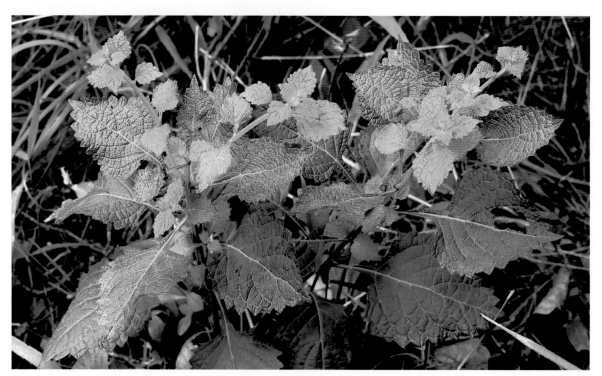

内折香茶菜

花盘环状。小坚果卵圆形，先端具腺点。花果期 7 ~ 10 月。

| **生境分布** | 生于山坡、路边、山谷、沟边草丛。分布于天津蓟州盘山、黄崖关、九山顶、九龙山、八仙山等地。

| **资源情况** | 野生资源较丰富。药材来源于野生。

| **附　注** | （1）FOC 修订香茶菜属的拉丁学名为 *Isodon*，修订本种的拉丁学名为 *Isodon inflexus* (Thunb.) Kudo。

（2）在我国民间，本种常被用于腹泻、肝脓疡、心内膜炎等。在朝鲜民间，本种的叶曾被用于胃肠功能紊乱、肿瘤和一些炎症。

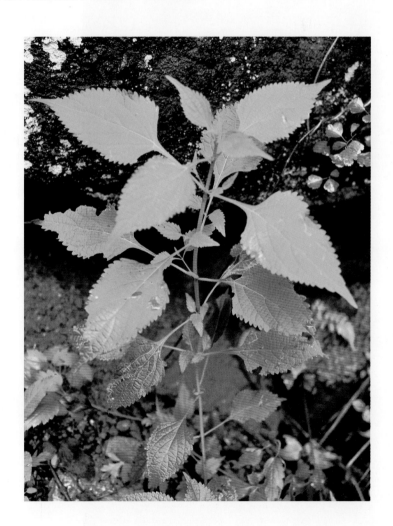

唇形科 Labiatae　香茶菜属 Rabdosia

蓝萼香茶菜
Rabdosia japonica (Burm. f.) Hara var. *glaucocalyx* (Maxim.) Hara

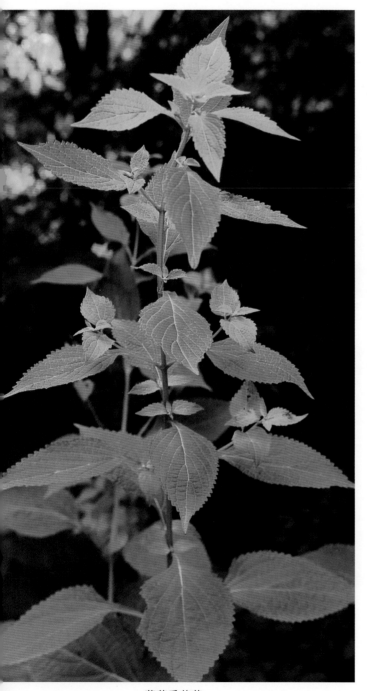

蓝萼香茶菜

| 植物别名 |

野苏子、回菜花。

| 药 材 名 |

倒根野苏（药用部位：全草或叶）。

| 形态特征 |

多年生草本。根茎木质，粗大。茎直立，高可达 1.5m，具 4 棱，多分枝，被短柔毛。叶对生，卵形或阔卵形，长 6.5 ~ 13cm，宽 3 ~ 7cm，先端具卵形或披针形而渐尖的顶齿，基部阔楔形，边缘有粗大的钝锯齿，上面绿色，下面暗绿色，两面疏被短柔毛及腺点；叶柄长 0.5 ~ 3cm。圆锥花序顶生，由 3 ~ 7 花的聚伞花序组成，苞片卵形，被微柔毛；花萼筒状钟形，常蓝色，被贴生微柔毛，5 齿，齿三角形，为花萼长的 1/3，近等大，果时花萼增大；花冠蓝色，长约 5.5mm，花冠筒长约 2.5mm，冠檐二唇形，上唇反折，先端 4 圆裂，具深色斑点，外被短柔毛，下唇阔卵圆形；雄蕊 4，伸出，花药黄色，花丝有髯毛；花柱先端相等 2 浅裂，伸出花冠外；花盘环状。成熟小坚果卵状三棱形，长约 1.5mm，黄褐色，先端瘤状突起。花果期 6 ~ 9 月。

| 生境分布 | 生于山坡、路边、山谷、沟边草丛中。分布于天津蓟州盘山、九山顶、九龙山、八仙山等地。 |

| 资源情况 | 野生资源丰富。药材来源于野生。 |

| 采收加工 | 夏、秋季采收，洗净，切段，晒干。 |

| 功能主治 | 苦，凉。健胃消食，清热解毒。用于脘腹胀痛，食滞纳呆，胁痛，黄疸，感冒发热，乳痈，蛇虫咬伤。 |

| 用法用量 | 内服煎汤，10 ~ 15g。外用适量，捣敷。 |

| 附　注 | FOC 修订香茶菜属的拉丁学名为 *Isodon*，修订本种的拉丁学名为 *Isodon japonicus* (Burm. f.) Hara var. *glaucocalyx* (Maxim.) H. W. Li，修订其中文学名为蓝萼毛叶香茶菜。 |

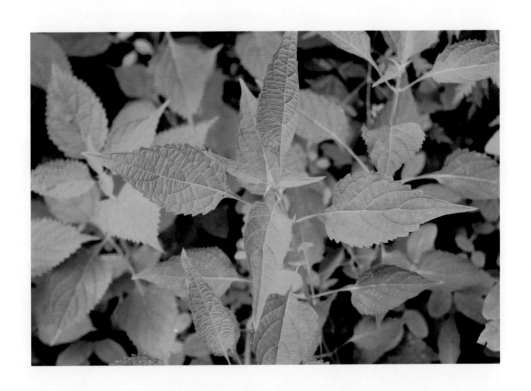

唇形科 Labiatae 鞘蕊花属 Coleus

五彩苏
Coleus scutellarioides (L.) Benth.

植物别名	彩叶草。

形态特征	多年生草本或半灌木，高约80cm。茎四棱形，带紫色。叶卵形，长5～10cm，边缘有粗钝锯齿，稍有毛，有黄色、暗红色、淡紫色等多种颜色。花小，顶生，组成穗形总状花序；花萼绿色，5齿，二唇形，果时常扩大并下弯；花冠二唇形，长约8mm，下唇比上唇大，船形；雄蕊4，花丝基部合生成1短鞘包围于花柱。小坚果平滑。花期7～9月，果期8～10月。

生境分布	生于花坛、路边、庭院、公园。天津各地广泛栽培。

资源情况	栽培资源较丰富。药材来源于栽培。

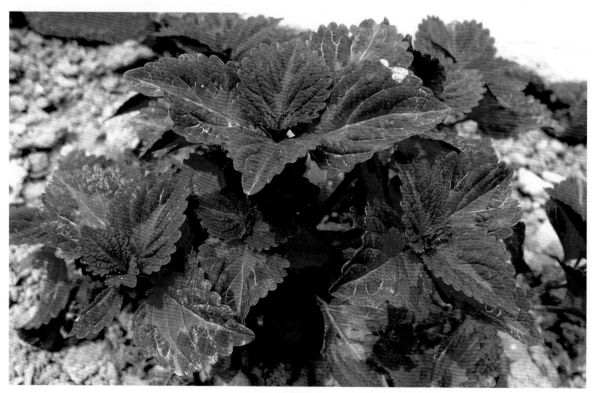

五彩苏

| 附　注 | 据文献记载，本种含有的迷迭香酸具有抗菌、抗病毒和抗炎作用。本种的变种小五彩苏 [*Coleus scutellarioides* var. *crispipilus* (Merr.) H.Keng] 全草入药，其味苦，性凉，归脾经，可清热解毒，用于疮疡肿毒。

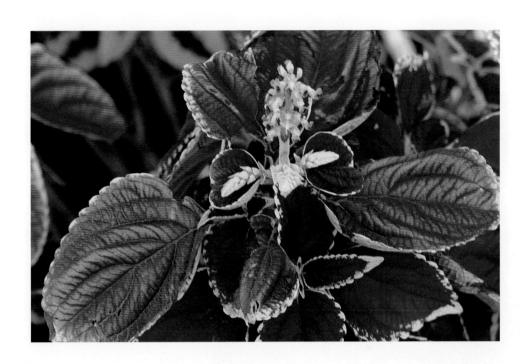

唇形科 Labiatae 罗勒属 Ocimum

罗勒
Ocimum basilicum L.

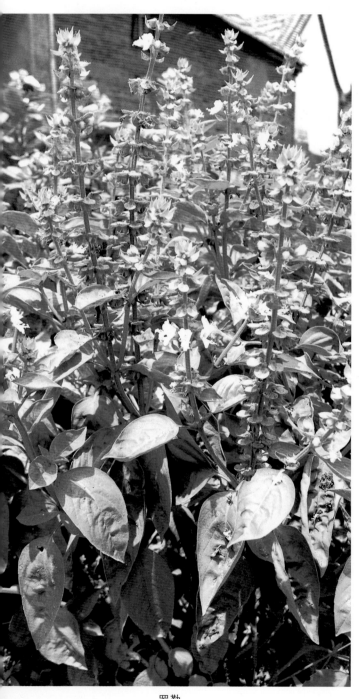

罗勒

植物别名

荆芥、矮糠、九层塔。

药材名

罗勒（药用部位：全草）、罗勒子（药用部位：果实）。

形态特征

一年生草本，高 20 ~ 80cm，全株芳香。茎直立，四棱形，上部被倒向微柔毛，常带红色或紫色。叶对生；叶柄长约 1.5cm，被微柔毛；叶片卵形或卵状披针形，长 2.5 ~ 6cm，宽 1 ~ 3.5cm，全缘或具疏锯齿，两面近无毛，下面具腺点。总状花序顶生，长 10 ~ 20cm，由具 6 花的轮伞花序组成；苞片细小，倒被针形，边缘有缘毛，早落；花萼钟形，外面被短柔毛，萼齿 5，上唇 3 齿，中齿最大，近圆形，具短尖头，侧齿卵圆形，先端锐尖，下唇 2 齿，披针形具刺尖，齿缘具缘毛，果时化萼增大，宿存；花冠淡紫色或白色，长约 6mm，伸出花萼，上唇宽大，4 裂，下唇长圆形，下倾；雄蕊 4，二强；子房 4 裂，花柱与雄蕊近等长，柱头 2 裂；花盘具 4 浅齿。小坚果长圆状卵形，褐色。花期 6 ~ 9 月，果期 7 ~ 10 月。

| 生境分布 | 生于花坛、路边、庭院、公园。天津各地均有栽培。

| 资源情况 | 栽培资源较少。药材来源于栽培。

| 采收加工 | 罗勒：开花后割取地上部分，鲜用或阴干。
罗勒子：9 月采收成熟果实，晒干。

| 药材性状 | 罗勒：本品茎呈方柱形，长短不等，直径 1 ~ 4mm，表面紫色或黄紫色，有纵沟纹，具柔毛；质坚硬，折断面纤维性，黄白色，中央有白色的髓。叶多脱落或破碎，完整者展平后呈卵圆形或卵状被针形，长 2.5 ~ 5cm，宽 1 ~ 2.5cm，先端钝或尖，基部渐狭，边缘有不规则牙齿或近全缘，两面近无毛，下面有腺点；叶柄长约 1.5cm，被微柔毛。假总状花序微被毛，花冠脱落；苞片倒披针形，宿萼钟状，黄棕色，膜质，有网纹，外被柔毛，内面喉部被柔毛。宿萼内含小坚果。搓碎后有强烈香气，味辛、有清凉感。
罗勒子：本品小坚果呈卵形，长约 2mm，基部具果柄痕，表面灰棕色至黑色，微带光泽，于放大镜下可见细密小点。质坚硬，横切面呈三角形，子叶肥厚，乳白色，富油质。气弱，味淡，有黏液感。浸水中果实膨胀，表面产生白色黏液质层。

| 功能主治 | 罗勒：辛、甘，温。归肺、脾、胃、大肠经。疏风解表，化湿和中，行气活血，解毒消肿。用于感冒头痛，发热咳嗽，食积不化，脘腹胀满疼痛，月经不调，牙痛口臭，皮肤湿疮，跌打损伤。
罗勒子：甘、辛，凉。清热明目，祛翳。用于目赤肿痛，倒睫目翳。

| 用法用量 | 罗勒：内服煎汤，5 ~ 15g，大剂量可用至 30g；或捣汁；或入丸、散。外用适量，捣敷；或烧存性，研末调敷；亦可煎汤洗或含漱。
罗勒子：内服煎汤，3 ~ 5g。外用适量，研末点目。

| 附　　注 | 本种可作香料。

茄科 Solanaceae 枸杞属 Lycium

宁夏枸杞 *Lycium barbarum* L.

| **植物别名** | 中宁枸杞。

| **药 材 名** | 地骨皮（药用部位：根皮）、枸杞子（药用部位：果实）、枸杞叶（药用部位：嫩茎叶）。

| **形态特征** | 灌木，高可达 2m。分枝细密。叶互生或簇生，披针形或长椭圆状披针形，先端渐尖或急尖，叶脉不明显。花 1 ～ 2 生于长枝叶腋或 2 ～ 7 同叶簇生短枝上；花萼钟形，通常 2 中裂，裂片有小尖头或 2 ～ 3 齿裂；花冠漏斗状，蓝紫色，筒部明显长于裂片，裂片卵形，先端钝圆，基部有耳，边缘无缘毛；雄蕊插生花冠筒中部，微伸出花冠，花丝基底部及花冠筒内壁密生 1 圈绒毛；花柱微伸出花冠外，柱头 2 浅裂。浆果肉质多汁液，红色或橙红色；有多种子，种子肾形，扁平，棕黄色。花果期 5 ～ 10 月。

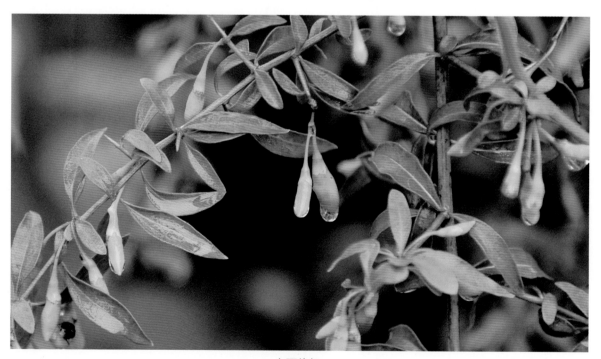

宁夏枸杞

| **生境分布** | 无野生分布，天津各地均有栽培。

| **资源情况** | 栽培资源较少。药材来源于栽培。

| **采收加工** | 地骨皮：春初或秋后采挖根部，洗净，剥取根皮，晒干。

枸杞子：夏、秋季果实呈红色时采收，热风烘干，除去果梗；或晾至皮皱后晒干，除去果梗。

枸杞叶：春季至初夏采摘，洗净，多鲜用。

| **药材性状** | 地骨皮：本品呈筒状或槽状，长 3 ～ 10cm，宽 0.5 ～ 1.5cm，厚 0.1 ～ 0.3cm；外表面灰黄色至棕黄色，粗糙，有不规则纵裂纹，易呈鳞片状剥落；内表面黄白色至灰黄色，较平坦，有细纵纹。体轻，质脆，易折断，断面不平坦，外层黄棕色，内层灰白色。气微，味微甘而后苦。

枸杞子：本品呈类纺锤形或椭圆形，长 6 ～ 20mm，直径 3 ～ 10mm；表面红色或暗红色，先端有小凸起状的花柱痕，基部有白色的果梗痕。果皮柔韧，皱缩；果肉肉质，柔润。种子 20 ～ 50，类肾形，扁而翘，长 1.5 ～ 1.9mm，宽 1 ～ 1.7mm，表面浅黄色或棕黄色。气微，味甜。

枸杞叶：本品单叶或数叶簇生嫩枝上。叶片皱缩，展平后呈卵形或长椭圆形，长 2 ～ 6cm，宽 0.5 ～ 2.5cm，全缘，表面深绿色。质脆，易碎。气微，味苦。

| **功能主治** | 地骨皮：甘，寒。归肺、肝、肾经。凉血除蒸，清肺降火。用于阴虚潮热，骨蒸盗汗，肺热咳嗽，咯血，衄血，内热消渴。

枸杞子：甘，平。归肝、肾经。滋补肝肾，益精明目。用于虚劳精亏，腰膝酸痛，眩晕耳鸣，阳痿遗精，内热消渴，血虚萎黄，目昏不明。

枸杞叶：苦、甘，凉。归肝、脾、肾经。补虚益精，清热明目。用于虚劳发热，烦渴，目赤昏痛，障翳夜盲，崩漏带下，热毒疮肿。

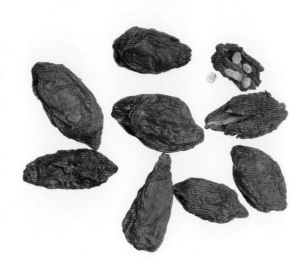

| **用法用量** | 地骨皮：内服煎汤，9 ～ 15g。

枸杞子：内服煎汤，6 ～ 12g。

枸杞叶：内服煎汤，鲜品 60 ～ 240g；或煮食；或捣汁。外用适量，煎汤洗；或捣汁滴眼。

茄科 Solanaceae 枸杞属 Lycium

枸杞 *Lycium chinense* Mill.

| **植物别名** | 枸棘。

| **药 材 名** | 地骨皮（药用部位：根皮）、枸杞叶（药用部位：嫩茎叶）。

| **形态特征** | 灌木，高可达 2m。多分枝，枝条细弱，弯曲或俯垂，小枝先端尖锐，棘刺状。单叶互生或 2 ~ 4 叶簇生，叶卵形、卵状菱形、长圆形或卵状披针形，基部楔形，先端急尖。花单生或双生于长枝叶腋，或在短枝上同叶簇生；花萼 3 中裂或 4 ~ 5 齿裂，裂片多少有缘毛；花冠 5 深裂，漏斗状，浅紫色，筒部向上骤然扩大，裂片边缘有缘毛，基部耳片显著；雄蕊 5，生于花冠筒中部，花丝在近基部处有 1 圈椭圆状的毛丛，同一高度的花冠筒内壁上亦有 1 圈绒毛；子房 2 室，柱头 2 浅裂，绿色。浆果红色，卵形；种子肾形，黄色。花果期 6 ~ 11 月。

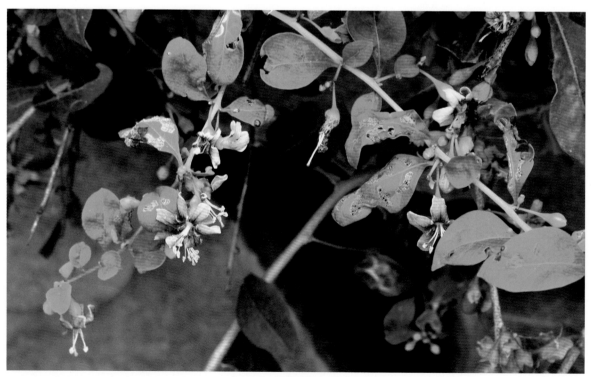

枸杞

| **生境分布** | 生于丘陵、山坡杂木林中、村旁。分布于天津蓟州。天津各地均有栽培。

| **资源情况** | 野生资源较少，栽培资源一般。药材来源于野生或栽培。

| **采收加工** | 见"宁夏枸杞"。

| **药材性状** | 见"宁夏枸杞"。

| **功能主治** | 见"宁夏枸杞"。

| **用法用量** | 见"宁夏枸杞"。

| **附　　注** | 《中华本草》记载本种果实可作枸杞子入药。

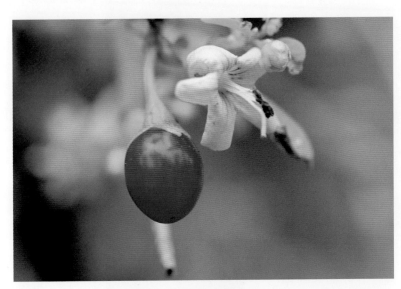

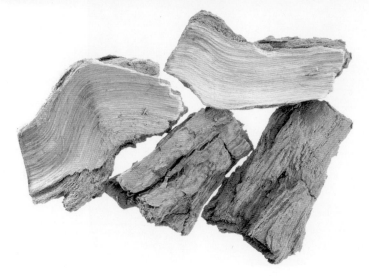

茄科 Solanaceae 酸浆属 Physalis

挂金灯 *Physalis alkekengi* L. var. *francheti* (Mast.) Makino

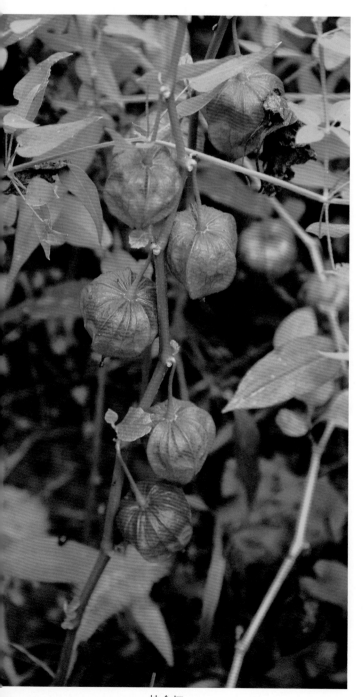

挂金灯

植物别名

锦灯笼、红姑娘、毛酸浆。

药材名

锦灯笼（药用部位：宿萼或带果实的宿萼）、酸浆（药用部位：全草）、酸浆根（药用部位：根）。

形态特征

多年生草本，高 20 ~ 100cm。茎直立，节稍膨大。叶在茎下部为互生，在上部为假对生，长卵形、宽卵形或菱状卵形，长 5 ~ 15cm，宽 2 ~ 8cm，先端渐尖，基部偏斜，全缘，边缘波状或有粗齿，被柔毛；叶柄长 1 ~ 3cm。花单生叶腋；花萼钟状，长 6mm。浆果球形，橙红色，直径 10 ~ 15mm，被膨大的宿萼所包；宿萼卵形，远较浆果为大，长 3 ~ 4cm，直径 2.5 ~ 3.5cm，基部稍内凹，橙红色。花期 6 ~ 8 月，果期 9 ~ 10 月。

生境分布

生于村边、路旁及荒地。分布于天津蓟州盘山、九山顶、九龙山、八仙山等地。

| **资源情况** | 野生资源丰富。药材来源于野生。 |

采收加工	锦灯笼：秋季果实成熟、宿萼呈红色或橙红色时采收，干燥。
	酸浆：夏、秋季采收，鲜用或晒干。
	酸浆根：夏、秋季采挖，洗净，鲜用或晒干。

药材性状	锦灯笼：本品略呈灯笼状，多压扁，长 3～4cm，宽 2.5～3.5cm；表面橙红色或橙黄色，有 5 明显的纵棱，棱间有网状的细脉纹；先端渐尖，微 5 裂，基部略平截，中心凹陷有果梗。体轻，质柔韧，中空，或内有棕红色或橙红色果实。果实球形，多压扁，直径 1～1.5cm，果皮皱缩，内含种子多数。气微，宿萼味苦，果实味甘、微酸。
	酸浆：本品茎呈圆柱形，木质化较硬。叶互生，完整的叶片阔卵形，长 5～15cm，宽 2～8cm，先端尖，基部不对称，波状缘有粗齿。宿萼卵球形，直径 1.5～2.5cm，黄绿色，薄纸质。浆果圆球形，皱缩，直径 1～1.2cm。气微，味苦。
	酸浆根：本品根和根茎呈细长圆柱形，略扭曲，直径 1～2mm，表面皱缩，土棕色，节明显。略具青草气，味甚苦而微辛。

功能主治	锦灯笼：苦，寒。归肺经。清热解毒，利咽化痰，利尿通淋。用于咽痛喑哑，痰热咳嗽，小便不利，热淋涩痛。外用于天疱疮，湿疹。
	酸浆：酸、苦，寒。归肺、脾经。清热毒，利咽喉，通利二便。用于咽喉肿痛，肺热咳嗽，黄疸，痢疾，水肿，小便淋涩，大便不通，黄水疮，湿疹，丹毒。
	酸浆根：苦，寒。归肺、脾经。清热，利湿。用于黄疸，疟疾，疝气。

用法用量	锦灯笼：内服煎汤，5～9g。外用适量，捣敷患处。
	酸浆：内服煎汤，9～15g；或捣汁、研末。外用适量，煎汤洗；研末调敷或捣敷。
	酸浆根：内服煎汤，3～6g，鲜品 24～30g。

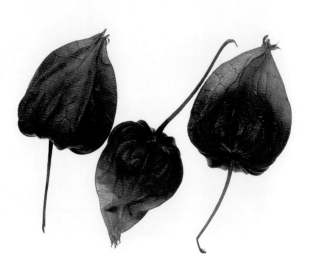

| **附　注** | （1）FOC 修订本种的拉丁学名为 *Physalis alkekengi* L. var. *franchetii* (Mast.) Makino。 |
| | （2）2015 年版《中国药典》一部收载本种的中文学名为酸浆。 |

茄科 Solanaceae 酸浆属 Physalis

苦蘵 *Physalis angulata* L.

| 植物别名 | 灯笼草、鬼灯笼、天泡草。

| 药 材 名 | 苦蘵（药用部位：全草）、苦蘵根（药用部位：根）、苦蘵果实（药用部位：果实）。

| 形态特征 | 一年生草本，被稀疏柔毛或近无毛。茎高 30 ~ 50cm，多纤细分枝。叶卵形至卵状椭圆形，先端渐尖或急尖，基部阔楔形或楔形，全缘或有不明显的稀疏牙齿。花单个腋生，花萼 5 中裂，裂片披针形；花冠淡黄色，喉部常有紫色斑纹；花药蓝紫色或有时黄色。浆果球形，果熟时果萼卵球形，淡绿色，完全包裹果实；种子肾形，淡黄色。花期 6 ~ 9 月，果期 8 ~ 11 月。

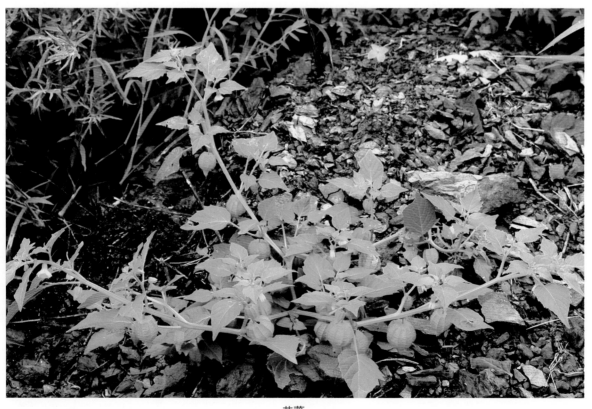

苦蘵

生境分布	生于山坡、林下或田边、路旁。分布于天津蓟州、静海、滨海、武清、宁河等地。

资源情况	野生资源丰富。药材来源于野生。

采收加工	苦蘵：夏、秋季采收，鲜用或晒干。
	苦蘵根：夏、秋季采挖，洗净，鲜用或晒干。
	苦蘵果实：秋季果实成熟时采收，鲜用或晒干。

药材性状	苦蘵：本品茎有分枝，被细柔毛或近光滑。叶互生，黄绿色，多皱缩或脱落，完整者卵形，长3～6cm，宽2～4cm，先端渐尖，基部偏斜，全缘或有疏锯齿，厚纸质；叶柄1～3cm。花淡黄棕色，钟形，先端5裂。有的可见果实，球形，橙红色，外包淡绿黄色膨大的宿萼，长约2.5cm，有5较深的纵棱。气微，味苦。

功能主治	苦蘵：苦、酸，寒。清热，利尿，解毒，消肿。用于感冒，肺热咳嗽，咽喉肿痛，牙龈肿痛，湿热黄疸，痢疾，水肿，热淋，疔疮。
	苦蘵根：苦，寒。利水通淋。用于水肿腹胀，黄疸，热淋。
	苦蘵果实：酸，平。解毒，利湿。用于牙痛，天疱疮，疔疮。

用法用量	苦蘵：内服煎汤，15～30g；或捣汁。外用适量，捣敷；煎汤含漱或熏洗。
	苦蘵根：内服煎汤，15～30g。
	苦蘵果实：内服煎汤，6～9g。外用适量，捣汁涂。

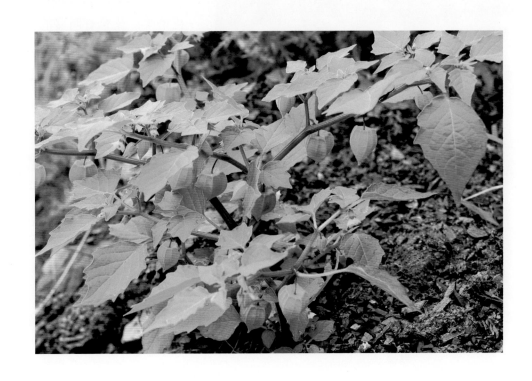

茄科 Solanaceae 辣椒属 Capsicum

辣椒 *Capsicum annuum* L.

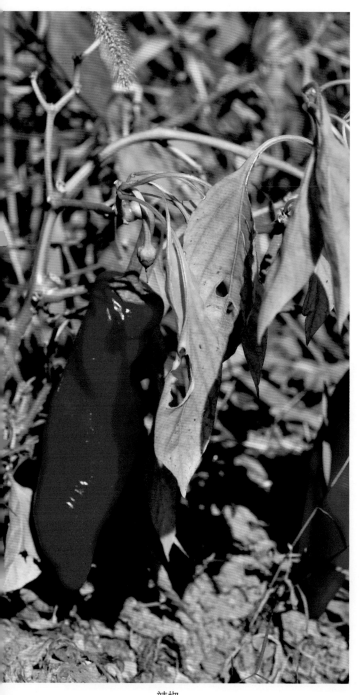

辣椒

| 植物别名 |

辣子、番椒、红海椒。

| 药 材 名 |

辣椒（药用部位：果实）、辣椒头（药用部位：根）、辣椒茎（药用部位：茎）、辣椒叶（药用部位：叶）。

| 形态特征 |

一年生草本，高达 80cm，全体无毛或稍有柔毛。单叶互生，卵状披针形至卵形，全缘，先端渐尖或急尖，基部楔形；有较长的叶柄。花单生；花萼有明显的 5 ~ 7 齿裂；花冠白色，裂片卵形；雄蕊贴生于花冠筒基部，花药蓝紫色；子房 2 ~ 3 室，柱头有不明显的 2 ~ 3 裂。浆果为长指状，先端常弯曲，少汁液；种子扁，圆盘形，黄色。花果期 6 ~ 10 月。

| 生境分布 |

无野生分布，天津各地广泛栽培。

| 资源情况 |

栽培资源丰富。药材来源于栽培。

| **采收加工** | 辣椒：夏、秋季果皮变红色时采收，除去枝梗，晒干。
辣椒头：秋季采挖根部，洗净，晒干。
辣椒茎：9 ～ 10 月将倒苗前采收，切段，晒干。
辣椒叶：夏、秋季植株生长茂盛时采摘，鲜用或晒干。

| **药材性状** | 辣椒：本品呈圆锥形、类圆锥形，略弯曲；表面橙红色、红色或深红色，光滑或较皱缩，显油性，基部微圆，常有绿棕色、具 5 裂齿的宿萼及果柄。果肉薄，质较脆，横切面可见中轴胎座，有菲薄的隔膜将果实分为 2 ～ 3 室，内含多数种子。气特异，味辛、辣。

| **功能主治** | 辣椒：辛，热。归心、脾经。温中散寒，开胃消食。用于寒滞腹痛，呕吐，泻痢，冻疮。
辣椒头：辛、甘，热。散寒除湿，活血消肿。用于手足无力，肾囊肿胀，冻疮。
辣椒茎：辛、甘，热。散寒除湿，活血化瘀。用于风湿冷痛，冻疮。
辣椒叶：苦，温。消肿活络，杀虫止痒。用于水肿，顽癣，疥疮，冻疮，痈肿。

| **用法用量** | 辣椒：内服煎汤，0.9 ～ 2.4g。外用适量。
辣椒头：内服煎汤，9 ～ 15g。外用适量，煎汤洗；或热敷。
辣椒茎：外用适量，煎汤洗。
辣椒叶：外用适量，鲜品捣敷。

| **附　注** | 本种喜温暖，怕寒冷，尤怕霜冻，又忌高温和曝晒，喜潮湿，怕水涝，耐肥；宜在土层深厚肥沃、富含有机质和透水性好的砂壤土和两合土种植，不宜与茄科植物连作。

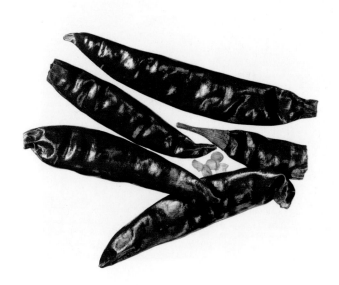

茄科 Solanaceae 辣椒属 Capsicum

簇生椒 *Capsicum annuum* L. var. *fasciculatum* (Sturt.) Irish

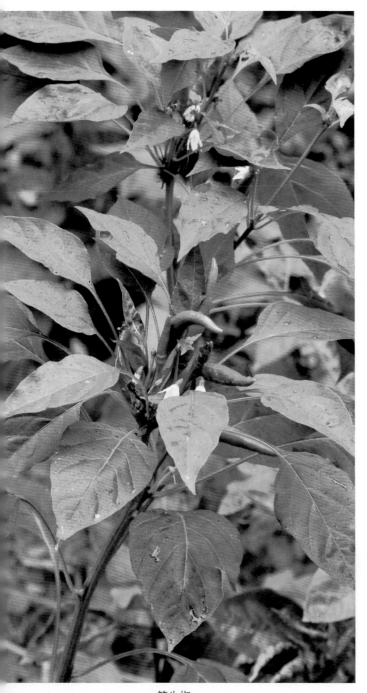

簇生椒

| 植物别名 |

指天椒。

| 药 材 名 |

辣椒（药用部位：果实）。

| 形态特征 |

本种与原种辣椒的区别在于植物体高可达
1m。叶卵状披针形，叶柄细长。花在下部
常单生，在枝先端由于节间极短缩而数朵花
（可达 8 ~ 10 和数个叶）一起呈簇生状；
花梗细瘦，直立或斜升，花稍俯垂。果梗粗
壮，直立；浆果指状或圆锥状，长 4 ~ 10cm，
微弯曲，在梗上直立生，成熟后成红色，味
很辣。

| 生境分布 |

无野生分布，天津各地广泛栽培。

| 资源情况 |

栽培资源丰富。药材来源于栽培。

| 采收加工 |

见"辣椒"。

| **药材性状** | 见"辣椒"。

| **功能主治** | 见"辣椒"。

| **用法用量** | 见"辣椒"。

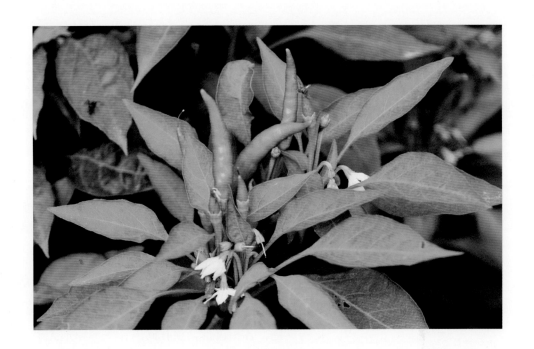

茄科 Solanaceae 茄属 Solanum

龙葵
Solanum nigrum L.

| **植物别名** | 酸溜子棵、龙槐、野茄子。 |

| **药 材 名** | 龙葵（药用部位：全草）、龙葵根（药用部位：根）、龙葵子（药用部位：果实）。 |

| **形态特征** | 一年生直立草本，高 0.25 ~ 1m，植株绿色或紫色，近无毛或被微柔毛。茎上部多分枝，微有棱。叶卵形，先端渐尖，基部广楔形，下延至叶柄，全缘或每边具不规则的波状粗齿。蝎尾状花序生于腋外，由 3 ~ 6 花组成，花轴无毛或有毛，花柄下垂；花萼小，浅杯状，5 裂，裂片卵圆形，先端圆，基部两齿间连接处成角度；花冠白色，5 深裂，裂片卵圆形，轮状伸展；雄蕊 5，着生于花冠管口，花丝短，花药黄色，各相靠合，顶孔向内；子房卵形无毛，2 室，花柱下部 |

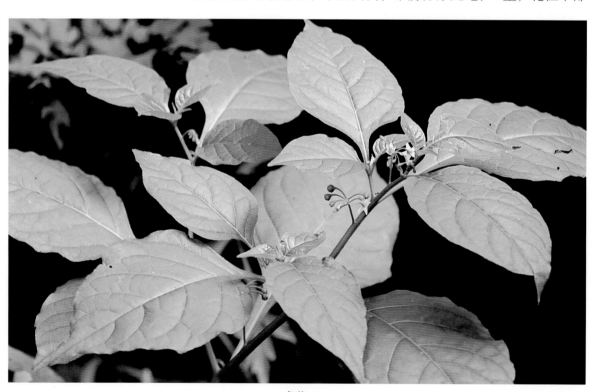

龙葵

密生长柔毛，柱头小，头状。浆果球形，成熟时黑色；种子多数。花期6～9月，果期8～10月。

| **生境分布** | 生于田边、路旁、荒野。分布于天津蓟州、静海、滨海、武清、宁河等地。

| **资源情况** | 野生资源丰富。药材来源于野生。

| **采收加工** | 龙葵：夏、秋季采收，鲜用或晒干。

龙葵根：夏、秋季采挖，鲜用或晒干。

龙葵子：秋季果实成熟时采收，鲜用或晒干。

| **药材性状** | 龙葵：本品茎呈圆柱形，多分枝，长30～70cm，直径2～10mm，表面黄绿色，具纵皱纹。质硬而脆，断面黄白色，中空。叶皱缩或破碎，完整者呈卵形或椭圆形，长2～12cm，宽2～6cm，先端锐尖或钝，全缘或有不规则波状锯齿，暗绿色，两面光滑或疏被短柔毛；叶柄长0.3～2.2cm。花、果实少见，聚伞花序蝎尾状，生于腋外，花4～6，花萼棕褐色，花冠棕黄色。浆果球形，黑色或绿色，皱缩；种子多数，棕色。气微，味淡。

| **功能主治** | 龙葵：苦，寒。清热解毒，活血消肿。用于疔疮，痈肿，跌打损伤，慢性气管炎，肾炎水肿。

龙葵根：苦，寒。清热利湿，活血解毒。用于痢疾，淋浊，尿路结石，跌打损伤，疮痈肿毒。

龙葵子：苦，寒。清热解毒，化痰止咳。用于咽喉肿痛，疔疮，咳嗽痰喘。

| **用法用量** | 龙葵：内服煎汤，15～30g。外用适量，捣敷；或煎汤洗。

龙葵根：内服煎汤，9～15g，鲜品加倍。外用适量，捣敷；或研末调敷。

龙葵子：内服煎汤，6～9g；或浸酒。外用适量，煎汤含漱；或捣敷。

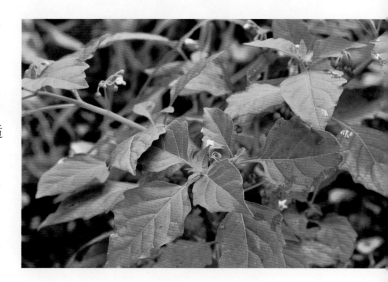

茄科 Solanaceae 茄属 *Solanum*

珊瑚樱 *Solanum pseudocapsicum* L.

| **植物别名** | 玉簇、红珊瑚、玉珊瑚。

| **药 材 名** | 玉珊瑚根（药用部位：根）。

| **形态特征** | 直立分枝小灌木，高 60 ～ 120cm，全株光滑无毛。叶互生，狭长圆形至披针形，长 1 ～ 6cm，宽 0.5 ～ 1.5cm，先端尖或钝，基部楔形，下延成叶柄，全缘或波状，两面均光滑无毛，中脉于下面凸出。花多单生，很少呈蝎尾状花序，生于腋外或近对叶生；花小，白色；花萼绿色，5 裂，宿存；花冠筒隐于花萼内，5 深裂，裂片卵圆形；雄蕊 5，插生花冠筒喉部；子房 2 室，近圆形，花柱短，柱头截形。浆果球形，橙红色或黄色。花期 5 ～ 8 月，果期 8 ～ 12 月。

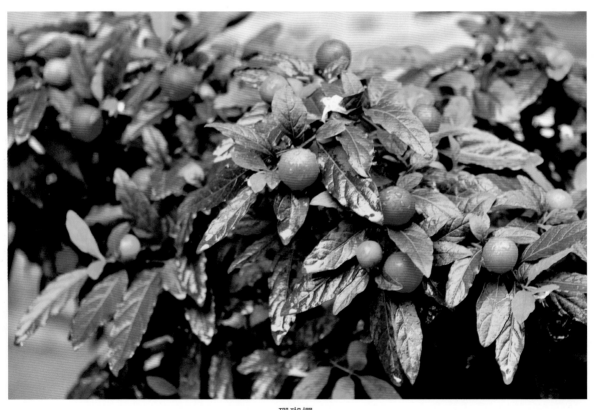

珊瑚樱

| 生境分布 | 栽培于公园、花圃、温室内。天津各地均有栽培。

| 资源情况 | 栽培资源较少。药材来源于栽培。

| 采收加工 | 秋季采挖,晒干。

| 功能主治 | 辛、微苦,温;有毒。活血止痛。用于腰肌劳损,闪挫扭伤。

| 用法用量 | 内服浸酒,1.5 ~ 3g。

茄科 Solanaceae 茄属 Solanum

野海茄

Solanum japonense Nakai

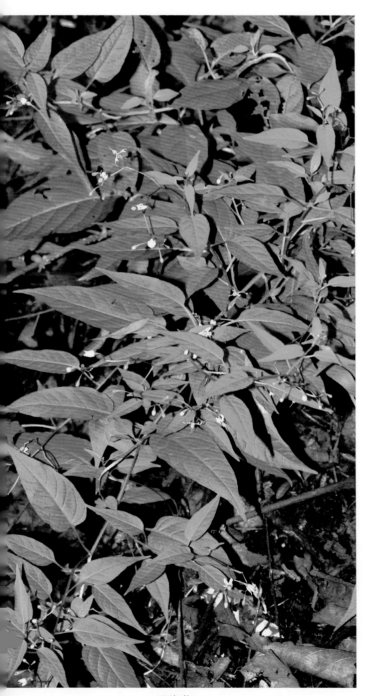

野海茄

| 植物别名 |

山茄、白毛英。

| 药 材 名 |

毛风藤（药用部位：全草）。

| 形态特征 |

蔓生草本，长可达 1m。小枝疏生柔毛。单叶互生，狭卵状披针形或卵状披针形，长 4 ~ 7cm，宽 1.5 ~ 4cm，先端渐尖，基部圆形、楔形或心形，有时 3 裂，两面疏生分节的柔毛或仅脉上有分节毛；有叶柄。聚伞花序顶生或生于腋外；花萼浅杯状，5 裂，裂片三角形；花冠紫色或淡紫色，花冠筒隐于花萼内，基部有绿色的斑点 5，5 深裂，裂片披针形，反卷；雄蕊与花冠裂片互生，花药长圆形，远较花丝为长；子房卵形，花柱纤细，柱头头状。浆果球形，直径约 1cm，成熟时红色；种子肾形。花期 7 ~ 8 月。

| 生境分布 |

生于林下或灌丛、山坡、水边、路旁。分布于天津蓟州。

| **资源情况** | 野生资源较少。药材来源于野生。 |

| **采收加工** | 夏、秋季采收全草，鲜用或晒干。 |

| **功能主治** | 辛、苦，平。祛风湿，活血通经。用于风湿痹痛，经闭。 |

| **用法用量** | 内服煎汤，15 ~ 30g；或浸酒。 |

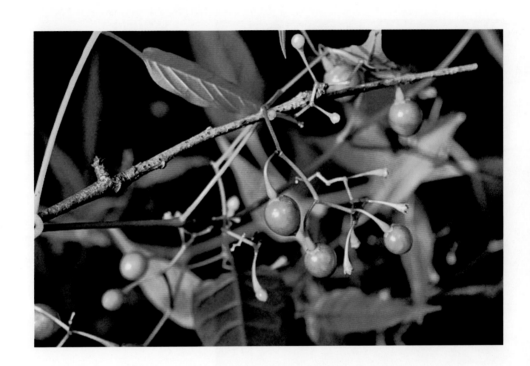

茄科 Solanaceae 茄属 Solanum

阳芋

Solanum tuberosum L.

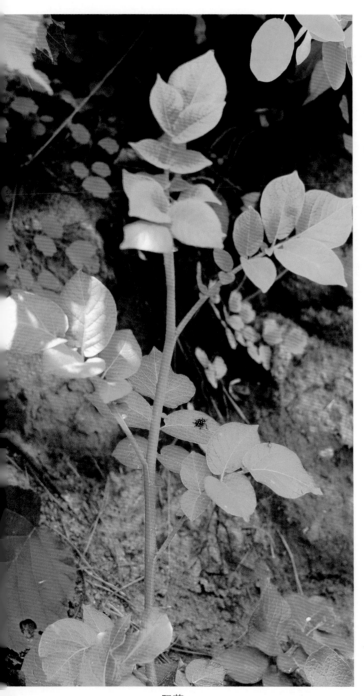

阳芋

| 植物别名 |

土豆、洋芋、马铃薯。

| 药材名 |

马铃薯（药用部位：块茎）。

| 形态特征 |

一年生草本，高 30 ~ 80cm。地下茎块状，扁圆形或长圆形，外皮浅黄色、淡红色或紫红色。奇数羽状复叶，小叶 6 ~ 8 对，常大小相间排列，小叶卵形或长椭圆形，基部稍歪斜，先端尖，全缘，两面均有稀疏白色柔毛；有短柄。伞房花序顶生，或侧生；花萼钟状，外面被疏柔毛，5 裂，裂片披针形；花冠白色、蓝紫色，花冠筒隐于花萼内，裂片 5，三角形；雄蕊与花冠裂片互生，花药长约为花丝的 5 倍，子房卵圆形，柱头头状。浆果圆球形，光滑。花期 5 ~ 8 月，果期 8 ~ 9 月。

| 生境分布 |

无野生分布，天津各地广泛栽培。

| 资源情况 |

栽培资源丰富。药材来源于栽培。

| 采收加工 | 夏、秋季采收，洗净，鲜用或晒干。

| 药材性状 | 本品呈扁球形或长圆形，直径 3 ~ 10cm，表面白色或黄色，节间短而不明显，侧芽着生于凹陷的"芽眼"内，一端有短茎基或茎痕。质硬，富含淀粉。气微、味淡。

| 功能主治 | 甘，平。和胃健中，解毒消肿。用于胃痛，疟腮，痈肿，湿疹，烫伤。

| 用法用量 | 内服适量，煮食；或煎汤。外用适量，磨汁涂。

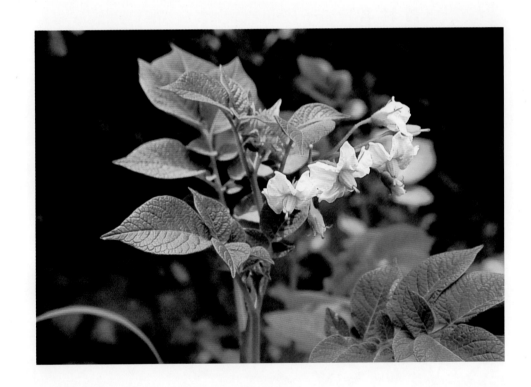

茄科 Solanaceae 茄属 Solanum

茄

Solanum melongena L.

| **植物别名** | 茄、紫茄、黄茄。

| **药 材 名** | 茄子（药用部位：果实）、茄根（药用部位：根）、茄蒂（药用部位：宿萼）。

| **形态特征** | 一年生草本或半灌木，高可达 1m。茎直立，小枝、叶柄及花梗有分枝的星状毛，小枝紫色或绿色。单叶互生，卵形或卵状椭圆形，长 8 ~ 30cm 或更长，宽 6 ~ 18cm，基部不相等，顶部钝，边缘波状，两面有星状毛。能孕花单性，花后常下垂；花萼近钟形，外面被星状毛及小皮刺，5 裂，裂片披针形，内面疏生星状毛；花冠蓝紫色，外面被星状毛，常 5 裂，裂片三角形；雄蕊生于花冠筒喉部；子房 2 室，圆形，先端及花柱中部以下有星状毛，柱头 2 浅裂。浆果大，

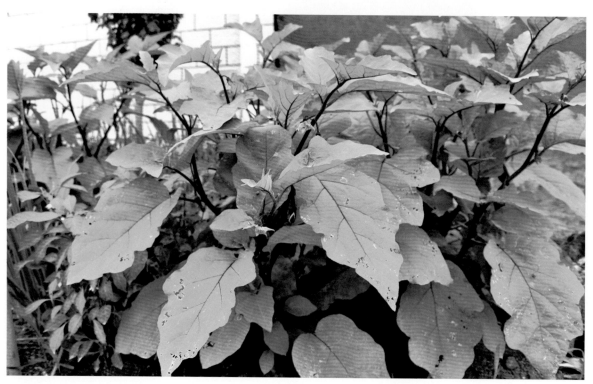

茄

长圆形或近球形，紫色或白色。花期6～8月，果期8～9月。因长期栽培的关系，本种在花的数目、颜色、大小等方面变化极大。

| **生境分布** | 无野生分布，天津各地广泛栽培。

| **资源情况** | 栽培资源丰富。药材来源于栽培。

| **采收加工** | 茄子：夏、秋季果熟时采收。
茄根：9～10月全株枯萎时连根拔起，除去干叶，洗净泥土，晒干。
茄蒂：夏、秋季采收，鲜用或晒干。

| **药材性状** | 茄子：本品呈不规则圆形或长圆形，大小不等，表面棕黄色，极皱缩，先端略凹陷，基部有宿萼和果梗；宿萼灰黑色，具不明显的5齿；果梗具纵直纹理，果皮革质，有光泽。种子多数，近肾形，稍扁，淡棕色，长2～4mm，宽2～3mm，气微，味苦。
茄根：本品多切成小段；主根通常不明显，有的略呈短圆锥形，具侧根及多数错综弯曲的须根，表面浅灰黄色。质坚实，不易折断，断面黄白色。

| **功能主治** | 茄子：甘，凉。归脾、胃、大肠经。清热，活血，消肿。用于肠风下血，热毒疮痈，皮肤溃疡。
茄根：甘、辛，寒。祛风利湿，清热止血。用于风湿热痹，脚气，血痢，便血，痔血，血淋，妇女阴痒，皮肤瘙痒，冻疮。
茄蒂：凉血，解毒。用于肠风下血，痈肿，对口疮，牙痛。

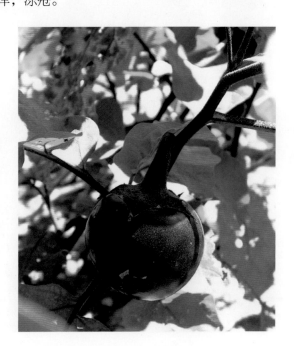

| **用法用量** | 茄子：内服煎汤，15～30g。外用适量，捣敷。
茄根：内服煎汤，9～18g；或入散剂。外用适量，煎汤洗；捣汁；或烧存性，研末调敷。
茄蒂：内服煎汤，6～9g；或研末。外用适量，研末掺；或生擦。

| **附　注** | 据有关资料记载，本种的叶（茄叶）、花（茄花）也可入药。

番茄 *Lycopersicon esculentum* Mill.

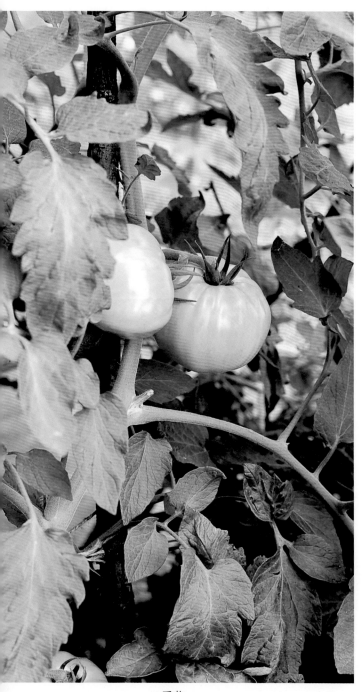

番茄

| 植物别名 |

西红柿、洋柿子、番柿。

| 药 材 名 |

番茄（药用部位：新鲜果实）。

| 形态特征 |

一年生草本，高可达 2m，全体被柔毛或腺毛。叶互生，羽状复叶，小叶不规则，大小不等，常 5 ~ 9，卵形或长圆形，边缘不规则或有裂片，基部两侧不对称，先端钝或渐尖；有叶柄。聚伞花序有花 3 ~ 7；花萼 5 ~ 7 裂；雄蕊 5 ~ 7，花药呈圆锥状；子房 2 ~ 3 室，柱头头状。浆果扁球形或球形，肉质，多汁液，成熟时红色、橘红色或黄色；种子扁圆形，黄色。花期 5 ~ 7 月，果期 6 ~ 9 月。

| 生境分布 |

无野生分布，天津各地广泛栽培。

| 资源情况 |

栽培资源丰富。药材来源于栽培。

| 采收加工 |

夏、秋季果实成熟时采收，洗净，鲜用。

| **功能主治** | 酸、甘，微寒。生津止渴，健胃消食。用于口渴，食欲不振。 |

| **用法用量** | 内服煎汤，适量；或生食。 |

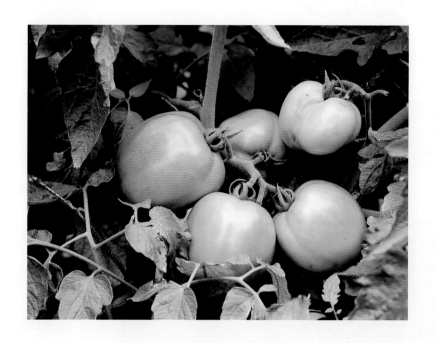

茄科 Solanaceae 曼陀罗属 Datura

曼陀罗 *Datura stramonium* L.

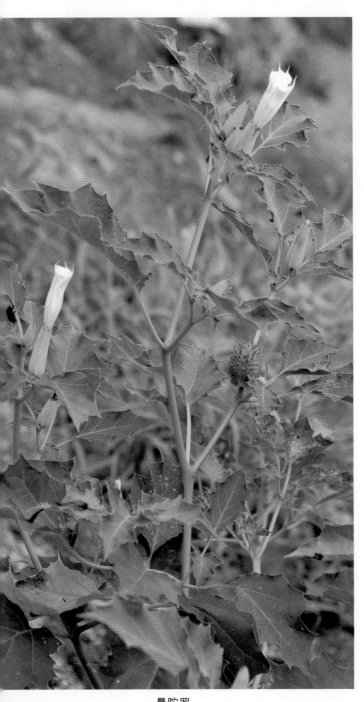

曼陀罗

| 植物别名 |

洋金花。

| 药 材 名 |

洋金花（药用部位：花）、曼陀罗根（药用部位：根）、曼陀罗叶（药用部位：叶）、曼陀罗子（药用部位：果实或种子）。

| 形态特征 |

草本或半灌木，全株近于光滑或在幼嫩部分被短柔毛。茎粗壮，下部木质化。叶广卵形，先端渐尖，边缘有不规则波状浅裂。花单生枝杈间或叶腋，直立，有短梗；花萼筒状，筒部有 5 棱角，两棱间稍向内陷，宿存部分随果实增大并向外反折；花冠漏斗状，下半部带绿色，上部白色、紫色或淡紫色；雄蕊不伸出花冠；子房密生针状毛。蒴果直立，卵状，表面生有坚硬针刺或有时无刺而近平滑，规则 4 瓣裂。花果期 6 ~ 10 月。

| 生境分布 |

生于住宅旁、路边、草丛、垃圾堆，为喜硝植物。分布于天津蓟州、静海、滨海、武清、宁河等地。

| **资源情况** | 野生资源丰富。药材来源于野生。

| **功能主治** | 洋金花：止咳平喘，麻醉止痛，解痉止搐。用于哮喘咳嗽，脘腹冷痛，风湿痹痛，癫痫，惊风，外科麻醉。

曼陀罗根：镇咳，止痛，拔脓。用于喘咳，风湿痹痛，疥癣，狂犬咬伤。

曼陀罗叶：镇咳平喘。用于咳喘，痹痛，脱肛，脚气。

曼陀罗子：平喘，祛风，止痛。用于喘咳，惊痫，风寒湿痹，脱肛，跌打损伤。

| **附　　注** | 本种的根可作"曼陀罗根"入药，叶可作"曼陀罗叶"入药，花在其产地可作"洋金花"入药，果实和种子可作"曼陀罗子"入药。

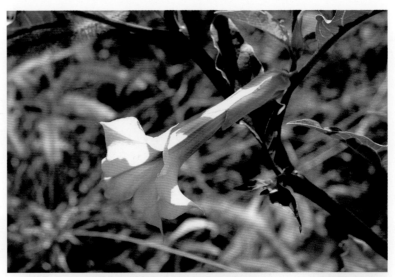

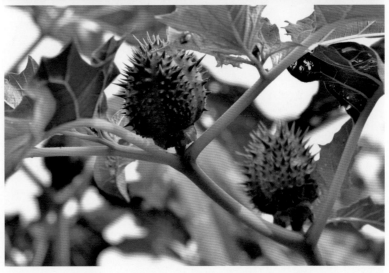

茄科 Solanaceae 曼陀罗属 Datura

洋金花
Datura metel L.

| 植物别名 | 曼陀罗、闹羊花。

| 药 材 名 | 洋金花（药用部位：花）、曼陀罗根（药用部位：根）、曼陀罗叶（药用部位：叶）、曼陀罗子（药用部位：果实或种子）。

| 形态特征 | 一年生直立草本或呈半灌木状，全体近无毛。茎基部稍木质化。叶卵形或广卵形，边缘有不规则的短齿或浅裂，或全缘而波状。花单生枝杈间或叶腋；花萼筒稍有棱，5 裂，裂片狭三角形，果时宿存部分增大成浅盘状；花冠长漏斗状，花筒中部之下较细，向上扩大成喇叭状，白色、黄色或浅紫色，单瓣，在栽培类型中有二重瓣或三重瓣；雄蕊 5，在重瓣类型中常变态成 15 左右；子房疏生短刺毛。蒴果近球形或扁球形，疏生粗短刺。花果期 8 ～ 12 月。

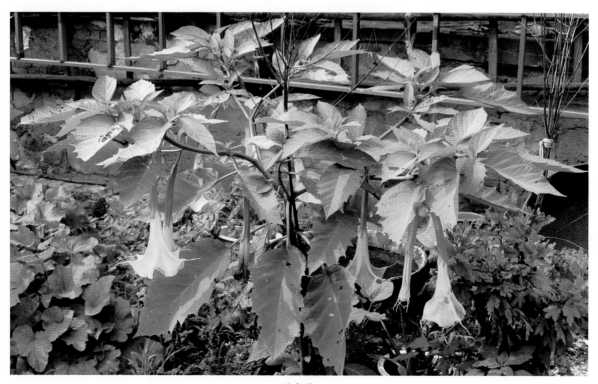

洋金花

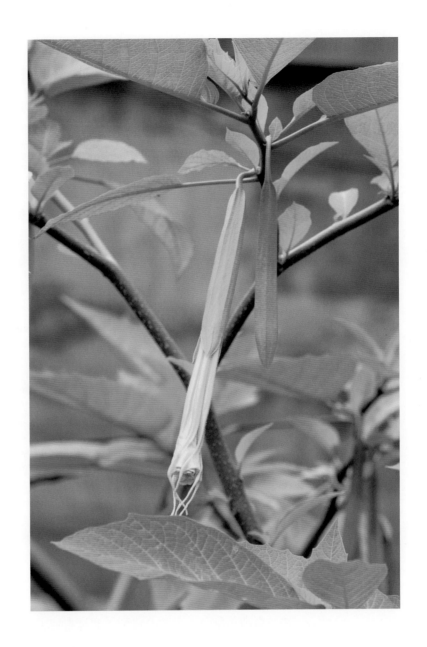

| 生境分布 | 天津各地均有栽培，或偶逸为野生。

| 资源情况 | 栽培资源稀少。药材来源于栽培。

| 采收加工 | 洋金花：4～11 月花初开时采收，晒干或低温干燥。

曼陀罗根：夏、秋季挖取，洗净，鲜用或晒干。

曼陀罗叶：7～8 月采收，鲜用，亦可晒干或烘干。

曼陀罗子：夏、秋季果实成熟时采收，亦可晒干后取出种子。

| 药材性状 | 洋金花：本品多皱缩成条状，完整者长 9～15cm。花萼呈筒状，长为花冠的
2/5，灰绿色或灰黄色，先端 5 裂，基部具纵脉纹 5，表面微有茸毛；花冠呈喇叭状，

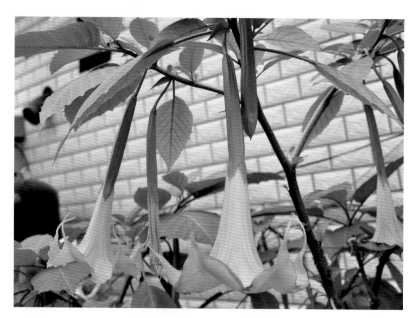

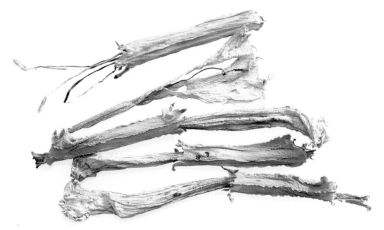

淡黄色或黄棕色，先端5浅裂，裂片有短尖，短尖下有明显的纵脉纹3，两裂片之间微凹；雄蕊5，花丝贴生于花冠筒内，长为花冠的3/4；雌蕊1，柱头棒状。烘干品质柔韧，气特异；晒干品质脆，气微，味微苦。

曼陀罗叶：本品多皱缩卷曲，灰绿色或灰褐色，完整者展平后呈卵形或广卵形，长8～20cm，宽6～14cm，先端渐尖，基部稍圆或近于截形，不对称，全缘或每边具3～4浅锯齿，侧脉4～6对，约成45°角离开中脉至近缘处向上弯曲，中脉与侧脉在下面凸起；叶柄近圆柱形，长2～3cm，上面中央有浅槽。气微酸臭，味苦。

曼陀罗子：本品蒴果近球形或扁球形，直径约3cm，基部有浅盘状宿萼及短果柄；表面黄绿色，疏生粗短刺；果皮木质化，成熟时作不规则4瓣裂。种子多数，扁平，三角形，宽约3mm，淡褐色。气特异，味微苦。有毒。

| 功能主治 | 洋金花：辛，温；有毒。归肺、肝经。平喘止咳，解痉定痛。用于哮喘咳嗽，脘腹冷痛，风湿痹痛风，小儿慢惊风，外科麻醉。

曼陀罗根：苦、辛，温；有毒。镇咳，止痛，拔脓。用于喘咳，风湿痹痛，疥癣，狂犬咬伤。

曼陀罗叶：苦、辛，温；有毒。镇咳平喘，止痛拔脓。用于喘咳，痹痛，脱肛，脚气。

曼陀罗子：辛、苦，温；有毒。归肝、脾经。平喘，祛风，止痛。用于喘咳，惊痫，风寒湿痹，脱肛，跌打损伤。

| 用法用量 | 洋金花：0.3 ~ 0.6g，宜入丸、散；亦可作卷烟分次燃吸（每日用量不超过1.5g）。外用适量。

曼陀罗根：内服煎汤，0.9 ~ 1.5g。外用适量，煎汤熏洗；或研末调涂。

曼陀罗叶：内服煎汤，0.3 ~ 0.6g；或浸酒。外用适量，煎汤洗；或捣汁涂。

曼陀罗子：内服煎汤，0.15 ~ 0.3g；或浸酒。外用适量，煎汤洗；或浸酒涂擦。

| 附　注 | （1）2015 年版《中国药典》一部收载本种的中文学名为白花曼陀罗。

（2）本种喜温暖湿润气候，以向阳、土层疏松肥沃、排水良好的砂壤土栽培为宜，忌与茄科植物连作。

茄科 Solanaceae 烟草属 Nicotiana

烟草

Nicotiana tabacum L.

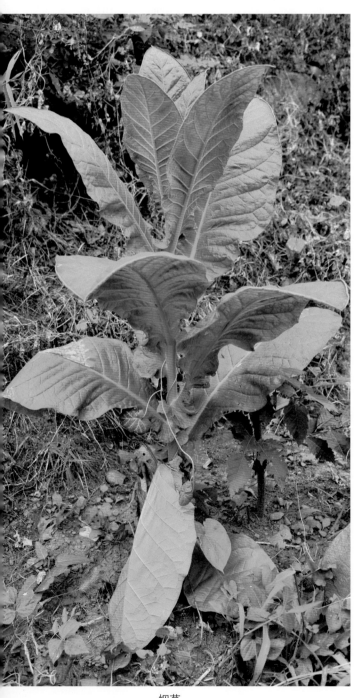

烟草

| 植物别名 |

烟、穿墙草、野烟。

| 药 材 名 |

烟草（药用部位：叶）。

| 形态特征 |

一年生草本。茎高可达2m，全株有腺毛。单叶互生，大型，长圆形或披针状长圆形，长可达60cm，宽可达25cm，基部渐狭，半抱茎，稍耳状，边缘微波状。圆锥花序顶生，花有苞叶；花萼坛状或筒状，5裂，裂片为长短不等的三角状披针形；花冠漏斗状，长为萼筒的2～3倍，淡红色，5裂，裂片宽三角形；雄蕊其中1枚远较其余4枚为短，花丝贴生部分有毛；子房2室，柱头2裂。蒴果卵形，2瓣裂；种子长圆形，长约1mm，褐色。花期7～9月。

| 生境分布 |

分布于天津蓟州八仙山等地。天津偶见栽培。

| 资源情况 |

栽培资源稀少。药材来源于栽培。

| **采收加工** | 常于 7 月间，当烟叶由深绿变成淡黄、叶尖下垂时，按叶的成熟顺序，先后分数次采摘。采后晒干或烘干，再经回潮、发酵、干燥后即可。亦可鲜用。 |

| **药材性状** | 本品完整叶片呈卵形或椭圆状披针形，长约至 60cm，宽约至 25cm，先端渐尖，基部稍下延成翅状柄，全缘或带微波状，上面黄棕色，下面色较淡，主脉宽而凸出，具腺毛，稍经湿润，则带黏性。气特异，味苦、辣，作呕性。 |

| **功能主治** | 辛，温；有毒。行气止痛，燥湿，消肿，解毒杀虫。用于食滞饱胀，气结疼痛，关节痹痛，痈疽，疔疮，疥癣，湿疹，毒蛇咬伤，扭挫伤。 |

| **用法用量** | 内服煎汤，鲜品 9 ～ 15g；或点燃吸烟。外用适量，煎汤洗；或捣敷；或研末调敷。 |

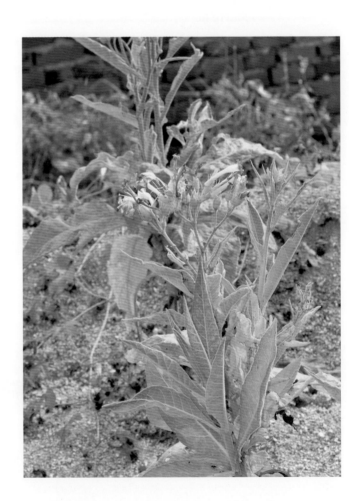

毛泡桐 *Paulownia tomentosa* (Thunb.) Steud.

| **植物别名** | 锈毛泡桐、日本泡桐、紫花桐。

| **药 材 名** | 泡桐根（药用部位：根或根皮）、泡桐树皮（药用部位：树皮）、泡桐花（药用部位：花）、泡桐果（药用部位：果实）。

| **形态特征** | 落叶乔木，高可达 20m。树皮灰褐色；小枝有明显皮孔，幼时常被黏质短腺毛。单叶对生，全缘或有些浅裂，叶片宽卵形，长20 ~ 40cm，宽 15 ~ 35cm；先端渐尖，基部心形，上面疏生星状毛，下面密生黄色星状腺毛；聚伞圆锥花序，顶生；花萼盘状钟形，长约 1.5cm，5 裂，密生黄锈色绒毛；花冠漏斗状，二唇形，淡蓝紫色，有黄色斑纹，上唇 2 裂，下唇 3 裂，展开；雄蕊 4，二强。蒴果卵圆形，幼时密被黏质腺毛，长 4.5cm，宿萼不反卷，果皮厚约 1mm；种子连翅长 2.5 ~ 4mm。花期 4 ~ 5 月，果期 8 ~ 9 月。

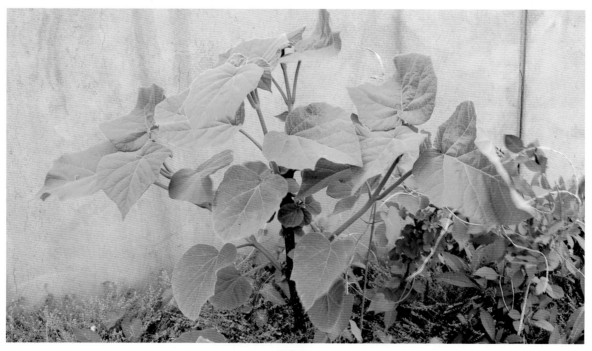

毛泡桐

| 生境分布 | 栽培于公园、庭院。天津各地均有栽培。

| 资源情况 | 栽培资源一般。药材来源于栽培。

| 采收加工 | 泡桐根：秋季采挖，洗净，鲜用或晒干。

泡桐树皮：全年均可采收，鲜用或晒干。

泡桐花：花期花开时采收，晒干或鲜用。

泡桐果：夏、秋季采摘，晒干。

| 药材性状 | 泡桐根：本品根呈圆柱形，长短不等，直径约2cm，表面灰褐色至棕褐色，粗糙，有明显的皱纹与纵沟，具横裂纹及凸起的侧根残痕。质坚硬，不易折断，断面不整齐，皮部棕色或淡棕色，木部宽广，黄白色，显纤维性，有多数孔洞（导管）及放射状纹理。气微，味微苦。

泡桐树皮：本品表面灰褐色，有不规则纵裂；小枝有明显的皮孔，常具黏质短腺毛。味淡、微甜。

泡桐花：本品长4～7.5cm；花萼较小，长约1.2cm；花冠紫红色，干者灰棕色，内面紫色斑点众多。

泡桐果：本品蒴果呈卵圆形，长3～4.5cm，直径2～3cm，表面红褐色至黑褐色，常有黏质腺毛，先端尖嘴状，长6～8mm，基部圆形，自顶部至基部两侧各有棱线1，常易沿棱线裂成2瓣；内表面淡棕色，光滑而有光泽，各有1纵隔；果皮革质，厚0.5～1mm；宿萼5中裂，呈五角星形，裂片卵状三角形；果梗扭曲，长2～3cm。种子多数，着生于半圆形肥厚的中轴上，细小，扁而有翅，长2.5～4mm。气微，味微甘、苦。

| 功能主治 | 泡桐根：微苦，微寒。祛风止痛，解毒活血。用于风湿热痹，筋骨疼痛，跌打损伤。

泡桐树皮：苦，寒。祛风除湿，消肿解毒。用于风湿热痹，淋证，痔疮肿毒，骨折，外伤肿痛。

泡桐花：苦，寒。清肺利咽，解毒消肿。用于肺热咳嗽，急性扁桃体炎，急性肠炎，腮腺炎。

泡桐果：苦，微寒。化痰，止咳，平喘。用于慢性支气管炎，咳嗽咳痰。

| 用法用量 | 泡桐根：内服煎汤，15～30g。外用鲜品适量，捣敷。

泡桐树皮：内服煎汤，15～30g。外用鲜品适量，捣敷；或煎汤涂。

泡桐花：内服煎汤，10～25g。外用鲜品适量，捣敷；或制成膏剂搽。

泡桐果：内服煎汤，15～30g。

陌上菜 *Lindernia procumbens* (Krock.) Philcox

| 植物别名 | 母草。

| 药 材 名 | 白猪母菜（药用部位：全草）。

| 形态特征 | 一年生直立草本，全株无毛。根细密成丛。茎自基部分枝，高5～20cm。叶对生，无柄，椭圆形至长圆形，多稍带菱形，长1～2.5cm，宽6～10mm，全缘或有不明显的钝齿。花单生叶腋，花梗纤细；花萼长约4mm，5深裂，裂片几乎完全分生成线形；花冠粉红色或紫色，长5～7mm，二唇形，上唇直立2浅裂，下唇3裂，中裂片大；雄蕊4，全能育，前2雄蕊花丝附属物腺体状而短小，在药基部微凹；柱头2裂。蒴果卵圆形，先端稍凸尖，室间2裂；种子多数。花果期7～9月。

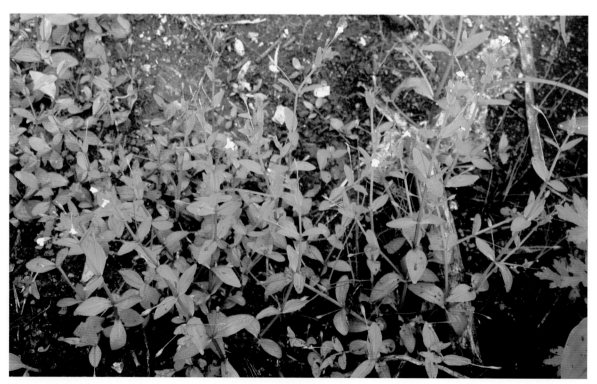

陌上菜

| 生境分布 | 生于水边湿地，为湿地杂草。分布于天津蓟州。

| 资源情况 | 野生资源较少。药材来源于野生。

| 采收加工 | 夏、秋季采收，晒干。

| 功能主治 | 淡、微甘，寒。清热解毒，凉血止血。用于湿热泻痢，目赤肿痛，尿血，痔疮肿痛。

| 用法用量 | 内服煎汤，10 ~ 15g。外用适量，煎汤洗。

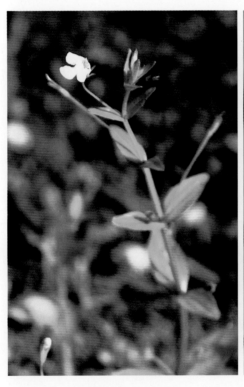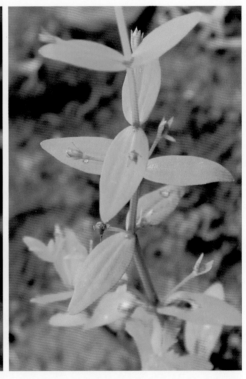

玄参科 Scrophulariaceae 沟酸浆属 Mimulus

沟酸浆 *Mimulus tenellus* Bge.

| 形态特征 | 多年生小草本，柔弱，常铺散状，全株无毛。茎多分枝，下部匍匐生根，四棱形，角处有窄翅。叶对生，有柄，叶三角状卵形至卵状长圆形，长 1 ~ 3cm，宽 4 ~ 15mm，先端急尖，基部截形或阔楔形，边缘有疏锯齿，羽状脉。花单生叶腋，花梗和叶柄近等长；花萼筒状钟形，花期长 5mm，果期长 8mm，有 5 棱，口平截，果期膨胀成囊泡状，萼齿 5，细小，刺状；花冠黄色，漏斗状，长 11 ~ 13mm，喉部开裂；唇短，先端圆形，直伸，喉部被密髯毛；雄蕊和花柱无毛，内藏。蒴果椭圆形，包于宿萼内；种子多数，卵圆形。花期 6 ~ 8 月，果期 7 ~ 9 月。

| 生境分布 | 生于水边湿地，在山沟水边常成片生长。分布于天津蓟州盘山。

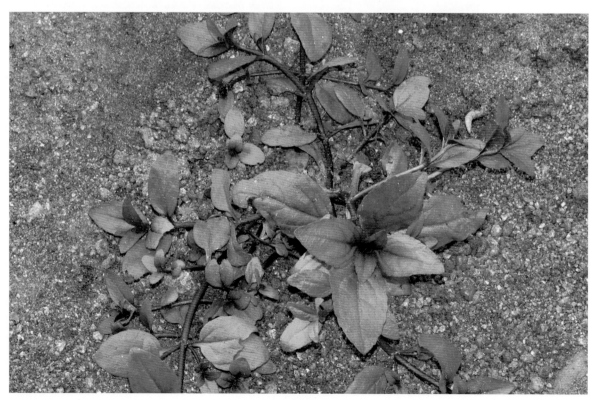

沟酸浆

| **资源情况** | 野生资源稀少。药材来源于野生。 |

| **附　注** | 本种宽叶变种南红藤 [*Mimulus tenellus* var. *platyphyllus* (Fr.) Tsoong] 全草入药，可收敛止泻、止带，用于湿热痢疾、脾虚泄泻、带下。本种可能具有与南红藤相似的功效。 |

玄参科 Scrophulariaceae 通泉草属 Mazus

弹刀子菜 *Mazus stachydifolius* (Turcz.) Maxim.

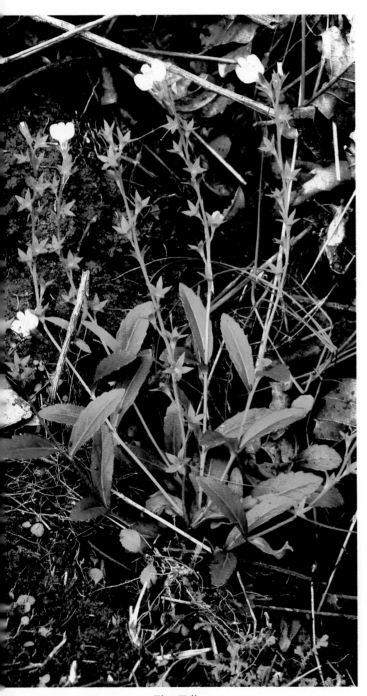

弹刀子菜

| 植物别名 |

水苏叶通泉草、四叶细辛、地菊花。

| 药 材 名 |

弹刀子菜（药用部位：全草）。

| 形态特征 |

多年生草本，高 10 ~ 50cm，粗壮，全株被白色长柔毛。根茎短。茎直立，稀上升，圆柱形，不分枝或基部分枝，老时基部木质化。基生叶匙形，有短柄，常早枯；茎生叶对生，上部的常互生，无柄，叶片长椭圆形至倒卵状披针形，纸质，长 2 ~ 7cm，边缘具锯齿。总状花序顶生，长 2 ~ 20cm，花稀疏；苞片三角形；花萼漏斗状，长 0.5 ~ 1cm，比花梗长，萼齿略长于筒部，先端长锐尖；花冠紫色，长 1.5 ~ 2cm，上唇短，2 裂，裂片狭长三角形，先端锐尖，下唇宽大，开展，3 裂，中裂片较侧裂片小，近圆形，稍凸出，有 2 条着生腺毛的皱褶直达喉部；雄蕊 4，二强；子房上部被长硬毛。蒴果扁卵球形，长 2 ~ 4mm。花期 4 ~ 6 月，果期 7 ~ 9 月。

| **生境分布** | 生于较湿润的路旁、草坡及林缘。分布于天津蓟州下营、盘山、小港等地。

| **资源情况** | 野生资源稀少。药材来源于野生。

| **采收加工** | 开花结果时采收，鲜用或晒干。

| **功能主治** | 微辛，凉。清热解毒，凉血散瘀。用于便秘下血，疮疖肿毒，毒蛇咬伤，跌打损伤。

| **用法用量** | 内服煎汤，15 ~ 30g。外用鲜品适量，捣敷。

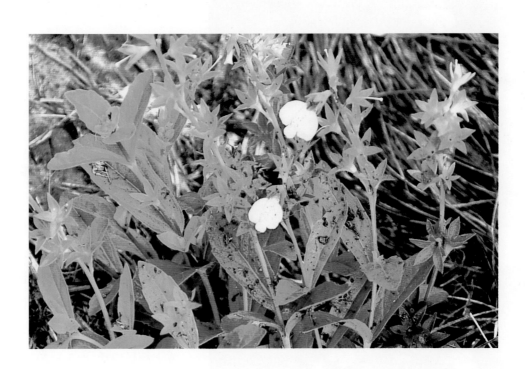

玄参科 Scrophulariaceae 通泉草属 Mazus

通泉草 *Mazus japonicus* (Thunb.) O. Kuntze

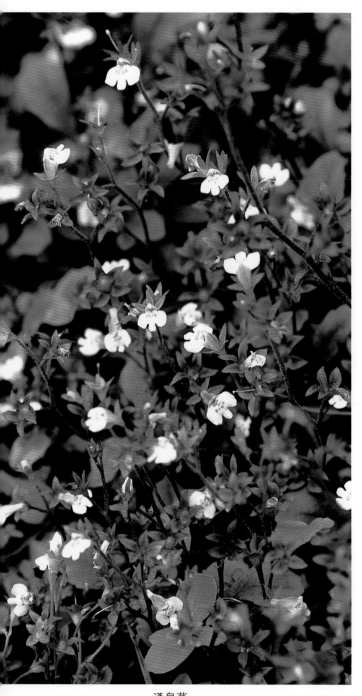

通泉草

| **植物别名** |

虎仔草、石淋草、绿兰花。

| **药材名** |

绿兰花（药用部位：全草）。

| **形态特征** |

一年生小草本，无毛或疏生短毛，高 3 ~ 15cm，通常基部分枝。基生叶少数至多数，有时成莲座状或早落，倒卵状匙形至倒卵状披针形，长 2 ~ 6cm，宽 1 ~ 1.5cm，全缘或有不明显的疏齿，先端圆钝，基部楔形，下延成带翅的叶柄；茎生叶对生或互生，近似基生叶。总状花序生于茎、枝先端，伸长或上部呈束状，有 3 ~ 20 花，稀疏；花萼钟状，长约 6mm，裂片卵形，先端急尖，脉不明显；花冠淡紫色或蓝色，长约 10mm，二唇形，上唇短直，2 裂，裂片尖，下唇 3 裂，中裂片倒卵圆形，平头；子房无毛。蒴果球形，稍露于萼外；种子斜卵形，多数，细小，淡黄色。花期 4 ~ 5 月，果期 6 ~ 8 月。

| **生境分布** |

生于砂质河岸湿草地、草坡、沟边路旁。分布于天津蓟州盘山、下营。

| **资源情况** | 野生资源丰富。药材来源于野生。

| **采收加工** | 春、夏、秋季均可采收，洗净，鲜用或晒干。

| **功能主治** | 苦、微甘，凉。清热解毒，利湿通淋，健脾消积。用于热毒痈肿，脓疱疮，疔疮，烫火伤，尿路感染，腹水，黄疸性肝炎，消化不良，小儿疳积。

| **用法用量** | 内服煎汤，10 ～ 15g。外用鲜品适量，捣敷。

| **附　　注** | FOC 修订本种的拉丁学名为 *Mazus pumilus* (N. L. Burman) Steenis。

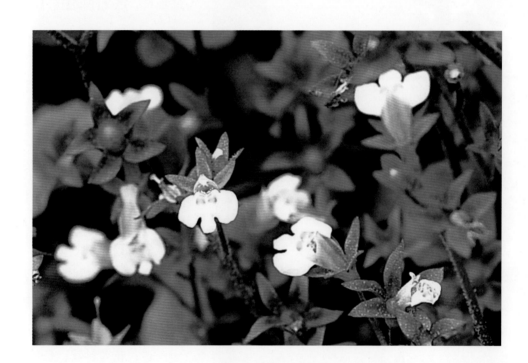

毛地黄 *Digitalis purpurea* L.

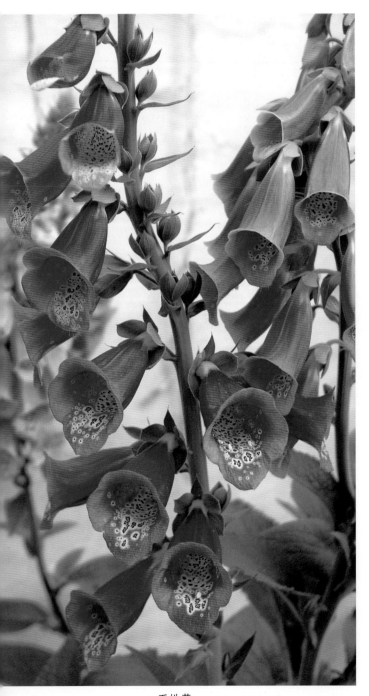

毛地黄

植物别名

洋地黄、紫花洋地黄、自由钟。

药材名

洋地黄（药用部位：叶）。

形态特征

多年生直立草本，高 60 ～ 100cm，全株除花冠外均被灰白色短柔毛和腺毛。基生叶多数呈莲座状，叶柄长 2 ～ 8cm，叶片卵形或长椭圆形，长 5 ～ 15cm，先端尖或钝，基部渐狭，边缘有圆钝锯齿，叶柄具狭翅，长 4 ～ 6cm；下部茎生叶与基生叶同形，向上渐小，叶柄短或无。总状花序顶生，花侧生于一边；花萼钟状，长约 1cm，5 深裂；花冠紫红色，长 5 ～ 7.5cm，筒状钟形，有深紫红色斑点，上唇 2 浅裂，下唇 3 裂；雄蕊 4，二强，不外露；子房 2 室，花柱丝状，柱头2 裂。蒴果卵圆形，先端尖，密生腺毛；种子多数，短棒状，被蜂窝状网纹和细柔毛。

生境分布

无野生分布，天津偶见栽培。

| **资源情况** | 栽培资源稀少。药材来源于栽培。

| **采收加工** | 当叶片肥厚、浓绿、粗糙，停止生长时即可采收。北方 9 月初至 10 月底采收，此时叶片中强心苷含量最高；北方每年可采叶 2 ~ 3 次，南方可采叶 3 ~ 5 次；采后在 60℃ 以下迅速干燥。

| **药材性状** | 本品叶片多破碎、皱缩，完整叶片卵状披针形至宽卵形，长 5 ~ 15cm，宽 4 ~ 11cm；先端钝圆，基部渐狭成翅状叶柄，长约至 17cm；边缘具不规则圆钝锯齿，上表面暗绿色，微有毛，叶脉下凹；下表面淡灰绿色，密被毛，羽状网脉，主脉及主要侧脉宽扁，带紫色，显著凸起，细脉末伸入叶缘每一锯齿。质脆。干时气微，湿润后具特异气味，味极苦。

| **功能主治** | 苦，温。归心经。强心，利尿。用于心力衰竭，心源性水肿。

| **用法用量** | 内服粉剂，每次 0.1 ~ 0.2g，极量 0.4g；或制成片剂、注射剂用。

| **附　　注** | 本种在北方作一年生栽培，在南方可作二年生栽培。

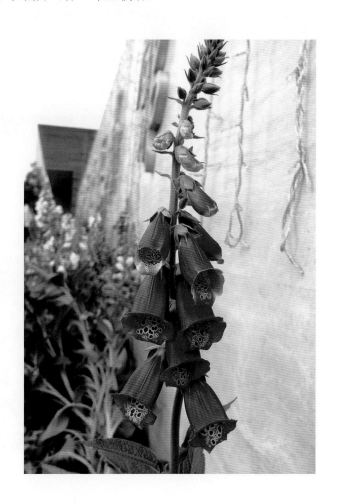

玄参科 Scrophulariaceae 地黄属 Rehmannia

地黄
Rehmannia glutinosa (Gaert.) Libosch. ex Fisch. et Mey.

| **植物别名** | 生地、酒壶花、山烟。

| **药材名** | 地黄（药用部位：块根）。

| **形态特征** | 多年生草本，全株密被灰白色或淡褐色长柔毛及腺毛。根茎肉质肥厚，鲜时黄色。茎单一或基部分生成数枝，高 15 ～ 30cm，紫红色，茎上少有叶片着生。叶通常基生，倒卵形至长椭圆形，长 2 ～ 10cm，宽 1 ～ 3cm，先端钝，基部渐狭成长叶柄，边缘具不整齐钝齿，叶面有皱纹，叶脉明显，叶缘波状，上面绿色，下面通常淡紫色，被白色长柔毛及腺毛。总状花序顶生，密被腺毛；苞片叶状；花萼钟状，5 裂，裂片三角形；花冠筒状而微弯，长 3 ～ 4cm，外面紫红色，内面黄色，有紫斑，顶部二唇形，下唇 3 裂片伸直；雄蕊 4，二强；子房上位，卵形，2 室，花柱细长，柱头 2 裂。蒴果卵球形，长约 1.6cm，先端具喙，

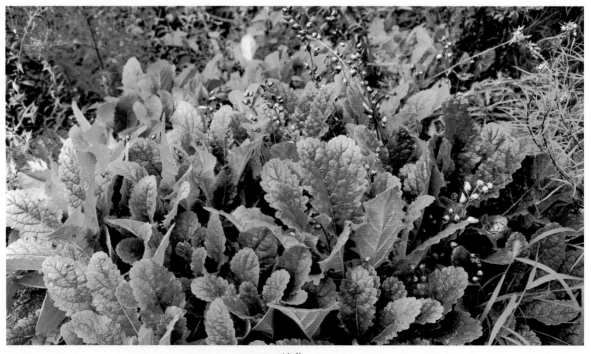

地黄

室背开裂；种子多数，卵形，黑褐色，表面有蜂窝状膜质网眼。花期 4 ~ 6 月。

| **生境分布** | 生于道旁、荒地。分布于天津蓟州、静海、滨海、武清、宁河等地。

| **资源情况** | 野生资源一般。药材来源于野生。

| **采收加工** | 秋季采挖，除去芦头、须根及泥沙，鲜用，或将地黄缓缓烘焙至约八成干。

| **药材性状** | 本品鲜品呈纺锤形或条状，长 8 ~ 24cm，直径 2 ~ 9cm；外皮薄，表面浅红黄色，具弯曲的纵皱纹、芽痕、横长皮孔样突起及不规则疤痕。肉质，易断，断面皮部淡黄白色，可见橘红色油点，木部黄白色，导管呈放射状排列。气微，味微甜、微苦。干品多呈不规则的团块状或长圆形，中间膨大，两端稍细，有的细小，长条状，稍扁而扭曲，长 6 ~ 12cm，直径 2 ~ 6cm；表面棕黑色或棕灰色，极皱缩，具不规则的横曲纹。体重，质较软而韧，不易折断，断面棕黑色或乌黑色，有光泽，具黏性。气微，味微甜。

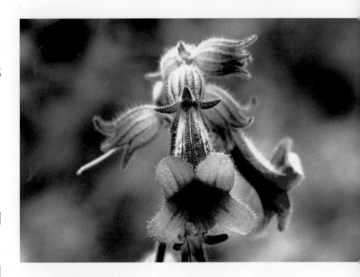

| **功能主治** | 鲜品，甘、苦，寒。归心、肝、肾经。清热生津，凉血，止血。用于热病伤阴，舌绛烦渴，温毒发斑，吐血，衄血，咽喉肿痛。干品，甘，寒。归心、肝、肾经。清热凉血，养阴生津。用于热入营血，温毒发斑，吐血衄血，热病伤阴，舌绛烦渴，津伤便秘，阴虚发热，骨蒸劳热，内热消渴。

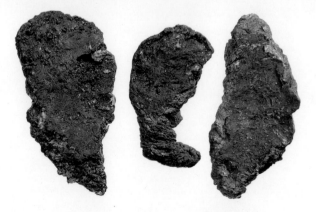

| **用法用量** | 内服煎汤，鲜品 12 ~ 30g，干品 10 ~ 15g。

玄参科 Scrophulariaceae 婆婆纳属 *Veronica*

细叶婆婆纳
Veronica linariifolia Pall. ex Link

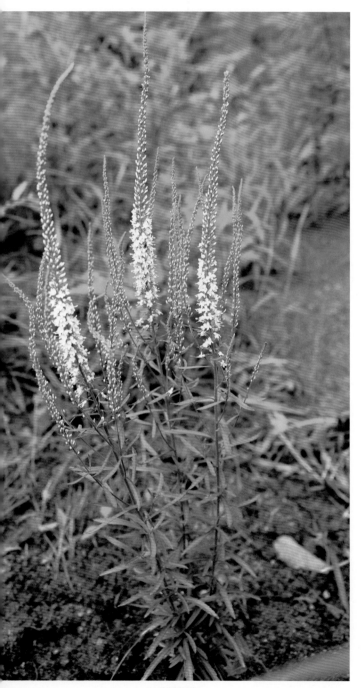

细叶婆婆纳

| **植物别名** |

线叶婆婆纳、追风草。

| **形态特征** |

多年生草本。根茎短。茎直立，常不分枝，高 30 ~ 80cm，常被白色而多卷曲的柔毛。下部的叶常对生，上部的叶多互生，倒披针形至线形，长 2 ~ 6cm，宽 0.2 ~ 1cm，先端钝或急尖，基部渐狭成短柄或无柄，中部以下全缘，上部边缘有三角状锯齿，两面无毛或被白色柔毛。总状花序顶生，单支或数支复出，长穗状；花萼 4 深裂，裂片披针形，长 2 ~ 3mm，有睫毛；花冠蓝色或紫色，少白色，长约 5mm，4 裂；雄蕊 2，花丝无毛，伸出花冠。蒴果卵球形，长 2 ~ 3.5mm；种子卵形。花期 6 ~ 8 月。

| **生境分布** |

生于山坡草地、灌丛间。分布于天津蓟州盘山、九山顶、九龙山、八仙山等地。

| **资源情况** |

野生资源较丰富。药材来源于野生。

| 附　注 | 本种宽叶亚种水蔓菁 [*Veronica linariifolia* Pall. ex Linksubsp. *Dilatata* (Nakai et Kitagawa) Hong] 全草入药，本种可能具有与其相似的功效。FOC 将本种归并于穗花属（*Pseudolysimachion*），修订其拉丁学名为 *Pseudolysimachion linariifolium* (Pall. ex Link) Holub。

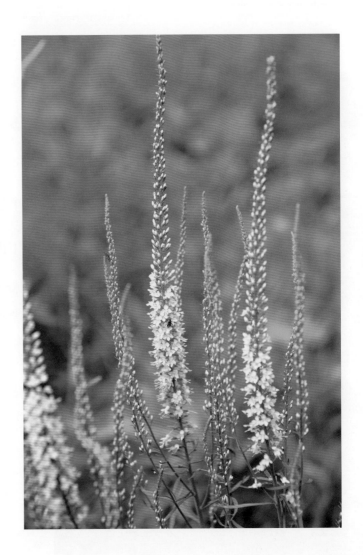

玄参科 Scrophulariaceae 婆婆纳属 Veronica

水蔓菁

Veronica linariifolia Pall. ex Link subsp. *dilatata* (Nakai et Kitagawa) Hong

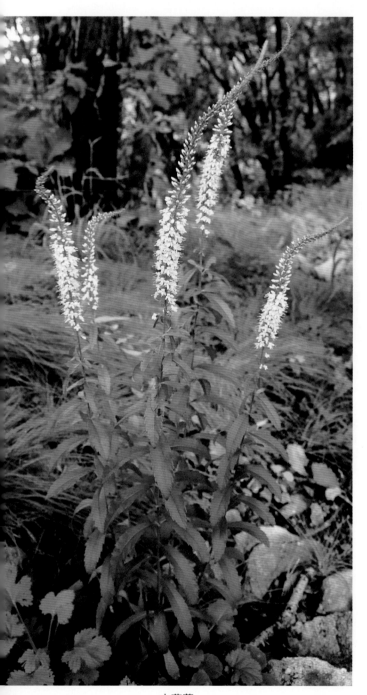

水蔓菁

| 植物别名 |

追风草。

| 药 材 名 |

水蔓菁（药用部位：全草）。

| 形态特征 |

本种与原种的区别在于叶几乎完全对生，至少茎下部的对生，叶片宽条形至卵圆形，宽0.5 ~ 2cm。

| 生境分布 |

生于山坡草地、灌丛间。分布于天津蓟州盘山、九山顶、九龙山、八仙山等地。

| 资源情况 |

野生资源稀少。药材来源于野生。

| 采收加工 |

夏、秋季茎叶繁茂时采收，除去杂质，切段，晒干或鲜用。

| 药材性状 |

本品为干燥带花穗的全草，棕色，长20 ~ 100cm。根呈须状，主根不明显，浅灰

褐色，长 3 ～ 5cm，直径约 1mm。茎单一，圆柱形，直径 2 ～ 3mm，质脆，易折断，断而中空。叶对生或互生，叶片多卷缩破碎，完整者展平后呈狭卵形或宽披针形，长 2.5 ～ 6cm，宽 0.6 ～ 2cm，黄绿色或暗绿色，基部渐狭，边缘有锯齿。穗状花序顶生，穗长 10 ～ 15cm。果实扁圆形，种子细小。气微，味苦。

| 功能主治 | 苦，寒。清热解毒，化痰止咳。用于肺热咳喘，肺脓疡，咳吐脓血，疮疖肿毒，皮肤湿疹，风疹瘙痒。

| 用法用量 | 内服煎汤，10 ～ 15g。外用适量，煎汤洗。

| 附　　注 | FOC 将本种归并于穗花属（*Pseudolysimachion*），修订其拉丁学名为 *Pseudolysimachion linariifolium* subsp.*dilatatum* (Nakai et Kitag.) D. Y. Hong。

玄参科 Scrophulariaceae 松蒿属 Phtheirospermum

松蒿
Phtheirospermum japonicum (Thunb.) Kanitz

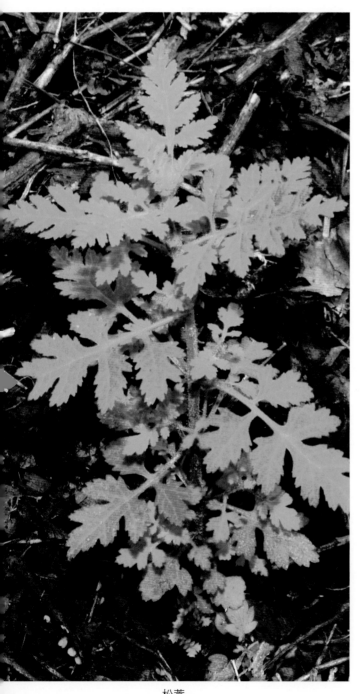

松蒿

| 植物别名 |

小盐灶菜。

| 药 材 名 |

松蒿（药用部位：全草）。

| 形态特征 |

一年生草本，高 20 ~ 60cm，全株被多细胞腺毛。茎直立，多分枝。叶对生，具柄，叶片三角状卵形至卵状披针形，长 1.5 ~ 6cm，宽 1 ~ 3cm，下部叶羽状全裂，向上渐变为羽状深裂至浅裂，裂片长卵形，边缘有细牙齿；叶柄长 5 ~ 12mm。花生于上部叶腋；花萼钟状，长 5 ~ 8mm，裂片 5，长卵形，上部羽状浅裂至深裂；花冠紫红色至淡紫红色，长 1 ~ 2cm，外面被柔毛，下唇 2 裂，较短，上唇 3 裂，裂片三角状卵形，2 皱褶上密被白色长柔毛；雄蕊 4，药室相等，被短柔毛。蒴果卵球形，长约 1cm，密被腺毛和短毛，先端具弯喙；种子多数，卵圆形。花期 6 ~ 8 月，果期 8 ~ 9 月。

| 生境分布 |

生于山地灌丛、草坡和沟谷。分布于天津蓟州。

| **资源情况** | 野生资源较少。药材来源于野生。 |

| **采收加工** | 夏、秋季采收，鲜用或晒干。 |

| **药材性状** | 本品长 30 ~ 60cm，茎直立，上部多分枝，具腺毛，有黏性。叶对生，多皱缩而破碎，完整叶片三角状卵形，长 3 ~ 5cm，宽 2 ~ 3cm，羽状深裂，两侧裂片长圆形，先端裂片较大，卵圆形，边缘具细锯齿，叶两面均有腺毛。穗状花序顶生，花萼钟状，长约 6mm，5 裂；花冠淡红紫色。味微辛。 |

| **功能主治** | 微辛，凉。清热利湿，解毒。用于黄疸，水肿，风热感冒，口疮，鼻炎，疮疖肿毒。 |

| **用法用量** | 内服煎汤，15 ~ 30g。外用适量，煎汤洗；或研末调敷。 |

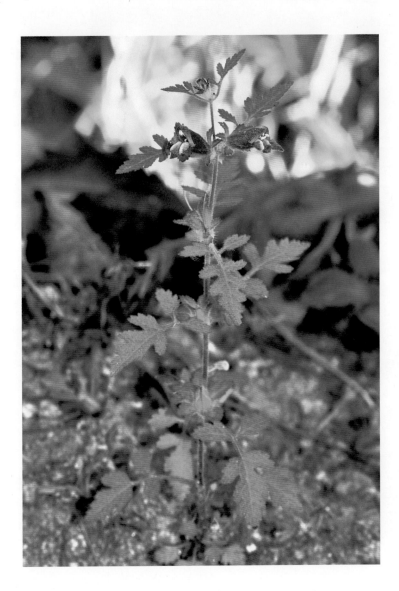

玄参科 Scrophulariaceae 阴行草属 *Siphonostegia*

阴行草 *Siphonostegia chinensis* Benth.

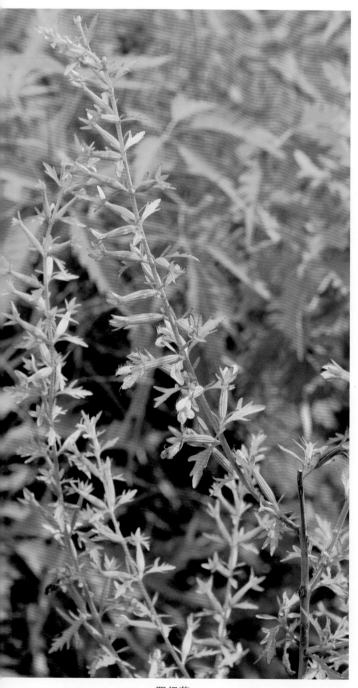

阴行草

| 植物别名 |

金钟茵陈、刘寄奴、北刘寄奴。

| 药 材 名 |

北刘寄奴（药用部位：全草）。

| 形态特征 |

一年生草本，高 30 ~ 50cm，干时变黑色，全体密被锈色短毛。叶对生，无柄或有短柄；叶片 2 回羽状全裂，裂片 1 ~ 3 对，线形或线状披针形，宽 0.3 ~ 1mm，全缘或有 1 ~ 3 小裂片。花对生于茎枝上部，呈稀疏总状花序；苞片叶状，羽状深裂或全裂，密被短毛；花梗极短，密被短毛，有 1 对苞片，线形；花萼细筒状，密被短毛，有 10 明显的脉，先端有 5 齿，长为筒部的 1/3；花冠二唇形，上唇盔状，微带紫色，前方下角有 1 对小齿，下唇 3 裂，黄色，长 22 ~ 25mm，外面密被长纤毛，褶襞隆起成瓣状；雄蕊花丝被柔毛；子房无毛。蒴果披针形，长约 1.2cm；种子小，卵形。花期 7 ~ 8 月，果期 9 ~ 10 月。

| 生境分布 |

生于低山坡或草地上。分布于天津蓟州盘山、九山顶、九龙山、八仙山等地。

| **资源情况** | 野生资源丰富。药材来源于野生。

| **采收加工** | 秋季采收，除去杂质，晒干。

| **药材性状** | 本品长 30 ～ 80cm，全体被短毛。根短而弯曲，稍有分枝。茎圆柱形，有棱，有的上部有分枝，表面棕褐色或黑棕色；质脆，易折断，断面黄白色，中空或有白色髓。叶对生，多脱落破碎，完整者羽状深裂，黑绿色。总状花序顶生，花有短梗，花萼长筒状，黄棕色至黑棕色，有明显 10 纵棱，先端 5 裂，花冠棕黄色，多脱落。蒴果狭卵状椭圆形，较萼稍短，棕黑色；种子细小。气微，味淡。

| **功能主治** | 苦，寒。归脾、胃、肝、胆经。活血祛瘀，通经止痛，凉血，止血，清热利湿。用于跌打损伤，外伤出血，瘀血经闭，月经不调，产后瘀痛，癥瘕积聚，血淋，湿热黄疸，水肿腹胀，白带过多。

| **用法用量** | 内服煎汤，6 ～ 9g。

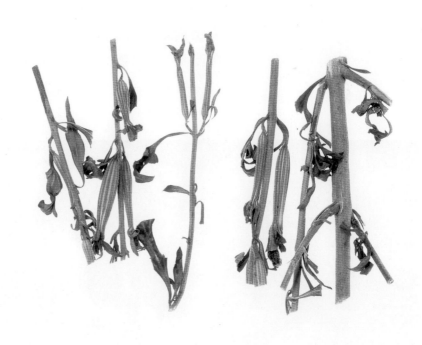

紫葳科 Bignoniaceae 凌霄属 Campsis

厚萼凌霄
Campsis radicans (L.) Seem.

| **植物别名** | 美国凌霄、杜凌霄。

| **药 材 名** | 凌霄花（药用部位：花）、紫葳根（药用部位：根）、紫葳茎叶（药用部位：茎叶）。

| **形态特征** | 藤本，具气生根，长达 10m。小叶 9 ~ 11，椭圆形至卵状椭圆形，长 3.5 ~ 6.5cm，宽 2 ~ 4cm，先端尾状渐尖，基部楔形，边缘具齿，上面深绿色，下面淡绿色，被毛，至少沿中肋被短柔毛。花萼钟状，长约 2cm，口部直径约 1cm，5 浅裂至萼筒的 1/3 处，裂片齿卵状三角形，外向微卷，无凸起的纵肋。花冠筒细长，漏斗状，橙红色至鲜红色，筒部为花萼长的 3 倍，6 ~ 9cm，直径约 4cm。蒴果长圆柱形，长 8 ~ 12cm，先端具喙尖，沿缝线具龙骨状突起，直径约 2mm，具柄，硬壳质。

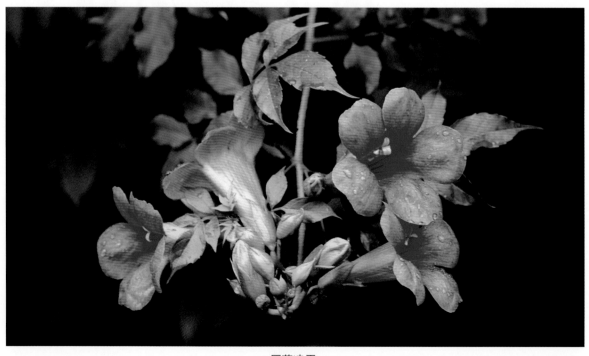

厚萼凌霄

| 生境分布 | 栽培于公园、庭院中。天津各地均有栽培。

| 资源情况 | 栽培资源一般。药材来源于栽培。

| 采收加工 | 凌霄花：夏、秋季花盛开时采摘，干燥。
紫葳根：全年均可采收，洗净，切片，晒干。
紫葳茎叶：夏、秋季采收，晒干。

| 药材性状 | 凌霄花：本品多皱缩卷曲，黄褐色或棕褐色，完整花朵长 6 ~ 7cm；萼筒钟状，
长 1.5 ~ 2cm，硬革质，先端 5 齿裂，裂片短三角状，长约为萼筒的 1/3，萼筒
外无明显的纵棱；花冠先端 5 裂，裂片半圆形，下部联合成漏斗状，表面可见
细脉纹，内表面具明显的深棕色脉纹；雄蕊 4，着生于花冠上，2 长 2 短，花药
"个"字形，花柱 1，柱头扁平。气清香，味微苦、酸。
紫葳根：本品呈长圆柱形，外表面黄棕色或土红色，有纵皱纹，并可见稀疏的
支根或支根痕。质坚硬，断面纤维性，有丝状物，皮部为棕色，木部为淡黄色。

| 功能主治 | 凌霄花：甘、酸，寒。归肝、心包经。活血通经，凉血祛风。用于月经不调，
经闭癥瘕，产后乳肿，风疹发红，皮肤瘙痒，痤疮。
紫葳根：甘、辛，寒。凉血祛风，活血通络。用于血热生风，身痒，风疹，痛风，
风湿痹痛，跌打损伤。
紫葳茎叶：苦，平。清热，凉血，散瘀。用于血热生风，身痒，风疹，手脚酸软麻木，
咽喉肿痛。

| 用法用量 | 凌霄花：内服煎汤，
5 ~ 9g。
紫葳根：内服煎汤，
6 ~ 9g；或入丸、散；
或浸酒。外用鲜品适量，
捣敷。
紫葳茎叶：内服煎汤，
9 ~ 15g。

| 附　注 | 2015 年版《中国药典》
一部收载本种的中文学
名为美洲凌霄。

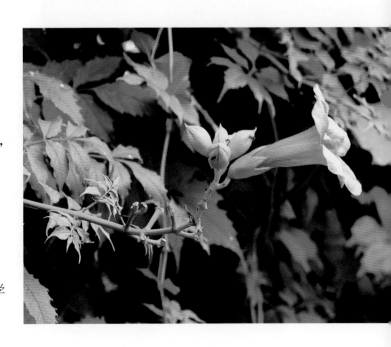

紫葳科 Bignoniaceae 角蒿属 Incarvillea

角蒿 *Incarvillea sinensis* Lam.

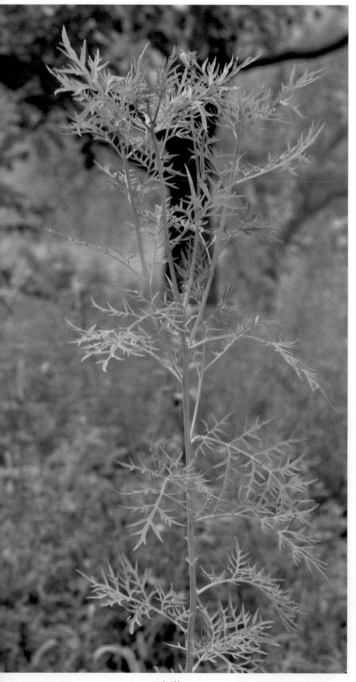

角蒿

| 植物别名 |

莪蒿、萝蒿、羊角草。

| 药 材 名 |

角蒿（药用部位：全草）。

| 形态特征 |

一年生至多年生直立草本，高 30 ~ 50cm。茎有分枝。叶在基部对生，枝上互生，二至三回羽状复叶，羽片 4 ~ 7，形态多变异，末回裂片浅披针形，有细齿或全缘。总状花序顶生，疏散，有花 4 ~ 18；小苞片绿色，线形；花萼钟状，萼齿钻状，有微柔毛，基部膨胀成腺体；花冠红色或黄色，花冠筒内基部有腺毛，裂片 5，圆形，开展；雄蕊 4，二强，内藏。蒴果圆柱形，长 3.5 ~ 11cm，先端渐尖或弯曲；种子多数，扁圆形，四周有透明的膜状翅。花期 5 ~ 8 月，果期 6 ~ 9 月。

| 生境分布 |

生于山坡、河滩、路边和田野。分布于天津蓟州八仙山等地。

| 资源情况 | 野生资源稀少。药材来源于野生。

| 采收加工 | 夏、秋季采收，切段，晒干。

| 药材性状 | 本品全草长 30 ~ 50cm。茎圆柱形，多分枝，表面淡绿色或黄绿色，略具细棱或纵纹，光滑无毛；质脆，易折断，断面黄白色，髓白色。叶多破碎或脱落。茎上部具总状排列的蒴果，呈羊角状，长 4 ~ 9.8cm，直径 0.4 ~ 0.6cm，多开裂，内具中隔；种子扁平，具膜质的翅。气微，味淡。

| 功能主治 | 辛、苦，寒；有小毒。祛风湿，解毒，杀虫。用于风湿痹痛，跌打损伤，口疮，齿龈溃烂，耳疮，湿疹，疥癣，滴虫性阴道炎。

| 用法用量 | 外用适量，烧存性，研末掺；或煎汤熏洗。

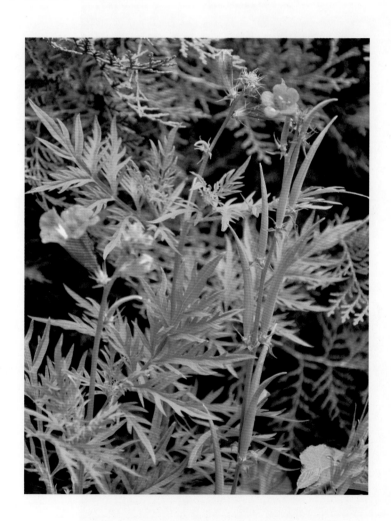

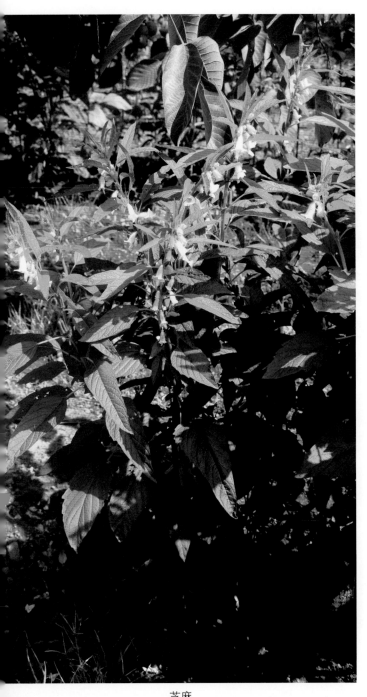

芝麻

胡麻科 Pedaliaceae 胡麻属 Sesamum

芝麻 *Sesamum indicum* L.

植物别名

脂麻、胡麻、黑芝麻。

药材名

黑芝麻（药用部位：种子）。

形态特征

一年生草本。茎直立，四棱形，全株有毛。叶对生，上部常互生，有柄，长圆形或披针形，全缘，有齿或下部者常3裂。花单生或2~3生于叶腋；花冠白色，常带紫色或黄色，长约2.5cm。蒴果长圆状筒形，有毛，长约2.5cm，常具4棱、6棱或8棱，纵裂；种子多数，黑色、白色或淡黄色。花期7~8月，果期8~9月。

生境分布

无野生分布，天津各地均有栽培。

资源情况

栽培资源一般。药材来源于栽培。

采收加工

秋季果实成熟时采割植株，晒干，打下种子，除去杂质，再晒干。

| **药材性状** | 本品呈扁卵圆形，长约 3mm，宽约 2mm；表面黑色，平滑或有网状皱纹；尖端有棕色点状种脐；种皮薄，子叶 2，白色，富油性。气微，味甘，有油香气。 |

| **功能主治** | 甘，平。归肝、肾、大肠经。补肝肾，益精血，润肠燥。用于精血亏虚，头晕眼花，耳鸣耳聋，须发早白，病后脱发，肠燥便秘。 |

| **用法用量** | 内服煎汤，9 ~ 15g。 |

| **附　　注** | 2015 年版《中国药典》一部收载本种的中文学名为脂麻。 |

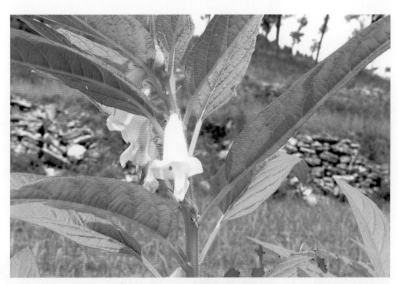

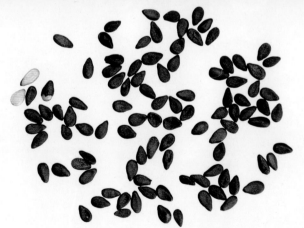

苦苣苔科 Gesneriaceae 旋蒴苣苔属 Boea

旋蒴苣苔 *Boea hygrometrica* (Bge.) R. Br.

| **植物别名** | 猫耳朵、八宝茶、翻魂草。

| **药材名** | 牛耳草（药用部位：全草）。

| **形态特征** | 多年生矮小草本。叶基生，密集，无柄，肉质，近圆形、圆卵形、卵形，有时倒卵圆形，长 1 ~ 5cm，宽 1.3 ~ 5.2cm，边缘有牙齿或波状浅齿，上面有贴伏的白色长柔毛，下面有白色或淡褐色绒毛，脉不明显。花葶 1 ~ 5，高 7 ~ 14cm，有短腺毛；聚伞花序有 2 ~ 5 花，密生短腺毛；苞片卵形；花萼 5，窄；花冠淡蓝紫色，阔钟状，长 1 ~ 1.5cm，稍二唇形，上唇 2 裂，下唇 3 裂；能育雄蕊 2，花药连着；子房密生短毛，花柱伸出。蒴果条形，长 3 ~ 4cm，果瓣 2，螺旋形扭曲。花期 7 ~ 8 月，果期 8 ~ 9 月。

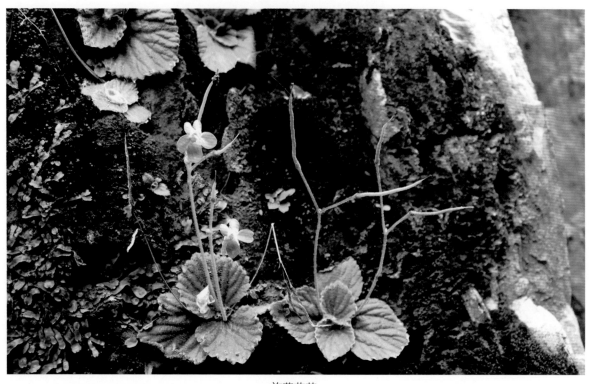

旋蒴苣苔

| **生境分布** | 生于阴湿的石壁缝中或地上。分布于天津蓟州。 |

| **资源情况** | 野生资源丰富。药材来源于野生。 |

| **采收加工** | 全年均可采收，鲜用或晒干。 |

| **药材性状** | 本品卷缩成不规则团状。叶基生，多卷曲，上表面疏生白色柔毛，背面密生白色绒毛。聚伞花序，花淡蓝紫色。果实线形，螺旋状扭曲。气微，味甘。 |

| **功能主治** | 苦，平。散瘀止血，清热解毒，化痰止咳。用于吐血，便血，外伤出血，跌打损伤，咳嗽痰多。 |

| **用法用量** | 内服煎汤，9～15g；研粉冲服，每次 3g；或浸酒饮。外用适量，研粉撒；或鲜品捣敷。 |

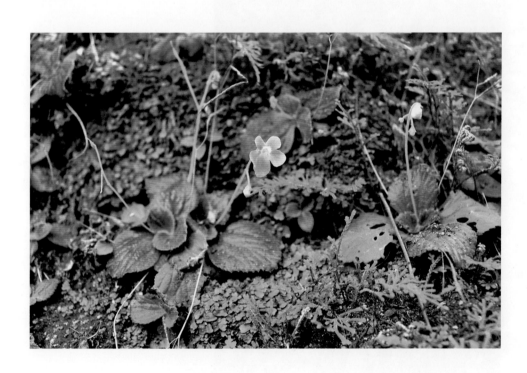

列当科 Orobanchaceae 列当属 Orobanche

列当

Orobanche coerulescens Steph.

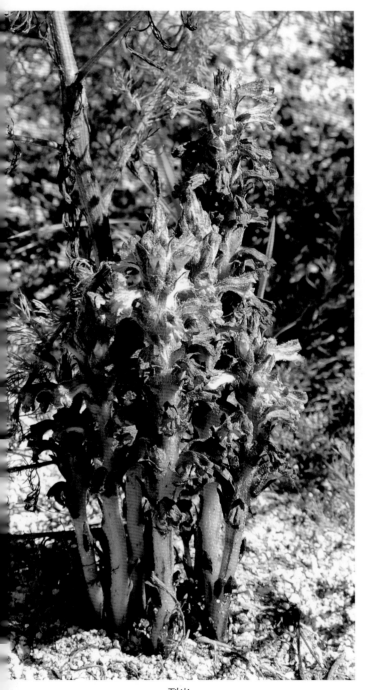

列当

| 植物别名 |

裂马嘴、紫花列当。

| 药 材 名 |

列当（药用部位：全草）。

| 形态特征 |

一年生寄生草本，高 10 ~ 35 cm，植株被蛛丝状绵毛。茎不分枝，圆柱形，黄褐色，基部常膨大。叶鳞片状，卵状披针形，黄褐色。穗状花序顶生；苞片卵状披针形，先端尾尖，稍短于花冠；花萼 2 深裂至基部，膜质，每裂片先端 2 裂；花冠二唇形，蓝紫色或淡紫色，上唇宽，先端微凹，下唇 3 裂，裂片近圆形；雄蕊二强，着生于花冠管中部，花药基部近无毛，花丝基部常具长柔毛。蒴果卵状椭圆形；种子黑褐色，细小且多数。花期 5 ~ 8 月，果期 8 ~ 9 月。

| 生境分布 |

生于沙丘、向阳山坡和山沟草地，常寄生在蒿属植物的根上。分布于天津蓟州。

| 资源情况 |

野生资源稀少。药材来源于野生。

| 采收加工 | 春、夏季采收，洗去泥沙、杂质，晒至七八成干，扎成小把，再晒至全干。

| 药材性状 | 本品全草被白色柔毛。茎肥壮，肉质，表面黄褐色或暗褐色，具纵皱纹。叶鳞片状，互生，卵状披针形，先端尖，黄褐色皱缩，稍卷曲。穗状花序顶生，长7～10cm，黄褐色，花冠筒状，蓝紫色或淡紫色，略弯曲。蒴果卵状椭圆形，长1cm。气微，味微苦。

| 功能主治 | 甘，温。归肾、肝、大肠经。补肾壮阳，强筋骨，润肠。用于肾虚阳痿，遗精，宫冷不孕，小儿佝偻病，腰膝冷痛，筋骨软弱，肠燥便秘。外用于小儿肠炎。

| 用法用量 | 内服煎汤，3～9g；或浸酒。外用适量，煎汤洗。

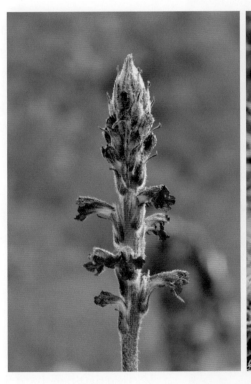 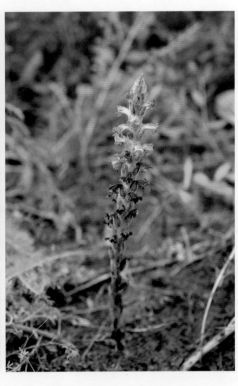

透骨草科 Phrymaceae 透骨草属 Phryma

透骨草
Phryma leptostachya L. subsp. *asiatica* (Hara) Kitam.

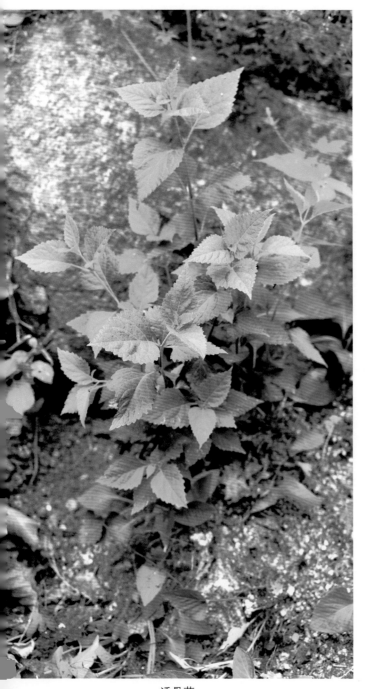

透骨草

| 植物别名 |

药曲草、倒刺草、蝇毒草。

| 形态特征 |

多年生草本，高达 1m。茎直立，四棱形，被倒生短毛。叶对生，卵状长椭圆形，长 5 ~ 10cm，宽 4 ~ 7cm，边缘具钝圆锯齿，先端渐尖或短尖，基部渐狭成翅，两面脉上有短毛；叶有柄。穗状花序长 10 ~ 20cm；苞片和小苞片钻形，花小，疏生，有短柄；花萼有 5 棱，上唇 3 齿，呈芒状钩，下唇 2 齿较短，无芒；花冠粉红色或白色，上唇先端 2 浅裂；二强雄蕊；花柱 1，柱头 2 浅裂。瘦果下垂，包于宿存萼内。花期 6 ~ 9 月，果期 8 ~ 10 月。

| 生境分布 |

生于阴湿山谷和林下。分布于天津蓟州盘山、九山顶、九龙山、八仙山等地。

| 资源情况 |

野生资源较丰富。药材来源于野生。

| 附 注 | （1）透骨草药材存在严重的同名异物现象，如大戟科地构叶、凤仙花科凤仙花、毛茛科黄花铁线莲、紫葳科角蒿、豆科山野豌豆属等，在不同地区均作透骨草药用。

（2）民间用本种全草入药，用于感冒、跌打损伤，外用于毒疮、湿疹、疥疮。本种根及叶的鲜汁或煎汤液对菜粉蝶、家蝇和三带喙库蚊的幼虫有强烈的毒性，其根含杀虫成分；民间用其全草煎汤液来消灭蝇蛆和菜青虫。

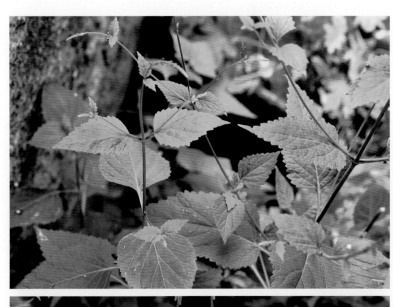

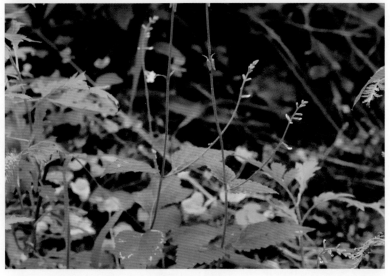

車前科 Plantaginaceae 車前属 Plantago

车前

Plantago asiatica L.

| 植物别名 | 车轮草。

| 药 材 名 | 车前草（药用部位：全草）、车前子（药用部位：种子）。

| 形态特征 | 多年生草本，高20～60cm。根茎短而肥厚，不明显，其下着生多数须根。基生叶直立，卵形或宽卵形，长4～12cm，宽4～9cm，先端圆钝，基部圆形或广楔形，先端钝或稍尖，近全缘，波状或有疏钝齿至弯缺，表面深绿色，背面色淡，两面无毛或有短柔毛；叶柄长5～22cm。花葶数个，直立或斜上，长20～45cm，有短柔毛；穗状花序占花葶上端1/3～1/2处，有绿白色疏生花；苞片三角状披针形，较萼裂片短，二者均有绿色龙骨状突起；花萼有短柄；花冠裂片披针形。蒴果椭圆形，周裂；种子5～6，棕黑色。花期6～9月，果期10月。

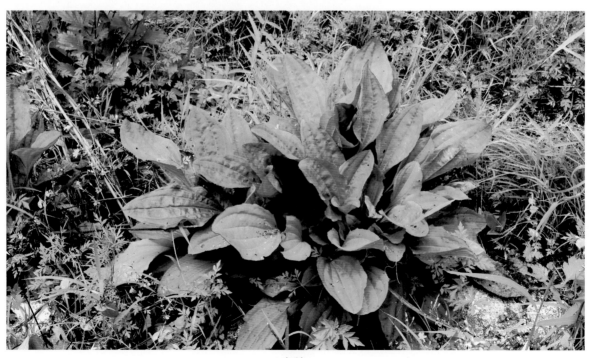

车前

| **生境分布** | 生于路边、沟旁、河滩及潮湿地带。天津各地均有分布。

| **资源情况** | 野生资源一般。药材来源于野生。

| **采收加工** | 车前草：夏季采挖，除去泥沙，晒干。

车前子：夏、秋季种子成熟时采收果穗，晒干，搓出种子，除去杂质。

| **药材性状** | 车前草：本品根丛生，须状。叶基生，具长柄；叶片皱缩，展平后呈卵状椭圆形或宽卵形，长 6 ~ 12cm，宽 2.5 ~ 8cm；表面灰绿色或污绿色，具明显弧形脉 5 ~ 7；先端钝或短尖，基部宽楔形，全缘或有不规则波状浅齿。穗状花序数条，花茎长。蒴果盖裂，萼宿存。气微香，味微苦。

车前子：本品呈椭圆形、不规则长圆形或三角状长圆形，略扁，长约 2mm，宽约 1mm；表面黄棕色至黑褐色，有细皱纹，一面有灰白色凹点状种脐。质硬。气微，味淡。

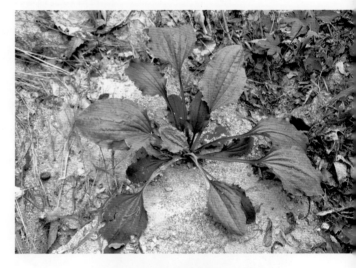

| **功能主治** | 车前草：甘，寒。归肝、肾、肺、小肠经。清热，利尿通淋，祛痰，凉血，解毒。用于热淋涩痛，水肿尿少，暑湿泄泻，痰热咳嗽，吐血衄血，痈肿疮毒。

车前子：甘，寒。归肝、肾、肺、小肠经。清热，利尿通淋，渗湿止泻，明目，祛痰。用于热淋涩痛，水肿胀满，暑湿泄泻，目赤肿痛，痰热咳嗽。

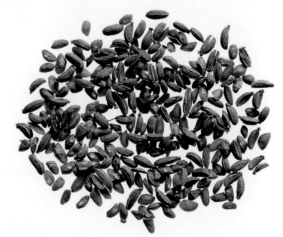

| **用法用量** | 车前草：内服煎汤，9 ~ 30g。

车前子：内服煎汤，9 ~ 15g，包煎。

| 车前科 | Plantaginaceae | 车前属 | Plantago

平车前 *Plantago depressa* Willd.

| **植物别名** | 直根车前、小车前。

| **药材名** | 车前草（药用部位：全草）、车前子（药用部位：种子）。

| **形态特征** | 一年生或多年生草本，高 5 ~ 20cm。主根圆锥形，不分枝或根下部稍有分枝。叶基生，直立或平铺地面，椭圆形至倒披针形，基部狭楔形，长 4 ~ 10cm，宽 1 ~ 3cm，边缘具远离小齿或不规则锯齿，被柔毛或无毛，纵脉 5 ~ 7，表面叶脉凹陷，背面叶脉隆起；叶柄长 1.5 ~ 3cm，基部有宽叶鞘及叶鞘残余。花葶数个，弧形，长 4 ~ 17cm，疏生柔毛；穗状花序长 4 ~ 10cm，先端花密生，下部花较疏；苞片三角状卵形，和花萼裂片均有绿色突起；花萼裂片椭圆形；花冠裂片椭圆形或卵形，先端有浅齿，雄蕊超出花冠。蒴果圆锥形，周裂；种子 5，长圆形，黑棕色。花期 6 ~ 9 月。

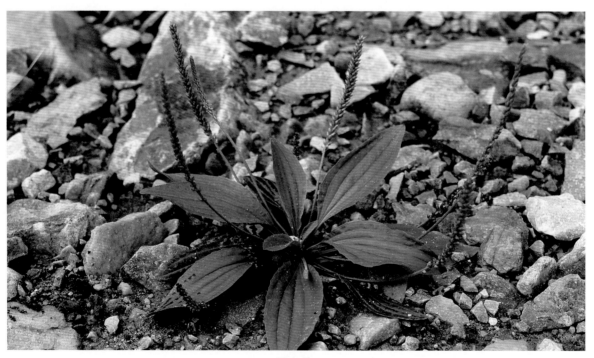

平车前

| 生境分布 | 生于较湿的地方，为习见野生杂草。天津各地均有分布。

| 资源情况 | 野生资源丰富。药材来源于野生。

| 采收加工 | 见"车前"。

| 药材性状 | 车前草：与"车前"区别在于本种主根直而长。叶片较狭，长椭圆形或椭圆状披针形，长 5 ～ 10cm，宽 2 ～ 3cm。

车前子：见"车前"。

| 功能主治 | 见"车前"。

| 用法用量 | 见"车前"。

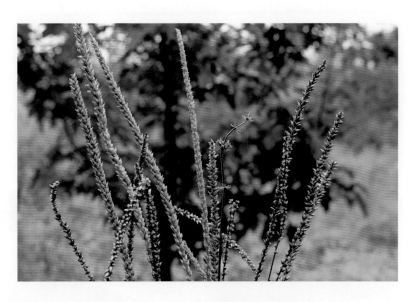

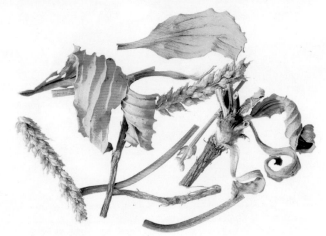

忍冬科 Caprifoliaceae 接骨木属 Sambucus

接骨木 *Sambucus williamsii* Hance

| **植物别名** | 公道老、欧接骨木。

| **药材名** | 接骨木（药用部位：茎枝）、接骨木根（药用部位：根或根皮）、接骨木叶（药用部位：叶）、接骨木花（药用部位：花）。

| **形态特征** | 灌木至小乔木，高达 6m。老枝有皮孔，髓心淡黄棕色；冬芽卵圆形。奇数羽状复叶，小叶 3 ~ 11，椭圆形至长圆状披针形，长 4 ~ 12cm，先端尖至渐尖，稀尾尖，基部楔形，常不对称，边缘有锯齿，上面深绿色，初时被短毛，后变无毛，下面浅绿色，无毛，揉碎后有臭味。圆锥花序顶生，花序轴及各级分枝均无毛；花小，白色至淡黄色，直径约 3mm；萼筒杯状，萼齿 5，三角状披针形；花冠辐状，裂片 5，向外反卷，宽卵形，先端钝圆；雄蕊 5，着生于花冠上，

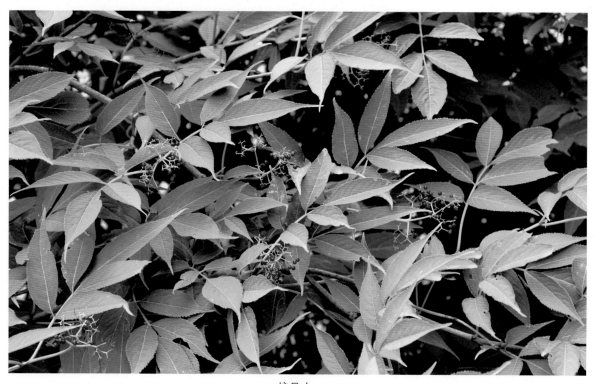

接骨木

约与花冠等长，花药近球形，黄色；子房下位，柱头 2 裂，近球形，几无花柱。浆果状核果近球形，直径 3 ~ 5mm，黑紫色或红色；核 2 ~ 3，卵形至椭圆形，略有皱纹。花期 4 ~ 5 月，果期 8 ~ 9 月。

| **生境分布** | 生于山地林下、灌丛或平原路旁。分布于天津蓟州盘山、九山顶、九龙山、八仙山等地。

| **资源情况** | 野生资源丰富。药材来源于野生。

| **采收加工** | 接骨木：全年均可采收，鲜用或切段晒干。
接骨木根：9 ~ 10 月采挖，洗净切片，鲜用或晒干。
接骨木叶：春、夏季采收，鲜用或晒干。
接骨木花：4 ~ 5 月采收整个花序，加热后花即脱落，除去杂质，晒干。

| **药材性状** | 接骨木：本品茎枝呈圆柱形，长短不等，直径 5 ~ 12mm；表面绿褐色，有纵条纹及棕黑色点状突起的皮孔，有的皮孔呈纵长椭圆形，长约 1cm；皮部剥离后呈浅绿色至浅黄棕色。体轻，质硬。加工后的药材为斜向横切片，呈长椭圆形，厚约 3mm，切面皮部褐色，木部浅黄白色至浅黄褐色，有环状年轮和细密放射状的白色纹理。髓部疏松，海绵状。体轻。气无，味微苦。

| **功能主治** | 接骨木：甘、苦，平。归肝经。祛风利湿，活血，止血。用于风湿痹痛，痛风，急慢性肾炎，风疹，跌打损伤，骨折肿痛。
接骨木根：苦、甘，平。祛风除湿，活血舒筋，利尿消肿。用于风湿痹痛，痰饮，黄疸，小便不利，跌打瘀痛，骨折肿痛，急、慢性肾炎，烫伤。
接骨木叶：辛、苦，平。活血，舒筋，止痛，利湿。用于跌打骨折，筋骨疼痛，风湿疼痛，痛风，脚气。
接骨木花：辛，温。发汗利尿。用于感冒，小便不利。

| **用法用量** | 接骨木：内服煎汤，15 ~ 30g；或入丸、散。外用适量，捣敷；或煎汤熏洗；或研末撒。
接骨木根：内服煎汤，15 ~ 30g。外用适量，捣敷；或研粉撒、调敷。
接骨木叶：内服煎汤，6 ~ 9g；或泡酒。外用适量，捣敷；或煎汤洗；或研末调敷。
接骨木花：内服煎汤，4.5 ~ 9g；或泡茶饮。

忍冬科 Caprifoliaceae 六道木属 Abelia

六道木 *Abelia biflora Turcz.*

| **植物别名** | 六条木、双花六道木。

| **药 材 名** | 交翅木（药用部位：果实）。

| **形态特征** | 灌木，高达 3m。幼枝被倒向刺刚毛，后光滑无毛。叶披针形、长圆形至长圆状披针形，长 2 ～ 6cm，先端尖至渐尖，基部钝至楔形，全缘至羽状浅裂，两面脉上有柔毛，边缘有睫毛；叶柄短，长 2 ～ 6mm，基部膨大，对生，密生刺刚毛。花白色、淡黄色或带红色，2 朵并生于小枝末端，总花梗几乎不存在；花萼疏生短刺刚毛，裂片 4，叶状，倒卵状长圆形，长约 1cm，宿存，且稍增大；花冠钟状高脚碟形，外生短柔毛，杂有倒向刺刚毛，裂片 4，比筒部短；雄蕊 2 长 2 短，内藏。瘦果状核果微弯曲，有疏柔毛，冠以宿存而略有增大的萼裂片。花期 5 ～ 6 月，果期 8 ～ 9 月。

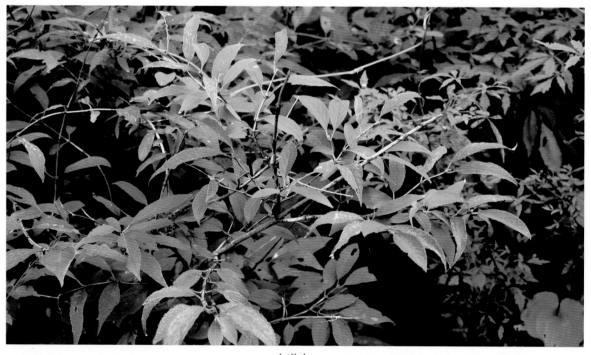

六道木

| 生境分布 | 生于山地林下或灌丛中。分布于天津蓟州。

| 资源情况 | 野生资源稀少。药材来源于野生。

| 采收加工 | 秋季采收，鲜用或晒干。

| 功能主治 | 微苦、涩，平。祛风除湿，解毒消肿。用于风湿痹痛，热毒痈疮。

| 用法用量 | 内服煎汤，10 ~ 30g。外用适量，捣敷。

| 附　　注 | FOC 修订本种为六道木属（*Zabelia*），修订本种的拉丁学名为 *Zabelia biflora* (Turcz.) Makino。

忍冬科 Caprifoliaceae 锦带花属 Weigela

锦带花 *Weigela florida* (Bge.) A. DC.

| 植物别名 | 锦带、海仙。

| 形态特征 | 落叶灌木，高达 3m。当年生枝绿色，具 2 列短柔毛，小枝多为紫红色，无毛。冬芽具 5 ~ 7 对芽鳞。叶椭圆形至卵状长圆形或倒卵形，长 2 ~ 8cm，宽 1 ~ 5cm，先端渐尖或骤尖，基部圆形至楔形，边缘有浅锯齿，上面绿色，疏生短柔毛。聚伞花序具 1 ~ 4 花，生于短枝叶腋或先端；花萼外被疏柔毛，裂片 5，不等长，边缘具睫毛，萼筒长 5 ~ 7mm；花冠漏斗状钟形，玫瑰红色，长 2.5 ~ 4cm，外面疏生短毛，裂片 5，宽卵形，雄蕊 5，着生于花冠中部以上，稍短于花冠，柱头扁平，2 裂，帽状。蒴果圆柱形，长 1.5 ~ 2cm，光滑或被稀柔毛，先端具短柄状喙，疏生柔毛，2 瓣室间开裂；种子微小，多数。花期 5 月，果期 8 ~ 9 月。

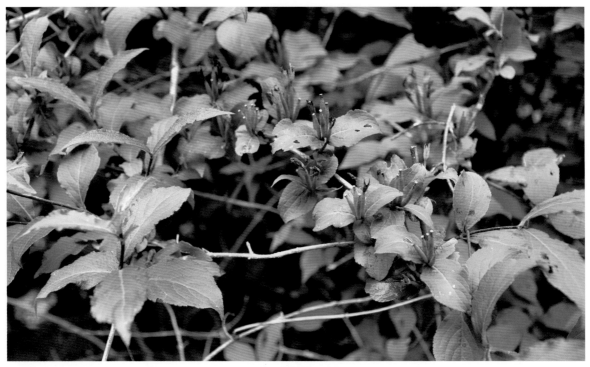

锦带花

| **生境分布** | 生于山地灌丛或杂木林下；或栽培于花坛、路边、庭院、公园。分布于天津蓟州。

| **资源情况** | 野生资源较丰富，栽培资源较少。药材来源于野生或栽培。

| **附　　注** | 据文献记载，本种清热，凉血，解毒，活血，止痛。用于瘟病初起，咽喉肿痛，丹毒，感冒发热等。

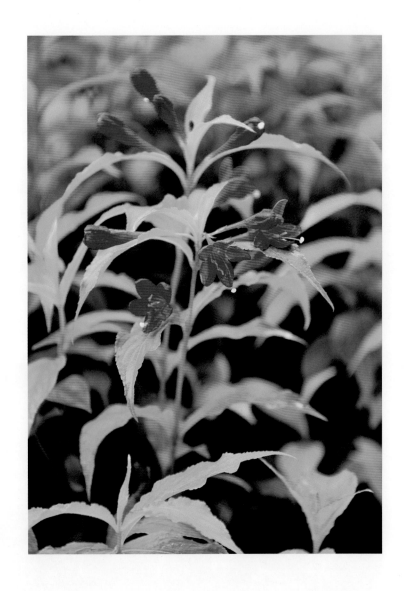

忍冬科 Caprifoliaceae 忍冬属 Lonicera

金银忍冬
Lonicera maackii (Rupr.) Maxim.

| **植物别名** | 金银木、马氏忍冬、木金银。

| **药材名** | 金银忍冬（药用部位：茎叶及花）。

| **形态特征** | 灌木，高达 5m。小枝中空，幼时具柔毛。叶卵状椭圆形至卵状披针形，长 5 ~ 8cm，宽 2.5 ~ 4cm，先端锐尖，基部楔形，稀圆形，上面及脉上均有柔毛，边缘具睫毛；叶柄长 3 ~ 5mm，被柔毛。花序总梗短于叶柄；苞片线形，长 6 ~ 7mm，小苞片椭圆形，具缘毛，合生，长为子房的 1/2；花冠二唇形，白色，后变黄色，雄蕊与花柱约为花冠的 2/3，花冠筒不膨大。浆果暗红色，直径 5 ~ 6mm；种子具小凹点。花期 5 月，果期 9 月。

| **生境分布** | 栽培于各公园、庭院。天津各地广泛栽培。

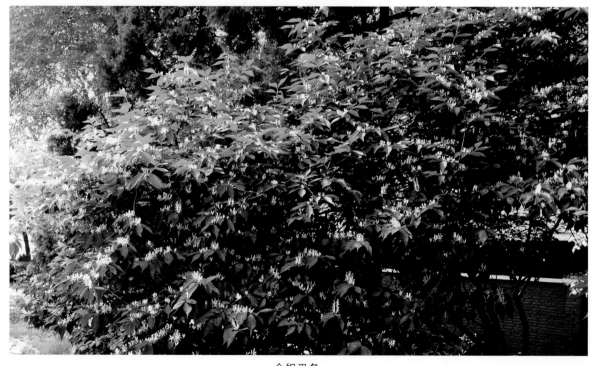

金银忍冬

| 资源情况 | 栽培资源丰富。药材来源于栽培。

| 采收加工 | 5 ~ 6 月采花，夏、秋季采茎叶，鲜用或切段晒干。

| 功能主治 | 甘、淡，寒。祛风，清热，解毒。用于感冒，咳嗽，咽喉肿痛，目赤肿痛，肺痈，乳痈，湿疮。

| 用法用量 | 内服煎汤，9 ~ 15g。外用适量，捣敷；或煎汤洗。

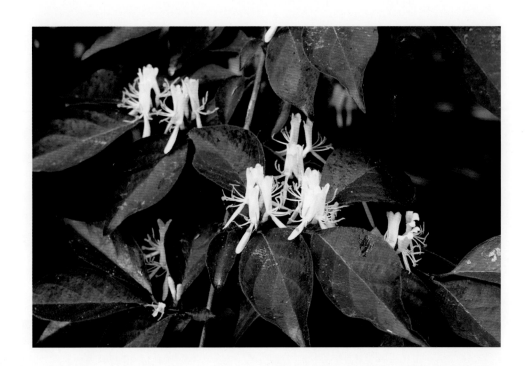

忍冬科 Caprifoliaceae 忍冬属 Lonicera

忍冬
Lonicera japonica Thunb.

植物别名	金银花、双花。
药 材 名	金银花（药用部位：花蕾或带初开的花）、忍冬藤（药用部位：茎枝）、金银花子（药用部位：果实）。
形态特征	半常绿缠绕灌木。小枝有密柔毛，褐色至赤褐色。单叶对生，叶卵形至长圆状卵形，长 3 ~ 8cm，先端渐尖至钝，基部圆形至近心形，边缘被纤毛，幼时两面被柔毛，后上面无毛，下面沿主脉被柔毛，叶柄长 4 ~ 15mm。总花梗单生叶腋，苞片叶状，长达 2cm，小苞片长为子房的 1/3 ~ 1/2，花冠二唇形，长 3 ~ 4cm，外面被短柔毛及腺点，初开花白色后变黄色，有香味，花筒与裂片近等长，花柱与雄蕊较裂片长或等长。浆果离生，球形，黑色。花期 5 ~ 6 月，果期 10 月。

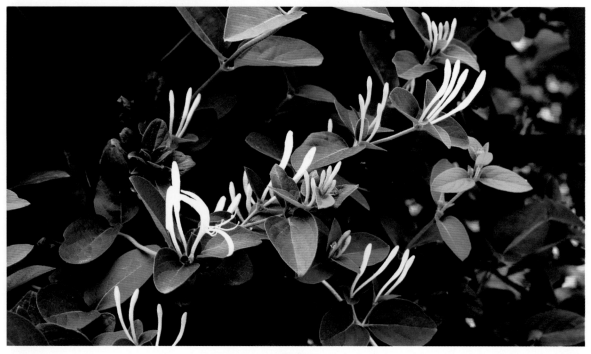

忍冬

| **生境分布** | 无野生分布，天津各地广泛栽培。

| **资源情况** | 栽培资源较丰富。药材来源于栽培。

| **采收加工** | 金银花：夏初花开放前采收，干燥。

忍冬藤：秋、冬季采割，晒干。

金银花子：秋末冬初采收，晒干。

| **药材性状** | 金银花：本品呈棒状，上粗下细，略弯曲，长 2～3cm，上部直径约 3mm，下部直径约 1.5mm；表面黄白色或绿白色（贮久色渐深），密被短柔毛。偶见叶状苞片。花萼绿色，先端 5 裂，裂片有毛，长约 2mm；开放者花冠筒状，先端二唇形；雄蕊 5，附于筒壁，黄色；雌蕊 1，子房无毛。气清香，味淡、微苦。

忍冬藤：本品呈长圆柱形，多分枝，常缠绕成束，直径 1.5～6mm；表面棕红色至暗棕色，有的灰绿色，光滑或被茸毛；外皮易剥落。枝上多节，节间长 6～9cm，有残叶和叶痕。质脆，易折断，断面黄白色，中空。气微，老枝味微苦，嫩枝味淡。

金银花子：本品呈圆球形，紫黑色或黄棕色，直径约 2cm；外皮皱缩，质重而结实；内含多数扁小、棕褐色的种子。味微甘。

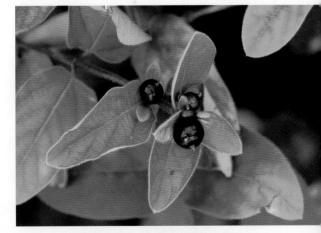

| **功能主治** | 金银花：甘，寒。归肺、心、胃经。清热解毒，疏散风热。用于痈肿疔疮，喉痹，丹毒，热毒血痢，风热感冒，温病发热。

忍冬藤：甘，寒。归肺、胃经。清热解毒，疏风通络。用于温病发热，热毒血痢，痈肿疮疡，风湿热痹，关节红肿热痛。

金银花子：苦、涩，微甘，凉。清肠化湿。用于肠风泄泻，赤痢。

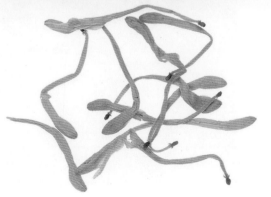

| **用法用量** | 金银花：内服煎汤，6～15g。

忍冬藤：内服煎汤，9～30g。

金银花子：内服煎汤，3～9g。

败酱

Patrinia scabiosaefolia Fisch. ex Trev.

| **植物别名** | 黄花龙芽、黄花败酱、黄花草。

| **药材名** | 败酱（药用部位：全草）。

| **形态特征** | 多年生高大草本，高 80 ~ 150cm。茎枝被有脱落性白色粗毛，地下茎横走。基生叶长方状椭圆形、窄椭圆形或阔椭圆形，长 3 ~ 10cm，宽 1.5 ~ 5cm，先端急尖或钝，基部下延近楔形，边缘具锯齿，有长柄；茎生叶对生，通常窄卵形，长 5 ~ 15cm，2 ~ 3 对，羽状深裂至全裂，中央裂片最大，椭圆形或窄卵形，两侧裂片窄卵形、披针形或线形，先端窄，急尖，边缘具锯齿，两面被粗毛或近无毛。聚伞圆锥花序，在枝端常 5 ~ 9 集成伞房状，通常总花梗及分枝的一侧被粗白毛；苞片小；花较小，直径 2 ~ 4mm；花冠黄色，花冠管短，上端 5 裂；雄蕊 4；子房下位。瘦果长椭圆

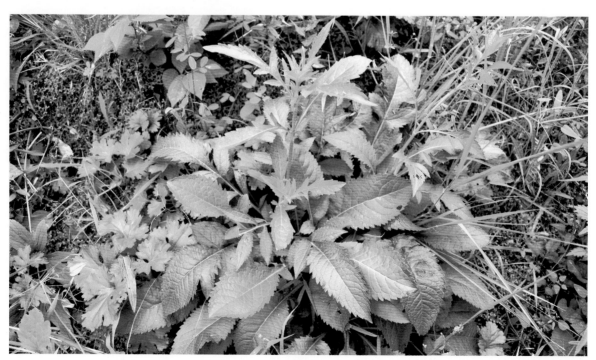

败酱

形，长 3 ～ 4mm，子房室边缘稍扁，展成极窄的翅状，没有膜质增大的苞片。花期 7 ～ 8 月，果期 9 月。

| 生境分布 | 生于山坡草丛中。分布于天津蓟州八仙山、黄崖关、盘山。

| 资源情况 | 野生资源稀少。药材来源于野生。

| 采收加工 | 野生者夏、秋季采挖，栽培者可在当年开花前采收，洗净，晒干。

| 药材性状 | 本品全体常折叠成束。根茎圆柱形，弯曲，长 5 ～ 15cm，直径 2 ～ 5mm，先端直径达 9mm；表面有栓皮，易脱落，紫棕色或暗棕色，节疏密不等，节上有芽痕及根痕；断面纤维性，中央具棕色"木心"。根长圆锥形或长圆柱形，长达 10cm，直径 1 ～ 4mm；表面有纵纹，断面黄白色。茎圆柱形，直径 2 ～ 8mm；表面黄绿色或黄棕色，具纵棱及细纹理，被倒生粗毛。基生叶多卷缩或破碎，两面疏被白毛，完整呈多羽状深裂或全裂，裂片 5 ～ 11，边缘有锯齿；茎上部叶较小，常 3 裂。有的枝端有花序或果序；小花黄色。瘦果长椭圆形，无膜质翅状苞片。气特异，味微苦。

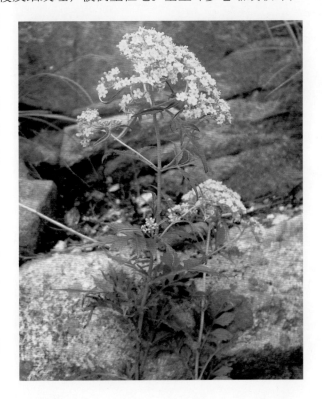

| 功能主治 | 辛、苦，微寒。归胃、大肠、肝经。清热解毒，活血排脓。用于肠痈，肺痈，痈肿，痢疾，产后瘀滞腹痛。

| 用法用量 | 内服煎汤，10 ～ 15g。外用鲜品适量，捣敷。

败酱科 Valerianaceae 败酱属 Patrinia

岩败酱 *Patrinia rupestris* (Pall.) Juss.

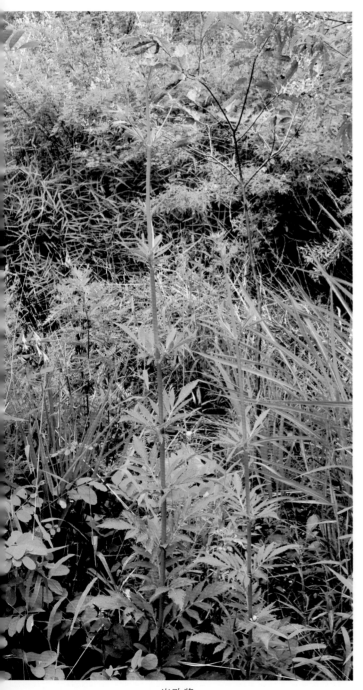

岩败酱

| 药 材 名 |

岩败酱（药用部位：全草）。

| 形态特征 |

多年生草本，高 20 ~ 60cm。根茎稍斜升，长达 10cm 以上，先端不分枝，有浓烈臭酱气味。茎多数丛生，连同花序梗被短糙毛。基生叶有柄，长 2 ~ 4cm；茎生叶对生，叶柄短；叶长圆形或椭圆形，长 3 ~ 7cm，羽状深裂至全裂，通常具 3 ~ 6 对，裂片条形，有稀的缺刻状牙齿，无毛或有糙毛。密花聚伞花序顶生，3 ~ 7 在枝端排成伞房状，宽 4 ~ 15cm，花序轴、花序梗均被粗白毛和腺毛；小苞片线形，对生；花萼小，萼齿 5；花冠黄色，漏斗状，直径 3 ~ 5mm，基部成短细筒，筒基部一侧有偏突，上部 5 裂，裂片近圆形；雄蕊 4，长于花冠；子房下位，圆柱形。瘦果小，倒卵状圆柱形，背部贴生有椭圆形的大膜质苞片。花期 7 ~ 9 月，果期 8 ~ 9 月。

| 生境分布 |

生于砾质地、干燥的山坡草地。分布于天津蓟州。

| **资源情况** | 野生资源较少。药材来源于野生。

| **采收加工** | 夏季采收，切段，晒干。

| **功能主治** | 辛、苦，寒。清热解毒，活血，排脓。用于痢疾，泄泻，黄疸，肠痈。

| **用法用量** | 内服煎汤，9 ~ 15g。

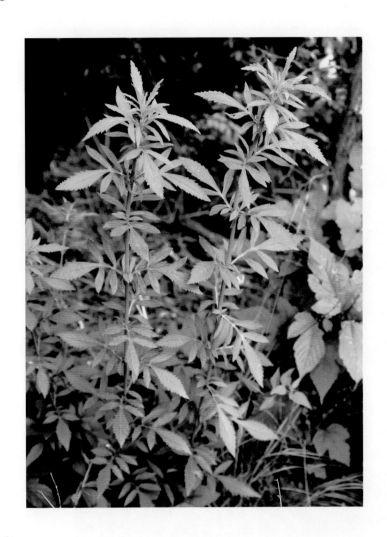

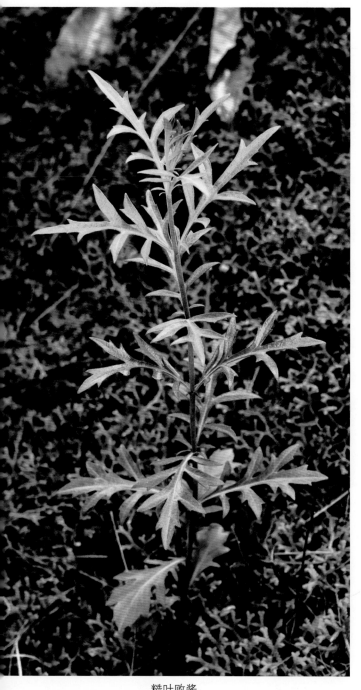

糙叶败酱

败酱科 Valerianaceae 败酱属 Patrinia

糙叶败酱 *Patrinia rupestris* (Pall.) Juss. subsp. *scabra* (Bge.) H. J. Wang

| 植物别名 |

墓头回、山败酱。

| 药材名 |

墓头回（药用部位：根）。

| 形态特征 |

多年生直立草本，高 30 ~ 60cm。茎 1 至数枝，被细密短毛。基生叶倒披针形或倒窄卵形，长 3 ~ 6cm，宽 1 ~ 2cm，边缘具浅锯齿或 2 ~ 4 对羽状浅裂到深裂，两面及边缘被白糙毛；茎生叶对生，多窄卵形，长 4 ~ 8cm，宽 1.5 ~ 3.5cm，1 ~ 4 对羽状深裂至全裂，中央裂片较长、大，倒披针形，全缘或具极稀大锯齿，两侧裂片镰状线形，全缘或再羽状齿裂，两面被短糙毛。圆锥聚伞花序，多枝在先端集成伞房状，被细糙毛；苞片对生，线形；花黄色，直径 5 ~ 8mm，花萼不明显；花冠管状，基部一侧膨大成囊状，先端 5 裂；雄蕊 4；子房下位，1 室发育，果期肥厚扁平，呈卵形或阔椭圆形。瘦果长圆柱形，背贴圆形膜质苞片，苞片直径 5 ~ 8mm，常带紫色。花期 7 ~ 8 月，果期 8 ~ 9 月。

| 生境分布 | 生于较干旱的山坡草丛中。分布于天津蓟州盘山、黄崖关、九山顶、九龙山、八仙山等地。

| 资源情况 | 野生资源稀少。药材来源于野生。

| 采收加工 | 秋季采挖，除去茎叶、杂质，洗净，鲜用或晒干。

| 药材性状 | 本品根呈不规则圆柱形，长短不一，常弯曲，直径0.4～5cm；根头部粗大，有的分枝；表面粗糙，棕褐色，皱缩，有的具瘤状突起；栓皮易剥落，脱落后呈棕黄色。折断面纤维性，具放射状裂隙。体轻，质松。具特异臭气，味稍苦。

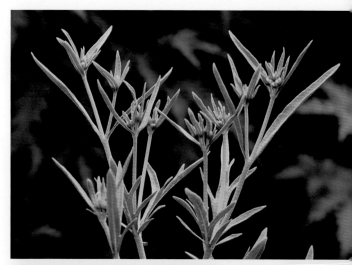

| 功能主治 | 苦、微酸、涩，凉。归心、肝经。燥湿止带，收敛止血，清热解毒。用于赤白带下，崩漏，泄泻痢疾，黄疸，肠痈，疮疡肿毒，跌打损伤，子宫颈癌，胃癌。

| 用法用量 | 内服煎汤，9～15g。外用适量，捣敷。

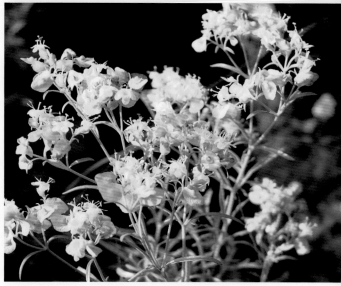

| 附 注 | FOC 修订本种的拉丁学名为 *Patrinia scabra* Bge.。

 败酱科 Valerianaceae 败酱属 Patrinia

墓头回 *Patrinia heterophylla* Bge.

| **植物别名** | 异叶败酱。

| **药 材 名** | 墓头回（药用部位：根）。

| **形态特征** | 多年生直立草本，高 30 ~ 80cm。茎少分枝，幼枝被短柔毛。基生
叶卵形，或 3 裂，具长柄；茎生叶对生，由下部的 2 ~ 4 对羽状全
裂到上部的 3 全裂或浅裂，中央裂片稍大，卵形、卵状披针形或近
菱形，先端渐尖，边缘具圆齿状浅裂或大圆齿，脉上被疏短毛，叶
柄约 1cm，最上部叶较窄，有时不裂，近无柄。聚伞圆锥花序伞房状，
总花梗下苞片线状 3 裂，分枝下者不裂，与花序等长或稍长，小花
长 5 ~ 7mm，直径 5 ~ 6mm，基部具 1 小苞片；萼齿细小，不明显；
花冠筒状，筒基有小偏突，筒内被白毛，5 裂片稍短于筒；雄蕊 4，

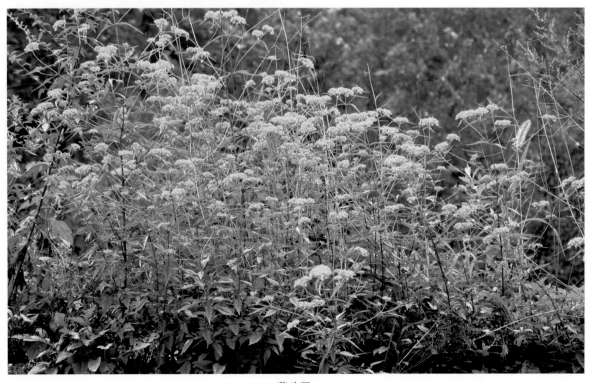

墓头回

稍外露；子房下位，花柱顶稍弯。瘦果长方状椭圆形或卵形，背部苞片阔长方状椭圆形或宽椭圆形，长达 12mm，先端圆。花期 7 ~ 8 月。

| **生境分布** | 生于较干旱的山坡草丛中。分布于天津蓟州盘山、九山顶、九龙山、八仙山等地。

| **资源情况** | 野生资源丰富。药材来源于野生。

| **采收加工** | 见"糙叶败酱"。

| **药材性状** | 本品与"糙叶败酱"相似，区别在于根细圆柱形，有分枝；表面黄褐色，有细纵纹及点状支根痕，有的具瘤状突起；质硬，断面黄白色，呈破裂状。

| **功能主治** | 见"糙叶败酱"。

| **用法用量** | 见"糙叶败酱"。

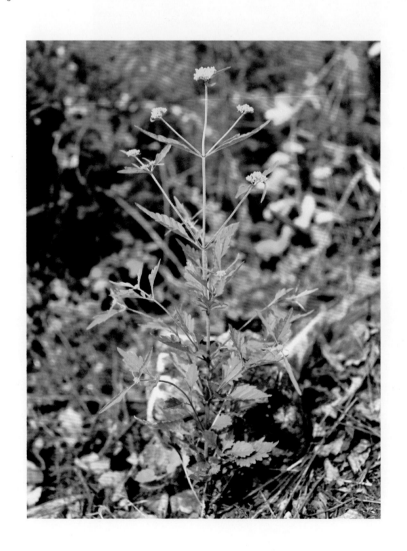

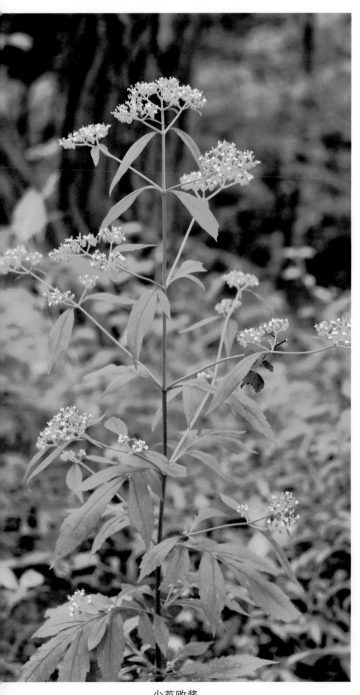

少蕊败酱

| 败酱科 | Valerianaceae | 败酱属 | Patrinia

少蕊败酱
Patrinia monandra C. B. Clarke

| 植物别名 |

单蕊败酱、单药败酱。

| 形态特征 |

二年生或多年生草本。茎被灰白色脱落粗毛，茎上部被倒生稍弯糙伏毛或微糙伏毛，或为 2 纵列倒生短糙伏毛。叶对生，长圆形，长 4～10cm，不裂或大头羽状深裂，下部有 1～2 对侧裂片，具粗圆齿或钝齿，两面疏被糙毛；叶柄长 1cm，向上部渐短至近无柄；基生叶和茎下部叶花时常枯萎。聚伞圆锥花序顶生及腋生，常聚生枝端成伞房状，直径达 20cm，花序梗密被长糙毛；总苞片线状披针形或披针形，长 8.5cm，不裂或羽状 3～5 裂，顶裂片卵状披针形；花梗基部贴生 1 小苞片；花萼 5 齿状；花冠漏斗形，淡黄色，或花序中兼有白色花，冠筒长 1.2～1.8mm，花冠裂片稍异形，长 1.2～1.5mm；雄蕊 1～3，1 枚最长，伸出花冠外。瘦果卵圆形，倒卵状长圆形，无毛或疏被微糙毛；果苞薄膜质，近圆形或宽卵形，长 5～7.2mm，先端常呈极浅 3 裂，基部圆微凹或截形，主脉 2，网脉明显。花期 8～9 月，果期 9～10 月。

| **生境分布** | 生于山坡草丛中。分布于天津蓟州八仙山、黄崖关、盘山。

| **资源情况** | 野生资源稀少。药材来源于野生。

| **附　　注** | 据报道，民间以本种全草替代攀倒甑 [*Patrinia villosa* (Thunb.) Juss.，也称白花败酱]，用作败酱。

羊乳

Codonopsis lanceolata (Sieb. et Zucc.) Trautv.

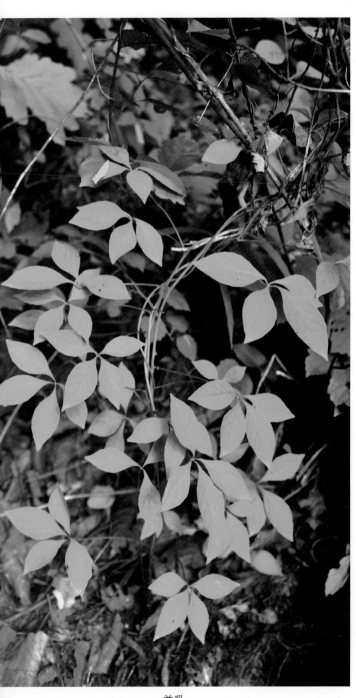

羊乳

| 植物别名 |

四叶参、羊奶参、轮叶党参。

| 药 材 名 |

山海螺（药用部位：根）。

| 形态特征 |

多年生草质缠绕藤本，有白色乳汁。根圆锥形或纺锤形，有少数须根。茎无毛，有多数短分枝。在主茎上的叶互生，细小，菱状狭卵形，长 0.8 ~ 1.4cm，宽 3 ~ 7mm，无毛；在分枝先端的叶 3 ~ 4 近轮生，有短柄，菱状卵形或狭卵形，长 3 ~ 9cm，宽 1 ~ 4cm，无毛。花通常 1 朵生于分枝先端，无毛；花萼长约 5mm，裂片 5，卵状三角形；花冠黄绿色中带紫斑或紫色，宽钟形，长 2 ~ 3cm，5 裂；雄蕊 5，长约 1cm，子房半下位，柱头 3 裂。蒴果有宿存花萼，上部 3 瓣裂；种子有翅。花期 7 ~ 8 月，果期 9 ~ 10 月。

| 生境分布 |

生于山沟泉水边或湿草地。分布于天津蓟州九山顶、九龙山、八仙山等地。

| **资源情况** | 野生资源较少。药材来源于野生。

| **采收加工** | 7 ~ 8 月采挖，洗净，鲜用或切片晒干。

| **药材性状** | 本品根呈圆锥形或纺锤形，长 15 ~ 30cm，先端有细而长的芦头，具较密的环纹；主根较长，扭曲不直，表面土黄色，上部有环纹，下部有纵纹。质硬而脆，断面略平坦，形成层环明显，木部黄色。气特异，味苦、微辣。

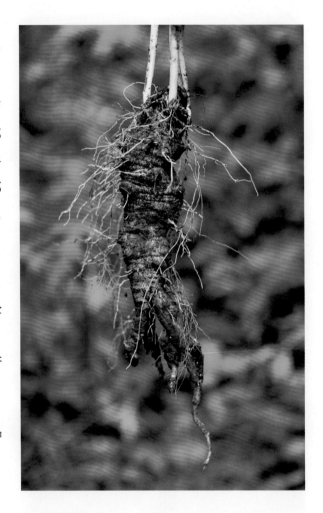

| **功能主治** | 甘、辛，平。归脾、肺经。益气养阴，解毒消肿，排脓，通乳。用于神疲乏力，头晕头痛，肺痈，乳痈，肠痈，疮疖肿毒，喉蛾，瘰疬，产后乳少，带下，毒蛇咬伤。

| **用法用量** | 内服煎汤，15 ~ 60g，鲜品 45 ~ 120g。外用鲜品适量，捣敷。

桔梗科 Campanulaceae 党参属 Codonopsis

党参

Codonopsis pilosula (Franch.) Nannf.

| **植物别名** | 上党参、狮头参。

| **药材名** | 党参（药用部位：根）。

| **形态特征** | 多年生草本，有气味。根长圆柱形，黄褐色。茎缠绕，长达2m，有乳汁。叶互生或近对生，卵形或狭卵形，长1～6cm，宽1～4cm，先端尖，基部圆形或稍心形，边缘有稀钝齿，波状，上面绿色，有毛，下面粉绿白色，有毛；有叶柄。花1～3生于枝端；花萼无毛，5裂，裂片长圆状披针形，全缘；花冠淡黄绿色，有紫斑，宽钟形，直径达2.5cm，5浅裂；雄蕊5，花丝下部宽，子房半下位，3室，中轴胎座，胚珠多数，花柱短，柱头3。蒴果圆锥形，花萼宿存，3瓣裂；种子长圆形，棕褐色，有光泽。花期7～8月。

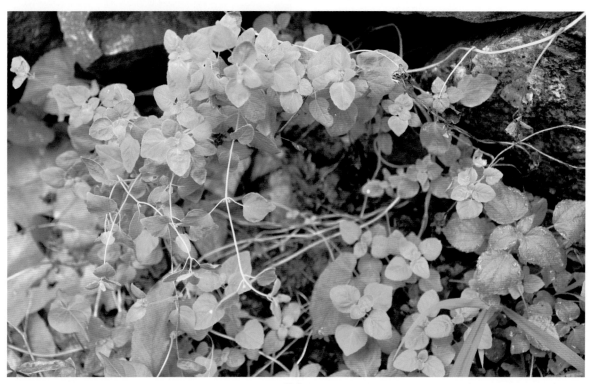

党参

| **生境分布** | 生于山沟阴湿处或林下。分布于天津蓟州黄崖关、下营等地。

| **资源情况** | 栽培资源稀少。药材来源于栽培。

| **采收加工** | 秋季采挖，洗净，晒干。

| **药材性状** | 本品呈长圆柱形，稍弯曲，长10～35cm，直径0.4～2cm；表面灰黄色、黄棕色至灰棕色，根头部有多数疣状突起的茎痕及芽，每个茎痕的先端呈凹下的圆点状；根头下有致密的环状横纹，向下渐稀疏，有的达全长的一半，栽培品环状横纹少或无；全体有纵皱纹和散在的横长皮孔样突起，支根断落处常有黑褐色胶状物。质稍柔软或稍硬而略带韧性，断面稍平坦，有裂隙或放射状纹理，皮部淡棕黄色至黄棕色，木部淡黄色至黄色。有特殊香气，味微甜。

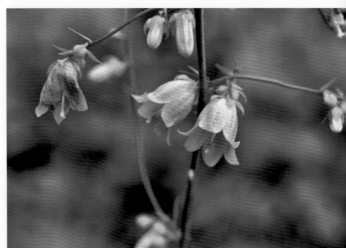

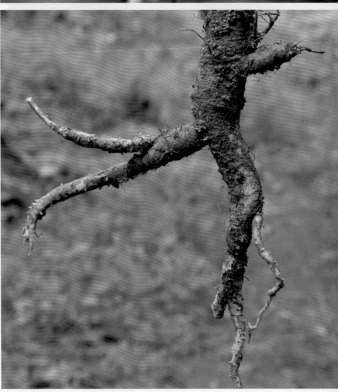

| **功能主治** | 甘，平。归脾、肺经。健脾益肺，养血生津。用于脾肺气虚，食少倦怠，咳嗽虚喘，气血不足，面色萎黄，心悸气短，津伤口渴，内热消渴。

| **用法用量** | 内服煎汤，9～30g。

桔梗科 Campanulaceae 桔梗属 Platycodon

桔梗
Platycodon grandiflorus (Jacq.) A. DC.

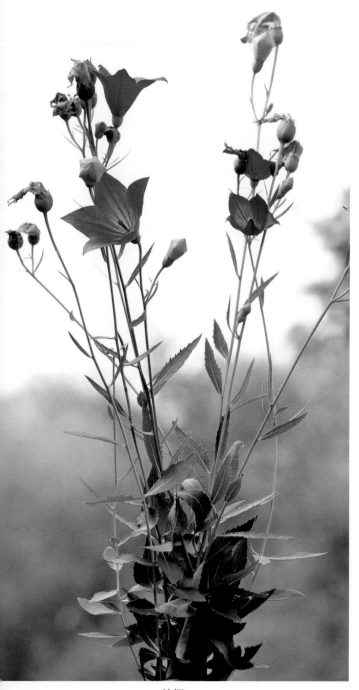

桔梗

| 植物别名 |

铃铛花、苦桔梗、苦菜根。

| 药 材 名 |

桔梗（药用部位：根）。

| 形态特征 |

多年生草本。根肉质肥厚，黄褐色。茎直立，高 40 ~ 60cm，无毛。叶互生、近对生或近轮生，卵形或卵状披针形，长 2 ~ 4.5cm，宽 2 ~ 3cm，先端锐尖，基部宽楔形至楔形，边缘有锐锯齿，上面绿色，下面淡绿色，沿脉被短毛，无柄或近无柄。花单生茎顶，或数朵生于各分枝先端；花萼钟状，光滑，裂片 5，三角形，宿存；花冠蓝紫色，宽钟状，较大，直径 3 ~ 4cm，5 浅裂，裂片宽三角形；雄蕊 5，与花冠裂片互生，花药线形，黄色，花丝短，下部宽，里面有短柔毛，花柱长于雄蕊，柱头 5 裂，裂片反卷，有短毛。蒴果顶部 5 瓣裂；种子多，扁平，黑褐色，有光泽。花期 7 ~ 9 月。

| 生境分布 |

生于山地的阴坡和山梁，有时成片。分布于天津蓟州盘山、九山顶、九龙山、八仙山等地。

| **资源情况** | 野生资源较丰富。药材来源于野生。 |

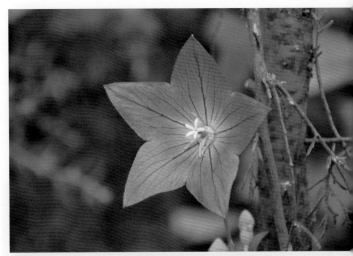

| **采收加工** | 春、秋季采挖，洗净，除去须根，趁鲜剥去外皮或不去外皮，干燥。 |

| **药材性状** | 本品呈圆柱形或略呈纺锤形，下部渐细，有的有分枝，略扭曲，长 7 ~ 20cm，直径 0.7 ~ 2cm。表面淡黄白色至黄色，不去外皮者表面黄棕色至灰棕色，具纵扭皱沟，并有横长的皮孔样斑痕及支根痕，上部有横纹。有的先端有较短的根茎或不明显，其上有数个半月形茎痕。质脆，断面不平坦，形成层环棕色，皮部黄白色，有裂隙，木部淡黄色。气微，味微甜后苦。 |

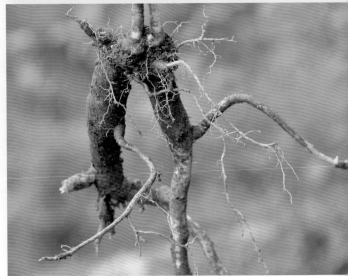

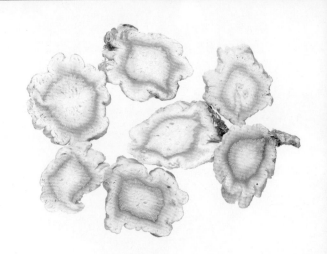

| **功能主治** | 苦、辛，平。归肺经。宣肺，利咽，祛痰，排脓。用于咳嗽痰多，胸闷不畅，咽痛喑哑，肺痈吐脓。 |

| **用法用量** | 内服煎汤，3 ~ 10g。 |

| **附　注** | 本种喜凉爽气候，耐寒，喜阳光。 |

桔梗科 Campanulaceae 沙参属 Adenophora

荠苨

Adenophora trachelioides Maxim.

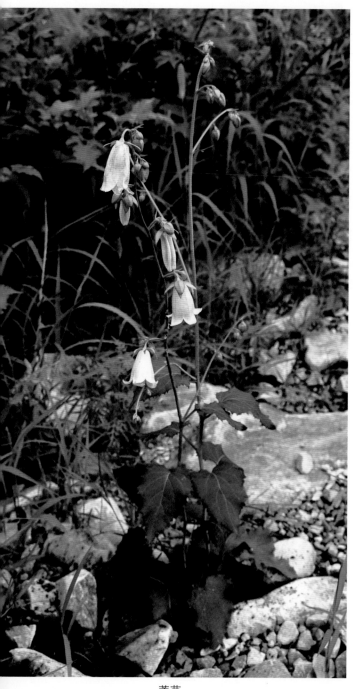

荠苨

| 植物别名 |

心叶沙参、杏叶菜、老母鸡肉。

| 药 材 名 |

荠苨（药用部位：根）、荠苨苗（药用部位：苗叶）。

| 形态特征 |

多年生草本，有白色乳汁。茎高 40 ~ 100cm，稍"之"字形弯曲，无毛。茎生叶互生，有柄，心状卵形或三角状卵形，长 4 ~ 12cm，宽 2.5 ~ 7.5cm；下部叶的基部心形，上部叶的基部浅心形或近截形，边缘有不整齐的牙齿，两面近无毛或疏生短毛，有长柄。圆锥花序长 35cm，分枝近平展，花萼无毛，裂片 5，较厚，三角状披针形，长 7 ~ 8.5mm，果期长达 9 ~ 12mm；花冠蓝色，钟状，长 2.2cm；雄蕊 5，花丝下部变宽，边缘有密柔毛；花盘短圆筒状；子房下位，花柱与花冠近等长。花期 7 ~ 8 月，果期 9 ~ 10 月。

| 生境分布 |

生于山沟阴处或阔叶林下。分布于天津蓟州盘山、下营、小港等地。

资源情况	野生资源一般。药材来源于野生。

采收加工	荠苨：春季采挖，除去茎叶，洗净，晒干。
	荠苨苗：春季苗出时采收，鲜用。

功能主治	荠苨：甘，寒。归肺、脾经。润燥化痰，清热解毒。用于肺燥咳嗽，咽喉肿痛，
	消渴，疔痈疮毒，药物中毒。
	荠苨苗：甘、苦，寒。用于腹脏风壅，咳嗽上气。

用法用量	荠苨：内服煎汤，5 ~ 10g。外用适量，捣敷。
	荠苨苗：内服煎汤，3 ~ 9g。

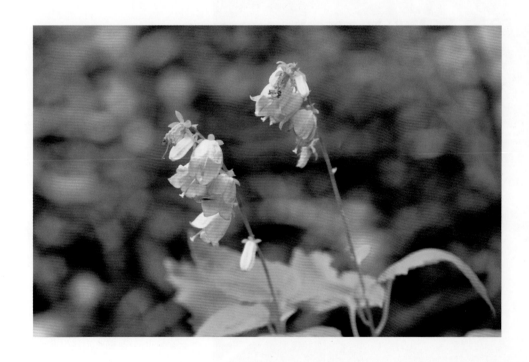

桔梗科 Campanulaceae 沙参属 Adenophora

轮叶沙参

Adenophora tetraphylla (Thunb.) Fisch.

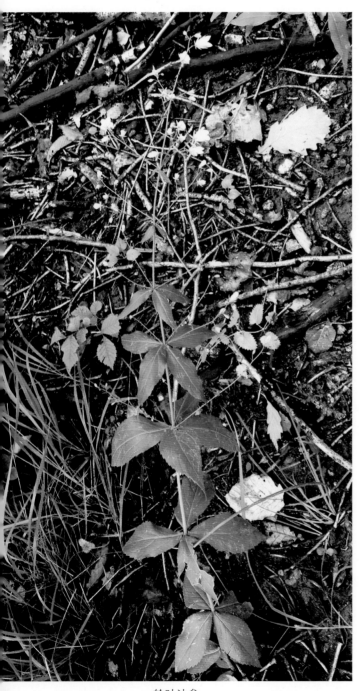

轮叶沙参

| 植物别名 |

四叶沙参。

| 药 材 名 |

南沙参（药用部位：根）。

| 形态特征 |

多年生草本。茎直立，茎高 60 ~ 90cm，不分枝，无毛或近无毛。茎生叶 3 ~ 6 轮生，叶片倒卵形、狭倒卵形至长圆状披针形，长 2 ~ 14cm，宽 0.2 ~ 3.5cm，边缘有锯齿，两面疏生短柔毛；花序圆锥形，长达 35cm，无毛，分枝轮生，花下垂，花萼无毛，裂片 5，钻形，长 1 ~ 2mm；花冠筒状细钟形，蓝色，口部微缩成坛状，长 6 ~ 8mm，无毛，5 浅裂；花盘细管状，长约 2mm，花柱明显伸出花冠，伸出部分长 5 ~ 9mm，有短毛，柱头 3 裂。蒴果倒卵圆形。花期 8 ~ 9 月，果期 8 ~ 10 月。

| 生境分布 |

生于山坡阴湿草地。分布于天津蓟州八仙山等地。

| **资源情况** | 野生资源稀少。药材来源于野生。 |

| **采收加工** | 春、秋季采挖，除去须根，洗后趁鲜刮去粗皮，洗净，干燥。 |

| **药材性状** | 本品呈圆锥形或圆柱形，略弯曲，长 7 ~ 27cm，直径 0.8 ~ 3cm；表面黄白色或淡棕黄色，凹陷处常有残留粗皮，上部多有深陷横纹，呈断续的环状，下部有纵纹和纵沟；先端具 1 或 2 根茎。体轻，质松泡，易折断，断面不平坦，黄白色，多裂隙。气微，味微甘。 |

| **功能主治** | 甘，微寒。归肺、胃经。养阴清肺，益胃生津，化痰，益气。用于肺热燥咳，阴虚劳嗽，干咳痰黏，胃阴不足，食少呕吐，气阴不足，烦热口干。 |

| **用法用量** | 内服煎汤，9 ~ 15g。 |

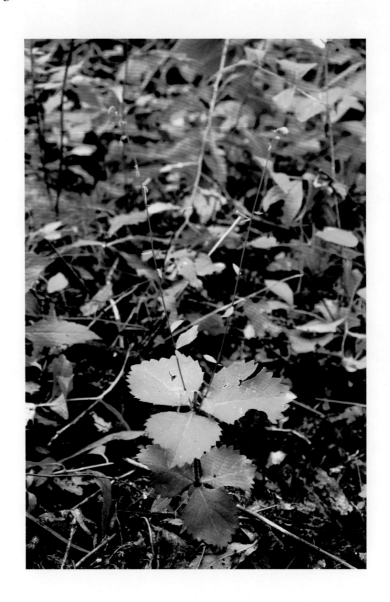

■ 桔梗科 ■ Campanulaceae ■ 沙参属 ■ *Adenophora*

石沙参 *Adenophora polyantha* Nakai

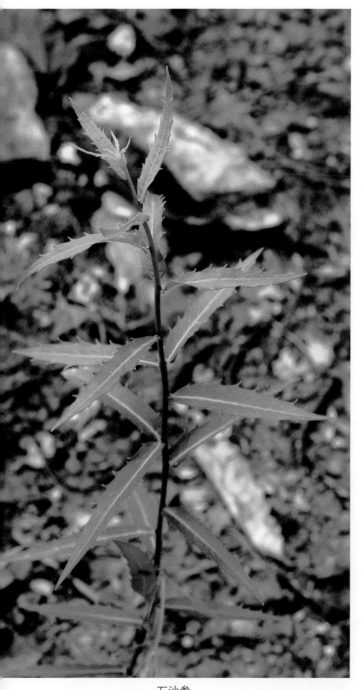

石沙参

| 形态特征 |

多年生草本。根肉质粗厚。茎直立，单一或同根出2茎，不分枝或上部分枝，高20～80cm，光滑或被粗短毛，有时毛稍多。基生叶卵圆形，无毛或有毛，叶柄较长，花期枯萎；茎生叶互生，狭卵形、狭卵状披针形、长圆状披针形、披针形，有时呈狭线形，长2～7cm，宽0.3～3cm，先端钝尖，基部楔形或广楔形，有时近圆形，边缘有稀疏锯齿。花序总状或圆锥状，不分枝或分枝；花萼裂片5，狭披针形，全缘，粗糙无毛或有短毛；花冠蓝紫色，钟状，长1.4～2cm，5浅裂；雄蕊5，花药条形，黄色，边缘有柔毛；花盘筒状，顶部有疏毛；花柱常伸出花冠外或与花冠近等长；子房光滑或有短毛。蒴果无毛或被毛。花期8～9月，果期9～10月。

| 生境分布 |

生于山沟或向阳山坡、阔叶林下。分布于天津蓟州盘山、黄崖关、九山顶、九龙山、八仙山等地。

| 资源情况 |

野生资源较丰富。药材来源于野生。

| **功能主治** | 苦、辛、涩，凉。养阴清热，润肺化痰，益胃生津。

| **附　注** | 本种的根在部分分布区作沙参药用。

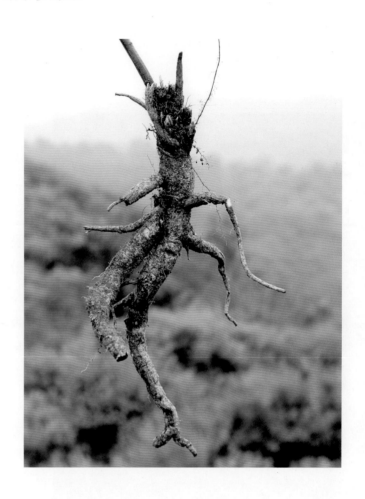

桔梗科 Campanulaceae 沙参属 Adenophora

多歧沙参

Adenophora wawreana Zahlbr.

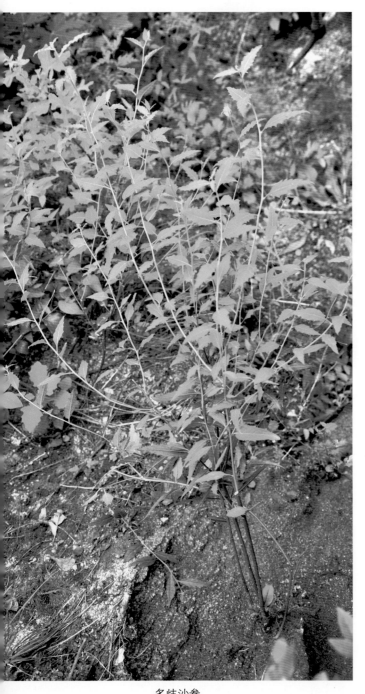

| 形态特征 |

多年生草本。根粗厚。茎直立，高 40 ~ 100cm，中上部多分枝，有时少分枝，有短毛或近无毛。基生叶圆形或肾圆形，有长柄，早枯萎；茎生叶互生，卵形、狭卵形、菱状卵形或披针形，先端尖或近尾状，基部楔形、宽楔形或近截形，边缘有疏锯齿，有时近全缘或全缘，两面近无毛或有稀毛，下面脉上尤显，通常至少中下部叶有叶柄，叶柄长 2 ~ 10mm。花序圆锥形，顶生，常多分枝；花萼裂片 5，长 4 ~ 7mm，边缘常有小齿或小裂片状，反卷；花冠钟形，长 1 ~ 1.5cm，5 浅裂；雄蕊 5，花药黄色，花丝下部加宽，有柔毛；花盘长 1 ~ 2mm；花柱常稍伸出花冠。果实无毛，长约 6mm。花期 8 ~ 9 月。

| 生境分布 |

生于山沟、阴坡、林下、灌木地。分布于天津蓟州盘山、黄崖关、九山顶、九龙山、八仙山等地。

| 资源情况 |

野生资源丰富。药材来源于野生。

多歧沙参

| **功能主治** | 苦、辛、涩，凉。养阴清热，润肺化痰，益胃生津。

| **附　　注** | 本种的根在部分分布区作沙参药用。FOC 修订本种的拉丁学名为 *Adenophora potaninii*. subsp. *wawreana* (Zahlbr.) S. Ge et D. Y. Hong。

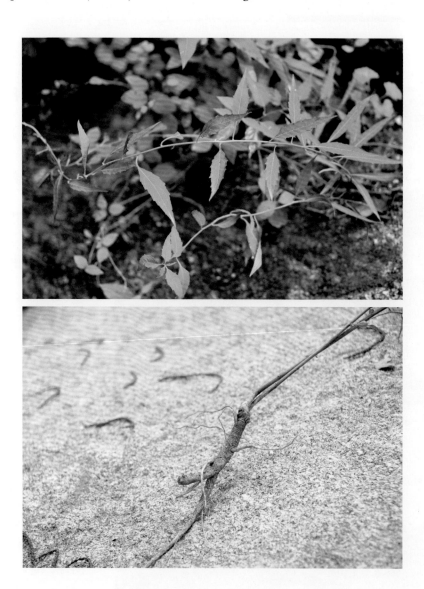

菊科 Compositae 泽兰属 Eupatorium

林泽兰 *Eupatorium lindleyanum DC.*

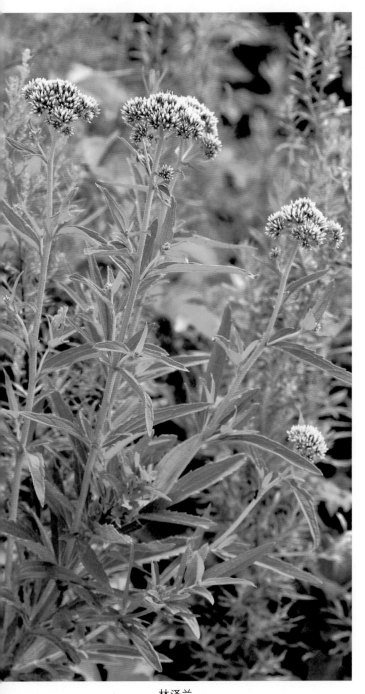

林泽兰

| 植物别名 |

轮叶泽兰、泽兰、尖佩兰。

| 药 材 名 |

野马追（药用部位：地上部分）。

| 形态特征 |

多年生草本，高 30 ~ 150cm。根茎短，有多数细根。茎直立，下部及中部红色或淡紫红色，被柔毛。叶对生或上部有时互生，近无柄，叶片长椭圆状披针形或长圆形，长 5 ~ 12cm，宽 1 ~ 2cm，不分裂或 3 全裂，两面粗糙无毛或下面仅沿脉被细柔毛及黄色腺点，边缘有疏锯齿，基出 3 脉。头状花序多数，在茎顶排列成伞房状，总苞钟状，总苞片淡绿色或带紫色，先端急尖，3 层，内层最长，狭披针形，头状花序含 5 管状花，两性，花白色或淡紫色。瘦果黑褐色，长 3mm，椭圆形，具 5 棱，散生黄色腺点，冠毛污白色，比花冠筒短。花果期 8 ~ 10 月。

| 生境分布 |

生于山谷阴处水湿地、林下湿地或溪旁沙地。分布于天津蓟州盘山、九山顶、九龙山、八仙山等地。

| 资源情况 | 野生资源丰富。药材来源于野生。 |

| 采收加工 | 秋季花初开时采割，晒干。 |

| 药材性状 | 本品茎呈圆柱形，长 30 ~ 90cm，直径 0.2 ~ 0.5cm；表面黄绿色或紫褐色，有纵棱，密被灰白色茸毛；质硬，易折断，断面纤维性，髓部白色。叶对生，无柄；叶片多皱缩，展平后叶片不裂或 3 全裂，似轮生，裂片条状披针形，中间裂片较长，先端钝圆，边缘具疏锯齿，上表面绿褐色，下表面黄绿色，两面被毛，有腺点。头状花序顶生。气微，叶味苦、涩。 |

| 功能主治 | 苦，平。归肺经。化痰，止咳平喘。用于痰多，咳嗽气喘。 |

| 用法用量 | 内服煎汤，30 ~ 60g。 |

| 附　　注 | 2015 年版《中国药典》一部收载本种的中文学名为轮叶泽兰。 |

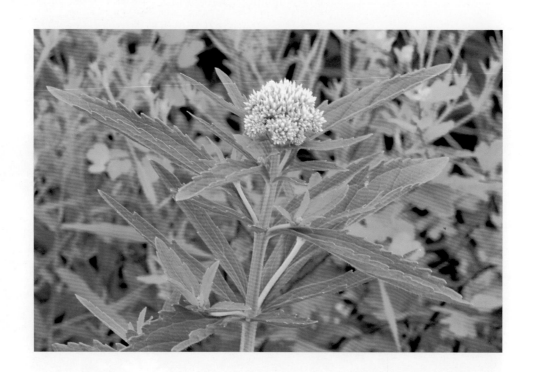

菊科 Compositae 马兰属 Kalimeris

全叶马兰
Kalimeris integrifolia Turcz. ex DC.

| **植物别名** | 全叶鸡儿肠、全缘叶马兰、野粉团花。

| **药材名** | 全叶马兰（药用部位：全草）。

| **形态特征** | 多年生草本。有长纺锤状直根。茎直立，高 30 ～ 100cm，单生或数个丛生，被细硬毛，中部以上有近直立的帚状分枝。下部叶在花期枯萎，中部叶多而密，线状披针形、倒披针形或长圆形，长 2.5 ～ 4cm，宽 4 ～ 6mm，先端钝或渐尖，常有小尖头，基部渐狭无柄，全缘，边缘稍反卷。头状花序单生枝顶排列成疏伞房状，总苞片 3 层，覆瓦状排列，外层近线形，内层长圆状披针形，长达 4mm，先端尖，上部草质，有短粗毛和腺点；舌状花 1 层，超过 20，管部长 1mm，有毛。瘦果倒卵形，长 1.8 ～ 2mm，淡褐色，扁平，有浅色边肋或

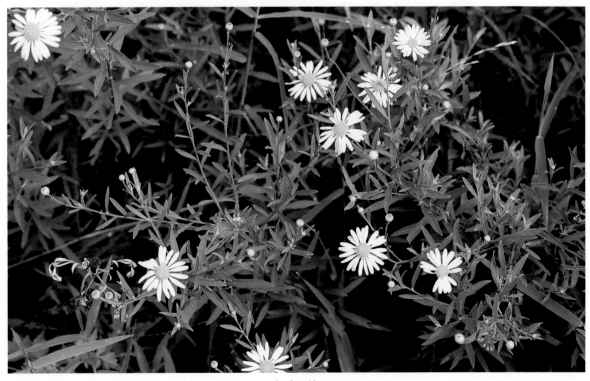

全叶马兰

一面有肋，呈三棱形，上部被短毛及腺点；冠毛褐色，长 0.3 ~ 0.5mm，不等长，弱而易脱落。花果期 6 ~ 11 月。

| **生境分布** | 生于山坡、林缘、灌丛、路边荒地和堤岸上。分布于天津蓟州、武清、静海、宁河。

| **资源情况** | 野生资源丰富。药材来源于野生。

| **采收加工** | 8 ~ 9 月采收，洗净，晒干。

| **功能主治** | 苦，寒。清热解毒，止咳。用于感冒发热，咳嗽，咽炎。

| **用法用量** | 内服煎汤，15 ~ 30g。

| **附　　注** | FOC 将本种归并于紫菀属（*Aster*），修订本种的拉丁学名为 *Aster lautureanus* (Debeaux) Franch.。

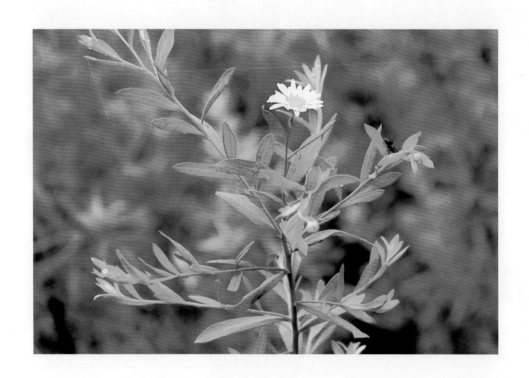

菊科 Compositae 马兰属 Kalimeris

山马兰

Kalimeris lautureana (Debx.) Kitam.

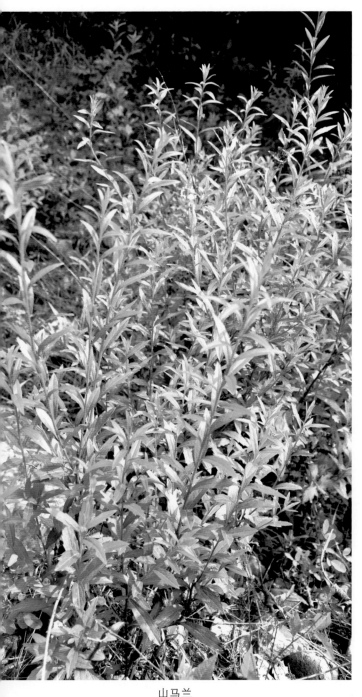

山马兰

| 植物别名 |

山鸡儿肠、山野粉团花。

| 药 材 名 |

山马兰（药用部位：全草）。

| 形态特征 |

多年生草本，植株高 50 ～ 100cm。茎直立，单生或 2 ～ 3 簇生，具纵沟纹，被白色向上的糙毛，上部分枝。叶厚或近革质，下部叶花期枯萎，中部叶披针形或长圆状披针形，长 3 ～ 6cm，宽 0.5 ～ 2cm，先端渐尖或钝，基部渐狭，无柄，有疏锯齿或羽状浅裂；叶两面疏生短糙毛或无毛，边缘均被短糙毛。头状花序单生分枝先端且排列成伞房状，直径 2 ～ 3.5cm；舌状花 1 层，舌片淡紫色，长 1.5 ～ 2cm，宽 2 ～ 3mm，筒部长约 1.8mm，管状花黄色，长约 4mm。瘦果倒卵形，长 4mm，宽约 2mm，扁平，浅褐色，疏生短柔毛，有浅色边肋或偶有 3 肋而果实呈三棱形；冠毛淡红色，长 0.5 ～ 1mm。花果期 7 ～ 9 月。

| 生境分布 |

生于干燥山坡、草原或灌木林中。分布于天津蓟州盘山、九山顶、九龙山、八仙山等地。

| **资源情况** | 野生资源丰富。药材来源于野生。

| **采收加工** | 8 ~ 9 月采收，洗净，鲜用或晒干。

| **功能主治** | 苦，寒。清热解毒，止血。用于感冒发热，咳嗽，急性咽炎，扁桃体炎，病毒性肝炎，胃、十二指肠溃疡，疮疖肿毒，乳腺炎，外伤出血。

| **用法用量** | 内服煎汤，10 ~ 15g。外用适量，捣敷。

| **附　　注** | FOC 将本种归并于紫菀属（*Aster*），修订本种的拉丁学名为 *Aster lautureanus* (Debeaux) Franch.。

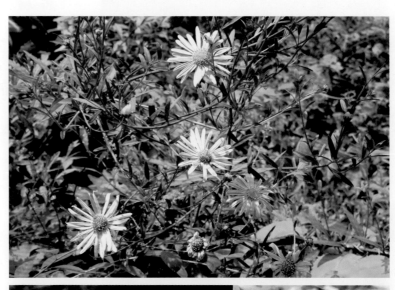

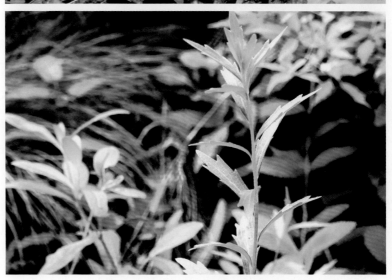

菊科 Compositae 马兰属 Kalimeris

蒙古马兰 *Kalimeris mongolica* (Franch.) Kitam.

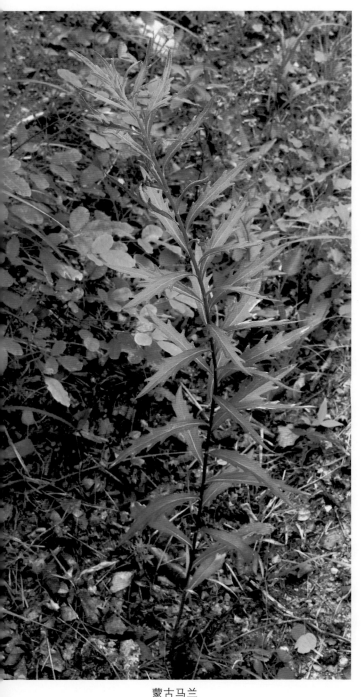

蒙古马兰

| 植物别名 |

北方马兰、羽叶马兰。

| 药 材 名 |

蒙古马兰（药用部位：全草及根）。

| 形态特征 |

多年生草本，植株高 60 ~ 100cm。茎上部
分枝，被向上的糙伏毛。叶互生；下部叶和
中部叶倒披针形或狭长圆形，长 5 ~ 9cm，
宽 2 ~ 4cm，羽状中裂，裂片条状长圆形，
先端钝，全缘，两面疏被短硬毛或近无毛；
上部分枝上的叶条状披针形，长 1 ~ 2cm。
头状花序单生于长短不等的分枝先端，直径
2.5 ~ 3.5cm；总苞半球形，直径 1 ~ 1.5cm；
总苞片 3 层，覆瓦状排列，无毛，椭圆形至
倒卵形，长 5 ~ 7mm，先端钝；舌状花淡
蓝紫色或白色，管部长 2mm，舌片长 2.2cm，
宽约 3.5mm；管状花黄色。瘦果倒卵形，
长 3.5mm，宽约 2.5mm，黄褐色，有黄绿
色边肋，扁或有时呈三棱形，疏生细短毛；
冠毛淡红色，不等长，舌状花瘦果冠毛长约
0.5mm，管状花瘦果冠毛长 1 ~ 1.5mm。花
果期 7 ~ 9 月。

| 生境分布 | 生于山坡、灌丛、田边。分布于天津蓟州。 |

| 资源情况 | 野生资源较少。药材来源于野生。 |

| 采收加工 | 夏、秋季采挖，洗净，鲜用或晒干。 |

| 功能主治 | 辛，凉。清热解毒，利湿，凉血，止血。用于感冒发热，咳嗽，咽喉肿痛，肠炎，痢疾，外伤出血。 |

| 用法用量 | 内服煎汤，10 ~ 15g。 |

| 附　注 | FOC 将本种归并于紫菀属（*Aster*），修订本种的拉丁学名为 *Aster mongolicus* Franch.。 |

菊科 Compositae 翠菊属 Callistephus

翠菊
Callistephus chinensis (L.) Nees

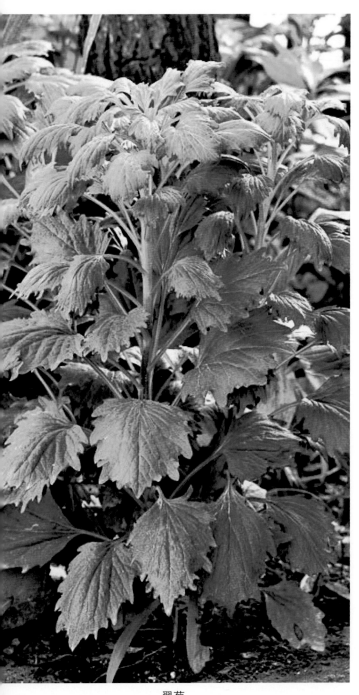

翠菊

| 植物别名 |

江西腊、七月菊。

| 形态特征 |

一年生草本，高 30 ~ 100cm，被白色长硬毛。基生叶与茎下部叶通常花时凋落；茎中部叶卵形、菱状卵形、匙形至圆形，长 3 ~ 6cm，宽 2 ~ 4cm，先端渐尖、锐尖或稍钝，基部宽楔形、楔形或近截形，边缘有不规则的粗大锯齿，两面及叶缘被糙硬毛，叶柄长 2 ~ 4cm，有狭翅；上部叶渐小，菱状倒披针形或线形。头状花序单生茎顶，直径 5 ~ 7cm；总苞半球形，直径 2 ~ 5cm；总苞片 3 层，外层叶状，绿色，倒披针形或椭圆状披针形，先端钝尖，边缘有白色长硬毛，中层淡红色，匙形，较短，先端钝圆；外围雌花舌状，1 层或多层，紫色、蓝色、粉红色或白色，长 2 ~ 3cm；管状花两性，上端 5 齿裂。瘦果倒卵形，长 3 ~ 4mm，褐色或淡褐色，先端截形；冠毛 2 层，长 3 ~ 5mm。花果期 7 ~ 10 月。

| 生境分布 |

生于花坛、路边、庭院、公园，多栽培。分布于天津蓟州。

| 附　注 |　（1）据文献记载，本种花序可作药用，用于目赤肿痛、昏花不明。

（2）本种为浅根性植物，喜肥沃、湿润而排水良好的土壤。

（3）本种品种多，花色繁多，是美化庭院的良好花草。

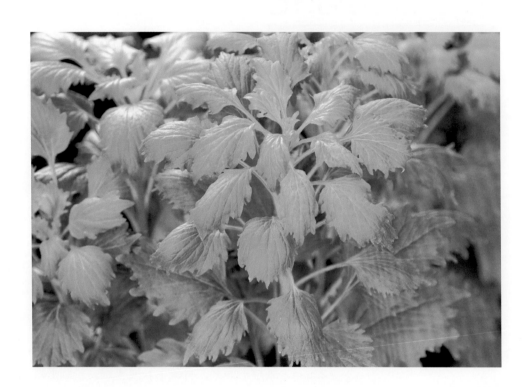

菊科 Compositae 狗娃花属 Heteropappus

阿尔泰狗娃花 *Heteropappus altaicus* (Willd.) Novopokr.

| 植物别名 | 阿尔泰狗哇花、阿尔泰紫菀、燥原蒿。

| 药材名 | 阿尔泰紫菀（药用部位：根、花或全草）。

| 形态特征 | 多年生草本，高 20 ~ 40cm，全株被上曲短毛和腺点。茎直立或斜升，基部多分枝。叶互生，基部叶在花期枯萎，叶片线形或长圆状披针形、倒披针形，长 2 ~ 6cm，宽 0.2 ~ 1.5cm，先端钝，基部稍狭，全缘；叶无柄。头状花序直径 2 ~ 3.5cm，单生枝顶或排列成伞房状；总苞半球形；总苞片 2 ~ 3 层，近等长或内层稍长，长圆状披针形，先端渐尖，被毛和腺体，外层草质，边缘膜质；舌状花 1 轮，约 20，雌性，舌片淡蓝紫色；管状花多数，两性，黄色，管部长约22mm，裂片不等大，有疏毛。瘦果扁，长圆形或倒卵形，浅褐色，

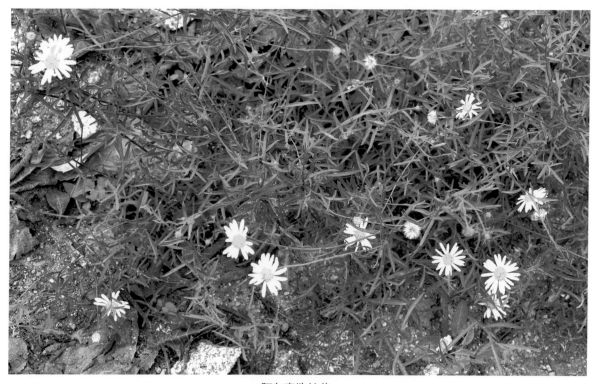

阿尔泰狗娃花

被绢毛；冠毛污白色或红褐色，糙毛状。花果期 6 ～ 10 月。

| 生境分布 | 生于草原、荒漠、干旱山地及路旁、村舍附近。分布于天津蓟州盘山、九山顶、九龙山、八仙山等地。

| 资源情况 | 野生资源丰富。药材来源于野生。

| 采收加工 | 根，春、秋季采挖，去地上部分，洗净晒干，切段。花及全草，夏、秋开花时采收，阴干或鲜用。

| 功能主治 | 微苦，凉。清热降火，排脓止咳。用于热病，肝胆火旺，肺脓疡，咳吐脓血，膀胱炎，疱疹疮疖。

| 用法用量 | 内服煎汤，5 ～ 10g。外用适量，捣敷。

| 附　　注 | FOC 将本种归并于紫菀属（*Aster*），修订本种的拉丁学名为 *Aster altaicus* Willd.。

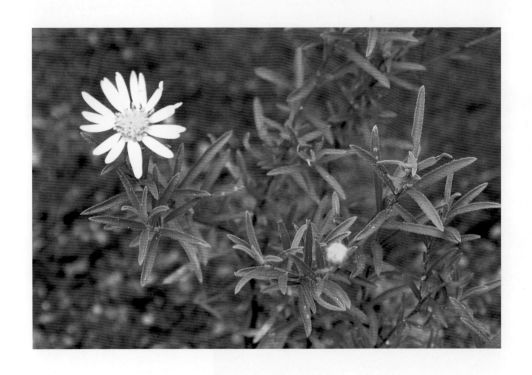

菊科 Compositae 狗娃花属 Heteropappus

狗娃花 *Heteropappus hispidus* (Thunb.) Less.

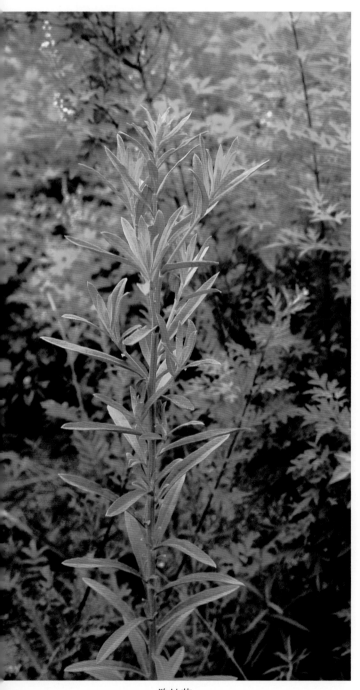

狗娃花

| 植物别名 |

狗哇花、斩龙戟。

| 药 材 名 |

狗娃花（药用部位：根）。

| 形态特征 |

一年生或二年生草本，高 30 ~ 50cm，有时达 150cm。有垂直的纺锤状根。茎单生，有时数个丛生，被有上曲或开展的短硬毛和腺点。茎下部叶狭长圆形，长 4 ~ 13cm，宽 0.5 ~ 1.5cm，先端钝，基部渐狭成叶柄；中部叶长圆状披针形；上部叶小，线形；全部叶质薄，两面被疏毛，全缘，中脉及侧脉明显。头状花序，直径 3 ~ 5cm，在枝顶排成圆锥伞房状；总苞半球形；总苞片 2 层，近等长，线状披针形，被粗毛和腺点；舌状花 1 层，约超过 30，舌片淡红色或白色，线状长圆形，长 15 ~ 20mm；管状花多数，黄色，管部长约 2mm，管端有 5 裂片。瘦果倒卵形，扁，有细边肋，密被硬毛；舌状花冠毛极短，白色，膜片状或糙毛状；管状花冠毛初白色，后带红色，与花冠等长。花果期 7 ~ 10 月。

| **生境分布** | 生于山野、荒地、林缘和草地。分布于天津蓟州盘山、九山顶、九龙山、八仙山等地。 |

| **资源情况** | 野生资源丰富。药材来源于野生。 |

| **采收加工** | 夏、秋季采挖，洗净，鲜用或晒干。 |

| **功能主治** | 苦，凉。清热解毒，消肿。用于疮肿，蛇咬伤。 |

| **用法用量** | 外用适量，捣敷。 |

| **附　　注** | FOC 将本种归并于紫菀属（*Aster*），修订本种的拉丁学名为 *Aster hispidus* Thunb.。 |

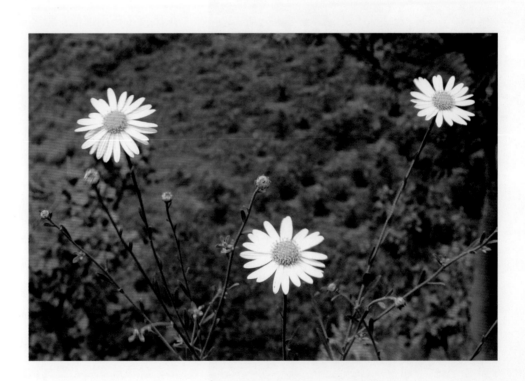

菊科 Compositae 东风菜属 Doellingeria

东风菜

Doellingeria scaber (Thunb.) Nees

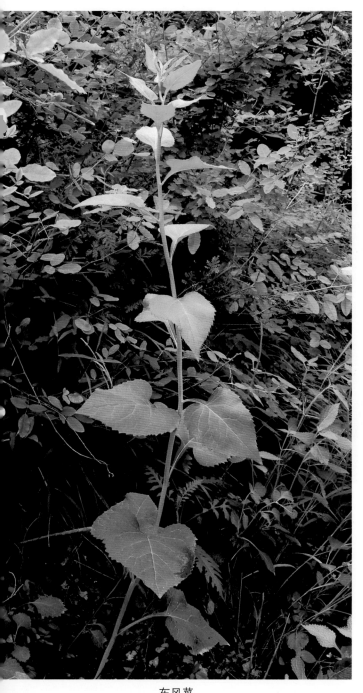

东风菜

| 植物别名 |

草三七、山蛤蒿。

| 药 材 名 |

东风菜（药用部位：根茎或全草）。

| 形态特征 |

多年生草本。根茎短，粗壮，有多数细根。茎直立，高 100 ～ 150cm，有纵条棱，上部有分枝。基部叶在花期枯萎，叶片心形，长 9 ～ 17cm，宽 6 ～ 15cm，先端尖，基部急狭成带翅的柄，边缘有小尖头的牙齿或重牙齿；中部叶渐小，卵状三角形或披针形，基部圆形或截型，常有具宽翅的柄；全部叶上面浓绿色，下面淡绿色，两面疏生糙毛，有三出或五出脉，网脉明显。头状花序多数，在茎顶排成圆锥伞房状；总苞半球形；总苞片 3 层，覆瓦状排列，外围的 1 层舌状花约 10，舌片白色，线状长圆形，长 11 ～ 15mm；中央的管状花多数，黄色，花冠长 5 ～ 6mm，先端 5 齿裂，线状披针形，裂片反卷。瘦果倒卵形或椭圆形，长约 4mm，无毛；冠毛污黄白色，长 3 ～ 4mm，糙毛状。花果期 6 ～ 10 月。

| 生境分布 | 生于山野、草地灌丛中。分布于天津蓟州盘山、九山顶、九龙山、八仙山等地。

| 资源情况 | 野生资源一般。药材来源于野生。

| 采收加工 | 秋季采挖根茎，夏、秋季采收全草，洗净，鲜用或晒干。

| 功能主治 | 辛、甘，寒。清热解毒，明目，利咽。用于风热感冒，头痛目眩，目赤肿痛，咽喉红肿，急性肾炎，肺病吐血，跌打损伤，痈肿疔疮，蛇咬伤。

| 用法用量 | 内服煎汤，15 ~ 30g。外用适量，鲜全草捣敷。

| 附　　注 | FOC 将本种归并于紫菀属（*Aster*），修订本种的拉丁学名为 *Aster scaber* Thunb.。

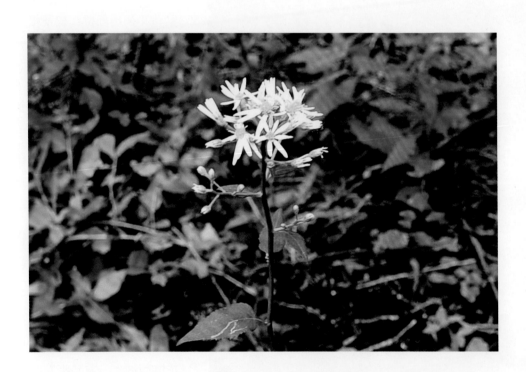

菊科 Compositae 紫菀属 Aster

紫菀

Aster tataricus L. f.

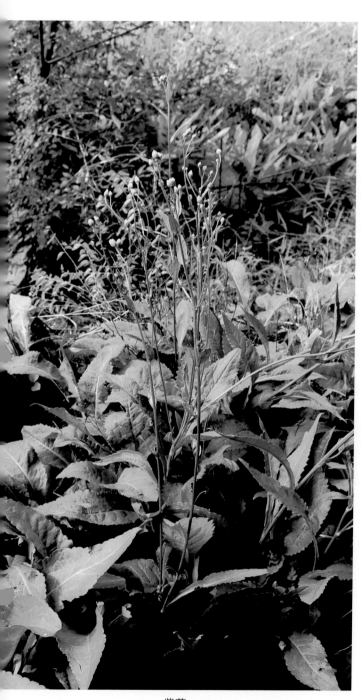

紫菀

植物别名

青菀、青牛舌头花、驴耳朵菜。

药材名

紫菀（药用部位：根及根茎）。

形态特征

多年生草本。根茎短，生多数褐色细根。茎直立，高 40 ~ 150cm，粗壮，有沟棱，被疏粗毛。叶互生，基部叶在花后枯落，椭圆状匙形，长 20 ~ 50cm，宽 3 ~ 13cm，先端尖，基部渐狭成具翅的柄，边缘有密锯齿；中部叶长圆形或长圆状披针形，无柄，全缘或有浅齿；上部叶狭小，上面被短糙毛，下面被稍疏的短粗毛；中脉粗壮，侧脉 6 ~ 10 对，网脉明显。头状花序多数，直径 2.5 ~ 4.5cm，在茎和枝顶排列成复伞房状，花序梗细长，有线形苞叶；总苞半球形，苞片 3 层；舌状花约超过 20，舌片蓝紫色，长 15 ~ 18mm，宽 2 ~ 3.5mm；管状花长 6 ~ 7mm。瘦果倒卵状长圆形，紫褐色，两面各有 1 脉，被疏粗毛；冠毛污白色或带红色，长约 6mm，有多数不等长的糙毛。花果期 7 ~ 10 月。

| 生境分布 | 生于低山阴坡湿地、河边草甸及沼泽地。分布于天津蓟州盘山、黄崖关、九山顶、九龙山、八仙山等地。

| 资源情况 | 野生资源较丰富。药材来源于野生。

| 采收加工 | 春、秋季采挖，除去有节的根茎（习称"母根"）和泥沙，编成辫状晒干，或直接晒干。

| 药材性状 | 本品根茎呈不规则块状，大小不一，先端有茎、叶的残基；质稍硬。根茎簇生多数细根，长 3 ~ 15cm，直径 0.1 ~ 0.3cm，多编成辫状；表面紫红色或灰红色，有纵皱纹；质较柔韧。气微香，味甜、微苦。

| 功能主治 | 辛、苦，温。归肺经。润肺下气，消痰止咳。用于痰多喘咳，新久咳嗽，劳嗽咯血。

| 用法用量 | 内服煎汤，5 ~ 10g。

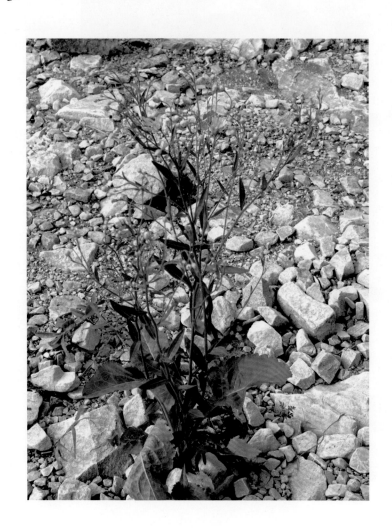

菊科 Compositae 紫菀属 Aster

三脉紫菀 *Aster ageratoides* Turcz.

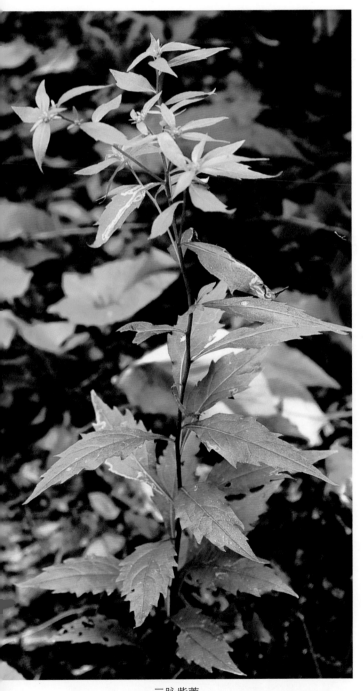

三脉紫菀

| 植物别名 |

鸡儿肠、三褶脉紫菀、三脉叶马兰。

| 药 材 名 |

山白菊（药用部位：全草或根）。

| 形态特征 |

多年生草本。根茎粗壮，有多数褐色细根。茎直立，单一，高 40 ～ 100cm，常有纵条棱，被柔毛或粗毛，上部稍分枝。叶互生，下部叶花期枯落，叶片宽卵圆形，基部急狭成长柄；中部叶椭圆形或长椭圆状披针形，长 5 ～ 15cm，宽 2 ～ 5cm，先端渐尖，基部楔形，边缘有 3 ～ 4 对浅锯齿；上部叶渐小。头状花序多数，在茎顶排列成伞房或圆锥伞房状，花序梗长 1 ～ 3cm；总苞半球状，总苞片 3 层；舌状花超过 10，舌片线状长圆形，长 11mm，宽 2mm，紫色、浅红色或白色；管状花长 5 ～ 6mm，管部长 1.5mm，花柱附片长约 1mm。瘦果倒卵状长圆形，灰褐色，长 2 ～ 2.5mm，有边肋，被短粗毛；冠毛浅红褐色或污白色，长 3 ～ 4mm。花果期 7 ～ 12 月。

| 生境分布 | 生于山坡、林缘、灌丛及山谷湿地。分布于天津蓟州盘山、黄崖关、九山顶、九龙山、八仙山等地。

| 资源情况 | 野生资源较丰富。药材来源于野生。

| 采收加工 | 夏、秋季采收，洗净，鲜用或扎把晾干。

| 药材性状 | 本品根茎较粗壮，有多数棕黄色须根。茎圆柱形，直径 1 ~ 4mm，基部光滑或略有毛，有时稍带淡褐色，下部茎呈暗紫色，上部茎多分枝，呈暗绿色；质脆，易折断，断面不整齐，中央有髓，黄白色。单叶互生，叶片多皱缩或破碎，完整叶展平后呈长椭圆状披针形，长 2 ~ 12cm，宽 2 ~ 5cm，灰绿色，边缘具疏锯齿，具明显的离基三出脉，表面粗糙，背面网脉显著。头状花序顶生，排列成伞房状成圆锥状，舌状花白色、青紫色或淡红色，管状花黄色。瘦果椭圆形，冠毛污白色或褐色。气微香，味稍苦。

| 功能主治 | 苦、辛，凉。清热解毒，祛痰镇咳，凉血止血。用于感冒发热，扁桃体炎，支气管炎，肝炎，肠炎，痢疾，热淋，血热吐衄，痈肿疔毒，蛇虫咬伤。

| 用法用量 | 内服煎汤，15 ~ 60g。外用适量，鲜品捣敷。

| 附　　注 | FOC 将本种归并于紫菀属（*Aster*），修订本种的拉丁学名为 *Aster trinervius* subsp. *ageratoides* (Turcz.) Grierson。

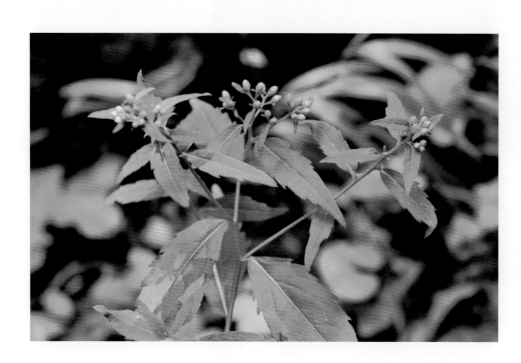

菊科 Compositae 白酒草属 Conyza

小蓬草

Conyza canadensis (L.) Cronq.

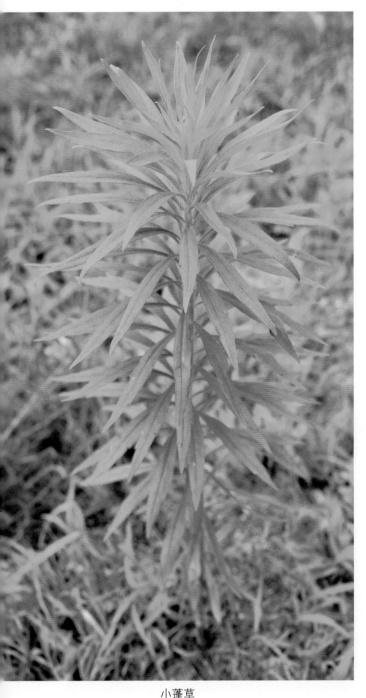

小蓬草

| 植物别名 |

小飞蓬、加拿大蓬、小白酒草。

| 药 材 名 |

小飞蓬（药用部位：全草）。

| 形态特征 |

一年生草本。茎直立，高 50 ~ 100cm，圆柱形，多少有棱，有条纹，疏生长硬毛，上部多分枝。叶密集，基部叶花期常枯萎；下部叶倒披针形，长 6 ~ 10cm，宽 1 ~ 1.5cm，先端尖，基部渐狭成柄，边缘有疏锯齿或全缘；中部或上部叶较小，线状披针形或线形，近无柄或无柄，全缘或具 1 ~ 2 齿，两面或仅上面有疏短毛，边缘常有上弯硬缘毛。头状花序多数，小，直径 3 ~ 4mm，排列成顶生分枝的大圆锥花序；总苞近圆柱形，苞片 2 ~ 3 层，淡绿色；花托直径 2 ~ 2.5mm，雌花多数，舌状，白色，长 2.5 ~ 3.5mm；管状花两性，淡黄色，长 2.5 ~ 3mm，上端具 4 ~ 5 齿裂。瘦果线状披针形，长 1.2 ~ 1.5mm，稍扁压，有毛；冠毛污白色或微紫红色，1 层，糙毛状。花期 5 ~ 9 月。

| 生境分布 | 生于旷野、荒地、村舍附近。分布于天津蓟州、静海、滨海、武清、宁河等地。

| 资源情况 | 野生资源丰富。药材来源于野生。

| 采收加工 | 春、夏季采收，鲜用或切段晒干。

| 药材性状 | 本品根纺锤状，具纤维状根。茎表面黄绿色或绿色，具细棱及粗糙毛。单叶互生，叶片展平后呈线状披针形，基部狭，先端渐尖，疏锯齿缘或全缘，有长缘毛。多数小头状花序集成圆锥花序状，花黄棕色。气香特异，味微苦。

| 功能主治 | 微苦、辛，凉。清热利湿，散瘀消肿。用于痢疾，肠炎，肝炎，胆囊炎，跌打损伤，风湿骨痛，疮疖肿痛，外伤出血，牛皮癣。

| 用法用量 | 内服煎汤，15 ~ 30g。外用适量，鲜品捣敷。

| 附　　注 | FOC 将本种归并于飞蓬属（*Erigeron*），修订本种的拉丁学名为 *Erigeron canadensis* L.。

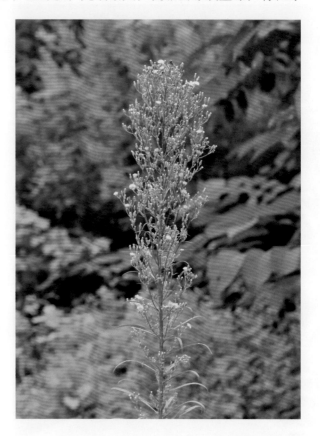

菊科 Compositae 火绒草属 Leontopodium

火绒草
Leontopodium leontopodioides (Willd.) Beauv.

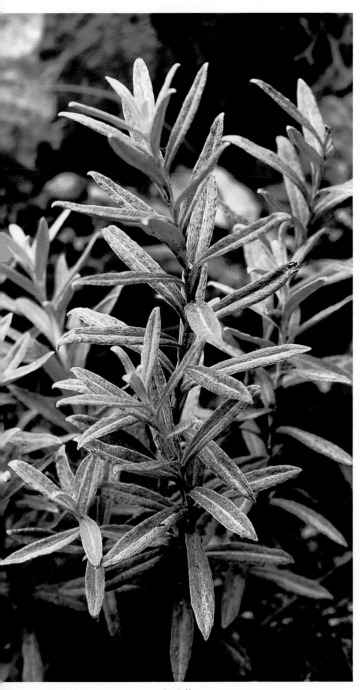

火绒草

| 植物别名 |

薄雪草、火绒蒿、大头毛香。

| 药 材 名 |

火绒草（药用部位：地上部分）。

| 形态特征 |

多年生草本。地下茎粗壮，为短叶鞘包裹，有多数簇生的花茎。茎高 10 ~ 30cm，被灰白色长柔毛。下部叶在花期枯萎宿存；叶线形或线状披针形，无柄，长 2 ~ 4.5cm，宽 0.2 ~ 0.5cm，上面灰绿色，被柔毛，下面被白色或灰白色密绵毛；苞叶少数，较上部叶稍短，常较宽，长圆形或线形，两面或下面被白色或灰白色厚茸毛，多少开展成苞叶群或不排成苞叶群。头状花序大，直径 7 ~ 10mm，3 ~ 7 密集，稀 1 或较多，或有花序梗而成伞房状；总苞长 4 ~ 6mm，半球形，被白色密绵毛。瘦果有乳突或密绵毛；冠毛白色。花果期 7 ~ 10 月。

| 生境分布 |

生于草地、荒山坡上。分布于天津蓟州盘山、九山顶、九龙山、八仙山等地。

| 资源情况 | 野生资源一般。药材来源于野生。

| 采收加工 | 夏、秋季采收，洗净，晾干。

| 功能主治 | 微苦，寒。疏风清热，利尿，止血。用于流行性感冒，急、慢性肾炎，尿路感染，尿血，创伤出血。

| 用法用量 | 内服煎汤，9 ~ 15g。

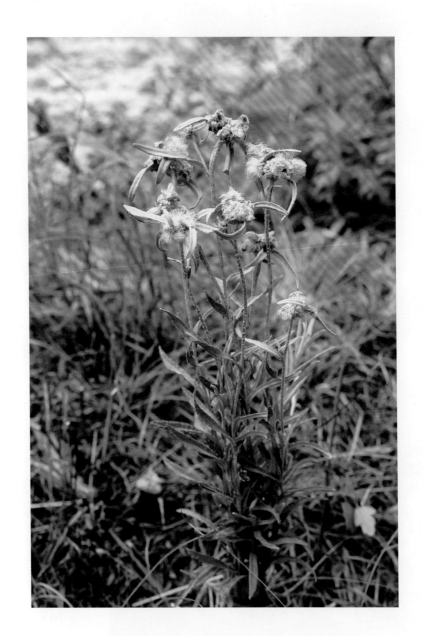

菊科 Compositae 旋覆花属 *Inula*

旋覆花
Inula japonica Thunb.

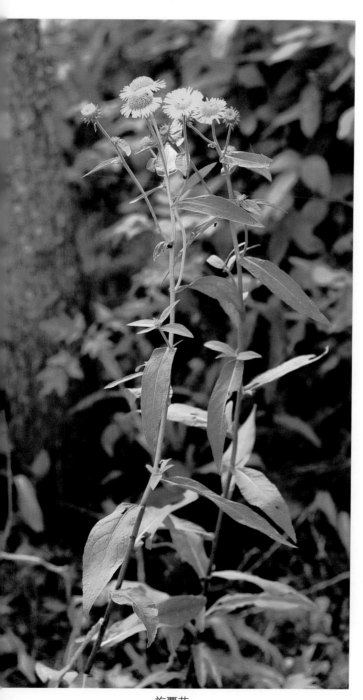

旋覆花

植物别名

百叶草、金沸草、六月菊。

药材名

旋覆花（药用部位：头状花序）、金沸草（药用部位：地上部分）、旋覆花根（药用部位：根）。

形态特征

多年生草本，高 20 ～ 70cm。根茎短，横走或斜生。茎直立，被长伏毛，上部有分枝。基部叶常较小，花期枯萎；中部叶长圆形、长圆状披针形或披针形，长 4 ～ 10cm，宽 1.5 ～ 3.5cm，基部多少狭窄，常有圆形半抱茎的小耳，无柄，先端稍尖或渐尖，边缘有小尖头状疏齿或全缘，上面近无毛或被疏伏毛，下面被密伏柔毛，有腺点；上部叶狭小，线状披针形。头状花序直径 3 ～ 4cm，多数或较少排列成伞房状，花序梗细长；总苞半球形，直径 13 ～ 17mm，总苞片约 5 层，线状披针形，背面有伏毛或近无毛，有缘毛；舌状花舌片线形，黄色，长 10 ～ 13mm。瘦果圆柱形，长 1 ～ 1.2mm，有 10 沟；冠毛 1 层，白色。花期 6 ～ 9 月，果期 8 ～ 10 月。

| **生境分布** | 生于山坡路旁、湿润草地、河岸和田埂上。分布于天津蓟州、静海、滨海、武清、宁河等地。

| **资源情况** | 野生资源丰富。药材来源于野生。

| **采收加工** | 旋覆花：夏、秋季花开放时采收，除去杂质，阴干或晒干。
金沸草：夏、秋季采割，晒干。
旋覆花根：秋季采挖，洗净，晒干。

| **药材性状** | 旋覆花：本品呈扁球形或类球形，直径 1 ~ 2cm。总苞由多数苞片组成，呈覆瓦状排列，苞片披针形或条形，灰黄色，长 4 ~ 11mm；总苞基部有时残留花梗，苞片及花梗表面被白色茸毛；舌状花 1 列，黄色，长约 1cm，多卷曲，常脱落，先端 3 齿裂；管状花多数，棕黄色，长约 5mm，先端 5 齿裂；子房先端有多数白色冠毛，长 5 ~ 6mm。有的可见椭圆形小瘦果。体轻，易散碎。气微，味微苦。
金沸草：本品与"条叶旋覆花"相似，区别在于叶片椭圆状披针形，宽 1 ~ 2.5cm，边缘不反卷；头状花序较大，直径 1 ~ 2cm，冠毛长约 0.5cm。

| **功能主治** | 旋覆花：苦、辛、咸，微温。归肺、脾、胃、大肠经。降气，消痰，行水，止呕。用于风寒咳嗽，痰饮蓄结，胸膈痞闷，喘咳痰多，呕吐噫气，心下痞硬。
金沸草：苦、辛、咸，温。归肺、大肠经。降气，消痰，行水。用于外感风寒，痰饮蓄结，咳喘痰多，胸膈痞满。
旋覆花根：咸，温。祛风湿，平喘咳，解毒生肌。用于风湿痹痛，喘咳，疔疮。

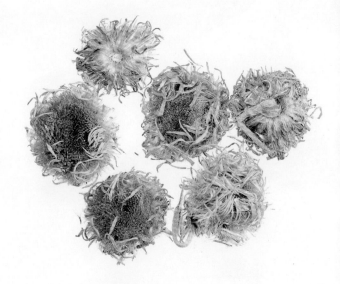

| **用法用量** | 旋覆花：内服煎汤，3 ~ 9g，包煎。
金沸草：内服煎汤，5 ~ 10g。
旋覆花根：内服煎汤，9 ~ 15g。

菊科 Compositae 旋覆花属 Inula

线叶旋覆花 *Inula linariifolia* Turcz.

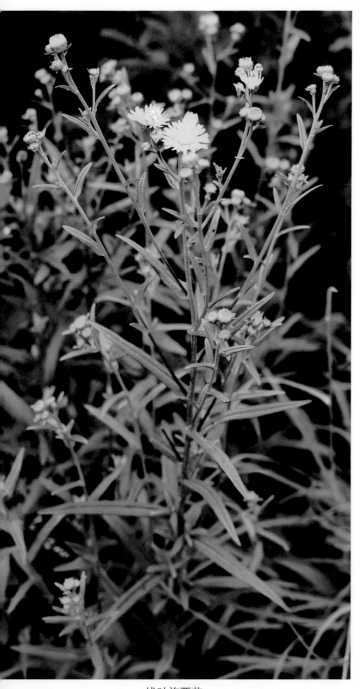

线叶旋覆花

| 植物别名 |

条叶旋覆花。

| 药 材 名 |

金沸草（药用部位：全草）。

| 形态特征 |

多年生草本，高 20 ~ 70cm，被短柔毛，上部常被长毛。叶线状披针形，有时椭圆状披针形，长 5 ~ 15cm，宽 0.7 ~ 1.5cm，下部渐窄成长柄，边缘常反卷，有不明显小锯齿，先端渐尖，上面无毛，下面有腺点，被蛛丝状短柔毛或长伏毛；中部叶渐无柄；上部叶渐狭小，线状披针形至线形。头状花序直径 1.5 ~ 2.5cm，枝端单生或 3 ~ 5 排列成伞房状，花序梗长 0.5 ~ 3cm；总苞半球形，总苞片约 4 层，多少等长或外层较短，被腺体和短柔毛；舌状花黄色，舌片线形，长达 10mm。瘦果圆柱形，有细沟，被短粗毛；冠毛 1 层，白色，与管状花冠等长，被多数微糙毛。花期 6 ~ 9 月，果期 8 ~ 10 月。

| 生境分布 |

生于山坡、荒地、水边和路边湿地。分布于天津蓟州、宁河、静海、宝坻等地。

| 资源情况 | 野生资源较少。药材来源于野生。

| 采收加工 | 见"旋覆花"。

| 药材性状 | 本品茎呈圆柱形，上部分枝，长 30 ～ 70cm，直径 0.2 ～ 0.5cm；表面绿褐色或棕褐色，疏被短柔毛，有多数细纵纹；质脆，断面黄白色，髓部中空。叶互生，叶片条形或条状披针形，长 5 ～ 10cm，宽 0.5 ～ 1cm；先端尖，基部抱茎，全缘，边缘反卷，上表面近无毛，下表面被短柔毛。头状花序顶生，直径 0.5 ～ 1cm，冠毛白色，长约 0.2cm。气微，味微苦。

| 功能主治 | 见"旋覆花"。

| 用法用量 | 见"旋覆花"。

| 附 注 | （1）2015 年版《中国药典》一部收载本种的中文学名为条叶旋覆花。
（2）本种分布于我国东北部、北部、中部和东部各地。过去华东等部分地区以本种花序作旋覆花药用，但病人服后有恶心、呕吐等反应，现已停止使用。

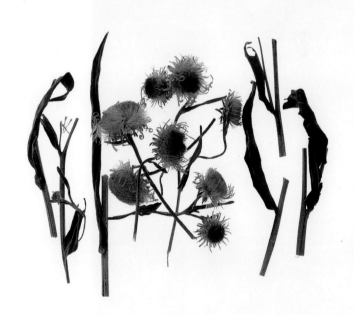

菊科 Compositae 天名精属 *Carpesium*

烟管头草 *Carpesium cernuum* L.

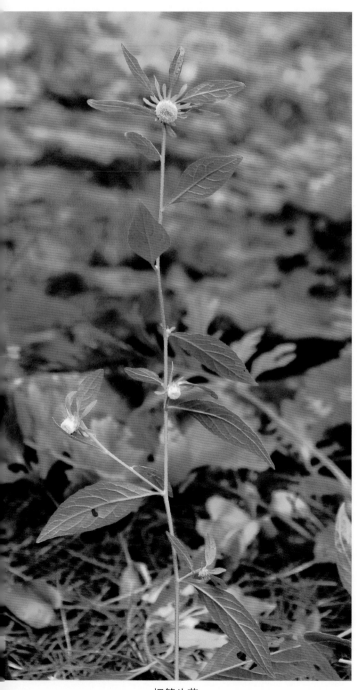

烟管头草

| 植物别名 |

金挖耳、烟袋草、杓儿菜。

| 药 材 名 |

杓儿菜（药用部位：全草）、挖耳草根（药用部位：根）。

| 形态特征 |

多年生草本。茎直立，高 50 ~ 100cm，下部密被白色长柔毛及卷曲的短柔毛，多分枝。下部叶匙状长圆形，长 9 ~ 20cm，宽 4 ~ 6cm，基部楔状收缩成具翅的叶柄，边缘有不规则的锯齿，两面有白色长柔毛和腺点；中部叶向上渐小，长圆形或长圆状披针形，叶柄短。头状花序在茎和枝先端单生，直径 15 ~ 18mm，下垂，基部有数个线状披针形不等长的苞叶；总苞杯状，长 7 ~ 8mm；总苞片 4 层，外层卵状长圆形，被长柔毛，中层和内层干膜质，长圆形，钝头，无毛；花黄色，外围的雌花筒状，3 ~ 5 齿裂，中央的两性花有 5 裂。瘦果线形，长约 5mm，有细纵条，先端有短喙和腺点。花期 7 ~ 9 月。

| 生境分布 | 生于山谷林缘、草地、沟边。分布于天津蓟州盘山、九山顶、九龙山、八仙山等地。

| 资源情况 | 野生资源丰富。药材来源于野生。

| 采收加工 | 杓儿菜：秋季初开花时采收，鲜用或切段晒干。
挖耳草根：秋季采收，切片晒干。

| 药材性状 | 杓儿菜：本品茎具细纵纹，表面绿色或黑棕色，被白色茸毛，折断面粗糙，皮部纤维性强，髓部疏松，最外 1 层表皮易剥落。叶多破碎不全，两面均被茸毛。头状花序着生于分枝的先端，花梗向下弯曲，近倒悬伏；花黄棕色。气香，味苦、微辣。

| 功能主治 | 杓儿菜：苦、辛，寒。清热解毒，消肿止痛。用于感冒发热，高热惊风，咽喉肿痛，疟腮，牙痛，尿路感染，淋巴结核，疮疡疔肿，乳腺炎。
挖耳草根：苦，凉。清热解毒。用于痢疾，牙痛，子宫脱垂，脱肛。

| 用法用量 | 杓儿菜：内服煎汤，6 ~ 15g，鲜品 15 ~ 30g；或鲜品捣汁。外用适量，鲜品捣敷；煎汤含漱或洗。
挖耳草根：内服煎汤，5 ~ 15g。

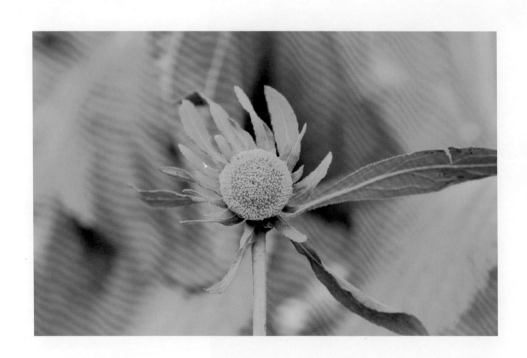

菊科 Compositae 苍耳属 *Xanthium*

苍耳
Xanthium sibiricum Patr.

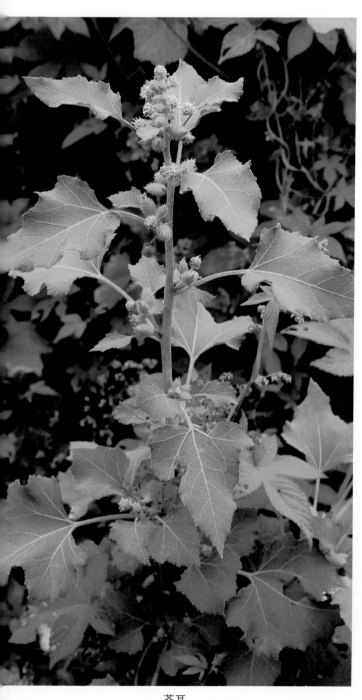

苍耳

| 植物别名 |

虱麻头、老苍子、青棘子。

| 药 材 名 |

苍耳子（药用部位：带总苞的果实）、苍耳（药用部位：全草）、苍耳根（药用部位：根）、苍耳花（药用部位：花）。

| 形态特征 |

一年生草本，高 30 ~ 90cm。根纺锤状，分枝或不分枝。茎直立，不分枝或少有分枝，被灰白色糙伏毛。叶三角状卵形或心形，长 4 ~ 9cm，宽 5 ~ 10cm，有 3 ~ 5 不明显浅裂，先端尖或钝，基部稍心形或截形，边缘有不规则的粗锯齿，基出 3 脉，上面绿色，下面苍白色，被糙伏毛。雄性头状花序球形，直径 4 ~ 6mm，总苞片长圆状披针形，被短柔毛，花托柱状，具托片，雄花多朵，花冠钟形；雌性头状花序椭圆形，外层总苞片小，披针形，内层总苞片结合成囊状，在瘦果成熟时变坚硬，外面疏生钩状刺，刺细而直，基部不增粗，长 1 ~ 1.5mm，喙坚硬，锥形，上端略呈镰状，长 1.5 ~ 2.5mm。瘦果 2，倒卵形。花期 7 ~ 8 月，果期 9 ~ 10 月。

| 生境分布 | 生于平原、丘陵、荒野、路边、田边及农田中。分布于天津蓟州、静海、滨海、武清、宁河等地。

| 资源情况 | 野生资源丰富。药材来源于野生。

| 采收加工 | 苍耳子：秋季果实成熟时采收，干燥，除去梗、叶等杂质。
苍耳：夏季割取全草，去泥，切段晒干或鲜用。
苍耳根：秋后采挖，鲜用或切片晒干。
苍耳花：夏季采收，鲜用或阴干。

| 药材性状 | 苍耳子：本品呈纺锤形或卵圆形，长 1 ~ 1.5cm，直径 0.4 ~ 0.7cm；表面黄棕色或黄绿色，全体有钩刺，先端有 2 较粗的刺，分离或相连，基部有果梗痕。质硬而韧，横切面中央有纵隔膜，2 室，各有 1 瘦果。瘦果略呈纺锤形，一面较平坦，先端具 1 凸起的花柱基，果皮薄，灰黑色，具纵纹。种皮膜质，浅灰色，子叶 2，有油性。气微，味微苦。

| 功能主治 | 苍耳子：辛、苦，温；有毒。归肺经。散风寒，通鼻窍，祛风湿。用于风寒头痛，鼻塞流涕，鼻衄，鼻渊，风疹瘙痒，湿痹拘挛。
苍耳：苦、辛，微寒；有小毒。归肺、脾、肝经。祛风，散热，除湿，解毒。用于感冒，头晕，鼻渊，目赤，风湿痹痛，拘挛麻木，疔疮，皮肤瘙痒，痔疮，痢疾。
苍耳根：微苦，平；有小毒。清热解毒，利湿。用于疔疮，痈疽，风湿痹痛。
苍耳花：祛风，除湿，止痒。用于白癜顽痒，白痢。

| 用法用量 | 苍耳子：内服煎汤，3 ~ 10g。
苍耳：内服煎汤，6 ~ 12g，大剂量用 30 ~ 60g；或捣汁；或熬膏；或入丸、散。外用适量，捣敷；或烧存性，研末调敷；或煎汤洗；或熬膏敷。
苍耳根：内服煎汤，15 ~ 30g；或捣汁；或熬膏。外用适量，煎汤熏洗；或熬膏涂。
苍耳花：内服煎汤，6 ~ 15g。外用适量，捣敷。

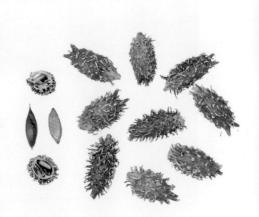

| 附　注 | FOC 修订苍耳属为 *Xanthium*，修订本种的拉丁学名为 *Xanthium strumarium* L.。

百日菊 *Zinnia elegans* Jacq.

| **植物别名** | 百日草、鱼尾菊、步步高。

| **药 材 名** | 百日草（入药部位：全草）。

| **形态特征** | 一年生草本，高 30 ~ 100cm。茎直立，被糙毛或长硬毛。叶对生；无柄；叶片宽卵形或长圆状椭圆形，长 5 ~ 10cm，宽 2.5 ~ 5cm，全缘，基部稍心形抱茎，两面粗糙，下面密被短糙毛，基出 3 脉。头状花序直径 5 ~ 6.5cm，单生枝端；总苞宽钟状，总苞片多层；舌状花为雌花，深红色、玫瑰色或白色，舌片倒卵圆形，先端 2 ~ 3齿裂或全缘，上面被短毛，下面被长柔毛；管状花两性，黄色或橙色，长 7 ~ 8mm，先端裂片卵状披针形，上面被黄褐色密茸毛。舌状花瘦果倒卵圆形，长 6 ~ 7mm，宽 4 ~ 5mm，扁平，腹面正中和

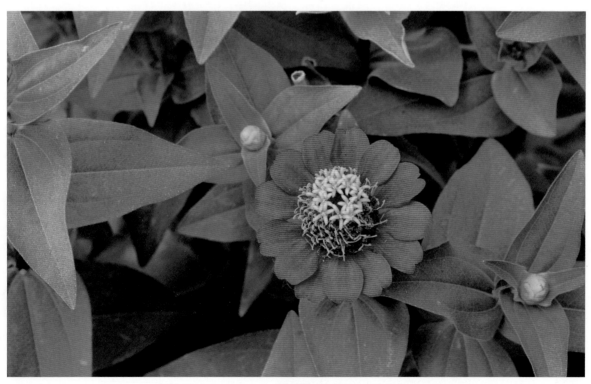

百日菊

两侧边缘各有 1 棱，先端截形，基部狭窄，被密毛；管状花瘦果倒卵圆状楔形，
长 7 ~ 8mm，宽 3.4 ~ 4mm，极扁，被疏毛，先端有短齿。花期 6 ~ 9 月，果
期 7 ~ 10 月。

| **生境分布** | 生于花坛、路边、庭院、公园。天津各地均有栽培，有时逸生。

| **资源情况** | 栽培资源较少。药材来源于栽培。

| **采收加工** | 春、夏季采收，鲜用或切段晒干。

| **功能主治** | 苦、辛，凉。清热，利湿，解毒。用于湿热痢疾，淋证，乳痈，疖肿。

| **用法用量** | 内服煎汤，15 ~ 30g。外用适量，鲜品捣敷。

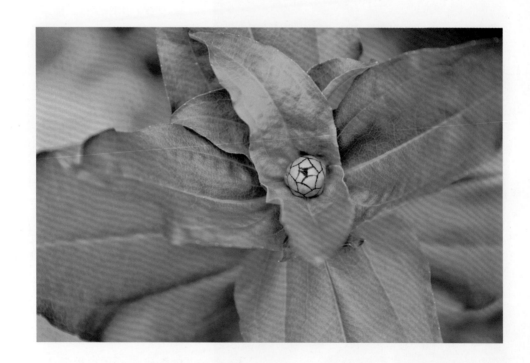

菊科 Compositae 豨莶属 Siegesbeckia

腺梗豨莶
Siegesbeckia pubescens Makino

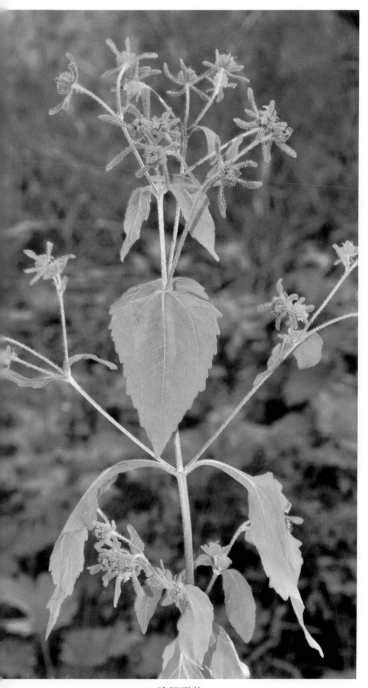

腺梗豨莶

| 植物别名 |

毛豨莶。

| 药 材 名 |

豨莶草（药用部位：地上部分）、豨莶根（药用部位：根）、豨莶果（药用部位：果实）。

| 形态特征 |

一年生草本。茎直立，高 40 ~ 100cm，上部多分枝，被开展的灰白色长柔毛和糙毛。基部叶卵状披针形，花期枯萎；中部叶菱状卵形，长 3.5 ~ 10cm，宽 2 ~ 6cm，基部宽楔形，下延成长 1 ~ 3cm 的翼状柄，先端渐尖，边缘有不整齐的小牙齿；上部叶渐小，披针形或卵状披针形；叶上面深绿色，下面淡绿色，具三出脉。头状花序多数，在枝端排列成松散的圆锥花序；花序梗较长，密生头状腺毛和长柔毛；总苞宽钟形，2 层；舌状花长约 3.5mm，先端 3 裂；两性花管状，长约 2.5mm，先端 4 ~ 5 裂。瘦果倒卵圆形，具 4 棱，先端具灰褐色环状突起，长 2.5 ~ 3.5mm，稍弯曲。花期 8 ~ 9 月，果期 9 ~ 10 月。

| **生境分布** | 生于山坡、林缘、溪边湿地。分布于天津蓟州盘山、黄崖关、九山顶、九龙山、八仙山等地。

| **资源情况** | 野生资源丰富。药材来源于野生。

| **采收加工** | 豨莶草：夏、秋季花开前和花期均可采割，除去杂质，晒干。
豨莶根：秋、冬季采挖，洗净，切段，鲜用。
豨莶果：夏、秋季采收，晒干。

| **药材性状** | 豨莶草：本品茎略呈方柱形，多分枝，长 30 ~ 110cm，直径 0.3 ~ 1cm；表面灰绿色、黄棕色或紫棕色，有纵沟和细纵纹，被灰色柔毛；节明显，略膨大；质脆，易折断，断面黄白色或带绿色，髓部宽广，类白色，中空。叶对生，叶片多皱缩、卷曲，展平后呈卵圆形，灰绿色，边缘有钝锯齿，两面皆有白色柔毛，主脉三出。有的可见黄色头状花序，总苞片匙形。气微，味微苦。

| **功能主治** | 豨莶草：辛、苦，寒。归肝、肾经。祛风湿，利关节，解毒。用于风湿痹痛，筋骨无力，腰膝酸软，四肢麻痹，半身不遂，风疹湿疮。
豨莶根：祛风，除湿，生肌。用于风湿顽痹，头风，带下，烫火伤。
豨莶果：驱蛔虫。用于蛔虫病。

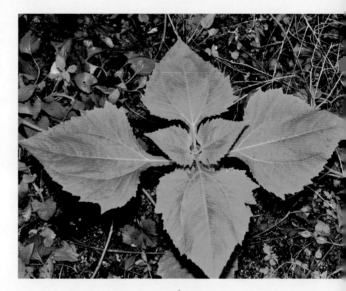

| **用法用量** | 豨莶草：内服煎汤，9 ~ 12g。
豨莶根：内服煎汤，鲜品 60 ~ 120g。外用适量，捣敷。
豨莶果：内服煎汤，9 ~ 15g，早晨饭后煎浓汁顿服，连服 2 天。

| **附　　注** | FOC 修订豨莶属为 *Sigesbeckia*，修订本种的拉丁学名为 *Sigesbeckia pubescens* (Makino) Makino。

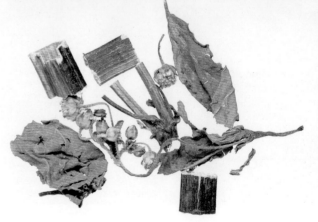

菊科 Compositae 鳢肠属 Eclipta

鳢肠 *Eclipta prostrata* (L.) L.

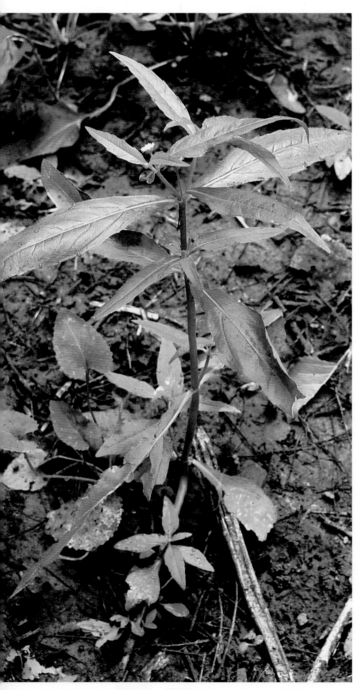

鳢肠

| 植物别名 |

旱莲草。

| 药 材 名 |

墨旱莲（药用部位：地上部分）。

| 形态特征 |

一年生草本。茎直立，斜升或平卧，高20～30cm，有时可达60cm，通常自基部分枝，被贴生糙毛。叶长圆状披针形或披针形，无柄或有极短的柄，长3～10cm，宽0.5～2.5cm，先端尖或渐尖，边缘有细锯齿或有时仅成波状，两面被硬糙毛。头状花序直径6～8mm，花序梗长2～4cm；总苞球状钟形；总苞片2层，长圆形或长圆状披针形；外围的雌花2层，舌状，长2～3mm，舌片短，先端2浅裂或全缘；中央的两性花多数，管状，白色，长约1.5mm，先端4齿裂，花柱分枝钝，有乳头状突起。瘦果暗褐色，雌花的瘦果三棱形，两性花的瘦果扁四棱形，先端截形，具1～3细齿，基部稍缩小，边缘具白色的肋，表面有小瘤状突起，无冠毛。花期6～9月。

| **生境分布** | 生于河边、路旁及水边湿地。分布于天津蓟州、静海、滨海、武清、宁河等地。 |

| **资源情况** | 野生资源丰富。药材来源于野生。 |

| **采收加工** | 花开时采割，晒干。 |

| **药材性状** | 本品全体被白色茸毛。茎呈圆柱形，有纵棱，直径 2 ~ 5mm；表面绿褐色或墨绿色。叶对生，近无柄，叶片皱缩卷曲或破碎，完整者展平后呈长披针形，全缘或具浅齿，墨绿色。头状花序直径 2 ~ 6mm。瘦果椭圆形而扁，长 2 ~ 3mm，棕色或浅褐色。气微，味微咸。 |

| **功能主治** | 甘、酸，寒。归肾、肝经。滋补肝肾，凉血止血。用于肝肾阴虚，牙齿松动，须发早白，眩晕耳鸣，腰膝酸软，阴虚血热之吐血、衄血、尿血，血痢，崩漏下血，外伤出血。 |

| **用法用量** | 内服煎汤，6 ~ 12g。 |

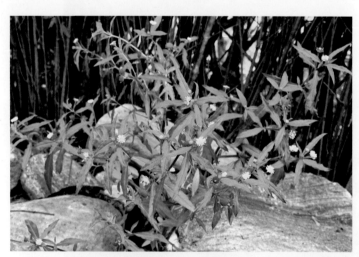

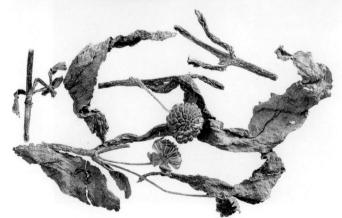

菊科 Compositae 金光菊属 Rudbeckia

金光菊 *Rudbeckia laciniata* L.

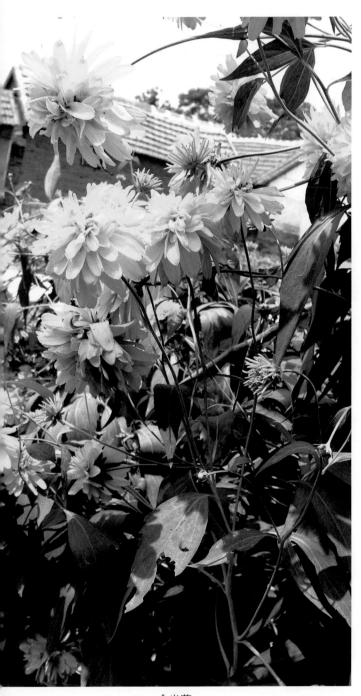

金光菊

| 植物别名 |

金花菊、太阳菊。

| 药 材 名 |

金光菊（入药部位：叶）。

| 形态特征 |

多年生草本，高 50 ～ 200cm。茎上部有分枝，无毛或稍有短糙毛。叶互生，下部叶具柄，不分裂或羽状 5 ～ 7 深裂，裂片长圆状披针形，先端尖，边缘有不等的疏锯齿或浅裂；中部叶 3 ～ 5 深裂；上部叶不分裂，卵形，先端尖，全缘或有少数粗齿，背面边缘被短糙毛。头状花序单生枝端，具长梗，直径 7 ～ 12cm，总苞球形，总苞片 2 层，长圆形，长 7 ～ 10mm，先端尖，稍弯曲，被短毛；花托球形，托片先端截形，被毛；舌状花金黄色或黄绿色。瘦果无毛，稍有 4 棱，长 5 ～ 6mm，先端有具 4 齿的小冠。花期 7 ～ 10 月。

| 生境分布 |

栽培于公园、庭院。天津各地均有栽培。

| **资源情况** | 栽培资源一般。药材来源于栽培。

| **采收加工** | 夏、秋季采集，洗净，鲜用或晒干。

| **功能主治** | 苦，寒。清湿热，解毒消痈。用于湿热吐泻，腹痛，痈肿疮毒。

| **用法用量** | 内服煎汤，9～12g。外用适量，鲜品捣敷。

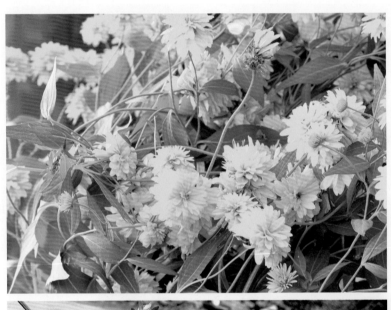

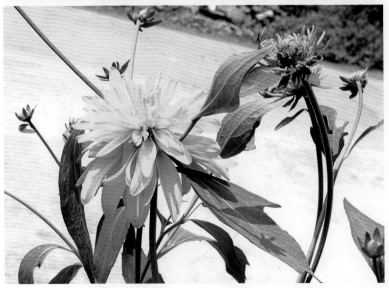

菊科 Compositae 向日葵属 Helianthus

向日葵
Helianthus annuus L.

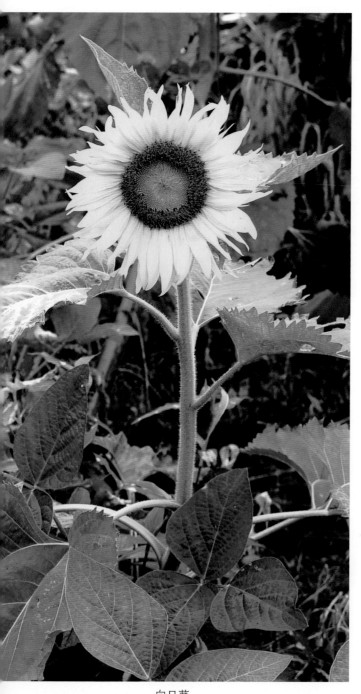

向日葵

| 植物别名 |

太阳花、草天葵、葵花。

| 药 材 名 |

向日葵子（药用部位：果实）、向日葵花（药用部位：花）、向日葵花盘（药用部位：花盘）。

| 形态特征 |

一年生草本。茎高 2 ~ 3m，粗壮，被白色粗硬毛，不分枝或有时上部分枝。叶互生，宽卵形，长 10 ~ 30cm，先端急尖或渐尖，基部心形或截形，边缘具粗锯齿，两面被糙毛，基出脉 3，有长叶柄。头状花序极大，单生茎顶，直径可达 40cm；总苞叶状，总苞片多层，卵形至卵状披针形，先端尾状渐尖，被长硬毛或纤毛；边缘小花雌性，舌状，黄色，舌片开展，长圆状卵形或长圆形，不结实；管状花极多数，棕色或紫色，结实；花托平，有半膜质托片。瘦果倒卵形或卵状长圆形，稍扁压，长 10 ~ 15mm，有细肋，常被白色短柔毛；冠毛 2，呈膜片状，常早落。花果期 7 ~ 10 月。

| 生境分布 |

无野生分布。天津各地均有栽培。

| 资源情况 | 栽培资源一般。药材来源于栽培。

| 采收加工 | 向日葵子：秋季果实成熟后割取花盘，晒干，打下果实，再晒干。

向日葵花：夏季开花时采摘，鲜用或晒干。

向日葵花盘：秋季采收，去除果实，鲜用或晒干。

| 药材性状 | 向日葵子：本品瘦果呈浅灰色或黑色，扁长卵形或椭圆形，内藏种子1，淡黄色。

| 功能主治 | 向日葵子：甘，平。透疹，止痢，透痈脓。用于疹发不透，血痢，慢性骨髓炎。

向日葵花：微甘，平。祛风，平肝，利湿。用于头晕，耳鸣，小便淋沥。

向日葵花盘：甘，寒。归肝经。清热，平肝，止痛，止血。用于高血压，头痛，头晕，耳鸣，痛经，子宫出血，疮疹。

| 用法用量 | 向日葵子：内服捣碎或开水炖，15 ~ 30g。外用适量，捣敷；或榨油涂。

向日葵花：内服煎汤，15 ~ 30g。

向日葵花盘：内服煎汤，15 ~ 60g。外用适量，捣敷；或研粉敷。

| 附　　注 | 据有关资料记载，本种的根（向日葵根）、茎髓（向日葵茎髓）、叶（向日葵叶）、果壳（向日葵壳）均可入药。

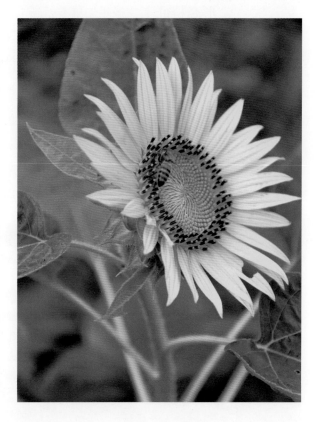

菊芋

Helianthus tuberosus L.

| **植物别名** | 洋姜。

| **药 材 名** | 菊芋（药用部位：块茎或茎叶）。

| **形态特征** | 多年生草本，高 1.5 ~ 3m。具块茎和纤维状根。茎直立，有分枝，被白色短糙毛或刚毛，叶通常对生，上部叶互生，下部叶卵形或卵状长圆形，有长柄，长 10 ~ 16cm，宽 3 ~ 6cm，先端渐尖，基部宽楔形或圆形，有时微心形，边缘有粗锯齿，离基三出脉，上面被白色短粗毛，下面被柔毛；上部叶长椭圆形至宽披针形，基部渐狭，下延成短翅状。头状花序少数至多数，在茎顶成伞房状；直径 5 ~ 8cm；总苞半球形，总苞片多层，披针形，先端长渐尖，背面被短伏毛，边缘有缘毛；托片长圆形，背面有肋，上端不等 3 浅裂；

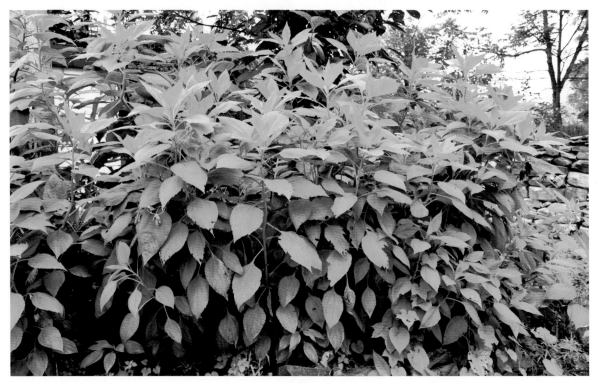

菊芋

舌状花 12 ~ 20，舌片黄色，开展，长椭圆形，长 1.7 ~ 3cm；管状花花冠黄色，长 6mm。瘦果小，楔形，被柔毛，上端有 2 ~ 4 有毛的锥状扁芒。花期 8 ~ 9 月。

| **生境分布** | 无野生分布，天津各地广泛栽培。

| **资源情况** | 栽培资源丰富。药材来源于栽培。

| **采收加工** | 秋季采挖块茎，夏、秋季采收茎叶；鲜用或晒干。

| **药材性状** | 本品根茎呈块状。茎上部分枝，被短糙毛或刚毛。基部叶对生，上部叶互生，长卵形至卵状椭圆形，长 10 ~ 15cm，宽 3 ~ 9cm，3 脉，上表面粗糙，下表面有柔毛，叶缘具锯齿，先端急尖或渐尖，基部宽楔形，叶柄上部具狭翅。

| **功能主治** | 甘、微苦，凉。清热凉血，消肿。用于热病，肠热出血，跌打损伤，骨折肿痛。

| **用法用量** | 内服煎汤，10 ~ 15g；或块根 1 个，生嚼服。外用适量，鲜茎叶捣敷。

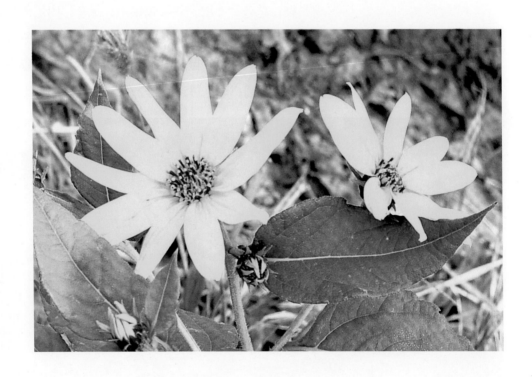

菊科 Compositae 大丽花属 Dahlia

大丽花 *Dahlia pinnata* Cav.

| 植物别名 | 大理花、西番莲、天竺牡丹。

| 药 材 名 | 大理菊（药用部位：块根）。

| 形态特征 | 一年生至多年生草本，高可达1.5m。有巨大棒状块根。茎直立，光滑，多分枝。叶对生；叶柄基部扩展几近相连，小叶柄稍有窄翼；叶片2回羽状分裂，或上部叶1回羽状分裂，裂片卵圆形，边缘具圆钝锯齿，上面绿色，下面灰绿色。头状花序水平开展或稍下垂，直径6～12cm，有长梗；总苞片2层，外层较短小，绿色，内层质薄，鳞片状，基部联合；舌状花白色、红色，或紫色，常卵形，先端有不明显的3齿；管状花黄色，两性。栽培品种全部变为舌状花。瘦果长椭圆形或倒卵形，先端圆；冠毛缺乏或具2不明显的齿。花期6～10月。

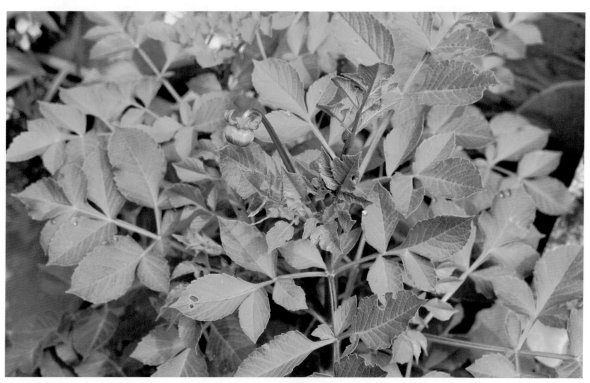

大丽花

| 生境分布 | 生于花坛、庭院、公园。天津各地均有栽培。

| 资源情况 | 栽培资源一般。药材来源于栽培。

| 采收加工 | 秋季挖根，洗净，晒干或鲜用。

| 药材性状 | 本品呈长纺锤形，微弯，有的已压扁，有的切成 2 瓣，长 6 ~ 10cm，直径 3 ~ 4.5cm；表面灰白色或类白色，未去皮的黄棕色，有明显而不规则的纵沟纹，先端有茎基痕，先端及尾部均呈纤维状。质硬，不易折断，断面类白色，角质化。气微，味淡。

| 功能主治 | 辛、甘，平。清热解毒，散瘀止痛。用于腮腺炎，龋齿疼痛，跌打损伤。

| 用法用量 | 内服煎汤，6 ~ 12g。外用适量，捣敷。

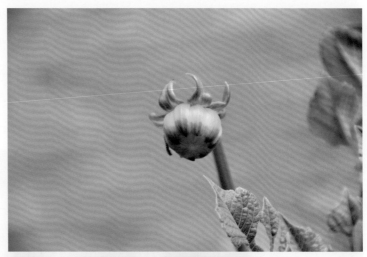

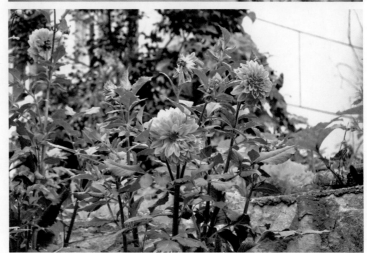

菊科 Compositae 秋英属 Cosmos

秋英
Cosmos bipinnata Cav.

| 植物别名 | 大波斯菊、波斯菊。

| 形态特征 | 一年生草本，高 1 ~ 2m。根纺锤形，多须根，或近基部有不定根。茎上部多分枝，无毛或稍被柔毛。叶柄长 5 ~ 20mm；叶片 2 回羽状深裂至全裂，裂片线形，微被短柔毛，小裂片宽约 2mm。头状花序单生枝端，直径 3 ~ 6cm，花序梗长 6 ~ 20cm；总苞半球形；总苞片 2 层，外层 8，绿色，卵状披针形或线状披针形，先端长渐尖，内层 8，长椭圆形或卵状椭圆形，边缘膜质，淡黄绿色；舌状花 8，通常粉红色，舌片椭圆状倒卵形，长 2 ~ 3cm，宽 1.2 ~ 1.5cm，先端有 3 ~ 5 钝齿；管状花多数，黄色，长 6 ~ 8mm，裂片披针形；雄蕊 5，花丝被柔毛；花柱线形，花柱分枝先端具毛。瘦果黑色，棒状，长 8 ~ 12mm，无毛，具 4 纵沟，稍弯，先端具长 2mm 的喙，疏被

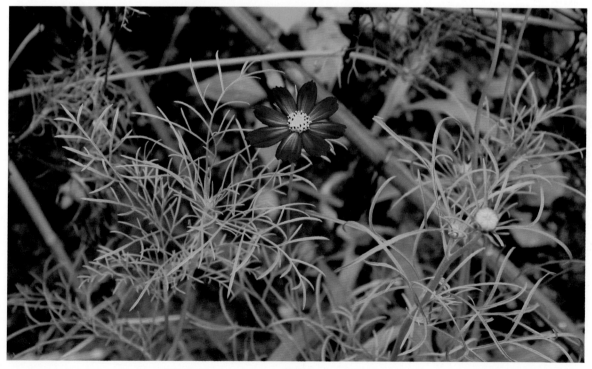

秋英

向上的小刺毛。花期 6 ～ 10 月。

| **生境分布** | 栽培于公园、庭院。天津各地均有栽培。

| **资源情况** | 栽培资源一般。药材来源于栽培。

| **附　　注** | （1）FOC 修订本种的拉丁学名为 *Cosmos bipinnatus* Cav.。
（2）据文献记载，本种常外用治痈疮肿毒，因其能够治疗急、慢性痢疾，民间称其为"痢疾草"；本种还可治疗黄疸、间歇热、脾肿大等疾病，亦可作为抗氧化剂，用于治疗 DNA 氧化损伤。

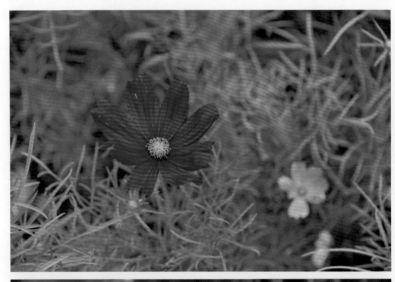

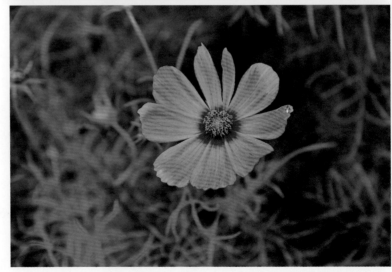

菊科 Compositae 鬼针草属 Bidens

狼杷草 *Bidens tripartita* L.

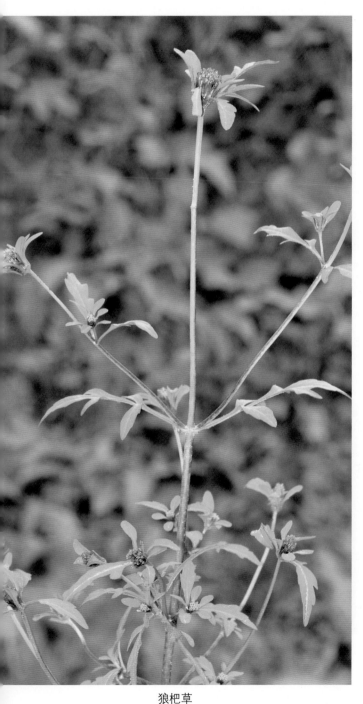

狼杷草

| 植物别名 |

小鬼叉、针包草。

| 药 材 名 |

狼杷草（药用部位：全草）。

| 形态特征 |

一年生草本，高 20 ～ 100cm。茎无毛，绿色或带紫色，上部分枝或自基部分枝。叶对生，中部叶具柄，叶柄长 1 ～ 2cm，有狭翅，叶片无毛或下面疏生小硬毛，长椭圆状披针形，长 4 ～ 13cm，不分裂或近基部浅裂成 1 对小裂片，通常 3 ～ 5 深裂；上部叶较小，披针形，3 裂或不分裂。头状花序单生茎、枝先端，直径 1 ～ 3cm，具花序梗，总苞盘状，外层苞片 5 ～ 9，线形或匙状倒披针形，先端钝，具缘毛，叶状，内层苞片卵状披针形，膜质，褐色；全为两性黄色的筒状花，先端 4 裂，花药基部钝，先端有椭圆形附器，花丝上部增宽。瘦果扁平，楔形或倒卵状楔形，长 6 ～ 11mm，两侧边缘各有 1 列倒钩刺，先端芒刺常 2，少有 3 ～ 4，两侧具倒刺毛。花期 8 ～ 9 月，果期 9 ～ 10 月。

| **生境分布** | 生于路边荒野及水边湿地。分布于天津蓟州及近郊各地。

| **资源情况** | 野生资源较少。药材来源于野生。

| **采收加工** | 8～9 月除保留种植株外，割取地上部分，晒干或鲜用。

| **药材性状** | 本品茎略呈方形，由基部分枝，节上生根，表面绿色略带紫红色。叶对生，叶柄具狭翅，中部叶常羽状分裂，裂片椭圆形或矩圆状披针形，边缘有锯齿；上部叶 3 裂或不分裂。头状花序顶生或腋生；总苞片披针形，叶状，有睫毛；花黄棕色，无舌状花。气微，味微苦。

| **功能主治** | 甘、微苦，凉。清热解毒，利湿，通经。用于肺热咳嗽，咯血，咽喉肿痛，赤白痢疾，黄疸，月经不调，闭经，小儿疳积，湿疹癣疮，毒蛇咬伤。

| **用法用量** | 内服煎汤，10～30g，鲜品加倍；或捣汁饮。外用适量，捣敷；研末撒或调敷。

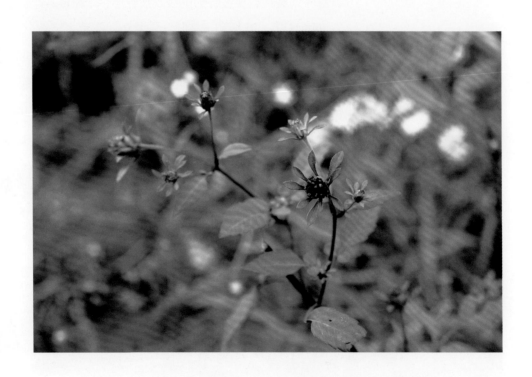

菊科 Compositae 蒲公英属 Taraxacum

华蒲公英 *Taraxacum borealisinense* Kitam.

| 植物别名 | 碱地蒲公英。

| 药 材 名 | 蒲公英（药用部位：全草）。

| 形态特征 | 多年生草本。根茎有黑褐色残存叶柄。叶倒卵状披针形或狭披针形，长4～12cm，宽6～20mm，边缘叶羽状浅裂或全缘，具波状齿，内层叶倒向羽状深裂，顶裂片较大，长三角形或戟状三角形，每侧3～7裂片，狭披针形或线状披针形，全缘或具小齿，平展或倒向，两面无毛，叶柄和下部叶脉常紫色。花葶1至数个，高5～20cm，长于叶，先端被蛛丝状毛；头状花序直径20～25mm；总苞小，长8～12mm，淡绿色；总苞片3层，先端无角状突起；舌状花黄色，稀白色，边缘在舌片背面有紫色条纹，舌片长约8mm，宽1～1.5mm。

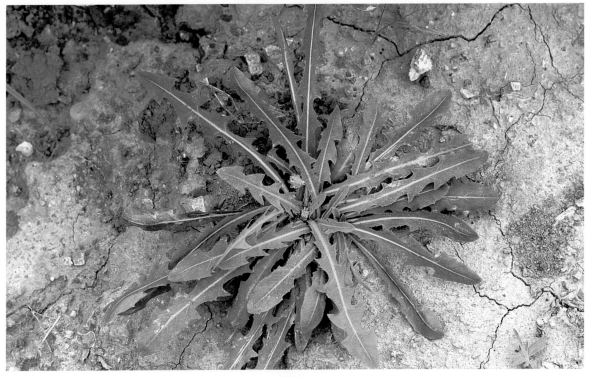

华蒲公英

瘦果倒卵状披针形，淡褐色，长 3 ～ 4mm，上部有刺状突起，下部有稀疏的钝小瘤；冠毛白色，长 5 ～ 6mm。花果期 6 ～ 8 月。

| 生境分布 | 生于盐碱草甸、草坡或砾石地。分布于天津静海、滨海、武清等地。

| 资源情况 | 野生资源较少。药材来源于野生。

| 采收加工 | 春至秋季花初开时采挖，除去杂质，洗净，晒干。

| 药材性状 | 本品呈皱缩卷曲的团块。根呈圆锥形，多弯曲，长 3 ～ 7cm；表面棕褐色，抽皱；根头部有棕褐色或黄白色的茸毛，有的已脱落。叶基生，多皱缩破碎，完整叶片呈倒披针形，绿褐色或暗灰绿色，先端尖或钝，边缘浅裂或羽状分裂，基部渐狭，下延呈柄状，下表面主脉明显。花茎 1 至数条，每条顶生头状花序，总苞片多层，内面 1 层较长，花冠黄褐色或淡黄白色。有的可见多数具白色冠毛的长椭圆形瘦果。气微，味微苦。

| 功能主治 | 苦、甘，寒。归肝、胃经。清热解毒，消肿散结，利尿通淋。用于疔疮肿毒，乳痈，瘰疬，目赤，咽痛，肺痈，肠痈，湿热黄疸，热淋涩痛。

| 用法用量 | 内服煎汤，10 ～ 15g。

| 附　　注 | FOC 修订本种的拉丁学名为 *Taraxacum sinicum* Kitag.。2015 年版《中国药典》一部收载本种的中文学名为碱地蒲公英。

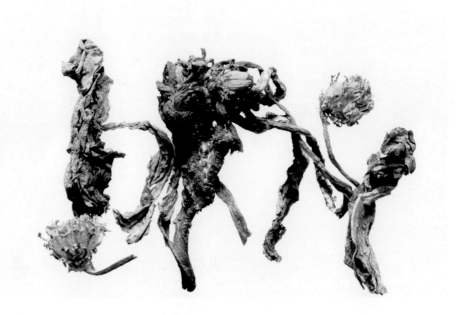

菊科 Compositae 蒲公英属 *Taraxacum*

蒲公英 *Taraxacum mongolicum* Hand.-Mazz.

| **植物别名** | 婆婆丁。

| **药材名** | 蒲公英（药用部位：全草）。

| **形态特征** | 多年生草本。根圆柱形，黑褐色，粗壮。叶倒卵状披针形或长圆状披针形，长 4 ~ 20cm，宽 1 ~ 5cm，先端钝或急尖，边缘有时具波状齿或羽状深裂，有时倒向羽状深裂或大头羽状深裂，先端裂片较大，三角形或三角状戟形，每侧 3 ~ 5 裂片，裂片三角形或三角状披针形，通常具齿，裂片间常夹生小齿，基部渐狭成叶柄；叶柄及主脉常带红紫色，疏被蛛丝状白色柔毛或几无毛。花葶 1 至数个，高 10 ~ 25cm，上部紫红色，密被蛛丝状白色长柔毛；头状花序直径 30 ~ 40mm，总苞钟状，长 12 ~ 16mm，淡绿色，总苞片 2 ~ 3 层，

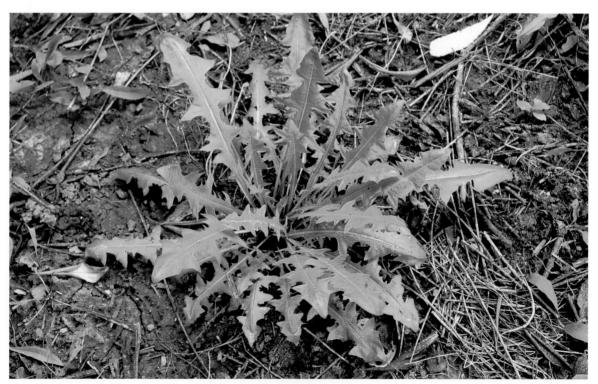

蒲公英

内层总苞片线状披针形，先端紫红色，具小角状突起；舌状花黄色，边缘花舌片有紫红色条纹，花药和柱头暗绿色。瘦果倒卵状披针形，暗褐色，长 4 ~ 5mm，宽 1 ~ 1.5mm，上部具小刺。花期 4 ~ 9 月，果期 5 ~ 10 月。

| **生境分布** | 生于田野、路边、山坡草地、河滩沙地。分布于天津蓟州、静海、滨海、武清、宁河等地。

| **资源情况** | 野生资源较丰富。药材来源于野生。

| **采收加工** | 见"华蒲公英"。

| **药材性状** | 见"华蒲公英"。

| **功能主治** | 见"华蒲公英"。

| **用法用量** | 见"华蒲公英"。

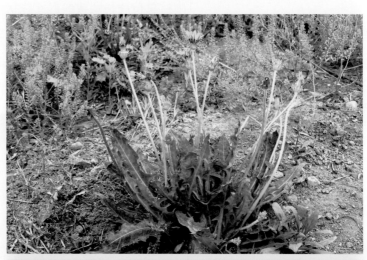

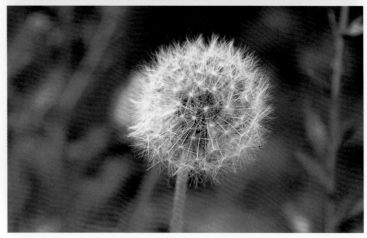

菊科 Compositae 蒲公英属 *Taraxacum*

白缘蒲公英 *Taraxacum platypecidum* Diels

| **植物别名** | 河北蒲公英、热河蒲公英、山蒲公英。

| **形态特征** | 多年生草本。根茎部有黑褐色残存叶柄。叶宽倒披针形或倒披针形，长 10 ~ 30cm，宽 2 ~ 4cm，羽状分裂，每侧裂片 5 ~ 8，裂片三角形，全缘或有疏齿，侧裂片较大，三角形，疏被蛛丝状柔毛或近无毛。花葶 1 至数个，高达 45cm，上部密被蛛丝状白色长绵毛；头状花序大型，直径 40 ~ 45mm；总苞宽钟状，总苞片 3 ~ 4 层，先端有或无小角；外层总苞片宽卵形，中央有暗绿色宽带，边缘宽白色膜质，内层总苞片长圆状线形或线状披针形，长约为外层总苞片的 2 倍；舌状花黄色，边缘花舌片背面有紫红色条纹，花柱和柱头暗绿色，干时多少黑色。瘦果淡褐色，长约 4mm，上部有刺状小瘤，先端突然缢缩为圆锥形至圆柱形的喙基，喙纤细，长 8 ~ 12mm；冠毛白色，

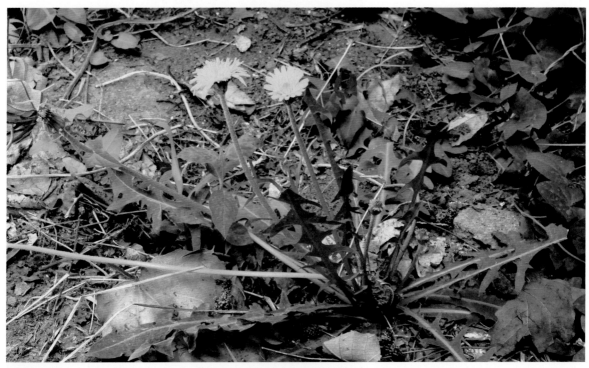

白缘蒲公英

长 8 ~ 9mm。花果期 6 ~ 7 月。

| **生境分布** | 生于山地阔叶林下及沟谷草甸。分布于天津蓟州、静海、滨海、武清、宁河等地。

| **资源情况** | 野生资源一般。药材来源于野生。

| **附　　注** | 我国东北三省及内蒙古、河北、山西、甘肃、河南、四川等地将本种作蒲公英药用。

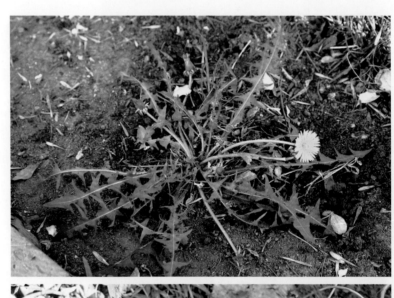

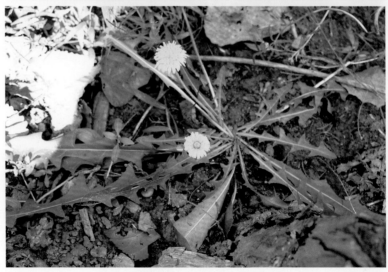

菊科 Compositae 鬼针草属 Bidens

小花鬼针草 *Bidens parviflora* Willd.

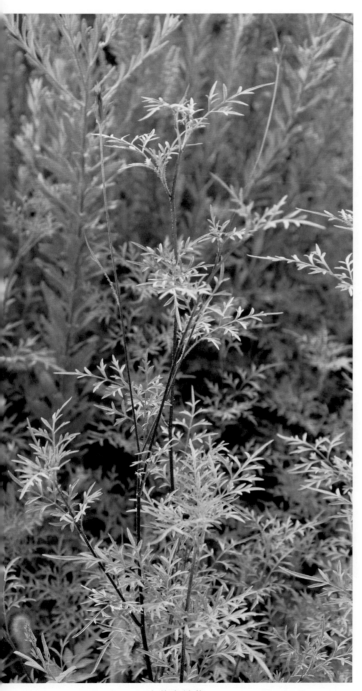

小花鬼针草

| 植物别名 |

细叶鬼针草、一包针、小鬼钗。

| 药 材 名 |

小鬼钗（药用部位：全草）。

| 形态特征 |

一年生草本，高 30 ~ 90cm。叶对生，具叶柄，叶柄长 2 ~ 3cm，叶片 2 ~ 3 回羽状分裂，末回裂片线形或线状披针形，宽约 2mm，边缘稍向上反卷，上面被短柔毛，下面无毛或沿叶脉被稀疏柔毛。头状花序单生茎顶，直径 2 ~ 3mm；总苞筒状，基部被柔毛，外层苞片 4 ~ 5，草质，线状披针形，长约 5mm，边缘被疏柔毛，内层苞片托片状，托片长圆状披针形，长 6 ~ 7mm，膜质；无舌状花，全为管状两性花，花冠黄色，先端 4 齿裂。瘦果线形，具 4 棱，长 13 ~ 16mm，宽 1mm，两端渐狭，有小刚毛，先端具刺状冠毛 2，长 2 ~ 3.5mm。花期 8 ~ 10 月。

| 生境分布 |

生于山坡路边、沟边。分布于天津蓟州盘山、九山顶、九龙山、八仙山等地。

| 资源情况 | 野生资源丰富。药材来源于野生。

| 采收加工 | 夏、秋季采收，鲜用或切段晒干用。

| 药材性状 | 本品全长 30 ~ 50cm，茎下部圆柱形，有纵条纹，中、上部常为钝四方形；表面暗褐色。单叶对生，完整叶展平后为 2 ~ 3 回羽状分裂，小叶片条状披针形，叶缘全缘稍向上反卷，上面被短柔毛，下面无毛或沿中脉被稀疏柔毛；上部叶互生，1 ~ 2 回羽状分裂。头状花序单生茎、枝端，花黄棕色。气微，味微苦。

| 功能主治 | 苦、微甘，凉。清热，利尿，活血，解毒。用于感冒发热，咽喉肿痛，肠炎腹泻，小便涩痛，风湿痹痛，跌打瘀肿，痈疽疮疖，毒蛇咬伤。

| 用法用量 | 内服煎汤，10 ~ 30g，鲜品加倍。外用适量，捣敷。

| 附 注 | 本种全草亦可作鬼针草药用。

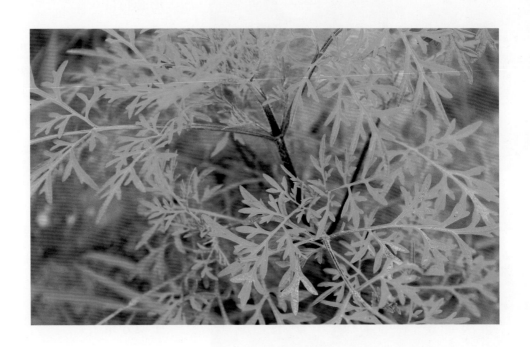

菊科 Compositae 鬼针草属 Bidens

金盏银盘 *Bidens biternata* (Lour.) Merr. et Sherff

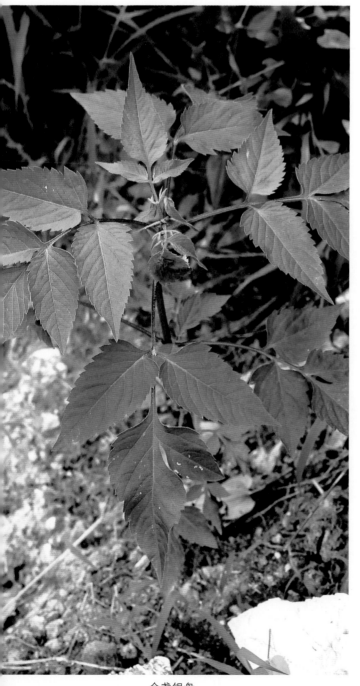

金盏银盘

| 植物别名 |

鬼针草、母猪油、鬼刺针。

| 药 材 名 |

金盏银盘（药用部位：全草）。

| 形态特征 |

一年生草本，高 30 ~ 90cm。叶对生，上部叶有时互生，1 ~ 2 回羽状分裂，小裂片卵形至卵状披针形，先端短渐尖或急尖，边缘有锯齿或有时半羽裂，两面被疏柔毛；有叶柄。头状花序直径 5 ~ 8mm，具长梗；总苞基部有柔毛；总苞片 2 层，外层条形，7 ~ 10，被柔毛；舌状花 3 或无，不育，舌片淡黄色；管状花黄色。瘦果条形，具 4 棱，被糙伏毛，先端具 3 ~ 4 芒状冠毛。花期 8 ~ 9 月，果期 9 ~ 10 月。

| 生境分布 |

生于路旁、林缘、荒地。分布于天津蓟州盘山、九山顶、九龙山、八仙山等地。

| 资源情况 |

野生资源较丰富。药材来源于野生。

| 采收加工 | 春、夏季采收，鲜用或切段晒干。

| 药材性状 | 本品茎略具 4 棱，表面淡棕褐色，基部直径 1 ~ 9mm，长 30 ~ 150cm。叶对生；一或二回三出复叶，卵形或卵状披针形，长 2 ~ 7cm，宽 1 ~ 2.5cm，叶缘具细齿。头状花序干枯，具长梗。瘦果易脱落，残存花托近圆形。气微，味淡。

| 功能主治 | 甘、微苦，凉。清热解毒，凉血止血。用于感冒发热，黄疸，泄泻，痢疾，血热吐血，跌打损伤，痈肿疮毒，疥癣。

| 用法用量 | 内服煎汤，10 ~ 30g；或浸酒饮。外用适量，捣敷；或煎汤洗。

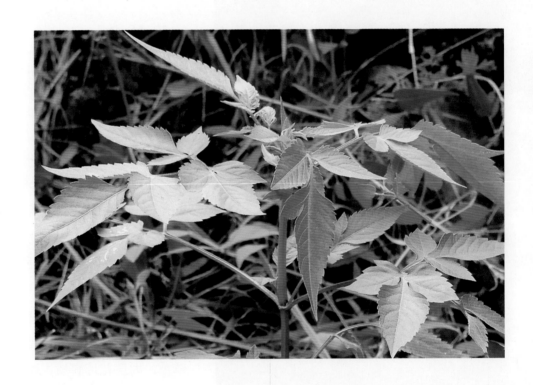

菊科 Compositae 鬼针草属 Bidens

婆婆针 *Bidens bipinnata* L.

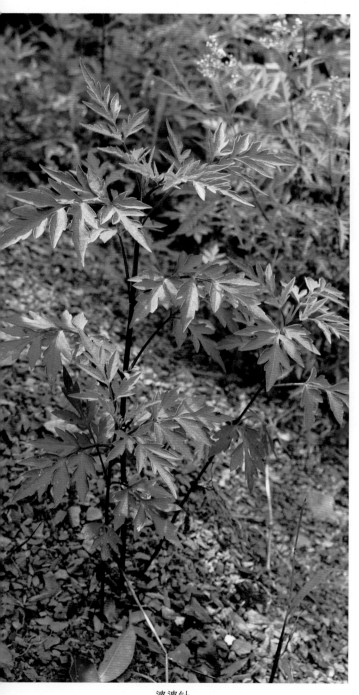

婆婆针

植物别名

鬼针草、鬼骨针。

药材名

鬼针草（药用部位：全草）。

形态特征

一年生草本，高 30 ～ 100cm。中部和下部叶对生，具长 2 ～ 6cm 的叶柄，2 回羽状分裂，长 5 ～ 14cm，第 1 回分裂深达中肋，裂片再次羽状分裂，小裂片三角形或菱状披针形，边缘具不规则粗齿，两面被疏柔毛；上部叶互生，羽状分裂。头状花序直径 5 ～ 10mm；花序梗长 1 ～ 5cm，总苞杯形，基部有柔毛，外层总苞片 5 ～ 7，线形，长 2.5 ～ 5mm，草质，内层苞片膜质，椭圆形，托片狭披针形，长约 5mm；舌状花通常 1 ～ 3，不育，舌片黄色，椭圆形或倒卵状披针形，长 4 ～ 5mm，先端具 2 ～ 3 齿；管状花黄色，先端 5 齿裂。瘦果线形，具 3 ～ 4 棱，长 12 ～ 18mm，具瘤状突起及小刚毛，先端冠毛芒状 3 ～ 4，少 2，长 3 ～ 4mm，具倒刺毛。花期 8 ～ 9 月，果期 9 ～ 10 月。

| 生境分布 | 生于路边荒地、山坡及田间。分布于天津蓟州盘山、九山顶、九龙山、八仙山等地。 |

| 资源情况 | 野生资源丰富。药材来源于野生。 |

| 采收加工 | 夏、秋季花盛期收取地上部分，拣去杂草，鲜用或晒干。 |

| 药材性状 | 本品茎略呈方形，幼茎被短柔毛。叶纸质而脆，多皱缩、破碎，常脱落。茎顶常有扁平盘状花托，着生超过 10 呈条形、有 3 ~ 4 棱的瘦果，冠毛 3 ~ 4，有时带有头状花序。气微，味淡。 |

| 功能主治 | 苦，微寒。清热解毒，祛风除湿，活血消肿。用于咽喉肿痛，泄泻，痢疾，黄疸，肠痈，疔疮肿毒，蛇虫咬伤，风湿痹痛，跌打损伤。 |

| 用法用量 | 内服煎汤，15 ~ 30g，鲜品加倍；或捣汁。外用适量，捣敷；或取汁涂；或煎汤熏洗。 |

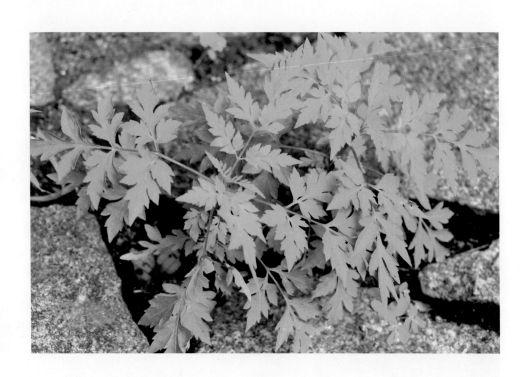

菊科 Compositae 牛膝菊属 Galinsoga

牛膝菊
Galinsoga parviflora Cav.

| **植物别名** | 铜锤草、兔儿草。

| **药 材 名** | 辣子草（药用部位：全草）、向阳花（药用部位：花）。

| **形态特征** | 一年生草本，高 20 ～ 70cm，疏被贴伏毛和少量腺毛。叶对生，卵形或长椭圆状卵形，长 2.5 ～ 5cm，宽 1.2 ～ 3.5cm，基部圆形或楔形，先端渐尖或钝，基出 3 ～ 5 脉，两面粗涩，被白色稀疏贴伏的短柔毛，边缘有锯齿。头状花序半球形，直径 3 ～ 6mm；总苞片 1 ～ 2 层，约 5，外层短，内层卵形或卵圆形，长 3mm；舌状花 4 ～ 5，舌片白色，先端 3 齿裂；管状花黄色，托片倒披针形或长倒披针形。瘦果长 1 ～ 1.5mm，黑色或黑褐色，具 3 棱；舌状花冠毛毛状，脱落，管状花冠毛膜片状，白色，披针形，边缘流苏状。花果期 7 ～ 10 月。

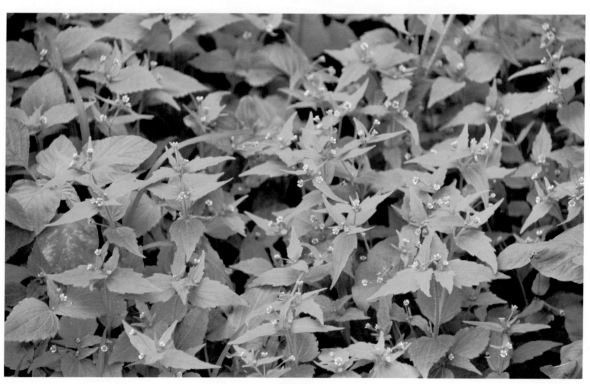

牛膝菊

| 生境分布 | 生于荒地、墙下潮湿处。分布于天津蓟州、静海、滨海、武清、宁河等地。 |

| 资源情况 | 野生资源丰富。药材来源于野生。 |

| 采收加工 | 辣子草：夏、秋季采收，洗净，鲜用或晒干。
向阳花：秋季采摘，晒干。 |

| 功能主治 | 辣子草：淡，平。清热解毒，止咳平喘，止血。用于扁桃体炎，咽喉炎，黄疸性肝炎，咳喘，肺结核，疔疮，外伤出血。
向阳花：微苦、涩，平。清肝明目。用于夜盲，视力模糊。 |

| 用法用量 | 辣子草：内服煎汤，30 ~ 60g。外用适量，研末敷。
向阳花：内服煎汤，15 ~ 25g。 |

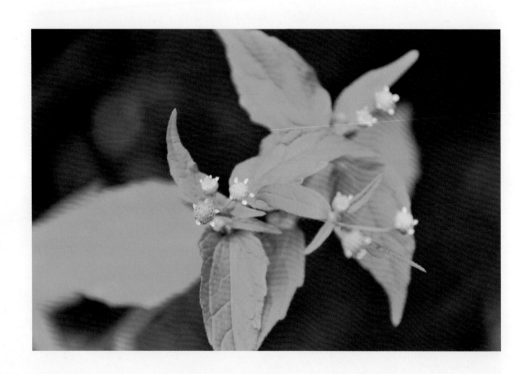

菊科 Compositae 万寿菊属 Tagetes

孔雀草 *Tagetes patula* L.

| **植物别名** | 小万寿菊、红黄草、西番菊。

| **药 材 名** | 孔雀草（药用部位：全草）。

| **形态特征** | 一年生草本，高 30 ~ 100cm。茎直立，通常近基部分枝，分枝斜开
展。叶羽状分裂，长 2 ~ 9cm，宽 1.5 ~ 3cm，裂片披针形，边缘
有锯齿，齿端常有长细芒，齿的基部通常有 1 腺体。头状花序单生，
直径 3.5 ~ 4cm，花序梗长 5 ~ 6.5cm，先端稍增粗；总苞长约 1.5cm，
宽约 0.7cm，长椭圆形，上端具锐齿，有腺点；舌状花金黄色或橙色，
带红色斑；舌片近圆形，长 8 ~ 10mm，宽 6 ~ 7mm，先端微凹；
管状花花冠黄色，长 10 ~ 14mm，与冠毛等长，具 5 齿裂。瘦果线形，
基部缩小，长 8 ~ 12mm，黑色，被短柔毛；冠毛鳞片状，其中 1 ~ 2

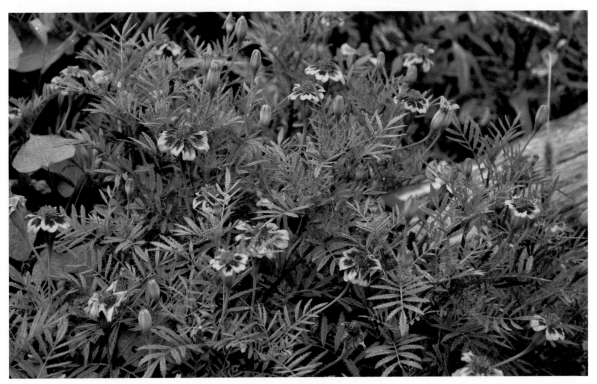

孔雀草

长芒状，2～3 短而钝。花期 7～10 月。

| **生境分布** | 栽培于公园、庭院。天津各地广泛栽培。

| **资源情况** | 栽培资源较丰富。药材来源于栽培。

| **采收加工** | 夏、秋季采收，鲜用或晒干。

| **功能主治** | 苦，凉，清热解毒，止咳。用于风热感冒，咳嗽，百日咳，痢疾，腮腺炎，乳痈，牙痛，口腔炎，目赤肿痛。

| **用法用量** | 内服煎汤，9～15g；或研末。外用适量，研末，醋调敷；或鲜品捣敷。

| **附　　注** | FOC 将本种归并于万寿菊，修订其拉丁学名为 *Tagetes erecta* L.。

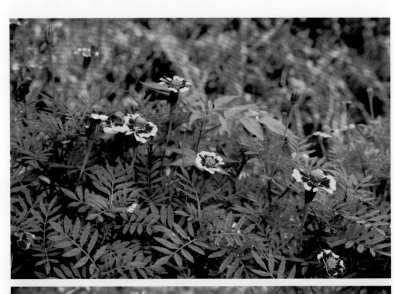

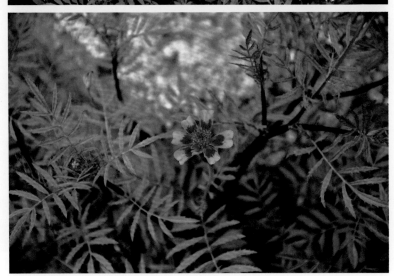

菊科 Compositae 万寿菊属 Tagetes

万寿菊 *Tagetes erecta* L.

| **植物别名** | 臭芙蓉、大万寿菊。

| **药 材 名** | 万寿菊花（药用部位：花）、万寿菊叶（药用部位：叶）。

| **形态特征** | 一年生草本。茎直立，粗壮，高 50 ~ 150cm。叶羽状分裂，裂片披针形，边缘具锐锯齿，上部叶的齿端有长细芒，沿叶缘有腺点。头状花序单生，直径 5 ~ 8cm，花序梗先端棍棒状膨大，中空，总苞钟状，长 1.8 ~ 2cm，宽 1 ~ 1.5cm，舌状花黄色或暗橙色，有长爪，边缘皱曲；管状花花冠黄色，长约 9mm，先端 5 齿裂。瘦果线形，黑色或黑褐色，长 8 ~ 11mm，被短微毛，冠毛鳞片状，其中 1 ~ 2 有长芒，2 ~ 3 短而钝。花果期 6 ~ 10 月。

| **生境分布** | 栽培于公园、庭院。天津各地广泛栽培。

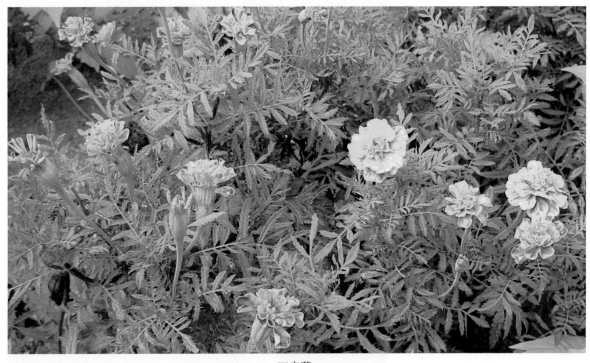

万寿菊

| **资源情况** | 栽培资源较丰富。药材来源于栽培。

| **采收加工** | 万寿菊花：夏、秋季采花，鲜用或晒干。

| **功能主治** | 万寿菊花：苦、微辛，凉。清热解毒，化痰止咳。用于上呼吸道感染，百日咳，结膜炎，口腔炎，牙痛，咽炎，眩晕，小儿惊风，闭经，血瘀腹痛，痈疮肿毒。
万寿菊叶：甘，寒。用于痈、疮、疖、疔，无名肿毒。

| **用法用量** | 万寿菊花：内服煎汤，3～9g。外用煎汤熏洗；或研粉调敷；或鲜品捣敷。
万寿菊叶：内服煎汤，4.5～10g。外用捣敷；或煎汤洗。

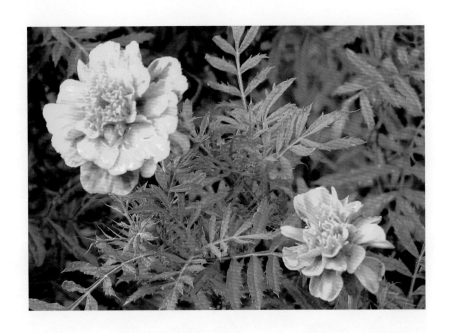

菊科 Compositae 菊属 Dendranthema

野菊

Dendranthema indicum (L.) Des Moul.

| 植物别名 | 山菊花。

| 药 材 名 | 野菊花（药用部位：头状花序）、野菊（药用部位：根或全草）。

| 形态特征 | 多年生草本，高 25 ~ 100cm。有地下匍匐茎。茎直立或铺散，分枝或仅在茎顶有伞房状花序分枝。基生叶和茎下部叶花时脱落；茎中部叶卵形、长卵形或椭圆状卵形，长 3 ~ 10cm，宽 2 ~ 7cm，羽状半裂、浅裂或分裂不明显而边缘有浅锯齿，基部截形、稍心形或宽楔形，上部叶渐小，叶柄基部无耳或有分裂的叶耳。头状花序直径1.5 ~ 2.5cm，多数，在茎枝先端排成疏松的伞房圆锥花序或少数在茎顶排成伞房花序；总苞片 5 层，外层卵形或卵状三角形，中层卵形，内层长椭圆形，全部苞片边缘白色或褐色宽膜质，先端钝或圆；舌

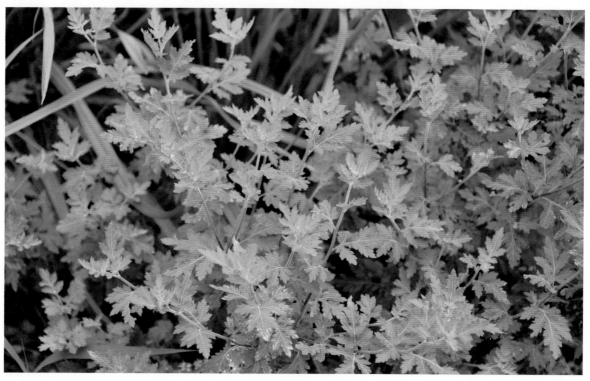

野菊

状花黄色，舌片长 10 ~ 13mm，先端全缘或有 2 ~ 3 齿。瘦果长 1.5 ~ 1.8mm。花期 6 ~ 11 月。

| 生境分布 | 生于山坡灌丛、草地、河边水湿地、滨海盐渍地、田边及路旁。分布于天津蓟州（盘山、小港）、滨海（塘沽）。

| 资源情况 | 野生资源丰富。药材来源于野生。

| 采收加工 | 野菊花：秋、冬季花初开放时采摘，晒干，或蒸后晒干。
野菊：夏、秋季采收，鲜用或晒干。

| 药材性状 | 野菊花：本品呈类球形，直径 0.3 ~ 1cm，棕黄色。总苞由 4 ~ 5 层苞片组成，外层苞片卵形或条形，外表面中部灰绿色或浅棕色，通常被白毛，边缘膜质；内层苞片长椭圆形，膜质，外表面无毛；总苞基部有的残留总花梗。舌状花 1 轮，黄色至棕黄色，皱缩卷曲；管状花多数，深黄色。体轻。气芳香，味苦。

| 功能主治 | 野菊花：苦、辛，微寒。归肝、心经。清热解毒，泻火平肝。用于疔疮痈肿，目赤肿痛，头痛眩晕。
野菊：苦、辛，寒。清热解毒。用于感冒，气管炎，肝炎，高血压，痢疾，痈肿，疔疮，目赤肿痛，湿疹。

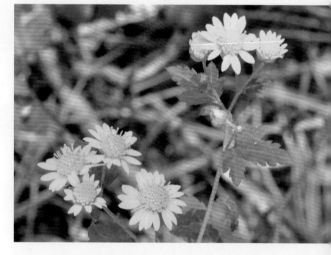

| 用法用量 | 野菊花：内服煎汤，9 ~ 15g。外用适量，煎汤外洗；或制膏外涂。
野菊：内服煎汤，6 ~ 12g，鲜品 30 ~ 60g；或捣汁。外用适量，捣敷；或煎汤洗；或熬膏涂。

| 附　　注 | FOC 修订菊属拉丁学名为 *Chrysanthemum*，修订本种的拉丁学名为 *Chrysanthemum indicum* L.。

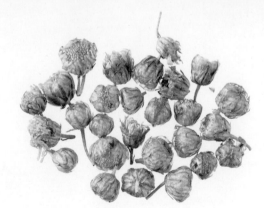

菊科 Compositae 菊属 Dendranthema

小红菊 *Dendranthema chanetii* (Lévl.) Shih

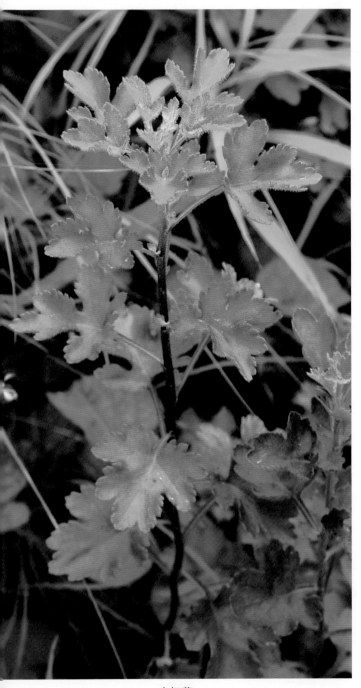

小红菊

形态特征

多年生草本，高 15 ~ 60cm。有地下匍匐根茎。茎直立或基部弯曲，分枝，有稀疏毛。中部茎叶肾形、半圆形、近圆形或宽卵形，长 2 ~ 5cm，宽略等于长，通常 3 ~ 5 掌状或掌式羽状浅裂或半裂，侧裂片椭圆形，顶裂片较大，全部裂片边缘具钝齿、尖齿或芒状尖齿；上部茎叶椭圆形或长椭圆形；花序下部的叶长椭圆形或宽线形，羽裂、齿裂或不裂；全部中、下部茎叶基部稍心形或截形，两面被疏柔毛至无毛。头状花序直径 2.5 ~ 5cm，在茎顶排成疏伞房，总苞碟形，苞片 4 ~ 5 层，外层宽线形，外面被稀疏长柔毛，中内层渐短，全部苞片边缘白色或褐色，膜质；舌状花白色、粉红色或紫色，舌片长 1.2 ~ 2.2cm，先端 2 ~ 3 齿裂。瘦果长 2mm，先端斜截，下部窄，具 4 ~ 6 脉棱。花果期 7 ~ 10 月。

生境分布

生于山谷石缝、山坡林缘、灌丛、沟边及河滩。分布于天津蓟州盘山、九山顶、九龙山、八仙山等地。

| **资源情况** | 野生资源丰富。药材来源于野生。

| **附　　注** | （1）据文献记载，本种含平喘、抗炎、祛痰等活性成分。

（2）FOC 修订菊属拉丁学名为 *Chrysanthemum*，修订本种的拉丁学名为 *Chrysanthemum chanetii* H. Lévl.。

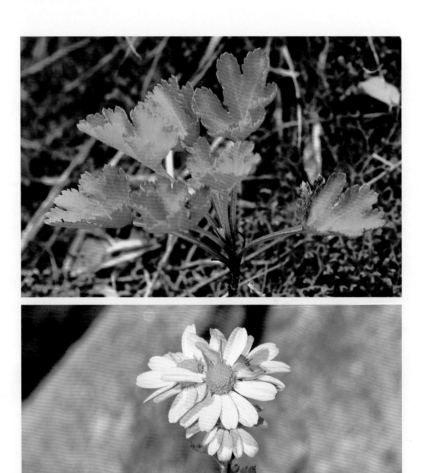

菊科 Compositae 菊属 Dendranthema

菊花

Dendranthema morifolium (Ramat.) Tzvel.

| 植物别名 | 菊、秋菊。

| 药 材 名 | 菊花（药用部位：头状花序）、菊花苗（药用部位：幼嫩茎叶）、菊花根（药用部位：根）、菊花叶（药用部位：叶）。

| 形态特征 | 多年生草本，高 50 ~ 120cm。根茎发达。茎直立，基部常木质化，多分枝，密被白色短柔毛。下部叶及中部叶有短柄，叶片卵形，长 5 ~ 10cm，宽 3 ~ 5cm，先端钝或锐尖，基部近心形或宽楔形，边缘有缺刻状牙齿或分裂，上面无毛，下面具柔毛；上部叶菱形或倒卵形。头状花序单生或数个集生于茎枝先端，直径 3 ~ 15cm；总苞片 3 ~ 4 层，外层卵形或卵状披针形，绿色，边缘膜质，绿色，被白色绒毛，中层倒卵形，先端钝，内层长椭圆形，边缘宽，褐色，

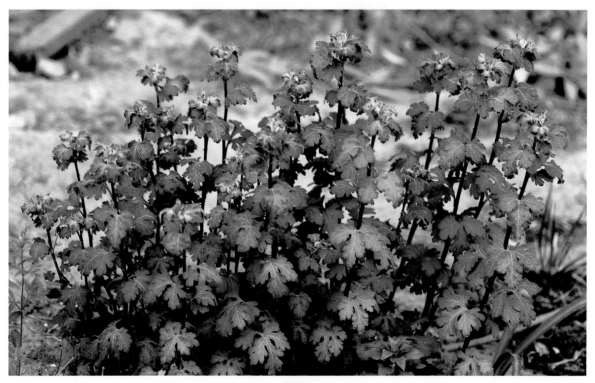

菊花

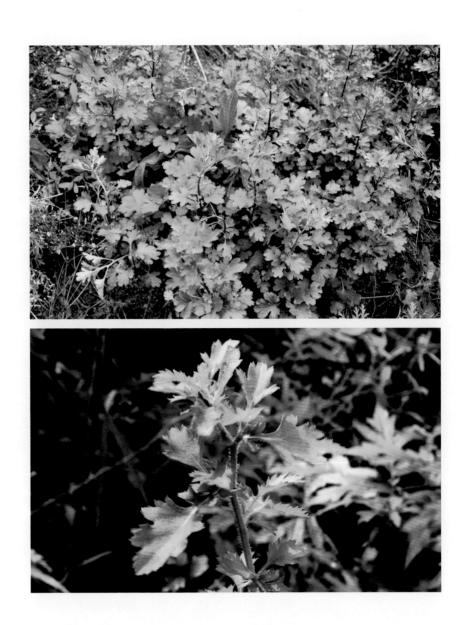

膜质；舌状花白色、黄色、淡红色或紫红色，长 3 ~ 5cm，或因品种不同有极
多的变化；管状花黄色，有时全变为舌状花。瘦果不发育，无冠毛。花期 9 ~ 10
月，或因品种不同可四季开花。

| 生境分布 | 天津各地广泛栽培。

| 资源情况 | 栽培资源丰富。药材来源于栽培。

| 采收加工 | 菊花：花期花盛开时分批采收，阴干或焙干，或熏、蒸后晒干。药材按产地和
加工方法不同，分为"亳菊""滁菊""贡菊""杭菊""怀菊"。
菊花苗：春季或夏初采收，阴干或鲜用。
菊花根：秋、冬季采挖根，洗净，鲜用或晒干。

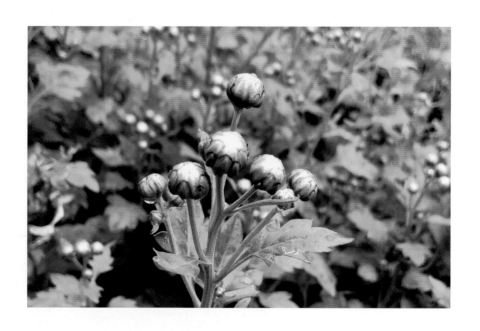

菊花叶：夏、秋季采摘，洗净，鲜用或晒干。

| **药材性状** | 菊花：本品亳菊呈倒圆锥形或圆筒形，有时稍压扁呈扇形，直径 1.5 ~ 3cm，离散。总苞碟状；总苞片 3 ~ 4 层，卵形或椭圆形，草质，黄绿色或褐绿色，外面被柔毛，边缘膜质；花托半球形，无托片或托毛；舌状花数层，雌性，位于外围，类白色，劲直，上举，纵向折缩，散生金黄色腺点；管状花多数，两性，位于中央，为舌状花所隐藏，黄色，先端 5 齿裂。瘦果不发育，无冠毛。体轻，质柔润，干时松脆。气清香，味甘、微苦。滁菊呈不规则球形或扁球形，直径 1.5 ~ 2.5cm。舌状花类白色，不规则扭曲，内卷，边缘皱缩，有时可见淡褐色腺点；管状花大多隐藏。贡菊呈扁球形或不规则球形，直径 1.5 ~ 2.5cm。舌状花白色或类白色，斜升，上部反折，边缘稍内卷而皱缩，通常无腺点；管状花少，外露。杭菊呈碟形或扁球形，直径 2.5 ~ 4cm，常数个相连成片。舌状花类白色或黄色，平展或微折叠，彼此粘连，通常无腺点；管状花多数，外露。怀菊呈不规则球形或扁球形，直径 1.5 ~ 2.5cm。多数为舌状花，舌状花类白色或黄色，不规则扭曲，内卷，边缘皱缩，有时可见腺点；管状花大多隐藏。

| **功能主治** | 菊花：甘、苦，微寒。归肺、肝经。散风清热，平肝明目，清热解毒。用于风热感冒，头痛眩晕，目赤肿痛，眼目昏花，疮痈肿毒。
菊花苗：甘、微苦，凉。清肝明目。用于头风眩晕。
菊花根：苦、甘，寒。利小便，清热解毒。用于小便雍闭，咽喉肿痛，痈肿疔毒。
菊花叶：辛、甘，平。清肝明目，解毒消肿。用于头风，目眩，疔疮，痈肿。

| 用法用量 | 菊花：内服煎汤，5 ～ 10g。

菊花苗：内服煎汤，6 ～ 12g。外用适量，煎汤熏洗。

菊花根：内服煎汤，15 ～ 30g；或捣汁。外用适量，捣敷。

菊花叶：内服煎汤，9 ～ 15g；或捣汁。外用适量，捣敷。

| 附　注 | 2015 年版《中国药典》一部收载本种的拉丁学名为 *Chrysanthemum morifolium* Ramat.，这与 FOC 将菊属学名修订为 *Chrysanthemum*，并将本种的拉丁学名修订为 *Chrysanthemum morifolium* Ramat. 的处理是一致的。

菊科 Compositae 菊属 Dendranthema

甘菊

Dendranthema lavandulifolium (Fisch. ex Trautv.) Ling et Shih

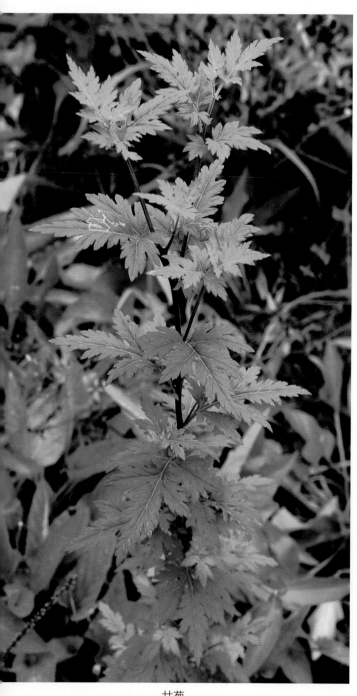

甘菊

| 植物别名 |

岩香菊、野菊花、北野菊。

| 药 材 名 |

野菊花（药用部位：头状花序）、野菊（药用部位：根或全草）。

| 形态特征 |

多年生草本。茎直立或斜生，高 30 ~ 150cm，多分枝，幼时被白色软毛。基生叶和茎下部叶花期枯萎；茎生叶叶柄长 1 ~ 2cm，密生柔毛，叶片长椭圆形或卵状披针形，长 5 ~ 7cm，宽 2 ~ 4cm，先端渐尖，基部下延，表面有短毛，羽状深裂，裂片长椭圆形，先端裂片较长，通常有粗齿，侧生裂片较小。头状花序较小，组成伞房状；总苞直径 1 ~ 1.5cm；总苞片 3 ~ 4 层，边缘白色或浅褐色，膜质，半透明，中肋绿色，外层线形或线状长圆形，长约 2.5mm，有毛，内层卵状椭圆形，长约 4.5mm；舌状花黄色，长 3 ~ 4mm，舌片长圆形，先端渐尖，基部扩大；筒状花长约 4mm。果实倒卵形，长约 1mm，先端截形，基部收缩。花期 9 ~ 10 月，果期 10 ~ 11 月。

| **生境分布** | 生于山坡草丛、山谷石峰、杂木林下、河谷、河岸。分布于天津蓟州盘山、九山顶、九龙山、八仙山等地。

| **资源情况** | 野生资源丰富。药材来源于野生。

| **采收加工** | 见"野菊"。

| **药材性状** | 野菊花：本品与"野菊"相似，区别在于头状花序直径 1 ~ 1.5cm；总苞片 4 ~ 5 层，外层苞片线形或线状长圆形，长 2.5mm；中、内层苞片卵形、长椭圆形至倒披针形；舌状花黄色，舌片椭圆形，长 3 ~ 4mm。
野菊：见"野菊"。

| **功能主治** | 见"野菊"。

| **用法用量** | 见"野菊"。

| **附　　注** | FOC 修订菊属的拉丁学名为 *Chrysanthemum*，修订本种的拉丁学名为 *Chrysanthemum lavandulifolium* (Fisch. ex Trautv.) Makino。

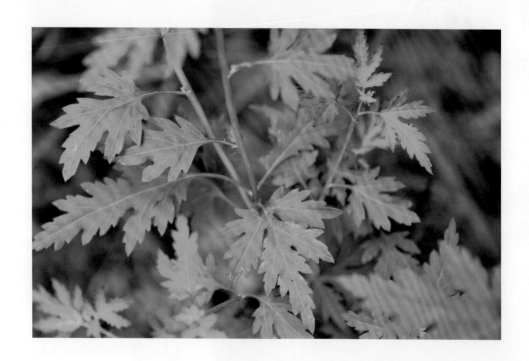

菊科 Compositae 蒿属 Artemisia

大籽蒿
Artemisia sieversiana Ehrhart ex Willd.

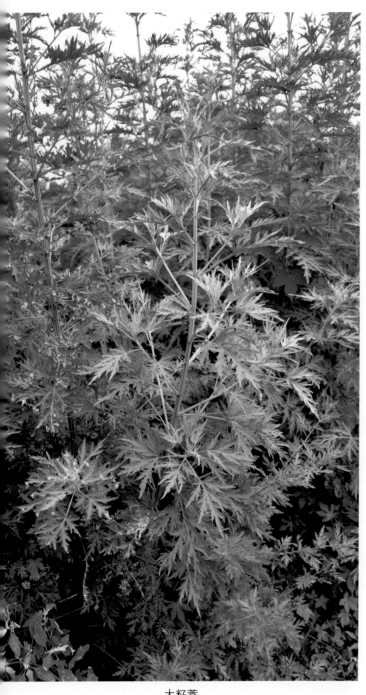

大籽蒿

| 植物别名 |

山艾、白蒿、一枝蒿。

| 药 材 名 |

白蒿（药用部位：全草）、白蒿花（药用部位：花）。

| 形态特征 |

一年生或二年生草本。具粗壮直根。茎直立，高 30 ~ 150cm，上部多分枝，被白色嫩柔毛。基生叶花时常枯萎；茎下部叶和中部叶有长柄，基部有假托叶，叶片宽卵形或宽三角形，长 6 ~ 10cm，宽 3 ~ 5cm，2 ~ 3 回羽状深裂，裂片三角状披针形，先端钝尖，基部稍宽，上面被疏微毛，具腺点，下面密被毡伏柔毛；上部叶近无柄，叶片线状披针形，边缘具缺刻或全缘。头状花序多数，排列成复总状花序，总花序梗长约 5mm，下垂；总苞半球形，直径 4 ~ 6mm，总苞片 4 ~ 5 层，膜质；花黄色，边缘小花雌性，花冠狭管状，长约 1.5mm；中央小花两性，多数，花冠钟状，长 1.5mm。瘦果倒卵形，光滑，长 1 ~ 1.2mm，褐色，无冠毛。花果期 7 ~ 10 月。

| **生境分布** | 生于山坡、路边及杂草地。分布于天津蓟州盘山、九山顶、九龙山、八仙山等地。 |

| **资源情况** | 野生资源丰富。药材来源于野生。 |

| **采收加工** | 白蒿：夏、秋季开花期采收，鲜用或扎把晾干。
白蒿花：6～8月采收，鲜用或晾干。 |

| **药材性状** | 白蒿：本品茎呈类圆柱形，长短不一，直径可达5mm；绿色，表面有纵棱，可见互生的枝、叶或叶基；上部有较密的柔毛。质坚脆，易折断，断面纤维性，中央有白色髓。叶皱缩或已破碎，完整叶片展平后2～3回羽状深裂，裂片线形，两面均被柔毛。头状花序较多，半球形，直径3～6mm，总花梗细瘦，总苞叶线形，总苞片2～3列，边缘有白色宽膜片，背面被短柔毛；花托卵形；边缘为雌花，内层花两性，均为管状；成熟花序可见倒卵形的瘦果。气浓香，味微苦。 |

| **功能主治** | 白蒿：苦、微甘，凉。清热利湿，凉血止血。用于肺热咳喘，咽喉肿痛，湿热黄疸，热痢，淋病，风湿痹痛，吐血，咯血，外伤出血，疥癞恶疮。
白蒿花：苦，凉。清热解毒，收湿敛疮。用于痈肿疔毒，湿疮，湿疹。 |

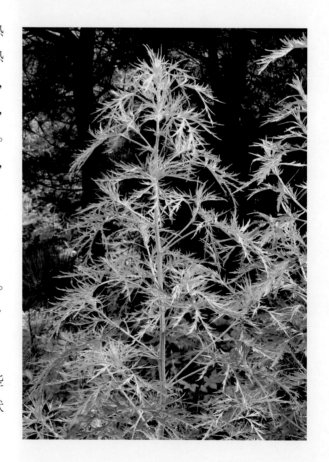

| **用法用量** | 白蒿：内服煎汤，10～15g，鲜品加倍；或捣汁；或研末。
白蒿花：内服煎汤，10～15g。外用适量，煎汤洗。 |

| **附　　注** | 本种多变异，可细分出一些变种和变型，其中有的头状花序直径可达7～8mm。 |

菊科 Compositae 蒿属 *Artemisia*

白莲蒿 *Artemisia sacrorum* Ledeb.

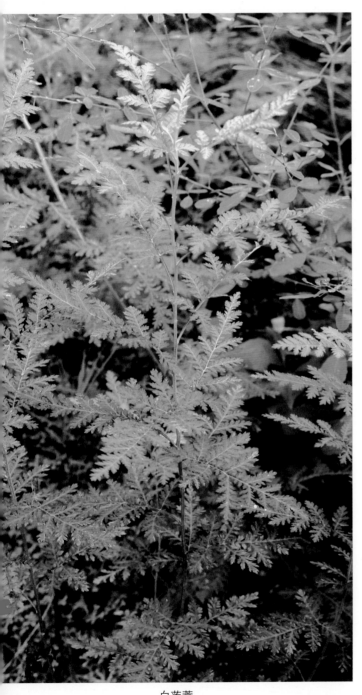

白莲蒿

植物别名

铁杆蒿、万年蒿。

形态特征

多年生草本或半灌木。根茎粗壮。茎直立，高 50 ~ 110cm，基部木质化，多分枝，幼时被蛛丝状毛，后近无毛。下部叶花时枯萎；中部叶卵形或长圆状卵形，长 4 ~ 10cm，宽 3 ~ 6cm，2 回羽状深裂，裂片长圆形，小裂片长圆形或线形，全缘或有锯齿，羽轴有栉齿状小裂片，两面被蛛丝状毛，后下面近无毛而有腺点，叶柄长，有假托叶。头状花序极多数，在茎和枝端排成复总状；总苞近球形，直径约 3mm，总苞片 3 层，卵形，背面绿色，边缘宽膜质，近无毛；边缘小花雌性，10 ~ 12，花冠狭管状，长约 1.3mm；中央小花多数，花冠管状，长约 1.8mm，具腺点；花序托凸起，无托毛。瘦果卵状长圆形，长约 1.5mm，无毛。花果期 8 ~ 10 月。

生境分布

生于山坡草丛，在低山阳坡极常见。分布于天津蓟州盘山、九山顶、九龙山、八仙山等地。

| **资源情况** | 野生资源丰富。药材来源于野生。

| **附　注** | 据报道，本种在民间可作茵陈代用品，又可作止血药。

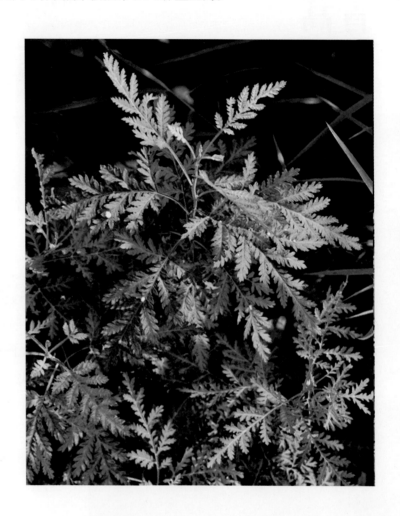

菊科 Compositae 蒿属 Artemisia

青蒿

Artemisia carvifolia Buch.-Ham. ex Roxb.

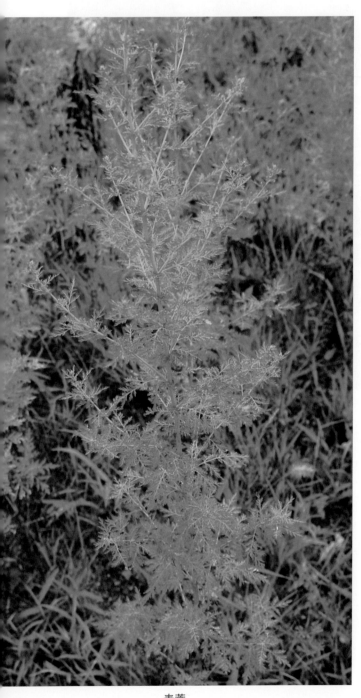

青蒿

植物别名

香蒿。

形态特征

一年生或二年生草本。主根伸长，须根纤细。茎直立，高 40 ～ 120cm，上部多分枝，无毛。基部叶及下部叶在花时枯萎；中部叶长圆形，长 5 ～ 12cm，宽 3 ～ 5cm，2 回羽状深裂，裂片长圆形，叶轴呈栉齿状，末回裂片线形，先端尖，基部裂片常抱茎，两面均无毛；上部叶小，羽状浅裂。头状花序多数，在花枝上单行排列，呈总状或复总状，具短花序梗及线形苞叶；总苞球形，直径 4 ～ 5mm，无毛；总苞片 3 层，外层较短，狭长圆形，长约 2mm，灰绿色，中层和内层的椭圆形，长约 2.5mm，边缘宽膜质；花黄色，边缘小花雌性，约 15，长 1.6mm；中央管状花两性，20 ～ 32，长约 1.8mm。瘦果椭圆形，长约 1mm，褐色，无毛。花果期 8 ～ 10 月。

生境分布

生于山坡、路边、荒地。分布于天津蓟州、宝坻、宁河（七里海）、北大港、北仓。

| 资源情况 | 野生资源丰富。药材来源于野生。

| 功能主治 | 清热，凉血，退蒸，解暑，祛风，止痒。用于阴虚潮热，盗汗，中暑等。

| 附　　注 | （1）本种非中药青蒿正品基原，不含青蒿素，无抗疟作用。

（2）据文献记载，本种清热，凉血，退蒸，解暑，祛风，止痒。用于阴虚潮热，盗汗，中暑等。

（3）FOC 修订本种的拉丁学名为 *Artemisia caruifolia* Buch.-Ham. ex Roxb.。

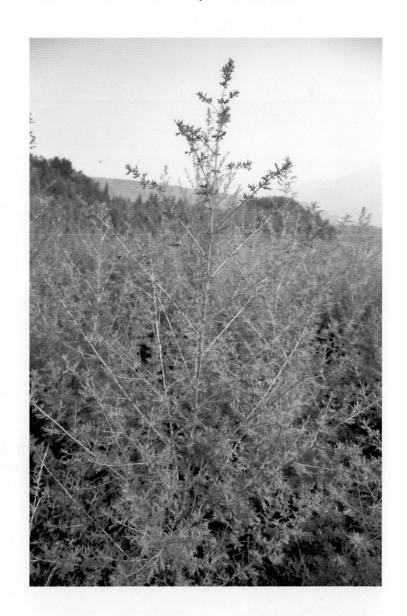

菊科 Compositae 蒿属 *Artemisia*

黄花蒿 *Artemisia annua* L.

| **植物别名** | 臭蒿。

| **药 材 名** | 青蒿（药用部位：地上部分）、青蒿根（药用部位：根）、青蒿子（药用部位：果实）。

| **形态特征** | 一年生草本，高 50 ~ 150cm，多分枝，无毛，全株鲜绿色，有香气。基部叶及茎下部叶花期枯萎；中部叶卵形，长 4 ~ 7cm，宽 3 ~ 5cm，2 ~ 3 回羽状全裂，叶轴两侧具狭翅，小裂片长圆状线形或线形，先端锐尖，全缘或具 1 ~ 2 锯齿或缺刻，叶片两面无毛或被微毛，密布腺点；上部叶小，1 ~ 2 回羽状分裂。头状花序多数，球形，有短梗，下垂，排列成复总状或总状，苞叶线形；总苞无毛，绿色；总苞片 2 ~ 3 层，外层长圆形，背面绿色，边缘狭膜质，内层卵形

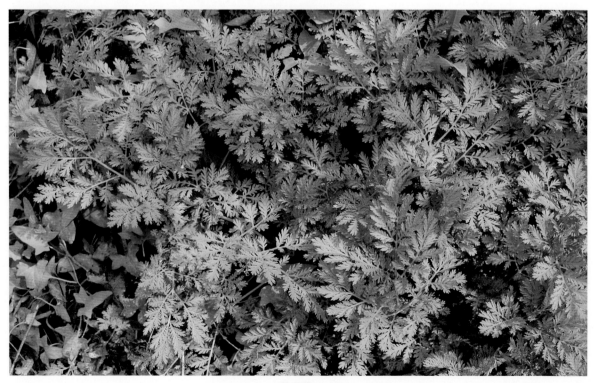

黄花蒿

或近圆形，边缘宽膜质；边缘小花雌性，10～20，花冠管状，长约 0.8mm；中央小花两性，12～30，长约 1mm；花序托圆锥形，裸露，无托毛。瘦果长圆形，长 0.7mm，红褐色。花果期 8～10 月。

| **生境分布** | 生于河边、沟谷、山坡、荒地及居民住宅附近。天津各地均有分布。

| **资源情况** | 野生资源丰富。药材来源于野生。

| **采收加工** | 青蒿：秋季花盛开时采割，除去老茎，阴干。
青蒿根：秋、冬季采挖，洗净，切段，晒干。
青蒿子：秋季果实成熟时采收果枝，打下果实晒干。

| **药材性状** | 青蒿：本品茎呈圆柱形，上部多分枝，长 30～80cm，直径 0.2～0.6cm；表面黄绿色或棕黄色，具纵棱线；质略硬，易折断，断面中部有髓。叶互生，暗绿色或棕绿色，卷缩易碎，完整者展平后为 3 回羽状深裂，裂片和小裂片矩圆形或长椭圆形，两面被短毛。气香特异，味微苦。

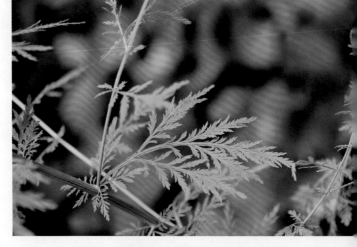

| **功能主治** | 青蒿：苦、辛，寒。归肝、胆经。清虚热，除骨蒸，解暑热，截疟，退黄。用于温邪伤阴，夜热早凉，阴虚发热，骨蒸劳热，暑邪发热，疟疾寒热，湿热黄疸。
青蒿根：用于骨蒸劳热，关节酸痛，便血。
青蒿子：甘，凉。清热明目，杀虫。用于劳热骨蒸，痢疾，恶疮，疥癣，风疹。

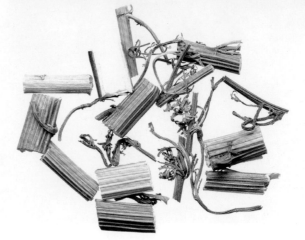

| **用法用量** | 青蒿：内服煎汤，6～12g，后下。
青蒿根：内服煎汤，3～15g。
青蒿子：内服煎汤，3～6g；或研末。外用适量，煎汤洗。

菊科 Compositae 蒿属 Artemisia

艾

Artemisia argyi Lévl. et Van.

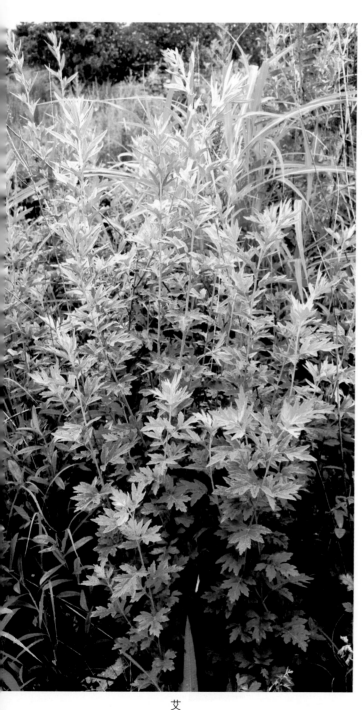

艾

植物别名

艾蒿、甜艾、艾蓬。

药材名

艾叶（药用部位：叶）、艾实（药用部位：果实）。

形态特征

多年生草本，有香气。主根明显。茎单生或少数，高80～150cm，有明显纵棱，基部稍木质化；茎、枝均有灰色蛛丝状柔毛。叶厚纸质，上面被灰白色短柔毛，背面密被灰白色蛛丝状密绒毛；基生叶具长柄，花期萎谢；下部叶近圆形或宽卵形，羽状深裂，侧裂片2～3对，裂片椭圆形或倒卵状长椭圆形，每裂片有2～3小裂齿，干后背面主脉及侧脉多为深褐色或锈色；中部叶卵形或近棱形，1～2回羽状深裂至半裂，裂片卵形或披针形，长2.5～5cm，宽1.5～2cm，叶基宽楔形，渐狭成短柄；上部叶与苞片叶羽状半裂、浅裂或3深裂，或不分裂。头状花序多数成复总状，总苞片4～5层；边缘小花雌性，8～13，花冠狭管状锥形，长1～1.5mm；盘花两性，9～11，花冠管状钟形，长2mm，红紫色。瘦果长圆形，长

1mm。花果期 8 ~ 10 月。

| **生境分布** | 生于荒地、草丛、山坡及岩石旁。天津各地均有分布。

| **资源情况** | 野生资源丰富。药材来源于野生。

| **采收加工** | 艾叶：夏季花未开时采摘，除去杂质，晒干。
艾实：9 ~ 10 月果实成熟后采收。

| **药材性状** | 艾叶：本品叶多皱缩、破碎，有短柄。完整叶片展平后呈卵状椭圆形，羽状深裂，裂片椭圆状披针形，边缘有不规则的粗锯齿，上表面灰绿色或深黄色，有稀疏的柔毛及腺点，下表面密生灰白色绒毛。质柔软。气清香，味苦。

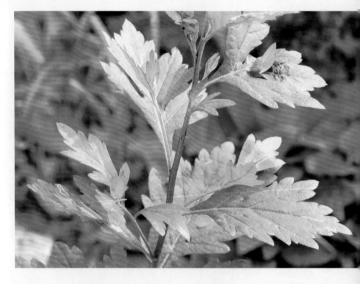

| **功能主治** | 艾叶：辛、苦，温；有小毒。归肝、脾、肾经。温经止血，散寒止痛，祛湿止痒。用于吐血，衄血，崩漏，月经过多，胎漏下血，少腹冷痛，经寒不调，宫冷不孕。外用于皮肤瘙痒。
艾实：苦、辛，温。温肾壮阳。用于肾虚腰酸，阳虚内寒。

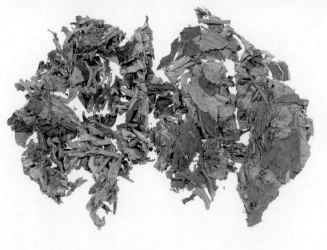

| **用法用量** | 艾叶：内服煎汤，3 ~ 9g。外用适量，供灸治或熏洗用。
艾实：内服研末，1.5 ~ 4.5g；或为丸。

菊科 Compositae 蒿属 Artemisia

野艾蒿 *Artemisia lavandulaefolia* DC.

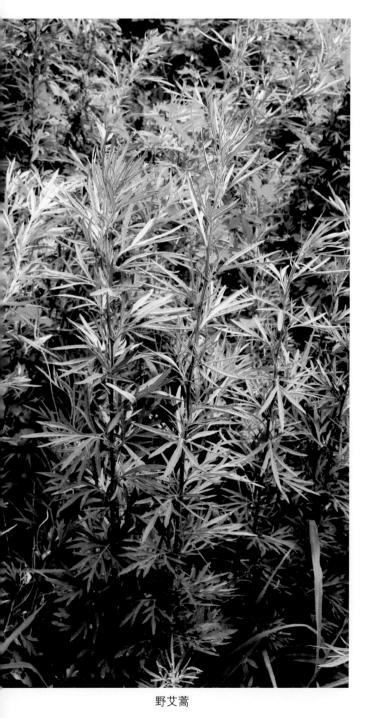

野艾蒿

形态特征

多年生草本，高 50 ~ 150cm，密被短柔毛或近无毛。下部叶具长柄，2 回羽状分裂，裂片常有齿；中部叶长达 8cm，宽 5cm，基部渐狭成短柄，有假托叶，1 回羽状深裂，侧裂片 1 ~ 2 对，线状披针形，长 3 ~ 5cm，宽 5 ~ 6mm，先端渐尖，基部渐狭，全缘，或具 1 ~ 3 线状披针形小裂片或锯齿，上面绿色，被微毛，密布白色腺点，下面密被灰白色蛛丝状毛；上部叶渐变小，羽状 3 ~ 5 全裂或不裂，全缘。头状花序筒形或筒状钟形，常下倾，具短梗或无梗，多数在枝端排列成圆锥状；总苞片 3 ~ 4 层，疏被蛛丝状毛；边缘小花雌性，5 ~ 6，长约 1.2mm；盘花两性，8 ~ 10，长约 2mm，红褐色。瘦果长圆形，长约 1mm，无毛。花果期 8 ~ 10 月。

生境分布

生于山坡、路旁、堤岸边、草丛或荒野中。分布于天津蓟州、静海、滨海、武清、宁河等地。

资源情况

野生资源丰富。药材来源于野生。

| **功能主治** | 散寒，祛湿，温经，止血。

| **附　　注** | （1）FOC 修订本种的拉丁学名为 *Artemisia lavandulifolia* DC.。
（2）本种的叶在民间亦作艾叶入药。

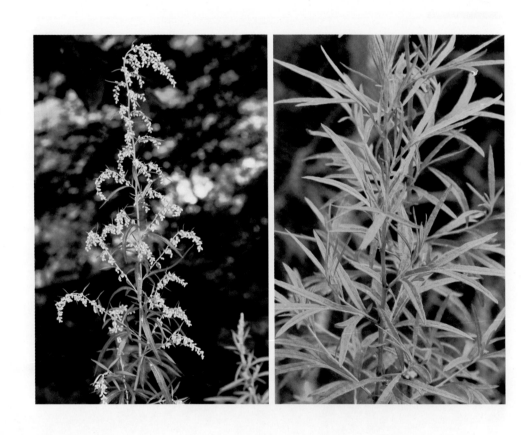

菊科 Compositae 蒿属 Artemisia

矮蒿 *Artemisia lancea* Van.

| **植物别名** | 牛尾蒿、小艾、野艾蒿。

| **药 材 名** | 矮蒿（药用部位：全草）。

| **形态特征** | 多年生草本。有粗壮地下茎。茎直立，高 60～100cm，中部以上有密集斜升的分枝，分枝带紫红色，被密微毛。下部叶在花期枯萎；中部叶长约 4cm，宽约 3cm，羽状深裂，裂片 1～3 对，条状披针形，先端渐尖，基部裂片呈托叶状，上面绿色，被疏短毛或无毛，下面被灰白色短茸毛，边缘稍反卷；上部叶小，条形，基部有时具 1 对短裂片。头状花序极多数，在密集的上部分枝上排列成狭长的复总状，有细长的苞叶；总苞矩圆形，长约 2mm，直径 1mm，总苞片矩圆形，

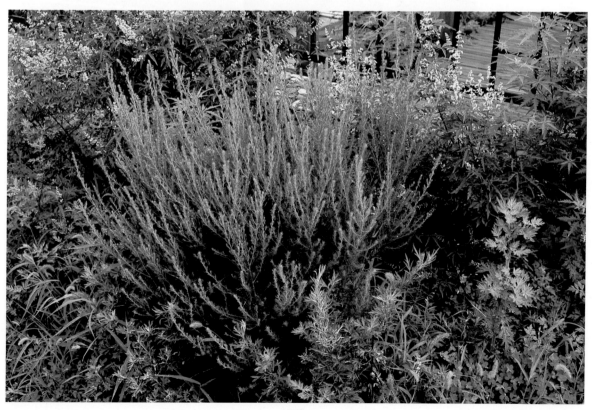

矮蒿

边缘膜质，中脉绿色，近无毛；花红色，内层两性，外层雌性。瘦果长 0.7mm，无毛。

| 生境分布 | 生于疏林下、草地或路旁。天津各地均有分布。

| 资源情况 | 野生资源较少。药材来源于野生。

| 附　　注 | 据文献记载，本种在民间作艾（家艾）与茵陈的代用品。散寒、温经、止血、安胎、清热、祛湿、消炎、驱虫。

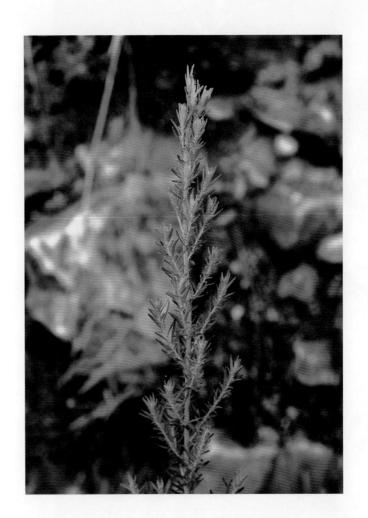

菊科 Compositae 蒿属 Artemisia

歧茎蒿
Artemisia igniaria Maxim.

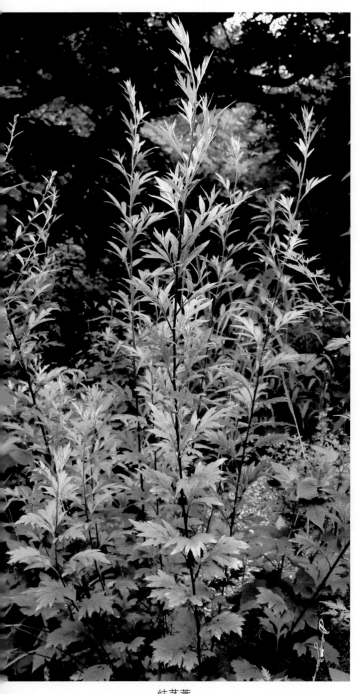

歧茎蒿

形态特征

半灌木状草本。主根明显,侧根多;根茎稍粗,直径 4～6mm,直立或斜向上。茎少数或单生,直立,高 50～120cm,纵棱明显,多分枝;茎、枝初时被灰白色绵毛,后渐稀疏。叶稍厚,纸质,上面绿色,背面密被灰白色绒毛,下部叶卵形或宽卵形,1～2 回羽状深裂,先端钝尖,具短柄,花期萎谢;中部卵形或宽卵形,长 6～12cm,宽 4～10cm,1～2 回羽状分裂,裂片先端有短尖头;上部叶 3 深裂或不分裂。头状花序椭圆形,直径 2.5～3.5mm,并在茎上组成圆锥花序;总苞片 3～4 层;雌花 5～8,花冠狭管状,檐部具 1～2 裂齿,花柱细长,先端 2 叉;两性花 7～14,花冠管状,花药线形;花柱与花冠近等长,先端 2 叉,叉端截形。瘦果长圆形。花果期 8～11 月。

生境分布

生于林缘、林下灌丛和低湿处。分布于大津蓟州盘山、九山顶、九龙山、八仙山等地。

资源情况

野生资源丰富。药材来源于野生。

| **功能主治** | 止血，消炎，通经。

| **附　注** | 在民间，本种可作艾（家艾）的代用品。

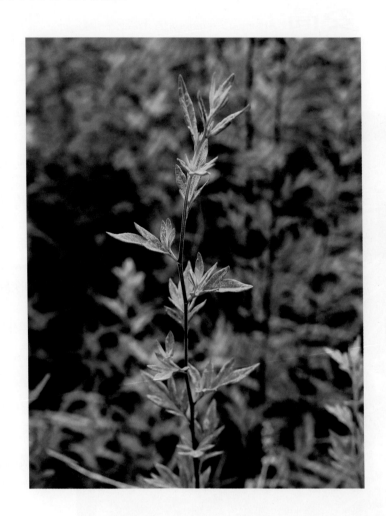

菊科 Compositae 蒿属 *Artemisia*

蒌蒿

Artemisia selengensis Turcz. ex Bess.

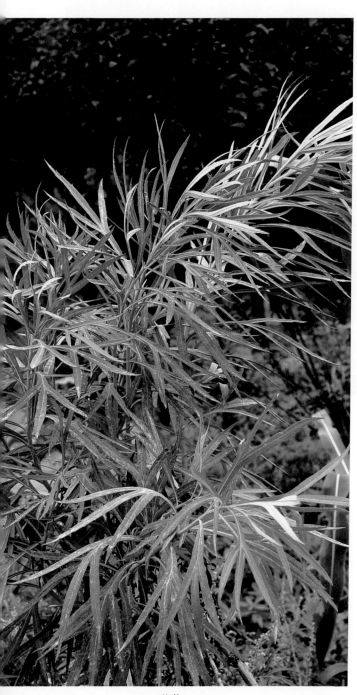

蒌蒿

植物别名

水蒿。

药 材 名

蒌蒿（药用部位：全草）。

形态特征

多年生草本，具清香气味。主根不明显或稍明显，具多数侧根和纤维状须根；有匍匐地下茎。茎少数或单一，高 60 ~ 150cm，有明显纵棱，下部通常半木质化，上部分枝。叶纸质或薄纸质，上面绿色，无毛或近无毛，背面密被灰白色蛛丝状平贴的绵毛；茎下部叶宽卵形或卵形，长 8 ~ 12cm，宽 6 ~ 10cm，近呈掌状或指状，3 或 5 全裂或深裂，上部叶与苞片叶指状 3 深裂、2 裂或不分裂，叶基渐狭成柄，边缘具疏锯齿。头状花序多数，长圆形或宽卵形，直径 2 ~ 2.5mm，近无梗，在分枝上排成密穗状花序，总苞片 3 ~ 4层，外层总苞稍短，卵形或近圆形，背面初时疏被灰白色蛛丝状短绵毛；花黄色；雌花8 ~ 12，花冠狭管状；两性花 10 ~ 15，花冠管状。瘦果长圆形，长约 1.5mm，褐色。花果期 7 ~ 10 月。

| **生境分布** | 生于林缘、路边、堤旁或河边湿地。分布于天津蓟州。

| **资源情况** | 野生资源较少。药材来源于野生。

| **采收加工** | 春季采收嫩根苗，鲜用。

| **功能主治** | 苦、辛，温。利膈开胃。用于食欲不振。

| **用法用量** | 内服煎汤，5 ~ 10g。

菊科 Compositae 蒿属 Artemisia

茵陈蒿
Artemisia capillaris Thunb.

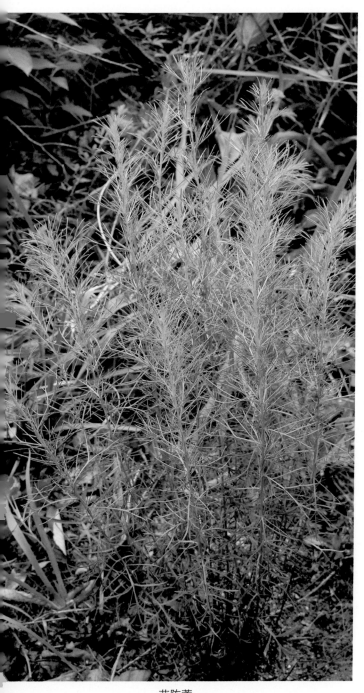

茵陈蒿

| 植物别名 |

茵陈。

| 药 材 名 |

茵陈（药用部位：地上部分）。

| 形态特征 |

多年生草本或半灌木。茎直立，高 50 ～ 100cm，多分枝；当年生枝先端有叶丛，被密绢毛，花茎初有毛，后近无毛。叶质较柔软，不育枝叶与基生叶花期枯萎；中部及上部叶具短柄或无柄，基部扩展半抱茎，叶片 2 回羽状分裂，下部叶裂片较宽短，常被短绢毛，具 2 ～ 3 对丝状线形的假托叶；中部以上叶长达 2 ～ 3cm，裂片细，宽 0.3 ～ 1mm，线形，近无毛，先端微尖；上部叶羽状分裂、3 裂或不裂。头状花序在枝端排列成复总状，总苞球形，直径 1.5 ～ 2mm，无毛；总苞片 3 ～ 4 层，卵形，先端尖，边缘膜质；花黄色，边缘小花雌性，能育；中央小花两性，管状。瘦果长圆形，色暗，无毛。花果期 8 ～ 10 月。

| 生境分布 |

生于山坡、路旁、荒地上。分布于天津蓟州盘山、九山顶、九龙山、八仙山等地。

| 资源情况 | 野生资源丰富。药材来源于野生。

| 采收加工 | 春季幼苗高 6 ~ 10cm 时采收或秋季花蕾长成至花初开时采割，除去杂质和老茎，晒干。春季采收的习称"绵茵陈"，秋季采割的称"花茵陈"。

| 药材性状 | 本品绵茵陈多卷曲成团状，灰白色或灰绿色，全体密被白色茸毛，绵软如绒。茎细小，长 1.5 ~ 2.5cm，直径 0.1 ~ 0.2cm，除去表面白色茸毛后可见明显纵纹；质脆，易折断。叶具柄；展平后叶片呈 1 ~ 3 回羽状分裂，叶片长 1 ~ 3cm，宽约 1cm；小裂片卵形或稍呈倒披针形、条形，先端锐尖。气清香，味微苦。花茵陈茎呈圆柱形，多分枝，长 30 ~ 100cm，直径 2 ~ 8mm；表面淡紫色或紫色，有纵条纹，被短柔毛；体轻，质脆，断面类白色。叶密集，或多脱落；下部叶 2 ~ 3 回羽状深裂，裂片条形或细条形，两面密被白色柔毛；茎生叶 1 ~ 2 回羽状全裂，基部抱茎，裂片细丝状。头状花序卵形，多数集成圆锥状，长 1.2 ~ 1.5mm，直径 1 ~ 1.2mm，有短梗；总苞片 3 ~ 4 层，卵形，苞片 3 裂；外层雌花 6 ~ 10，可多达 15，内层两性花 2 ~ 10。瘦果长圆形，黄棕色。气芳香，味微苦。

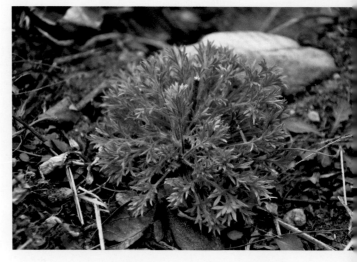

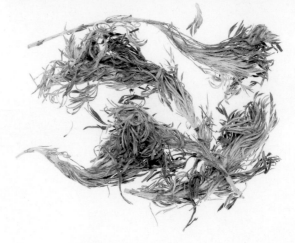

| 功能主治 | 苦、辛，微寒。归脾、胃、肝、胆经。清利湿热，利胆退黄。用于黄疸尿少，湿温暑湿，湿疮瘙痒。

| 用法用量 | 内服煎汤，6 ~ 15g。外用适量，煎汤熏洗。

菊科 Compositae 蒿属 Artemisia

猪毛蒿
Artemisia scoparia Waldst. et Kit.

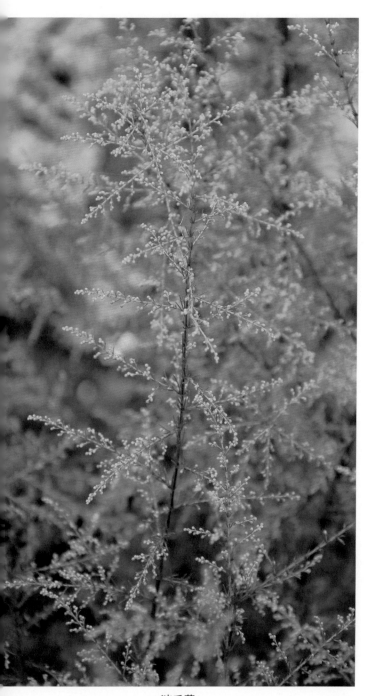

猪毛蒿

| 植物别名 |

滨蒿、东北茵陈蒿。

| 药 材 名 |

茵陈（药用部位：地上部分）。

| 形态特征 |

多年生草本或一年生、二年生草本，有浓烈的香气。根茎粗短，直立，常有细的营养枝；主根狭纺锤形，半木质或木质化。茎常单生，高 40 ~ 90cm，红褐色或褐色，有纵纹，常自下部开始分枝，枝长10 ~ 20cm，茎、枝幼时被灰白色或灰黄色绢毛。基生叶与营养枝叶两面被灰白色绢毛，近圆形、长卵形，2 ~ 3 回羽状全裂，具长柄；中、上部叶初时两面被短柔毛，叶长圆形或长卵形，1 ~ 2 回羽状全裂或全缘，小裂片丝线形或为毛发状。头状花序近球形，极多数，直径1 ~ 1.5mm，并排列成复总状或复穗状花序；总苞片3 ~ 4 层；边缘小花雌性，5 ~ 7，花冠细管状，能育；中央小花两性，4 ~ 10，不孕育，花冠管状。瘦果长圆形，长0.5 ~ 0.7mm，褐色。花果期7 ~ 10 月。

| 生境分布 | 生于路边荒地、山坡灌丛、泥滩附近荒地草丛。分布于天津蓟州盘山、九山顶、九龙山、八仙山等地。 |

| 资源情况 | 野生资源丰富。药材来源于野生。 |

| 采收加工 | 见"茵陈蒿"。 |

| 药材性状 | 见"茵陈蒿"。 |

| 功能主治 | 见"茵陈蒿"。 |

| 用法用量 | 见"茵陈蒿"。 |

| 附 注 | 2015 年版《中国药典》一部收载本种的中文学名为滨蒿。 |

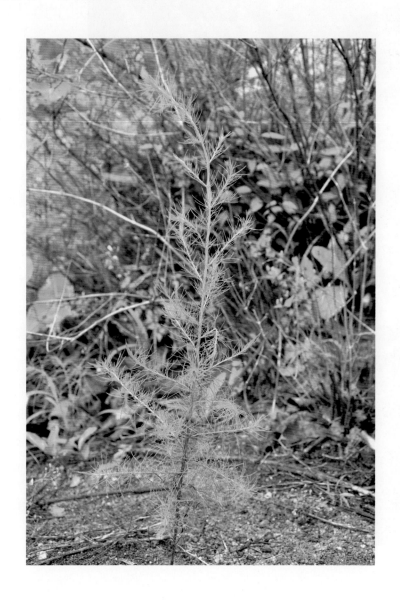

菊科 Compositae 蒿属 *Artemisia*

南牡蒿

Artemisia eriopoda Bge.

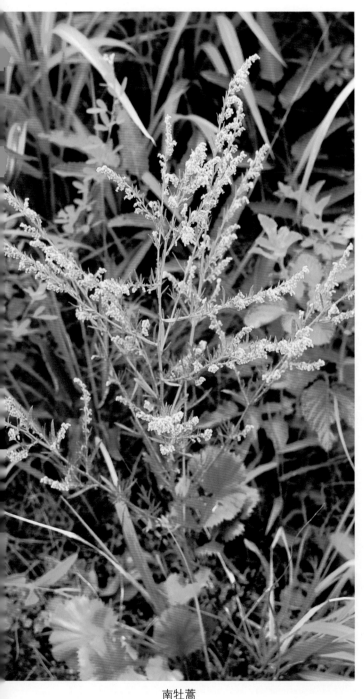

南牡蒿

| 植物别名 |

米蒿、牡蒿。

| 药 材 名 |

南牡蒿（药用部位：根或全草）。

| 形态特征 |

多年生草本。主根明显，侧根多；根茎粗壮，常有短的营养枝，枝上密生叶。茎直立，高30 ~ 100cm，无毛。基生叶与茎下部叶具长柄，叶片椭圆形，长3 ~ 7cm，宽2 ~ 5cm，有时匙形而边缘有齿或浅裂，但通常为羽状深裂，裂片5 ~ 7，宽倒卵形，基部楔形，先端又掌状分裂，上面无毛，下面被微柔毛；中部叶椭圆形，羽状深裂，裂片3 ~ 5，上部叶近无柄，披针形，3裂或不裂。头状花序多数，在茎顶排成复总状；总苞卵形，苞片3 ~ 4层，无毛，有光泽，外层卵形，背面绿色，内层长圆形或椭圆形，先端钝圆，常外曲；花黄色，边花雌性，7 ~ 8，能育；盘花两性，6 ~ 7，不育。瘦果长圆形，长约1mm，无毛，褐色。花果期8 ~ 10月。

| 生境分布 |

生于山坡草地及林缘。分布于天津蓟州盘山、

九山顶、九龙山、八仙山等地。

| **资源情况** | 野生资源丰富。药材来源于野生。

| **采收加工** | 夏季割取地上部分，鲜用或晒干。秋季挖根，洗净，晒干。

| **功能主治** | 苦、微辛，凉。疏风清热，除湿止痛。用于风热头痛，风湿关节痛，蛇咬伤。

| **用法用量** | 内服煎汤，10 ~ 15g，鲜品加倍。外用适量，捣敷。

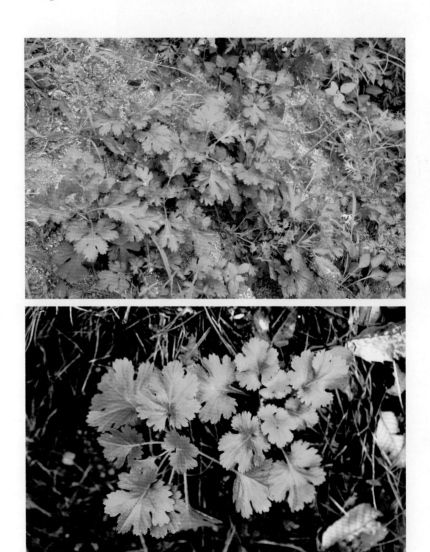

菊科 Compositae 蒿属 *Artemisia*

牡蒿
Artemisia japonica Thunb.

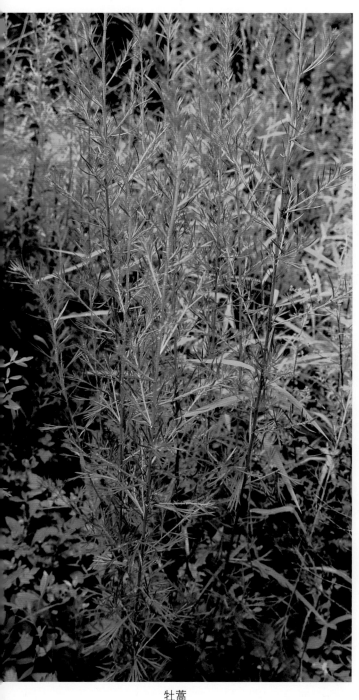

牡蒿

| 植物别名 |

齐头蒿。

| 药材名 |

牡蒿（药用部位：全草）、牡蒿根（药用部位：根）。

| 形态特征 |

多年生草本，植株有香气。主根稍明显，侧根多，常有若干条营养枝。茎直立，高50 ~ 130cm，被微柔毛或近无毛。下部叶花时枯萎，匙形，长3 ~ 8cm，宽1 ~ 2.5cm，下部渐狭，有线形假托叶，上部有齿或浅裂；中部叶楔形，先端有齿形或近掌状分裂，近无毛或有微柔毛；上部叶近线形，3裂或不裂。头状花序极多数，排成圆锥状，有短梗，苞叶线形，总苞球形或长圆形，宽1 ~ 2mm，无毛，有光泽；总苞片4层，外层卵形，钝头，内层椭圆形，先端圆形，边缘宽膜质；边缘小花雌性，5 ~ 8，能育；盘花两性，5 ~ 6，不育，花序托凸起，无托毛。瘦果长圆形，长约1mm，无毛。花果期8 ~ 10月。

| 生境分布 | 生于山坡、草地、河边。分布于天津蓟州盘山、九山顶、九龙山、八仙山等地。

| 资源情况 | 野生资源丰富。药材来源于野生。

| 采收加工 | 牡蒿：夏、秋季采收全草，晒干或鲜用。
牡蒿根：秋季采挖，除去泥土，洗净，晒干。

| 药材性状 | 牡蒿：本品茎呈圆柱形，直径 0.1 ~ 0.3cm，表面黑棕色或棕色；质坚硬，折断面纤维状，黄白色，中央有白色疏松的髓。残留的叶片黄绿色至棕黑色，多破碎不全，皱缩卷曲，质脆易脱。花序黄绿色，内可见长椭圆形、褐色种子数枚。气香，味微苦。

| 功能主治 | 牡蒿：苦、微甘，凉。清热，凉血，解毒。用于夏季感冒，肺结核潮热，咯血，衄血，便血，带下，黄疸性肝炎，丹毒，毒蛇咬伤。
牡蒿根：苦、微甘，平。祛风，补虚，杀虫截疟。用于产后伤风感冒，风湿痹痛，劳伤乏力，疟疾。

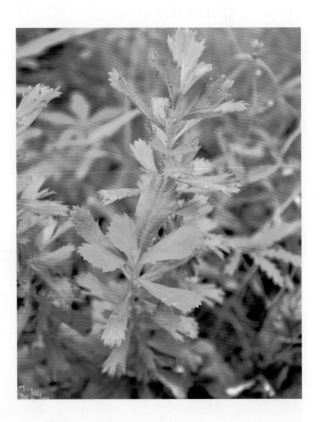

| 用法用量 | 牡蒿：内服煎汤，10 ~ 15g，鲜品加倍。外用适量，煎汤洗；或鲜品捣敷。
牡蒿根：内服煎汤，15 ~ 30g。

菊科 Compositae 石胡荽属 Centipeda

石胡荽 Centipeda minima (L.) A. Br. et Aschers.

| **植物别名** | 鹅不食草、球子草。

| **药 材 名** | 鹅不食草（药用部位：全草）。

| **形态特征** | 一年生小草本。茎多分枝，高 5 ~ 20cm，匍匐状，微被蛛丝状毛或无毛。叶互生，楔状倒披针形，长 7 ~ 18mm，先端钝，基部楔形，边缘有少数疏锯齿，无毛或背面微被蛛丝状毛。头状花序小，扁球形，直径约 3mm，单生叶腋，无花序梗或极短；总苞半球形；总苞片 2 层，椭圆状披针形，绿色，边缘透明膜质；边缘小花雌性，多层，花冠细管状，长约 0.2mm，淡绿黄色，先端 2 ~ 3 齿裂；盘花两性，花冠管状，长约 0.5mm，先端 4 深裂，淡紫红色，下部有明显的狭管。瘦果椭圆形，长约 1mm，具 4 棱，棱上有长毛；无冠状冠毛。花果期 6 ~ 10 月。

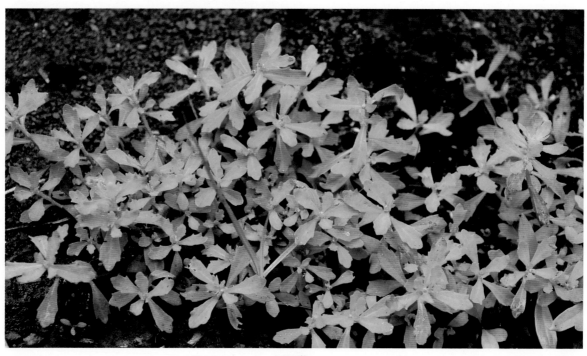

石胡荽

| 生境分布 | 生于路旁、荒野阴湿地及河漫滩湿地。分布于天津蓟州于桥水库、郊县等地。

| 资源情况 | 野生资源较丰富。药材来源于野生。

| 采收加工 | 夏、秋季花开时采收，洗去泥沙，晒干。

| 药材性状 | 本品缠结成团。须根纤细，淡黄色。茎细，多分枝；质脆，易折断，断面黄白色。叶小，近无柄；叶片多皱缩、破碎，完整者展平后呈匙形，表面灰绿色或棕褐色，边缘有 3 ~ 5 锯齿。头状花序黄色或黄褐色。气微香，久嗅有刺激感，味苦、微辛。

| 功能主治 | 辛，温。归肺经。发散风寒，通鼻窍，止咳。用于风寒头痛，咳嗽痰多，鼻塞不通，鼻渊流涕。

| 用法用量 | 内服煎汤，6 ~ 9g。外用适量。

| 附　注 | 2015 年版《中国药典》一部收载本种的中文学名为鹅不食草。

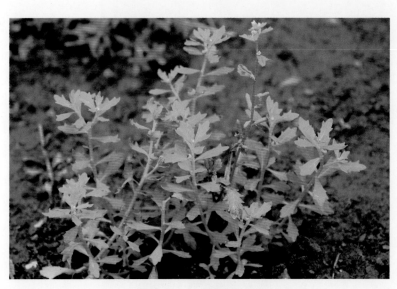

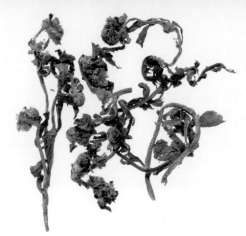

菊科 Compositae 兔儿伞属 Syneilesis

兔儿伞 *Syneilesis aconitifolia* (Bge.) Maxim.

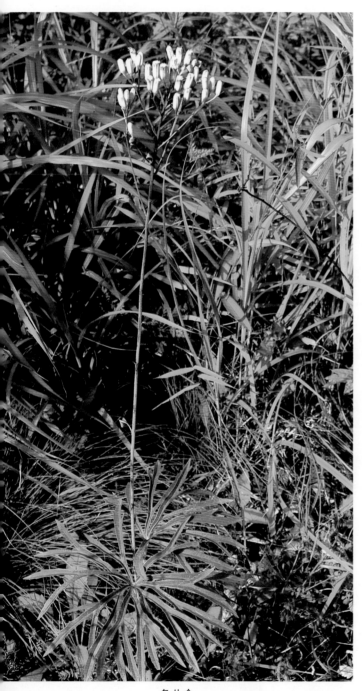

兔儿伞

| 植物别名 |

雷骨散。

| 药 材 名 |

兔儿伞（药用部位：根或全草）。

| 形态特征 |

多年生草本。根茎短，横生。茎高 60 ～ 120cm，无毛，通常带棕褐色，具纵肋。基生叶 1，花期枯萎；茎生叶 2，互生，叶片圆盾形，直径 10 ～ 30cm，掌状深裂至全裂，裂片 7 ～ 9，每裂片再 2 ～ 3 深裂，小裂片边缘有不规则锐锯齿，无毛；叶柄长 10 ～ 16cm，上部叶小，具短柄或无柄。头状花序多数，在茎顶呈伞房状；总苞圆筒状；总苞片 1 层，5，长圆状披针形，长 9 ～ 12mm，无毛，先端钝，边缘膜质；全为管状花，淡红紫色，先端 5 裂。瘦果圆柱形，长 5 ～ 6mm，冠毛淡红褐色。花果期 6 ～ 9 月。

| 生境分布 |

生于山坡荒地、林缘、路旁。分布于天津蓟州盘山、九山顶、九龙山、八仙山等地。

| **资源情况** | 野生资源较丰富。药材来源于野生。

| **采收加工** | 春、夏季采收，鲜用或切段晒干。

| **药材性状** | 本品根茎呈扁圆柱形，多弯曲，长 1 ~ 4cm，直径 0.3 ~ 0.8cm；表面棕褐色，粗糙，具不规则的环节和纵皱纹，两侧向下生多条根。根类圆柱形，弯曲，长 5 ~ 15cm，直径 0.1 ~ 0.3cm；表面灰棕色或淡棕黄色，密被灰白色根毛，具细纵皱纹；质脆，易折断，折断面略平坦，皮部白色，木部棕黄色。气微特异，味辛、凉。

| **功能主治** | 辛、苦，微温；有毒。祛风除湿，舒筋活血，解毒消肿。用于风湿麻木，肢体疼痛，跌打损伤，月经不调，痛经，痈疽肿毒，瘰疬，痔疮。

| **用法用量** | 内服煎汤，10 ~ 15g；或浸酒。外用适量，鲜品捣敷；或煎汤洗；或取汁涂。

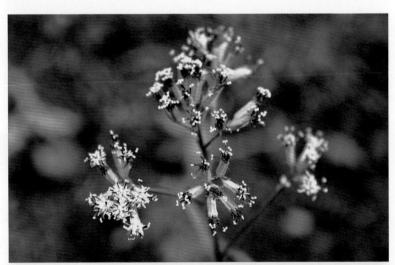

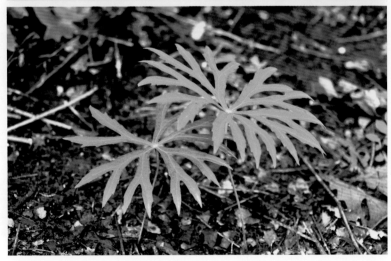

菊三七 *Gynura japonica* (Thunb.) Juel.

| **植物别名** | 三七草、菊叶三七。

| **药 材 名** | 土三七（药用部位：根或全草）。

| **形态特征** | 多年生草本，高达 1m 左右。宿根肉质肥大，土褐色，具疣状突起及须根。茎直立，具纵棱，绿色略带紫色，上部多分枝，光滑无毛或稍具细毛。基生叶簇生，匙形，边缘有锯齿或羽状分裂，花时凋落；茎下部和中部叶互生，长椭圆形，边缘浅裂或有疏锯齿，两面近光滑或具细毛，先端尖或渐尖，基部具 2 ~ 5 浅裂的假托叶 2；茎上部叶渐小，卵状披针形，边缘羽状齿裂，或有线状披针形。头状花序直径 1.5 ~ 2cm，在枝顶呈伞房状；总苞圆柱状；总苞片 2 层，条状披针形，长约 1.5cm，边缘膜质，外层丝状；花两性，筒状，

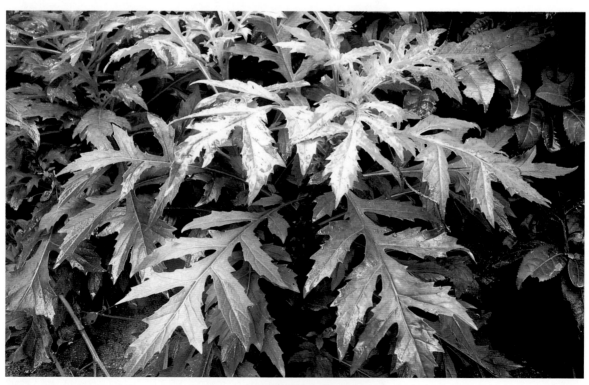

菊三七

金黄色，花冠先端 5 齿裂，花柱基部小球形，伸出，尖端细长线形。瘦果狭圆柱形，有条纹，被疏毛；冠毛丰富，白色。花期 9 ~ 10 月。

| **生境分布** | 无野生分布，天津偶见栽培。

| **资源情况** | 栽培资源稀少。药材来源于栽培。

| **采收加工** | 7 ~ 8 月生长茂盛时采收，或随用随采。

| **药材性状** | 本品根茎呈拳形团块状，长 3 ~ 6cm，直径约 3cm，表面灰棕色或棕黄色，鲜品常带淡紫红色，全体多具瘤状突起，突起物先端常有茎基或芽痕，下面有细根或细根痕。质坚实，断面灰黄色，鲜品白色。气无，味淡而后微苦。全草长 50 ~ 100cm。根茎块状，具疣状突起及须根。茎单一或上部分枝，具纵沟及细柔毛，表面黄绿色或略带紫色。叶互生，多皱缩，长可达 20cm，叶柄长约 2cm，茎上部叶近无柄；完整叶片羽状深裂，边缘具不规则锯齿，膜质。头状花序排成圆锥状生于枝顶，花全为两性，筒状，黄色。气无，味微苦。

| **功能主治** | 甘、微苦，温。止血，散瘀，消肿止痛，清热解毒。用于吐血，衄血，便血，外伤出血，产后瘀滞腹痛，跌打损伤，风湿痛，疮痈疖疗，虫蛇咬伤。

| **用法用量** | 内服煎汤，根 3 ~ 15g，全草 10 ~ 30g；或研末，1.5 ~ 3g。外用适量，鲜品捣敷；或研末敷。

菊科 Compositae 金盏花属 Calendula

金盏花 *Calendula officinalis* L.

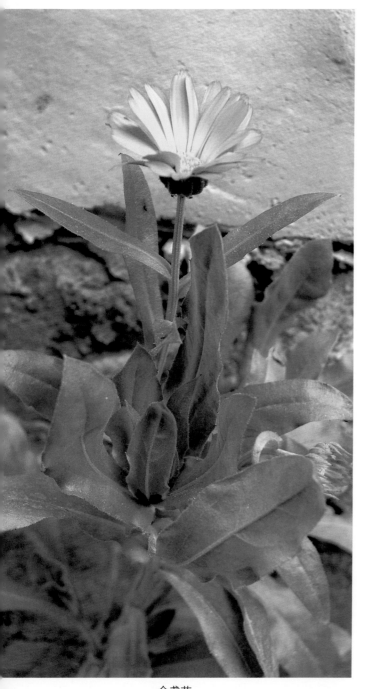

金盏花

| 植物别名 |

山金菊、金盏菊。

| 药 材 名 |

金盏菊根（药用部位：根）、金盏菊花（药用部位：花）、金盏菊（药用部位：全草）。

| 形态特征 |

一年生或越年生草本，高 30 ~ 60cm，全株有短毛。茎直立，有纵棱，上部有分枝。单叶互生；下部叶匙形，全缘；上部叶长椭圆形至长椭圆状倒卵形，长 5 ~ 9cm，宽 1 ~ 2cm，先端钝或尖，基部略带心形，稍抱茎，边缘波状，具稀疏的细齿。头状花序单生枝端，直径 2.5 ~ 5cm，有梗；总苞片 1 ~ 2 层，线形，先端渐尖，边缘膜质，背面具软刺毛；舌状花黄色或橘黄色，雌性，3 层，孕育，舌片全缘或先端 3 齿裂；管状花两性，不孕育，裂片 5，花柱不裂。瘦果苞片长，向内钩曲，背部具鳞片状横褶皱，两侧具窄翼；无冠毛。花期 4 ~ 10 月。

| 生境分布 |

栽培于公园、庭院。天津各地均有栽培。

| **资源情况** | 栽培资源一般。药材来源于栽培。

| **采收加工** | 金盏菊根：夏季花期采挖，割去地上部分，烘干或置于通风处干燥，亦可鲜用。
金盏菊花：春、夏季采收，鲜用或阴干。

金盏菊：春、夏季采收，鲜用或切段晒干。

| **药材性状** | 金盏菊根：本品根茎粗短，先端有多数茎基及叶柄残痕，质稍硬。根茎簇生多数细根，表面棕褐色，有纵皱，质较柔韧。气微香，味微苦。

金盏菊花：本品呈扁球形或不规则球形，直径 1.5 ～ 4cm。总苞由 1 ～ 2 层苞片组成，苞片长卵形，边缘膜质；舌状花 1 ～ 2 列，类白色或黄色，花瓣紧缩或松散，有的散离。体轻，质柔润，有的松软。气清香，味甘、微苦。

| **功能主治** | 金盏菊根：微苦，平。活血散瘀，行气止痛。用于癥瘕，疝气，胃寒疼痛。

金盏菊花：淡，平。凉血止血，清热泻火。用于肠风便血，目赤肿痛。

金盏菊：苦，寒。清热解毒，活血调经。用于中耳炎，月经不调。

| **用法用量** | 金盏菊根：内服煎汤，30 ～ 60g，鲜品可用至 120g。

金盏菊花：内服煎汤，5 ～ 10 朵。外用适量，捣敷；或煎汤洗。

金盏菊：内服煎汤，5 ～ 15g。外用适量，鲜品取汁滴耳。

菊科 Compositae 蓝刺头属 Echinops

驴欺口 *Echinops latifolius* Tausch.

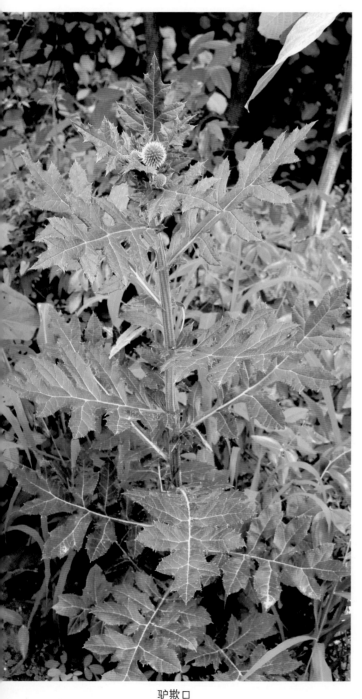

驴欺口

| 植物别名 |

蓝刺头、单州漏芦、火绒草。

| 药 材 名 |

禹州漏芦（药用部位：根）。

| 形态特征 |

多年生草本。根圆锥形，灰褐色。茎直立，高 80 ~ 100cm，不分枝或上部分枝，上部密生白色蛛丝状绵毛，下部疏生蛛丝状毛，基部具多数残存叶鞘。叶互生，2 回羽状分裂或深裂，1 回裂片卵形或披针形，先端锐尖或渐尖，边缘有短刺，疏生蛛丝状毛或无毛，有腺点，下面密生白绵毛，有长柄或短柄；基生叶长圆状倒卵形，长约 20cm；上部叶渐小，长椭圆形至卵形，长 10 ~ 20cm，基部抱茎。复头状花序球形，直径约 4cm，由多数小头状花序组成；小头状花序长约 2cm，总苞片刚毛状，先端渐尖，内层狭菱形至长圆形，先端尖锐，总苞片内有 1 筒状花；花冠筒状，裂片 5，线形，淡蓝色，筒部白色。瘦果圆柱形，密生黄褐色柔毛；冠毛长约 1mm，下部联合。花期 6 月，果期 7 ~ 8 月。

| 生境分布 | 生于林缘、干燥山坡及山地林缘草甸。分布于天津蓟州。 |

| 资源情况 | 野生资源稀少。药材来源于野生。 |

| 采收加工 | 春、秋季采挖，除去须根和泥沙，晒干。 |

| 药材性状 | 本品呈类圆柱形，稍扭曲，长 10 ~ 25cm，直径 0.5 ~ 1.5cm；表面灰黄色或灰褐色，具纵皱纹，先端有纤维状棕色硬毛。质硬，不易折断，断面皮部褐色，木部具黄黑相间的放射状纹理。气微，味微涩。 |

| 功能主治 | 苦，寒。归胃经。清热解毒，消痈，下乳，舒筋通脉。用于乳痈肿痛，痈疽发背，瘰疬疮毒，乳汁不通，湿痹拘挛。 |

| 用法用量 | 内服煎汤，5 ~ 10g。 |

| 附 注 | FOC 修订本种的拉丁学名为 *Echinops davuricus* Fisch. ex Hornemann。2015 年版《中国药典》一部收载本种的中文学名为蓝刺头。 |

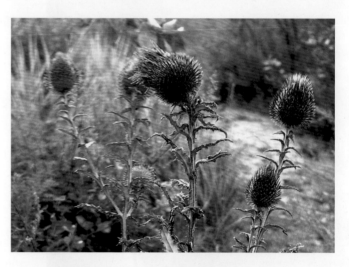

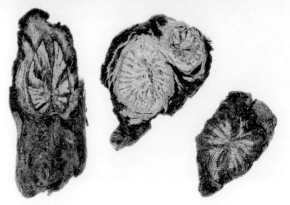

苍术

Atractylodes lancea (Thunb.) DC.

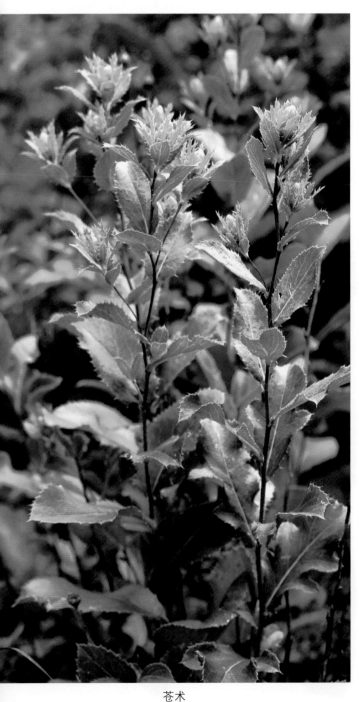

苍术

| 植物别名 |

北苍术。

| 药 材 名 |

苍术（药用部位：根茎）。

| 形态特征 |

多年生草本，高 30 ~ 50cm。根茎长块状，外面黑褐色，内面白色。叶互生，革质，无毛；下部叶与中部叶倒卵形、长卵形或椭圆形，长 3 ~ 7cm，宽 1.5 ~ 4cm，不分裂或大头羽状 3 ~ 5 浅裂或深裂，先端钝圆或稍尖，基部楔形至圆形，边缘有具硬刺的牙齿，中部叶无柄，基部略抱茎；上部叶小，披针形，不分裂或羽状分裂，叶缘具硬刺状齿。头状花序单生，直径约 1cm，长约 1.5cm，外围 1 列叶状苞片，苞片羽状深裂，裂片刺状，总苞杯状，总苞片 6 ~ 8 层，先端尖，被微毛，外层长卵形，内层长圆状披针形，全为白色管状花，长约 1cm。瘦果圆柱形，长约 5mm，被白色长柔毛；冠毛淡褐色，长 6 ~ 7mm。花果期 7 ~ 10 月。

| 生境分布 |

生于山坡灌丛或草丛中。分布于天津蓟州盘

山、九山顶、九龙山、八仙山等地。

| **资源情况** | 野生资源丰富。药材来源于野生。

| **采收加工** | 春、秋季采挖，除去泥沙，晒干，撞去须根。

| **药材性状** | 本品根茎呈疙瘩块状或结节状圆柱形，长 4～9cm，直径 1～4cm；表面黑棕色，除去外皮者黄棕色。质较疏松，断面散有黄棕色油室。香气较淡，味辛、苦。

| **功能主治** | 辛、苦，温。归脾、胃、肝经。燥湿健脾，祛风散寒，明目。用于湿阻中焦，脘腹胀满，泄泻，水肿，脚气痿躄，风湿痹痛，风寒感冒，夜盲，眼目昏涩。

| **用法用量** | 内服煎汤，3～9g。

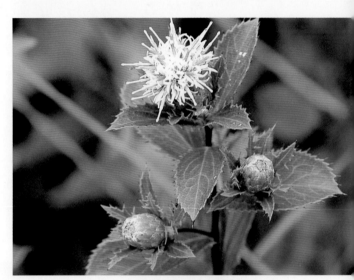

| **附　注** | （1）本种属于变化极大的多型性的种，且有许多药材商品名称，如茅苍术、北苍术。而北苍术这一商品总称实为一个混杂的概念，它不仅包括苍术本种，而且也包括北方产的苍术属的其他种类，如关苍术 *Atractylodes japonica* Koidz. ex Kitam.，FOC 将关苍术归并于苍术。
（2）本种喜凉爽气候，耐寒，耐旱，忌积水。

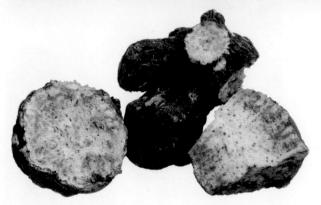

菊科 Compositae　苍术属 Atractylodes

白术 *Atractylodes macrocephala* Koidz.

| **植物别名** | 于术、冬术。

| **药材名** | 白术（药用部位：根茎）。

| **形态特征** | 多年生草本。根茎肥厚，块状。茎高 50 ～ 80cm，上部分枝，基部木质化。下部叶有长柄，叶片 3 裂或羽状 5 深裂，裂片卵状披针形，长 5 ～ 8cm，宽 1.5 ～ 3cm，先端长渐尖，基部渐狭，边缘有长或短刺状缘，先端裂片较大；上部叶狭披针形，分裂或不裂。头状花序较大，顶生，长约 2.5cm，基部苞片叶状，长 3 ～ 5cm，羽状裂片刺状；总苞片 5 ～ 8 层，膜质，覆瓦状排列，外面略被微柔毛，外层短，卵形，先端钝，最内层线形，先端钝；花多数，全为管状花，长约 1.5cm，紫红色，雄蕊 5，花柱细长。瘦果长圆状椭圆形，

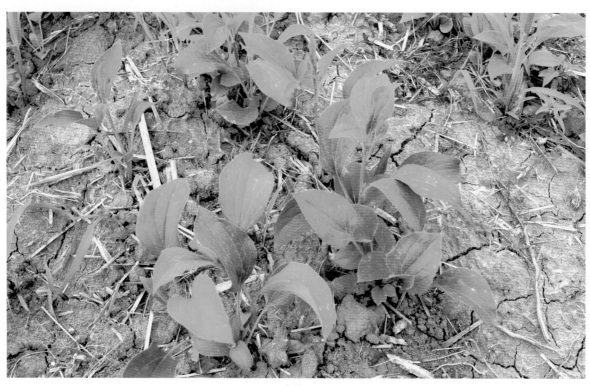

白术

密被黄白色柔毛，稍扁，长约 7.5mm；冠毛长约 1.3cm，羽状，污白色，基部联合。花果期 8 ～ 10 月。

| **生境分布** | 分布于天津静海。天津偶见栽培。

| **资源情况** | 栽培资源稀少。药材来源于栽培。

| **采收加工** | 冬季下部叶枯黄、上部叶变脆时采挖，除去泥沙，烘干或晒干，再除去须根。

| **药材性状** | 本品呈不规则的肥厚团块，长 3 ～ 13cm，直径 1.5 ～ 7cm；表面灰黄色或灰棕色，有瘤状突起及断续的纵皱和沟纹，并有须根痕，先端有残留茎基和芽痕。质坚硬，不易折断，断面不平坦，黄白色至淡棕色，有棕黄色的点状油室散在；烘干者断面角质样，色较深或有裂隙。气清香，味甘、微辛，嚼之略带黏性。

| **功能主治** | 苦、甘，温。归脾、胃经。健脾益气，燥湿利水，止汗，安胎。用于脾虚食少，腹胀泄泻，痰饮眩悸，水肿，自汗，胎动不安。

| **用法用量** | 内服煎汤，6 ～ 12g。

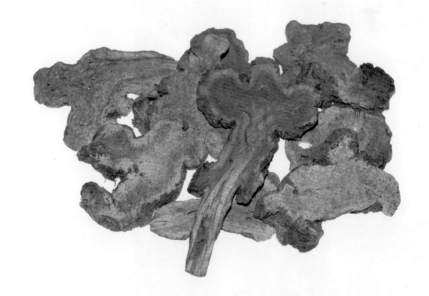

菊科 Compositae 风毛菊属 Saussurea

风毛菊 *Saussurea japonica* (Thunb.) DC.

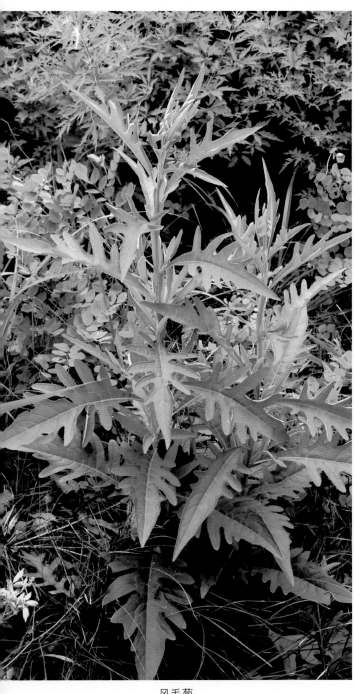

风毛菊

| 植物别名 |

日本风毛菊。

| 药 材 名 |

风毛菊（药用部位：全草）。

| 形态特征 |

二年生草本，高 50 ~ 150cm。根倒圆锥形
或纺锤形，黑褐色，生多数须根。茎直立，
基部直径 1cm，通常无翼，被稀疏的短柔毛
及黄金色的小腺点，上部多分枝。基生叶和
下部茎生叶具长柄，叶片长圆形或椭圆形，
长 15 ~ 20cm，宽 3 ~ 5cm，羽状分裂或有
时不分裂，裂片 7 ~ 8 对，中裂片长圆状披
针形，侧裂片狭长圆形，先端钝，两面有短
柔毛和腺点；茎上部叶渐小，椭圆形、披针
形或线状披针形，羽状分裂或全缘。头状花
序多数，在茎顶排成密集的伞房状，总苞筒
状，有蛛丝状毛，总苞片 6 层，外层短小，
卵形；花冠紫红色，长 10 ~ 12mm，筒部
长 6mm。瘦果暗褐色，圆柱形，长 4 ~ 5mm；
冠毛 2 层，淡褐色，外层短，糙毛状，内层
长约 8mm，羽毛状。花果期 8 ~ 9 月。

| 生境分布 | 生于荒地、路边、山坡草地。分布于天津蓟州盘山、九山顶、九龙山、八仙山等地。

| 资源情况 | 野生资源丰富。药材来源于野生。

| 采收加工 | 7 ~ 8 月采收，洗净，切段晒干或鲜用。

| 药材性状 | 本品茎呈类圆柱形，长 70 ~ 100cm，直径可达 9mm，上部分枝，基部稍膨大，表面棕色，具棱及狭翅；质坚而轻，易折断，断面髓白色，中央有 1 小孔。叶多皱缩，暗绿色或棕色；完整者展平后基生叶及茎下部叶长圆形，边缘羽状深裂，下延成具翅的柄，先端叶片小，呈披针状，全缘，具短毛腺点。头状花序排列成紧密的伞房状，总苞疏被蛛丝状毛，苞片黄绿色，花冠紫红色。瘦果长圆形，冠毛淡褐色。气弱，味微苦。

| 功能主治 | 苦、辛，平。祛风除湿，散瘀止痛。用于风湿痹痛，跌打损伤。

| 用法用量 | 内服煎汤，9 ~ 15g；或浸酒。外用适量，捣敷；或煎汤洗。

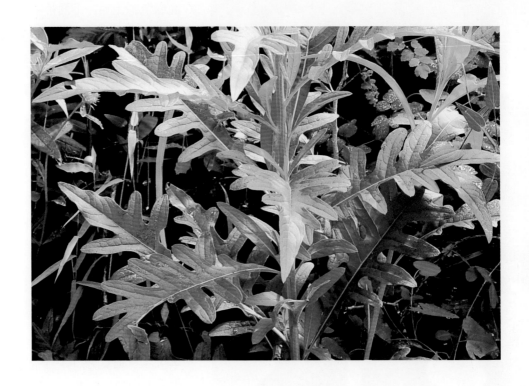

菊科 Compositae 风毛菊属 Saussurea

银背风毛菊 *Saussurea nivea* Turcz.

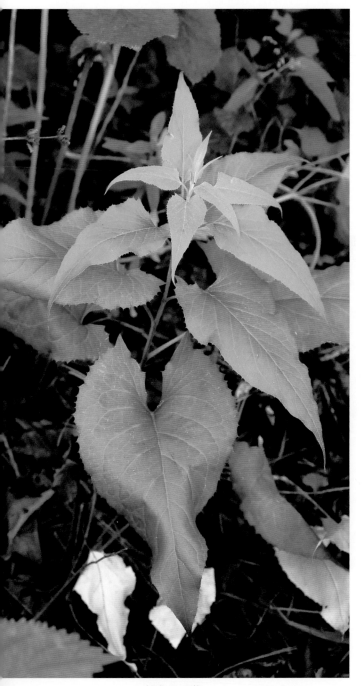

银背风毛菊

形态特征

多年生草本，高 30 ~ 120cm。茎直立，被蛛丝状毛或后脱毛，有分枝。基生叶花期脱落；下部与中部茎生叶有长柄，叶柄长 3 ~ 8cm，叶片卵状三角形或披针状三角形，长 7 ~ 15cm，宽 2.5 ~ 6cm，先端渐尖，基部截形或心形，边缘有具小尖头的疏齿，上面绿色，无毛，下面被银白色毡毛；上部叶渐小，披针形，具短柄或无柄。头状花序在茎顶排成伞房状，花梗长 5 ~ 15cm，有线形苞叶，总苞筒状钟形，苞片 5 ~ 7 层，被白色绵毛，外层短，卵形，先端短渐尖，有黑紫色尖头，中层椭圆形或卵状椭圆形，先端稍钝或急尖，内层线形；花紫红色，花冠长 10 ~ 12mm，下筒部长约 6mm。瘦果圆柱形，褐色；冠毛 2 层，白色，外层短，糙毛状，长 4mm，内层长，羽毛状，长 9 ~ 10mm。花果期 7 ~ 9 月。

生境分布

生于山地林下或灌丛。分布于天津蓟州盘山、九山顶、九龙山、八仙山等地。

资源情况

野生资源丰富。药材来源于野生。

| 附 注 | 本种民间入药，用于治疗感冒、头痛、关节炎和扭伤。

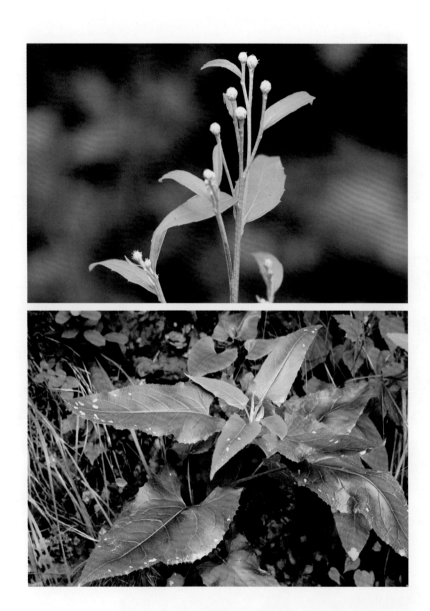

菊科 Compositae 牛蒡属 Arctium

牛蒡
Arctium lappa L.

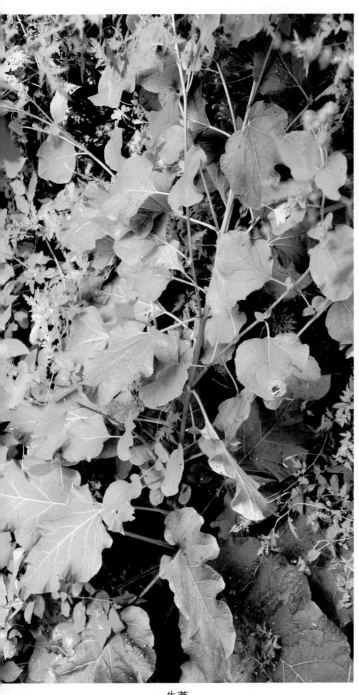

牛蒡

| 植物别名 |

恶实、大力子、夜叉头。

| 药材名 |

牛蒡子（药用部位：果实）、牛蒡根（药用部位：根）、牛蒡茎叶（药用部位：茎叶）。

| 形态特征 |

二年生草本，高 1 ~ 2m，多分枝。基生叶丛生，具长柄；中部叶互生，宽卵形至心形，长 40 ~ 50cm，宽 30 ~ 40cm，先端钝圆，基部心形，全缘或边缘波状或具细锯齿，上面绿色，疏生短毛，下面密被灰白色绵毛，叶柄长，粗壮，具纵沟，被疏绵毛。头状花序多数，在茎顶呈伞房状，直径 3 ~ 4cm，花序梗长约 10cm；总苞球形，苞片披针形，长 1 ~ 2cm，先端钩齿状内弯；管状花紫红色，长 9 ~ 11mm，先端 5 裂片狭三角形。瘦果椭圆形或倒卵形，长约 5mm，灰褐色，冠毛短刚毛状。花果期 6 ~ 10 月。

| 生境分布 |

生于村庄路旁、山坡、草地。分布于天津蓟州。

| **资源情况** | 野生资源稀少。药材来源于野生。

| **采收加工** | 牛蒡子：秋季果实成熟时采收果序，晒干，打下果实，除去杂质，再晒干。

牛蒡根：10 月采挖 2 年以上的根，洗净，晒干。

牛蒡茎叶：6 ~ 9 月采收，晒干或鲜用。

| **药材性状** | 牛蒡子：本品呈长倒卵形，略扁，微弯曲，长约 5mm，宽 2 ~ 3mm；表面灰褐色，带紫黑色斑点，有数条纵棱，通常中间 1 ~ 2 较明显；先端钝圆，稍宽，顶面有圆环，中间具点状花柱残迹；基部略窄，着生面颜色较淡。果皮较硬，子叶 2，淡黄白色，富油性。气微，味苦后微辛而稍麻舌。

牛蒡根：本品呈纺锤形，肉质而直立。皮部黑褐色，有皱纹，内呈黄白色。味微苦而性黏。

| **功能主治** | 牛蒡子：辛、苦，寒。归肺、胃经。疏散风热，宣肺透疹，解毒利咽。用于风热感冒，咳嗽痰多，麻疹，风疹，咽喉肿痛，痄腮，丹毒，痈肿疮毒。

牛蒡根：苦、微甘，凉。归肺、心经。散风热，消毒肿。用于风热感冒，头痛，咳嗽，热毒面肿，咽喉肿痛，齿龈肿痛，风湿痹痛，痈疖恶疮，痔疮脱肛。

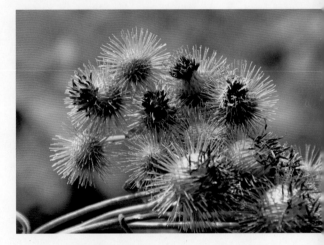

牛蒡茎叶：苦、微甘，凉。清热除烦，消肿止痛。用于风热头痛，心烦口干，咽喉肿痛，小便涩少，皮肤风痒。

| **用法用量** | 牛蒡子：内服煎汤，6 ~ 12g。

牛蒡根：内服煎汤，6 ~ 15g；或捣汁；或研末；或浸酒。外用适量，捣敷；或熬膏涂；或煎汤洗。

牛蒡茎叶：内服煎汤，10 ~ 15g，鲜品加倍；或捣汁。外用适量，鲜品捣敷；或绞汁；或熬膏涂。

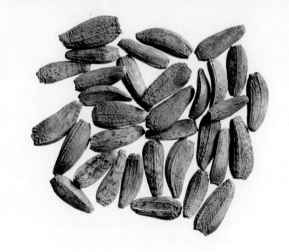

菊科 Compositae 蓟属 Cirsium

绒背蓟
Cirsium vlassovianum Fisch. ex DC.

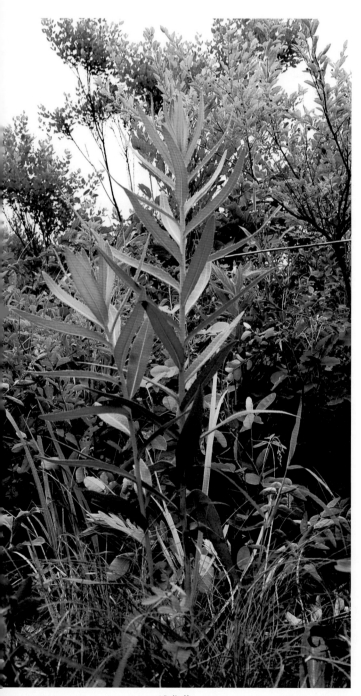

绒背蓟

| 植物别名 |

柳叶绒背蓟。

| 药 材 名 |

猫腿菇（药用部位：块根）。

| 形态特征 |

多年生草本。块根肥大，呈脚趾状互相重叠，鲜时灰白色，多汁，干时黑棕或黄棕色。茎直立，高 50 ~ 80cm，上部分枝，表面暗紫色或绿色，有棱。叶无柄；叶片长卵状披针形至卵圆状披针形，长 2.5 ~ 8cm，宽 0.4 ~ 2cm，先端窄尖，基部圆形，边缘密生细刺，全缘，上面绿色，疏生毛，下面灰绿色，密被灰白色毡毛。夏季开花，头状花序单生枝顶，单一或 2 ~ 4，直径 1.5 ~ 2.5cm；苞片多层；花全为管状，紫红色至蓝紫色，管状花的下筒部比上筒部短。瘦果有羽状冠毛。

| 生境分布 |

生于河岸、山坡草甸、林下。分布于天津蓟州盘山、九山顶、九龙山、八仙山等地。

| **资源情况** | 野生资源较少。药材来源于野生。 |

| **采收加工** | 秋季采收，切片晒干。 |

| **功能主治** | 微辛，温。祛风除湿，活络止痛。用于风湿痹痛，四肢麻木。 |

| **用法用量** | 内服煎汤，3 ~ 6g；或浸酒。 |

菊科 Compositae 蓟属 Cirsium

烟管蓟
Cirsium pendulum Fisch. ex DC.

| 植物别名 | 大蓟。

| 药 材 名 | 烟管蓟（药用部位：根或全草）。

| 形态特征 | 二年生或多年生草本。茎直立，高 60 ～ 120cm，被蛛丝状毛。叶互生，基部叶和茎下部叶宽，椭圆形，花期枯萎，具长而扁平的叶柄；中部叶无柄，叶片狭椭圆形或宽披针形，长 10 ～ 20cm，宽 3 ～ 5cm，先端尾尖或急尖，基部渐狭稍抱茎或不抱茎，羽状深裂，裂片上部边缘具长尖齿，两面均无毛，上部叶渐小，无柄。头状花序单生枝端，或多数在茎上部排成总状，有长花序梗或短梗，下垂，总苞卵形，直径 1 ～ 3cm，疏生蛛丝状毛；总苞片多层，线状披针形，先端具刺尖，向外反折；花紫色，两性，花冠长 17 ～ 22mm，筒部细长，

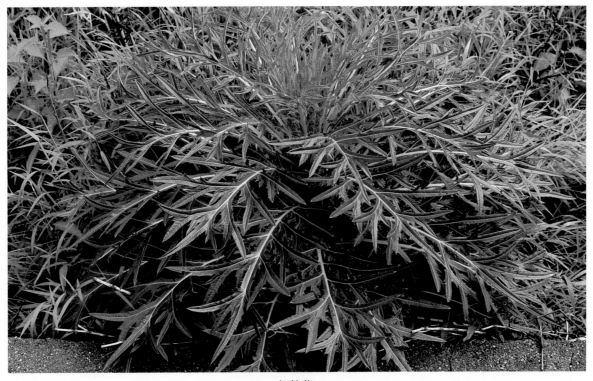

烟管蓟

丝状，比檐部长 2 ~ 2.5 倍，檐部 5 裂片线形，雄蕊着生于花冠筒中部，花柱丝状，稍伸出冠筒。瘦果长圆形，长约 3mm，稍扁；冠毛灰白色，羽毛状，长约 18mm，基部联合成环状。花果期 6 ~ 9 月。

| **生境分布** | 生于山坡林缘、草地。分布于天津蓟州盘山、八仙山。

| **资源情况** | 野生资源稀少。药材来源于野生。

| **采收加工** | 春、夏季采收地上部分，秋后采根，鲜用或切段晒干。

| **功能主治** | 甘、苦，凉。解毒，止血，补虚。用于疮肿，疟疾，外伤出血，体虚。

| **用法用量** | 内服煎汤，4.5 ~ 9g，鲜品可用 30 ~ 60g；加酒煨服；或鲜品捣汁。外用适量，鲜品捣敷。

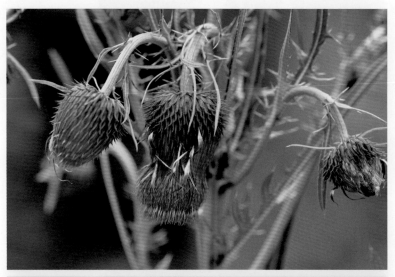

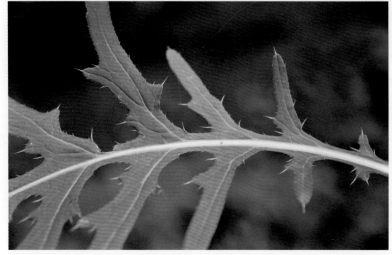

菊科 Compositae 蓟属 Cirsium

刺儿菜
Cirsium setosum (Willd.) MB.

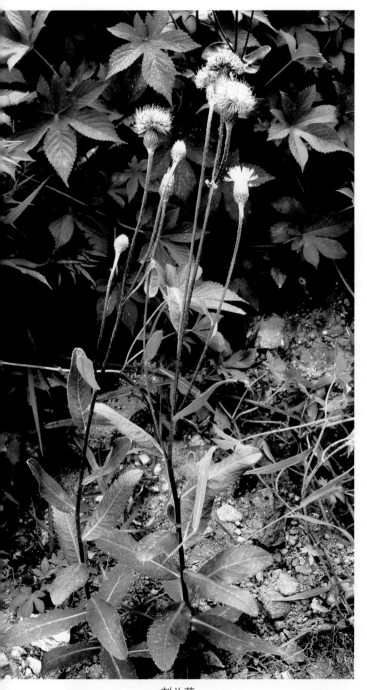

刺儿菜

| 植物别名 |

大刺儿菜、小蓟。

| 药 材 名 |

小蓟（药用部位：地上部分）。

| 形态特征 |

多年生草本。根茎长。茎直立，高 30 ~ 80
（100 ~ 120）cm，无毛或被蛛丝状毛。叶
椭圆形或长椭圆状披针形，长 7 ~ 15cm，
宽 1.5 ~ 2.5cm，先端钝尖，基部狭或钝圆，
全缘或齿裂，或大部茎叶羽状浅裂或半裂，
或边缘有粗大圆锯齿，有刺，两面被疏或密
的蛛丝状毛，无柄。头状花序单生茎端，
雌雄异株，雄株头状花序较小，总苞长达
1.5 ~ 2cm；总苞片多层，外层较短，矩圆
状披针形，内层披针形，先端长尖，具刺；
小花紫红色或白色。瘦果椭圆形或长卵形，
略扁平；冠毛羽状，先端稍肥厚而弯曲。花
果期 6 ~ 8 月。

| 生境分布 |

生于荒地、路旁、山野、田边或低洼地边埂
上。分布于天津蓟州、静海、滨海、武清、
宁河等地。

| 资源情况 | 野生资源丰富。药材来源于野生。

| 采收加工 | 夏、秋季花开时采割，除去杂质，晒干。

| 药材性状 | 本品茎呈圆柱形，有的上部分枝，长 5 ~ 30cm，直径 0.2 ~ 0.5cm；表面灰绿色或带紫色，具纵棱及白色柔毛；质脆，易折断，断面中空。叶互生，无柄或有短柄；叶片皱缩或破碎，完整者展平后呈长椭圆形或长圆状披针形，长 3 ~ 12cm，宽 0.5 ~ 2.5cm；全缘或微齿裂至羽状深裂，齿尖具针刺；上表面绿褐色，下表面灰绿色，两面均具白色柔毛。头状花序单个或数个顶生；总苞钟状，苞片 5 ~ 8 层，黄绿色；花紫红色。气微，味微苦。

| 功能主治 | 甘、苦，凉。归心、肝经。凉血止血，散瘀，解毒消痈。用于衄血，吐血，尿血，血淋，便血，崩漏，外伤出血，痈肿疮毒。

| 用法用量 | 内服煎汤，5 ~ 12g。

| 附 注 | 本种在天津地区分布有 2 个形态差异较大的生态类型，即《中国高等植物图鉴》收载的刺儿菜 *Cephalanoplos segetum* (Bge.) Kitam 与大刺儿菜 *Cephalanoplos setosum* (Willd.) Kitam.。《中国植物志》第 78 (1) 卷将刺儿菜与大刺儿菜予以合并，并收载其名称为刺儿菜 *Cirsium setosum* (Willd.) MB.。FOC 将此两种类型合并，并作为丝路蓟 *Cirsium arvense* (L.) Scop. 的变种处理，收载其拉丁学名为 *Cirsium arvense* var. *integrifolium* C. Wimm. et Grabowski。

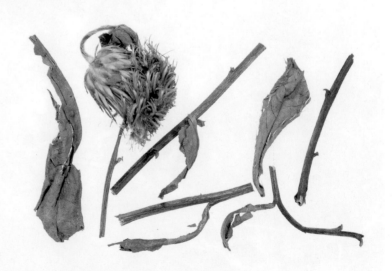

菊科 Compositae 泥胡菜属 Hemistepta

泥胡菜
Hemistepta lyrata (Bge.) Bge.

| **植物别名** | 苦马菜、苦郎头、石灰菜。

| **药材名** | 泥胡菜（药用部位：全草或根）。

| **形态特征** | 二年生草本。茎直立，高 30 ～ 80cm，具纵条纹，光滑或具蛛丝状毛。基部叶呈莲座状，具柄，叶片倒披针形或倒披针状椭圆形，长 7 ～ 15cm，提琴状羽状分裂，顶裂片较大，三角形，有时 3 裂，侧裂片 7 ～ 8 对，裂片长圆状倒披针形，上面绿色，下面被白色蛛丝状毛；中部叶椭圆形，基部无柄，羽状分裂；上部叶线状披针形至线形。头状花序多数在茎顶呈伞房状，具长花序梗；总苞球形，直径约 2cm，总苞片 5 ～ 8 层，外层较短，卵形，先端急尖，中层椭圆形，先端渐尖，内层线状披针形，各层苞片背面先端下具 1 紫红

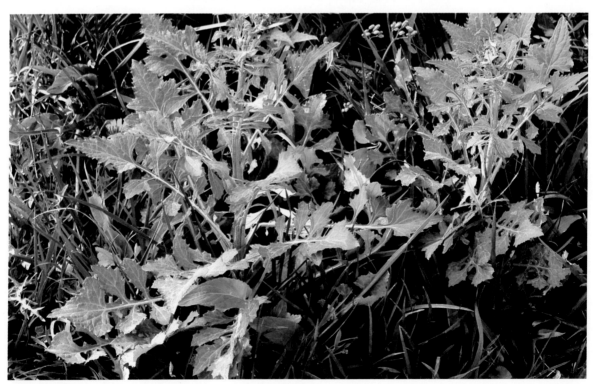

泥胡菜

色鸡冠状附片；管状花紫红色，长 13 ~ 14mm，檐部 5 裂片线形。瘦果椭圆形，长约 2mm，具纵棱；冠毛白色，2 层，长约 1cm。花期 4 ~ 5 月，果期 6 月。

| 生境分布 | 生于路边荒地、农田或水沟边。天津各地均有分布。

| 资源情况 | 野生资源丰富。药材来源于野生。

| 采收加工 | 夏、秋季采集，洗净，鲜用或晒干。

| 药材性状 | 本品全草长 30 ~ 80cm。茎具纵棱，光滑或略被绵毛。叶互生，多卷曲皱缩，完整叶片呈倒披针状卵圆形或倒披针形，羽状深裂。常有头状花序或球形总苞。瘦果圆柱形，长约 2mm，具纵棱及白色冠毛。气微，味微苦。

| 功能主治 | 辛、苦，寒。清热解毒，散结消肿。用于痔漏，痈肿疔疮，乳痈，淋巴结炎，风疹瘙痒，外伤出血，骨折。

| 用法用量 | 内服煎汤，9 ~ 15g。外用适量，捣敷；或煎汤洗。

| 附　　注 | FOC 修订泥胡菜属为 Hemisteptia，修订本种的拉丁学名为 *Hemisteptia lyrata* (Bge.) Fisch. et C. A. Mey.。

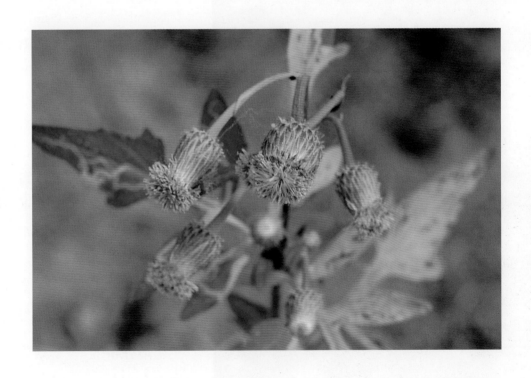

菊科 Compositae 飞廉属 *Carduus*

丝毛飞廉 *Carduus crispus* L.

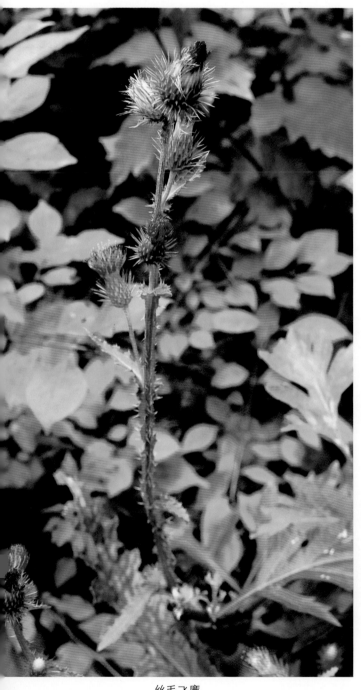

丝毛飞廉

| 植物别名 |

飞廉。

| 药 材 名 |

飞廉（药用部位：全草或根）。

| 形态特征 |

二年生草本，高30~90cm。茎具条棱，有数行纵列的绿色翅，翅具齿刺。叶互生，基部叶具短叶柄；下部叶基部下延成柄，椭圆状披针形，长5~15cm，宽2~4cm，羽状深裂，先端刺尖，上面绿色被微毛或无毛，下面初被蛛丝状毛；上部叶无柄，渐小。头状花序常2~3聚生枝端，直径1.5~2.5cm；总苞钟状，长约2cm；总苞片多层，外层较内层短，中层线状披针形，呈刺状，向外反曲；花管状，两性，花冠紫红色，长约1.5cm，檐部5裂片线形，花丝被毛，花药合生，基部耳状，尾部细长，花柱细长，柱头2裂。瘦果长椭圆形，长约3mm，褐色，先端平截，基部狭；冠毛白色或灰白色，长约15mm，基部联合成环状。花果期6~8月。

| 生境分布 |

生于荒地路旁、山坡草地或田边。分布于天

津蓟州盘山、九山顶、九龙山、八仙山等地。

| **资源情况** | 野生资源一般。药材来源于野生。

| **采收加工** | 春、夏季采收全草及花，秋季挖根，鲜用或除花阴干外，其余切段晒干。

| **药材性状** | 本品茎呈圆柱形，直径 0.2 ~ 1cm，具纵棱，并附有绿色的翅，翅有针刺；质脆，断面髓部白色，常呈空洞。叶椭圆状披针形，长 5 ~ 20cm，羽状深裂，裂片边缘具刺，上面绿色，具细毛或近乎光滑，下面具蛛丝状毛。头状花序干缩，总苞钟形，黄褐色，苞片数层，线状披针形，先端长尖成刺向外反卷，内层苞片膜质，带紫色；花紫红色，冠毛刺状，黄白色。气味微弱。

| **功能主治** | 微苦，凉。祛风，清热，利湿，凉血止血，活血消肿。用于感冒咳嗽，头痛眩晕，泌尿系统感染，带下，黄疸，风湿痹痛，衄血，尿血，月经过多，功能性子宫出血，跌打损伤，疔疮疖肿，痔疮肿痛。

| **用法用量** | 内服煎汤，9 ~ 30g，鲜品 30 ~ 60g；或入丸、散；或浸酒。外用适量，煎汤洗；或鲜品捣敷；或烧存性，研末掺。

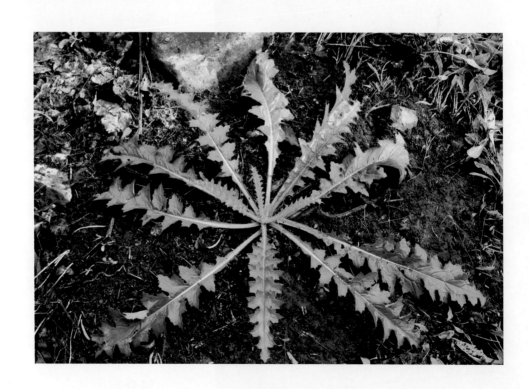

菊科 Compositae 漏芦属 Stemmacantha

漏芦

Stemmacantha uniflora (L.) Dittrich.

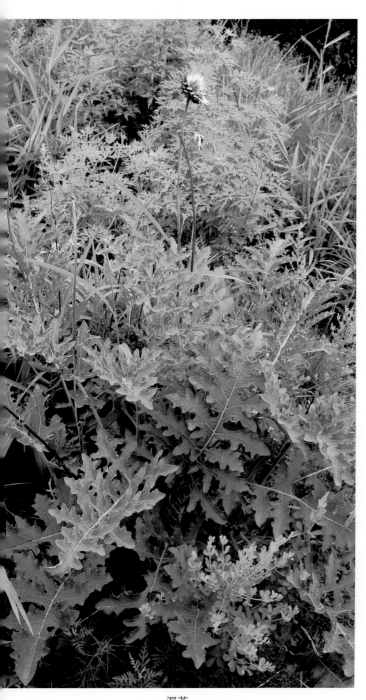

漏芦

| 植物别名 |

祁州漏芦、大花蓟、狼头花。

| 药 材 名 |

漏芦（药用部位：根）。

| 形态特征 |

多年生草本，高 30 ～ 80cm。茎直立，单一，被白色绵毛或短柔毛，基部被褐色残留的枯叶柄。叶长椭圆形，长 10 ～ 20cm，宽 2 ～ 6cm，羽状深裂至全裂，裂片长圆形至线状披针形，长 2 ～ 3cm，先端尖或钝，边缘具不规则牙齿，裂片及齿端具短尖头，两面被蛛丝状柔毛；具长叶柄，密被绵毛。头状花序单生茎顶，直径 4 ～ 6cm；总苞宽钟状，总苞片多层，淡棕褐色，覆瓦状排列，先端各有干膜质的附片，外层、中层卵形或宽卵形，掌状撕裂，内层披针形或线形；花全为管状，淡紫色，花冠筒细长筒状，长 2 ～ 3cm，檐部5 裂，裂片披针形，长约 7mm。瘦果倒圆锥形，长 5 ～ 6mm，棕褐色；冠毛淡褐色，具羽状短毛，长达 2cm。花果期 5 ～ 7 月。

| 生境分布 |

生于山间向阳山坡、草地、路旁。分布于天

津蓟州盘山、九山顶、九龙山、八仙山等地。

| 资源情况 | 野生资源丰富。药材来源于野生。

| 采收加工 | 春、秋季采挖，除去须根和泥沙，晒干。

| 药材性状 | 本品呈圆锥形或扁片块状，多扭曲，长短不一，直径 1 ~ 2.5cm；表面暗棕色、灰褐色或黑褐色，粗糙，具纵沟及菱形的网状裂隙；外层易剥落，根头部膨大，有残茎和鳞片状叶基，先端有灰白色绒毛。体轻，质脆，易折断，断面不整齐，灰黄色，有裂隙，中心有的呈星状裂隙，灰黑色或棕黑色。气特异，味微苦。

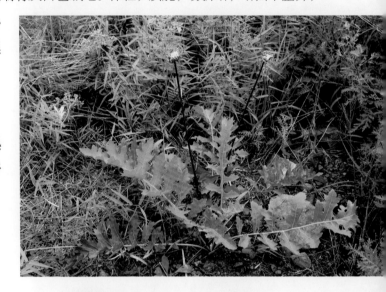

| 功能主治 | 苦，寒。归胃经。清热解毒，消痈，下乳，舒筋通脉。用于乳痈肿痛，痈疽发背，瘰疬疮毒，乳汁不通，湿痹拘挛。

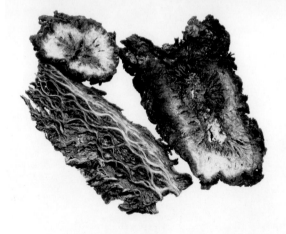

| 用法用量 | 内服煎汤，5 ~ 9g。

| 附　注 | FOC 修订本种的拉丁学名为 *Rhaponticum uniflorum* (L.) DC.。2015 年版《中国药典》一部收载本种的中文学名为祁州漏芦。

菊科 Compositae 蚂蚱腿子属 *Myripnois*

蚂蚱腿子 *Myripnois dioica* Bge.

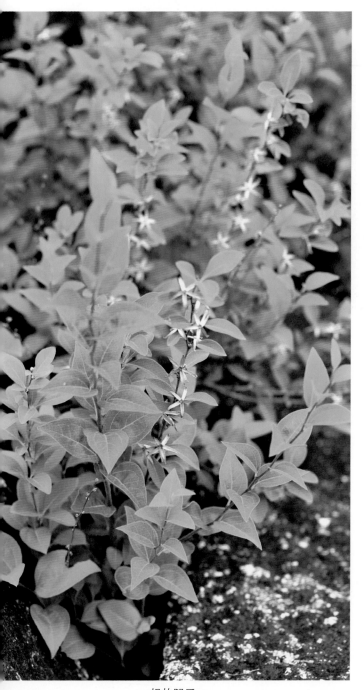

蚂蚱腿子

| 植物别名 |

万花木。

| 形态特征 |

落叶小灌木，高 60 ~ 80cm。枝多而细直，呈帚状，具纵棱，被短柔毛。叶片纸质，生于短枝上的椭圆形或近长圆形，生于长枝上的阔披针形或卵状披针形，长 2 ~ 6cm，宽 1 ~ 2cm，先端短尖至渐尖，基部圆形或楔形，全缘，幼时两面被较密的长柔毛；叶柄长 3 ~ 5mm，被柔毛，短枝上的叶无明显叶柄。头状花序近无梗或于果期有长达 8mm 的短梗，单生侧枝先端，直径 7 ~ 10mm；总苞钟形或近圆筒形，苞片 5 ~ 8；花雌性和两性异株，先叶开放，雌花花冠紫红色，长约 13mm，舌状，舌片长约 6mm，先端 3 浅裂；两性花花冠白色，管状二唇形，5 裂，裂片极不等长，先端尖，基部箭形，尾部渐狭；雌花花柱分枝外卷，先端略尖。瘦果纺锤形，长约 7mm，密被毛。花期 4 月，果期 5 ~ 6 月。

| 生境分布 |

生于阴坡石缝、林缘及灌丛。分布于天津蓟州盘山、九山顶、九龙山、八仙山等地。

| **资源情况** | 野生资源丰富。药材来源于野生。

| **附 注** | 本种民间入药，清热解毒。

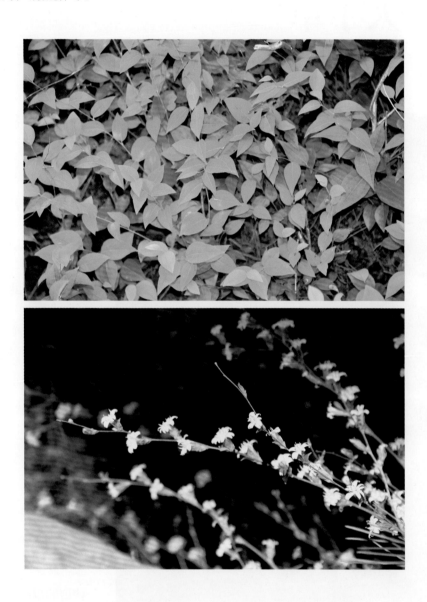

菊科 Compositae 大丁草属 Gerbera

大丁草
Gerbera anandria (L.) Sch.-Bip.

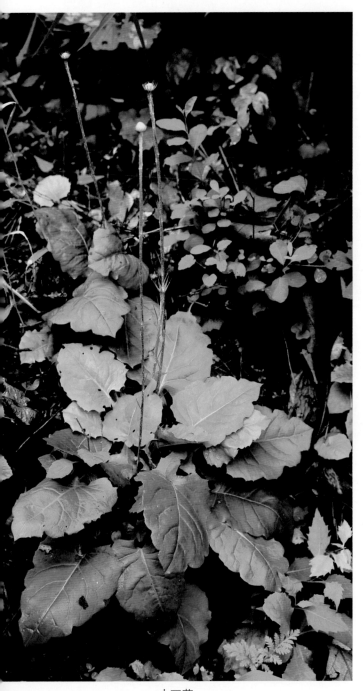

大丁草

| 植物别名 |

翻白叶。

| 药 材 名 |

大丁草（药用部位：全草）。

| 形态特征 |

多年生草本，有春、秋二型，春型株高5 ~ 10cm，秋型株高达30cm。叶基生，莲座状，宽卵形或倒披针状长椭圆形，春型的叶较小，秋型的叶较大，长2 ~ 15cm，宽1.5 ~ 5cm，先端钝圆，基部心形或渐狭成叶柄，提琴状羽状分裂，先端裂片宽卵形，有不规则圆齿，齿端有凸尖头，背面及叶柄密生白色绵毛。花茎直立，密生白色蛛丝状绵毛，后渐脱毛，苞片线形；头状花序单生，直径约2cm；春型的有舌状花和管状花，秋型的仅有管状花，总苞筒状钟形，总苞片3层，外层较短，线形，内层线状披针形；舌状花1层，雌性；管状花两性。瘦果长约5mm，两端收缩；冠毛污白色。

| 生境分布 |

生于山坡路旁、沟边、林缘、草地。分布于天津蓟州盘山、九山顶、九龙山、八仙山等地。

| 资源情况 | 野生资源丰富。药材来源于野生。

| 采收加工 | 夏、秋季采收，洗净，鲜用或晒干。

| 药材性状 | 本品卷缩成团，枯绿色。根茎短，下生多数细须根。基生叶丛生，莲座状；叶片椭圆状宽卵形，长2～5.5cm，先端钝圆，基部心形，边缘浅齿状。花葶长8～19cm，有的具白色蛛丝毛，有条形苞叶；头状花序单生，直径2cm；植株有大小之分，小植株花序边缘为舌状花，淡紫红色，中央花管状，黄色，大植株仅有管状花。瘦果纺锤形，两端收缩。气微，味辛辣、苦。

| 功能主治 | 苦，寒。清热利湿，解毒消肿。用于肺热咳嗽，湿热泻痢，热淋，风湿关节痛，痈疖肿毒，烫火伤，外伤出血。

| 用法用量 | 内服煎汤，15～30g；或泡酒。外用适量，捣敷。

| 附　注 | FOC修订大丁草属的拉丁学名为 *Leibnitzia*，修订本种的拉丁学名为 *Leibnitzia anandria* (L.) Turcz.。

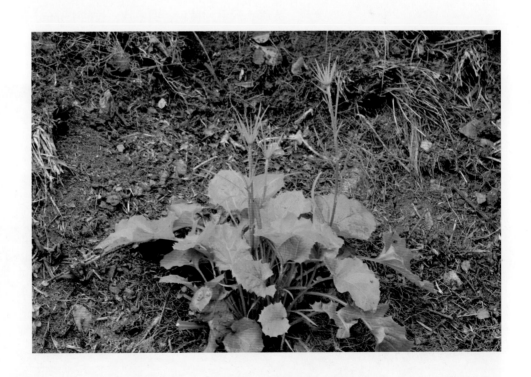

菊科 Compositae 鸦葱属 Scorzonera

桃叶鸦葱 Scorzonera sinensis Lipsch. et Krasch. ex Lipsch.

| 药 材 名 | 老虎嘴（药用部位：根）。

| 形态特征 | 多年生草本。根上部有多数纤维状叶鞘。茎单生或3～4聚生，高5～6cm或10～13cm，无毛，被白粉。基生叶披针形或宽披针形，长5～20cm，无毛，被白粉，边缘深皱状弯曲；茎生叶鳞片状，长椭圆状披针形，近无柄，半抱茎。头状花序单生茎顶，总苞筒形，长2～3cm，宽8～15mm；总苞片3～4层，先端钝，边缘膜质，无毛，外层短，三角形或宽卵形，最内层长披针形；舌状花黄色，外面玫瑰色，长2～3cm。瘦果圆柱形，长12～14mm，暗黄色，无毛，无喙；冠毛污黄色，羽毛状，长约15mm。花果期4～6月。

| 生境分布 | 生于荒地、路边、山坡草地。分布于天津蓟州盘山、九山顶、九龙山、

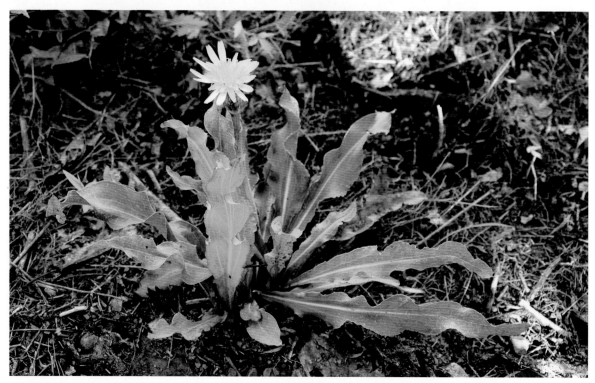

桃叶鸦葱

八仙山等地。

| **资源情况** | 野生资源丰富。药材来源于野生。

| **采收加工** | 夏季采挖，洗净，晒干。

| **功能主治** | 辛，凉。疏风散热，解毒。用于风热感冒，咽喉肿痛，乳痈，疔疮。

| **用法用量** | 内服煎汤，9～15g。

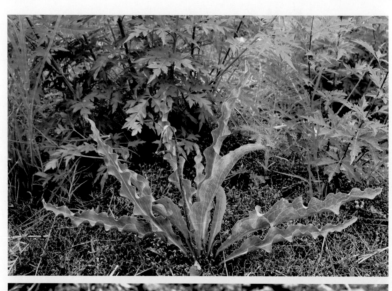

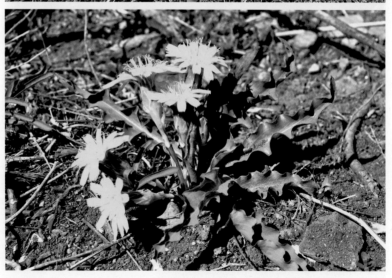

菊科 Compositae 鸦葱属 Scorzonera

鸦葱 *Scorzonera austriaca* Willd.

| **植物别名** | 罗罗葱。

| **药 材 名** | 鸦葱（药用部位：根或全草）。

| **形态特征** | 多年生草本。根圆锥形，基部具多数残存叶柄形成的棕色纤维状残叶。茎直立，高 15 ~ 30cm，不分枝，无毛。基生叶丛生，叶柄基部稍扩大成鞘，长 4 ~ 5cm，叶片披针形或线状披针形，长 7 ~ 23cm，宽 0.3 ~ 2cm，先端渐尖，基部渐狭，全缘或略成微波状，具 3 ~ 5平行脉；茎生叶较小，通常退化成鳞片状。头状花序单生茎端，总苞钟状，长 1.5 ~ 2cm，宽 0.6 ~ 1.2cm；外层总苞片三角状卵形或狭三角状披针形；舌状花黄色，舌片长约 7mm，具褐色条纹，筒部长约 5mm。瘦果圆柱形，长 12 ~ 15mm，黄褐色，稍弯曲，无毛

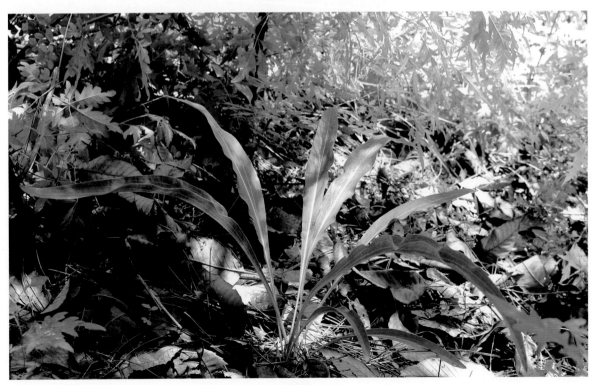

鸦葱

或仅先端被疏柔毛，具纵肋；冠毛污白色，羽状，长 12 ~ 20mm。花果期 5 ~ 7 月。

| **生境分布** | 生于山坡草地、荒地路旁。分布于天津蓟州。

| **资源情况** | 野生资源较少。药材来源于野生。

| **采收加工** | 夏、秋季采收，洗净，鲜用或晒干。

| **药材性状** | 本品呈长圆柱形，长可达20cm 以上，直径 0.6 ~ 1cm；根头部残留众多棕色毛须（叶基纤维束与维管束）；表面棕黑色，直立，上部具密集的横皱纹，全体具多数瘤状物。质较疏松，断面黄白色，有放射状裂隙。气微，味微苦、涩。

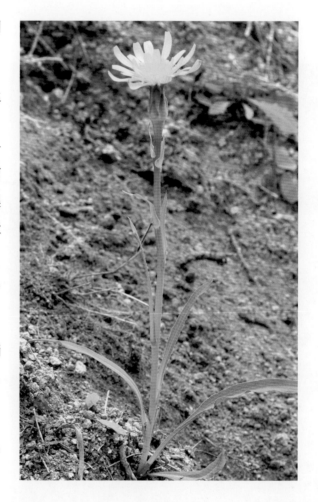

| **功能主治** | 苦、辛，寒。清热解毒，消肿散结。用于疔疮痈疽，乳痈，跌打损伤，劳伤。

| **用法用量** | 内服煎汤，9 ~ 15g；或熬膏。外用适量，捣敷；或取汁涂。

菊科 Compositae 鸦葱属 Scorzonera

华北鸦葱 *Scorzonera albicaulis* Bge.

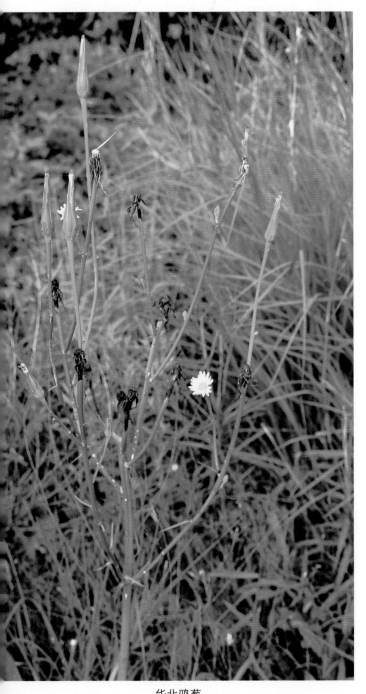

华北鸦葱

| 植物别名 |

细叶鸦葱、白茎鸦葱、笔管草。

| 药 材 名 |

丝茅七（药用部位：根）。

| 形态特征 |

多年生草本。根长圆锥形，基部无或有少数
纤维状残叶柄。茎直立，高 30 ~ 60cm，上
部分枝，中空，有沟纹，密被白色蛛丝状毛；
或脱落几乎无毛。基部叶丛生，叶柄基部稍
扩大，抱茎，叶片狭披针形或线状披针形，
长 15 ~ 28cm，宽 5 ~ 8mm，先端渐尖，基
部渐狭，全缘，具 5 ~ 8 平行脉，被蛛丝状毛；
茎生叶与基生叶相似，多数，互生。头状花
序 2 ~ 5，通常生于茎端或侧生于花序梗先
端排成伞房状，总苞圆筒形，长 2.5 ~ 4cm，
宽 8 ~ 15mm，有霉状蛛丝状毛或几无毛，
总苞片多层；舌状花黄色，长 2 ~ 2.5cm。
瘦果圆柱形，长达 2.5cm，黄褐色，稍弯，
上端狭窄成喙，具多数纵肋；冠毛污黄色，
羽状，长约 2cm。花果期 6 ~ 8 月。

| 生境分布 |

生于路旁、荒地、林缘、灌丛、沟谷、草甸。

分布于天津蓟州盘山、九山顶、九龙山、八仙山等地。

| 资源情况 |　野生资源较少。药材来源于野生。

| 采收加工 |　夏、秋季采挖，洗净，鲜用或晒干，或蒸后晒干。

| 药材性状 |　本品根呈长圆形，肉质，长 5 ~ 10cm，直径 1 ~ 1.5cm，鲜时横切面白色，并
有乳汁流出；干后表面褐色或棕黑色，纵横皱缩不平，有时呈剥裂状，先端常
有茎叶残基。气微，味微甘。

| 功能主治 |　苦，凉。清热解毒，凉血散瘀。用于风热感冒，痈肿疔毒，带状疱疹，月经不调，
乳少不畅，跌打损伤。

| 用法用量 |　内服煎汤，6 ~ 15g。外用适量，鲜品捣敷；或取茎中白汁涂。

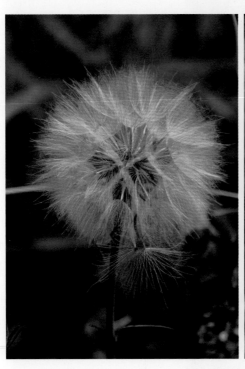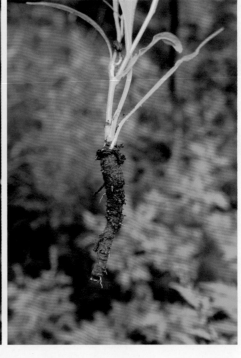

猫儿菊 *Hypochaeris ciliata* (Thunb.) Makino

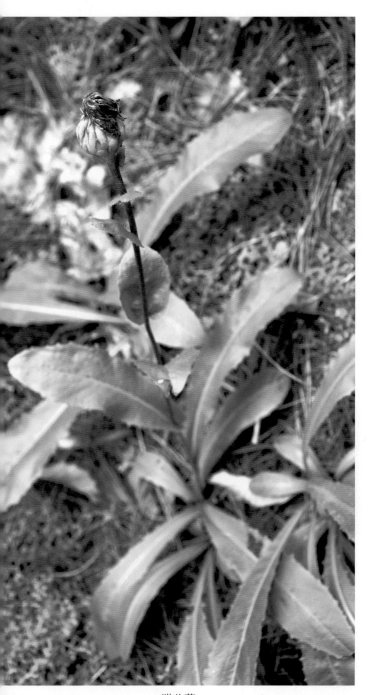

猫儿菊

| 植物别名 |

大黄菊、高粱菊、黄金菊。

| 药 材 名 |

猫儿黄金菊（药用部位：根）。

| 形态特征 |

多年生草本，高 30 ~ 65cm。茎直立，不分枝，基部有黑褐色枯叶柄。基生叶匙状长圆形或长椭圆形，长 7 ~ 18cm，宽 1 ~ 4cm，先端钝或短尖，基部渐狭成柄状，边缘有不规则小尖齿，两面疏被短硬毛或刚毛；中部叶互生，无柄，长圆形或卵状长圆形，长 6 ~ 15cm，宽 2 ~ 3cm，先端急尖，基部耳状抱茎，边缘具不规则尖齿，两面被硬毛。头状花序单生茎顶；总苞半球形，直径 2.5 ~ 3cm；总苞片 3 ~ 4 层；全为黄色舌状花，长 3cm，管部长 15 ~ 17mm，舌片先端齿裂栉齿状。瘦果长 5 ~ 8mm，淡黄褐色，无喙；冠毛黄褐色，1 层，羽毛状，长 11 ~ 12mm。花果期 6 ~ 8 月。

| 生境分布 |

生于山地林缘、草甸、山坡上。分布于天津蓟州九龙山、八仙山等地。

| **资源情况** | 野生资源稀少。药材来源于野生。

| **采收加工** | 秋、冬季采收，切片晒干。

| **功能主治** | 利水消肿。用于水肿，腹水。

| **用法用量** | 内服煎汤，10 ～ 15g。

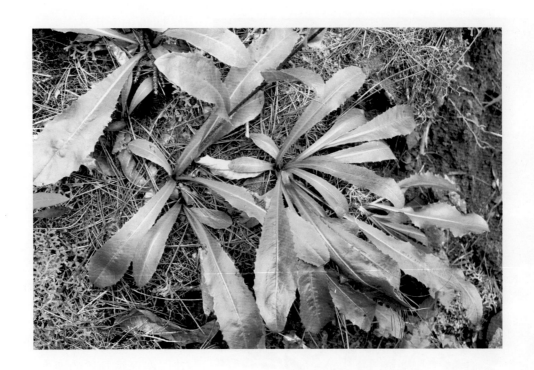

菊科 Compositae 毛连菜属 Picris

毛连菜 *Picris hieracioides* L.

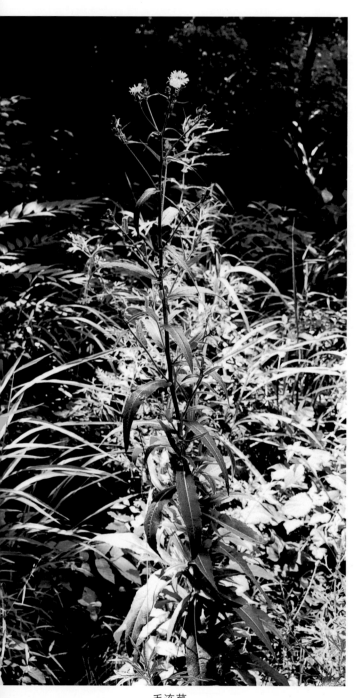

毛连菜

| 植物别名 |

枪刀菜。

| 药 材 名 |

毛柴胡（药用部位：根或全草）、毛连菜（药用部位：花序）。

| 形态特征 |

二年生草本。茎直立，高 30 ~ 80cm，密被钩状分叉的硬毛。基生叶花时枯萎；下部叶倒披针形，长 7 ~ 20cm，宽 1 ~ 3cm，先端钝尖，基部渐狭成具翅的叶柄，边缘有疏齿，两面被具钩的硬毛；中部叶披针形，无叶柄，稍抱茎；上部叶线状披针形。头状花序在枝端排成伞房状，梗长，有线形苞叶，总苞筒状钟形，长 8 ~ 12mm，宽约 10mm，总苞片 3 层，黑绿色，先端渐尖，背面被硬毛和短柔毛，外层短，线形，内层较长，线状披针形；舌状花淡黄色，长约 12mm，先端 5 齿，舌片基部疏生柔毛。瘦果纺锤形，长约 4mm，红褐色，有纵棱和横皱纹，先端有短喙；冠毛羽毛状，污白色。花期 7 ~ 10 月。

| **生境分布** | 生于山坡草地或路旁。分布于天津蓟州盘山、九山顶、九龙山、八仙山等地。

| **资源情况** | 野生资源较丰富。药材来源于野生。

| **采收加工** | 毛柴胡：夏、秋季采收，洗净，晒干。
毛连菜：夏季花开时采收，洗净，晒干。

| **功能主治** | 毛柴胡：辛，凉。清热解毒，散瘀，利尿。用于流行性感冒发热，乳痈，无名肿痛，跌打损伤，小便不利。
毛连菜：苦、咸，微温。理肺止咳，化痰平喘，宽胸。用于咳嗽痰多，咳喘，嗳气，胸腹闷胀。

| **用法用量** | 毛柴胡：内服煎汤，9 ~ 15g。外用适量，捣敷。
毛连菜：内服煎汤，3 ~ 9g。

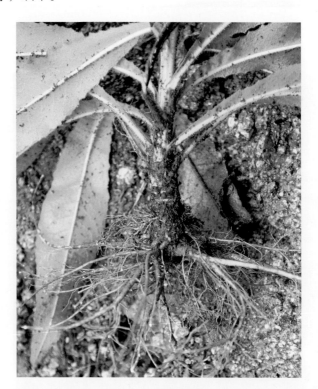

菊科 Compositae 苦苣菜属 Sonchus

苦苣菜 *Sonchus oleraceus* L.

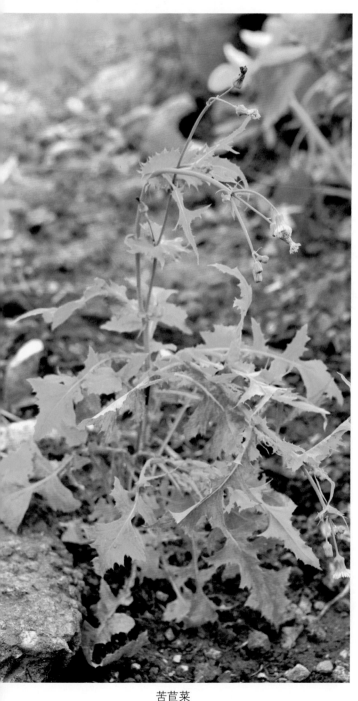

苦苣菜

| 植物别名 |

苦菜。

| 药 材 名 |

苦菜（药用部位：全草）。

| 形态特征 |

一年生或二年生草本，高 40 ～ 100cm。茎不分枝或上部分枝，具棱，茎上部通常有黑褐色腺毛。叶互生，纸质，无毛，叶柄具翅，下部叶长椭圆状披针形，长 10 ～ 20cm，宽3 ～ 6cm，羽状深裂、大头羽状全裂或羽状半裂，顶裂片大，三角形或宽心形，侧生裂片长圆形或三角形或卵形，不对称，顶裂片大或与侧裂片等大，边缘有刺状尖齿，下部叶柄有翅，基部扩大抱茎；中上部叶无柄，基部宽大，戟状耳形抱茎。头状花序数个，在茎顶呈伞房状；总花序或总苞下部初期有蛛丝状毛；总苞钟状，总苞片 3 层；舌状花黄色，两性，结实。瘦果长椭圆状倒卵形，长约 3mm，亮褐色，扁压，两面各具 3 纵肋，边缘有微齿，肋间有细皱纹；冠毛白色，长6 ～ 7mm。花果期 6 ～ 9 月。

| **生境分布** | 生于山野、荒地、路边。分布于天津蓟州、静海、滨海、武清、宁河等地。

| **资源情况** | 野生资源丰富。药材来源于野生。

| **采收加工** | 冬、春、夏季均可采收，鲜用或晒干。

| **药材性状** | 本品根呈纺锤形，灰褐色，有多数须根。茎呈圆柱形，上部呈压扁状，长45～95cm，直径4～8mm，表面黄绿色，茎基部略带淡紫色，具纵棱，上部有暗褐色腺毛；质脆，易折断，断面中空。叶互生，皱缩破碎，完整叶展平后呈椭圆状广披针形，琴状羽裂，裂片边缘有不整齐的短刺状齿。有的在茎顶可见头状花序，舌状花淡黄色，或有的已结果。气微，味微咸。

| **功能主治** | 苦，寒。归心、脾、胃、大肠经。清热解毒，凉血止血。用于肠炎，痢疾，黄疸，淋证，咽喉肿痛，痈疮肿毒，乳腺炎，吐血，衄血，咯血，尿血，便血，崩漏。

| **用法用量** | 内服煎汤，15～30g。外用适量，鲜品捣敷；或煎汤熏洗；或取汁涂搽。

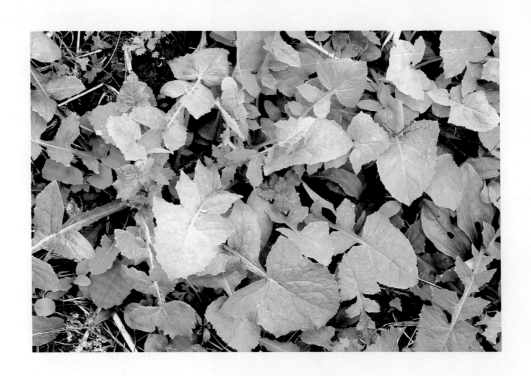

菊科 Compositae 苣荬菜属 Sonchus

苣荬菜 *Sonchus arvensis* L.

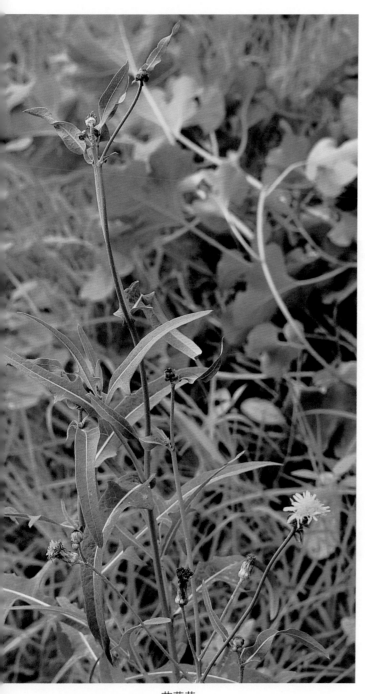

苣荬菜

植物别名

苦苣菜、败酱草、取麻菜。

形态特征

多年生草本。根茎匍匐。茎直立，高30～80cm，不分枝，无毛。叶互生，长圆状披针形，长10～20cm，宽2～5cm，先端钝圆，基部渐狭成柄；中部叶无柄，基部呈圆形耳状抱茎，侧裂片2～5对，偏斜半椭圆形、椭圆形、卵形、偏斜卵形、偏斜三角形、半圆形或耳状，顶裂片稍大，长卵形、椭圆形或长卵状椭圆形，两面无毛。头状花序数个排成伞房状；总花序梗密被蛛丝状毛或无毛；总苞钟状，长1.5～2cm，宽10～15mm；总苞片3层，外层短小，卵圆形，内层狭长，披针形；舌状花黄色，长约2cm。瘦果纺锤形，长约3mm，褐色，稍扁，两面各有5纵肋；冠毛白色，长约11mm，易脱落。花果期6～9月。

生境分布

生于山坡草地、田间、堤旁潮湿处及村舍附近。天津各地均有分布。

| **资源情况** | 野生资源丰富。药材来源于野生。

| **附　注** | （1）对于本种的分类尚存争议，各地植物志记载不一。FOC 修订本种的拉丁
学名为 *Sonchus wightianus* DC.。

（2）民间常将本种作野菜食用。苦，寒，清热解毒，用于咽喉肿痛等。河北、
天津以本种做败酱草用，称北败酱。

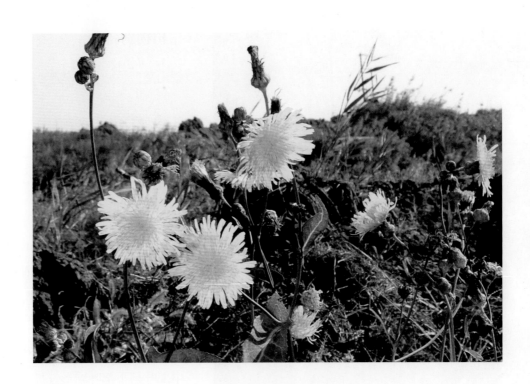

菊科 Compositae 乳苣属 Mulgedium

乳苣 *Mulgedium tataricum* (L.) DC.

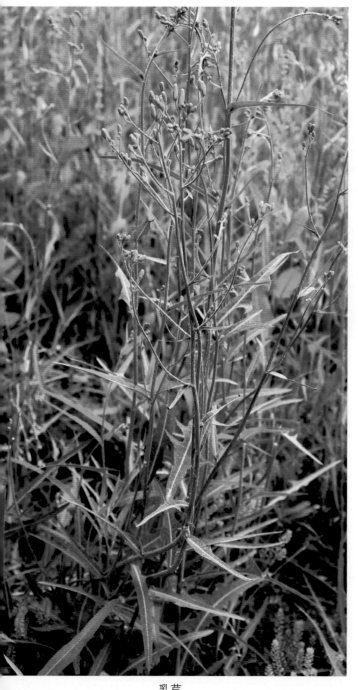

乳苣

| 植物别名 |

蒙山莴苣、紫花山莴苣。

| 药 材 名 |

苦芙（药用部位：全草）。

| 形态特征 |

多年生草本，高30～100cm，有分枝。叶质厚，稍肉质，灰绿色，下部叶长圆形或长椭圆状披针形，长8～12cm，宽1.5～3cm，先端急尖，基部渐狭，半抱茎，羽状或倒向羽状深裂或浅裂，边缘具刺状小齿，中脉明显；中部叶与下部叶同形或披针形，全缘，上部叶无柄，全缘或具刺状小齿。头状花序多数，具12～15小花，在茎顶排成开展圆锥状；总苞圆筒状，紫色或具紫色斑纹；总苞片3层，外层卵形或卵状披针形，长4～6mm，内层披针形，长约14mm，边缘膜质；舌状花紫色，舌片长约9mm。瘦果长圆形，长约2mm，灰色至黑色，稍压扁，具不明显5～7纵肋；冠毛白色，长约1cm。花果期5～8月。

| 生境分布 |

生于田野、平原、沙地及弱碱土中。分布于天津蓟州、静海、滨海、武清、宁河等地。

| **资源情况** | 野生资源丰富。药材来源于野生。

| **采收加工** | 夏、秋季采挖，除去泥土，晒干。

| **功能主治** | 苦，微寒。清热解毒，凉血止血。用于暑热烦闷，漆疮，丹毒，痈肿，痔疮，外伤出血，跌打伤痛。

| **用法用量** | 内服煎汤，15 ~ 30g；或生嚼。外用适量，捣敷；或烧灰敷；或煎汤洗。

| **附　注** | FOC 将本种归并于莴苣属（*Lactuca*），记载其拉丁学名为 *Lactuca tatarica* (L.) C. A. Mey.。

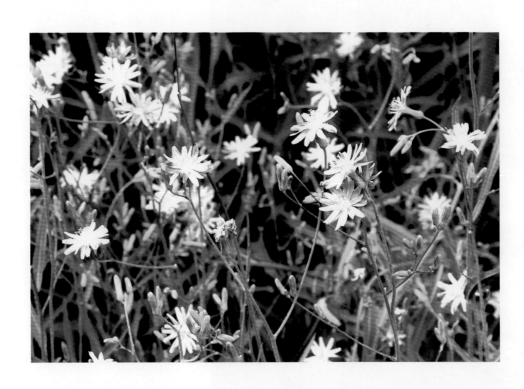

菊科 Compositae 黄鹌菜属 *Youngia*

黄鹌菜
Youngia japonica (L.) DC.

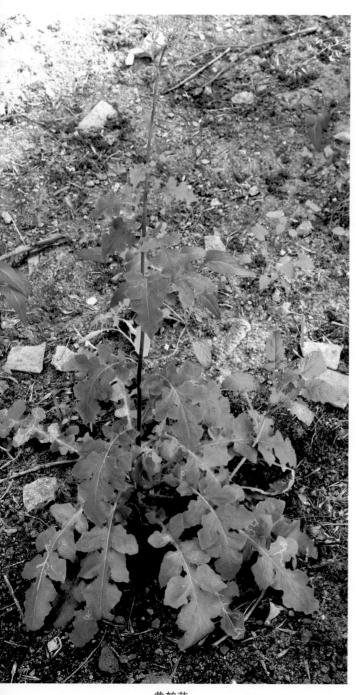

黄鹌菜

| 植物别名 |

黄鸡婆、黄瓜菜、黄花枝香草。

| 药 材 名 |

黄鹌菜（药用部位：全草或根）。

| 形态特征 |

一年生或二年生草本，高 15 ~ 80cm，有乳汁。须根肥嫩，白色。茎直立，由基部抽出1 至数枝。基部叶丛生，倒披针形、琴形或羽状半裂，长 8 ~ 14cm，宽 1 ~ 3cm，顶裂片较侧裂片稍大，侧裂片向下渐小，有深波状齿，无毛或被细软毛，叶柄具翅或有不明显的翅；茎生叶互生，少数，通常 1 ~ 2，少有 3 ~ 5，叶形同基生叶，小；上部叶小，线形，叶质薄，上面被细柔毛，下面被密细柔毛。头状花序小而窄，具长梗，排列成聚伞状圆锥花序；总苞长 4 ~ 7mm，无毛，外层苞片 5；舌状花黄色，长 4.5 ~ 10mm，花冠先端具 5 齿，花冠管长 2 ~ 2.5mm，具细短柔毛。瘦果红棕色或褐色，长约2mm，具粗细不匀的纵棱 11 ~ 13；冠毛白色，和瘦果近等长。花果期 6 ~ 7 月。

| **生境分布** | 生于山坡、山谷及山沟林缘、林下、林间草地及潮湿地、河边沼泽地、田间与荒地。分布于天津静海、滨海、武清、宁河等地。 |

| **资源情况** | 野生资源较少。药材来源于野生。 |

| **采收加工** | 春季采收全草，秋季采根，鲜用或切段晒干。 |

| **功能主治** | 甘、微苦，凉。清热解毒，利尿消肿。用于感冒，咽痛，眼结膜炎，乳痈，疮疖肿毒，毒蛇咬伤，痢疾，肝硬化腹水，急性肾炎，淋浊，血尿，带下，风湿性关节炎，跌打损伤。 |

| **用法用量** | 内服煎汤，9 ~ 15g，鲜品 30 ~ 60g；或捣汁。外用适量，鲜品捣敷；或捣汁含漱。 |

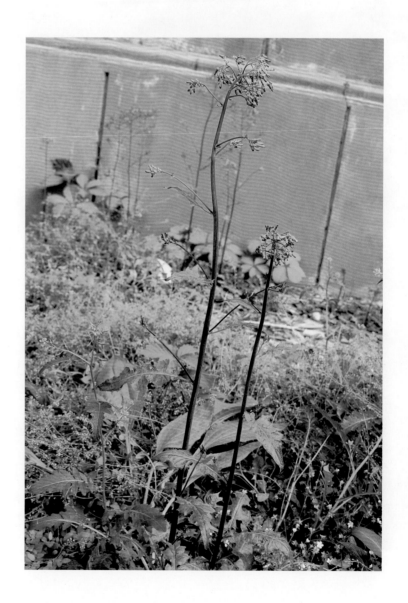

菊科 Compositae 福王草属 Prenanthes

多裂福王草 *Prenanthes macrophylla* Franch.

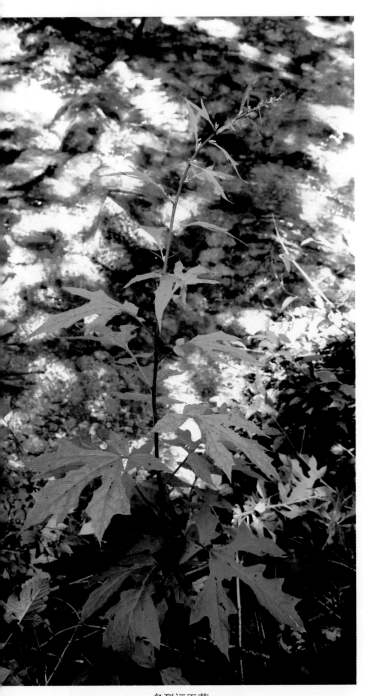

多裂福王草

| 植物别名 |

大叶盘果菊。

| 形态特征 |

多年生草本，高 80 ~ 130cm。茎直立，上部多分枝。叶质薄，掌状分裂，长 8 ~ 12cm，宽 7 ~ 11cm，先端裂片较大，卵状披针形，先端渐尖，侧生裂片 2 ~ 3 对，卵状披针形或披针形，基部通常具 1 对小裂片，有时呈耳状，边缘有疏细齿，齿端具小尖头，上面被疏短柔毛，下面沿叶脉被疏毛；上部叶渐小；叶柄具狭翅。头状花序多数，呈总状圆锥花序；总苞圆柱状，长 10 ~ 12mm，宽约 2mm；总苞片 2 层，外层卵状披针形，内层约 5，线状披针形，长 10 ~ 12mm，边缘膜质；舌状花淡紫色，舌片长 7 ~ 9mm。瘦果圆柱形，长约 3mm，具 7 ~ 8 纵肋，紫褐色；冠毛红褐色，长约 7mm。花果期 7 ~ 9 月。

| 生境分布 |

生于林下、山谷、沟边，常与盘果菊混生。分布于天津蓟州九龙山、八仙山等地。

| **资源情况** | 野生资源稀少。药材来源于野生。

| **功能主治** | 抗炎，抑菌。用于高胆固醇血症。

| **附　注** | （1）据文献记载，本种含有抗炎、抑制真菌生长、降血胆固醇、止咳、抗癌功效成分。

（2）FOC 将本种归并于耳菊属（*Nabalus*），修订本种的拉丁学名为 *Nabalus tatarinowii* subsp. *macrantha* (Stebbins) N. Kilian，修订其中文学名为多裂耳菊。

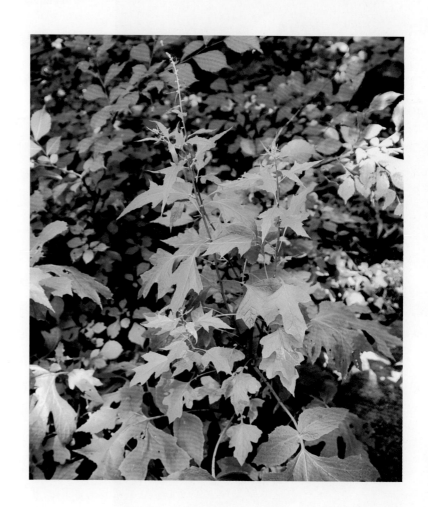

菊科 Compositae 翅果菊属 Pterocypsela

翼柄翅果菊

Pterocypsela triangulata (Maxim.) Shih

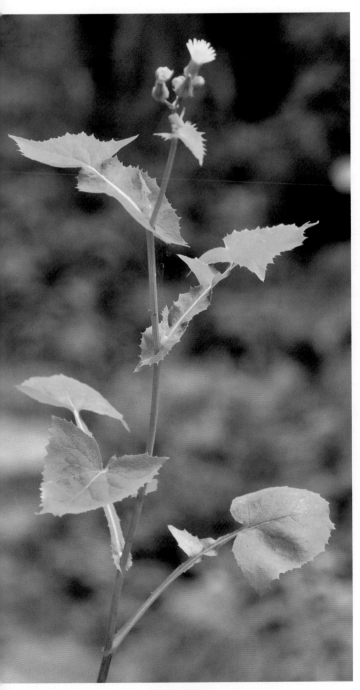

翼柄翅果菊

| 植物别名 |

翼柄山莴苣。

| 形态特征 |

二年生或多年生草本。茎高 90 ~ 130cm，单生或有时分枝。叶互生，下部叶常在花期枯萎；叶柄长，具狭翅，基部稍扩大，半抱茎；叶三角状戟形或卵形，长 13 ~ 15cm，宽 6 ~ 13cm，基部浅肾形或截形，边缘有不整齐缺刻或牙齿，两面无毛或疏被短柔毛；中部叶叶柄有宽翅，基部呈扩大戟形或耳形抱茎，叶片三角形或菱形；上部叶渐小，无柄，椭圆形、长椭圆形或披针形，基部不抱茎。头状花序在茎顶排成疏而狭的圆锥花序或总状圆锥花序，有 10 ~ 15 小花；总苞圆筒形或筒状钟形，长约 1cm，宽 5 ~ 8mm；总苞片 2 ~ 3 层，先端狭长，背部被微毛和少数短腺毛；舌状花黄色。瘦果椭圆形或宽卵形，长约 4mm，暗肉红色或黑色，每面有 1 凸起的纵肋，边缘宽，无喙；冠毛白色。花果期 7 ~ 9 月。

| 生境分布 |

生于山地林下。分布于天津蓟州。

| 资源情况 | 野生资源稀少。药材来源于野生。

| 附　　注 | （1）FOC 将本种归并于莴苣属（*Lactuca*），修订本种的拉丁学名为 *Lactuca triangulata* Maxim.。

（2）民间常食用本种的嫩茎叶，认为其具有一定药效，且发现将嫩茎叶作为青饲料喂食禽畜，可降低发病率。

菊科 Compositae 翅果菊属 *Pterocypsela*

多裂翅果菊 *Pterocypsela laciniata* (Houtt.) Shih

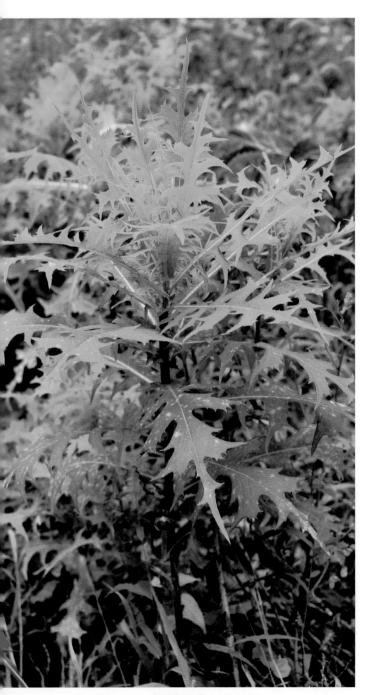

多裂翅果菊

| 植物别名 |

山莴苣、翅果菊。

| 药 材 名 |

山莴苣（药用部位：全草）。

| 形态特征 |

多年生草本。根粗厚，分枝呈萝卜状。茎单生，直立，粗壮，高 0.6 ~ 2m，上部圆锥状花序分枝，全部茎枝无毛。中下部茎叶全形倒披针形、椭圆形或长椭圆形，规则或不规则 2 回羽状深裂，长达 30cm，宽达 17cm，无柄，基部宽大，顶裂片狭线形，1 回侧裂片 5 对或更多，中上部的侧裂片较大，向下的侧裂片渐小，2 回侧裂片线形或三角形，长短不等；全部茎叶或中下部茎叶极少 1 回羽状深裂，全形披针形、倒披针形或长椭圆形，长 14 ~ 30cm，宽 4.5 ~ 8cm，侧裂片 1 ~ 6 对，镰形、长椭圆形或披针形，顶裂片线形、披针形、线状长椭圆形或宽线形；向上的茎叶渐小，与中下部茎叶同形并等样分裂或不裂而为线形。头状花序多数，在茎枝先端排成圆锥花序。总苞果期卵球形，长 1.6cm，宽 9mm；总苞片 4 ~ 5 层，外层卵形、宽卵形或卵状椭圆

形，长 4 ~ 9mm，宽 2 ~ 3mm，中、内层长披针形，长 1.4cm，宽 3mm，全部总苞片先端急尖或钝，边缘或上部边缘染红紫色；舌状小花 21，黄色。瘦果椭圆形，压扁，棕黑色，长 5mm，宽 2mm，边缘有宽翅，每面有 1 高起的细脉纹，先端急尖成长 0.5mm 的粗喙；冠毛 2 层，白色，长 8 层，几为单毛状。花果期 7 ~ 10 月。

| **生境分布** | 生于田间、草甸、河滩、河谷、洼地或海滨地区。分布于天津蓟州盘山、九山顶、九龙山、八仙山等地。

| **资源情况** | 野生资源丰富。药材来源于野生。

| **采收加工** | 春、夏季采收，洗净，鲜用或晒干。

| **药材性状** | 本品根呈圆锥形，多自顶部分枝，长 5 ~ 15cm，直径 0.7 ~ 1.7cm；先端有圆盘形的芽或芽痕；表面灰黄色或灰褐色，其细纵皱纹及横向点状须根痕；经加工蒸煮者呈黄棕色，半透明状。质坚实，较易折断，折断面近乎平坦，隐约可见不规则的形成层环纹，有时有放射状裂隙。气微臭，味微甜而后苦。茎长条形而抽皱。叶互生，无柄，叶形多变，叶缘不分裂、深裂或全裂，基部扩大成戟形半抱茎。有的可见头状花序或果序。果实黑色，有灰白色长冠毛。气微，味微甜而后苦。

| **功能主治** | 苦，寒。清热解毒，活血，止血。用于咽喉肿痛，肠痈，疮疖肿毒，宫颈炎，产后瘀血腹痛，疣瘤，崩漏，痔疮出血。

| **用法用量** | 内服煎汤，9 ~ 15g。外用适量，鲜品捣敷。

| **附　注** | FOC 认为本种叶片形状及分裂程度的变异幅度大且存在种间交叉，将其与翅果菊 [*Pterocypsela indica* (L.) Shih] 合并，归并于莴苣属（*Lactuca*），修订本种的拉丁学名为 *Lactuca indica* L.，修订其中文学名为翅果菊。

菊科 Compositae 莴苣属 Lactuca

莴笋
Lactuca sativa L. var. *angustata* Irish ex Bremer

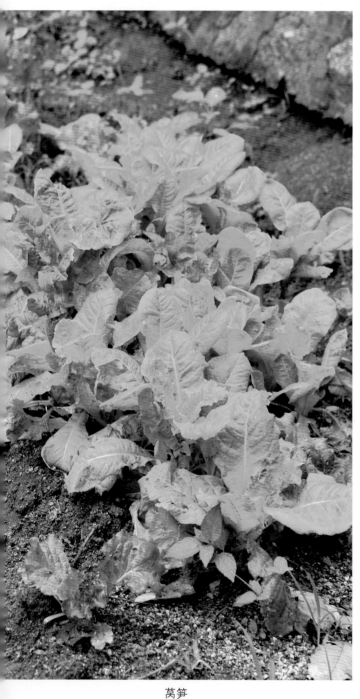

莴笋

| 植物别名 |

莴苣、莴菜、千金菜。

| 药 材 名 |

莴苣子（药用部位：果实）、莴苣（药用部位：茎叶）。

| 形态特征 |

一年生或二年生草本，高 30 ～ 100cm。茎直立，粗壮，灰白色，有白色乳汁。叶无柄，基生叶丛生，向上渐小，长圆状倒卵形，长 10 ～ 30cm，全缘或卷曲皱波状，两面无毛；茎生叶互生，椭圆形或三角状卵形，长 1 ～ 6cm，先端急尖，基部心形，耳状抱茎。头状花序多数，在茎枝先端排成伞房状圆锥花序，梗细；总苞长 8 ～ 10mm，宽 3 ～ 5mm，总苞片 3 ～ 4 层，先端钝，稍肉质，外层卵状披针形，内层长圆状线形；舌状花黄色。瘦果狭或长椭圆状倒卵形，灰色、肉红色或褐色，微压扁，每面有纵肋 7 ～ 8，上部有开展柔毛，喙细长，与果身等长或稍长；冠毛白色。花果期 5 ～ 7 月。

| 生境分布 |

分布于天津蓟州、静海、滨海、武清、宁河

等地。天津各地广泛栽培。

| **资源情况** | 栽培资源丰富。药材来源于栽培。

| **采收加工** | 莴苣子：果期果实成熟时割取地上部分，晒干，打下种子，除去杂质，贮藏于干燥通风处。

莴苣：春季嫩茎肥大时采收，多为鲜用。

| **药材性状** | 莴苣子：本品瘦果呈长椭圆形至卵圆形而扁，一端渐尖，另一端钝圆；长3~5mm，宽1~2mm；外表面灰白色、棕褐色、黑褐色，每一面具7~8形成顺直纹理的纵肋，用时可搓去外皮，多搓时即呈细毛状（纤维状）。搓去外皮后，即露出棕色的种仁，富油性。气弱，味微甘。

| **功能主治** | 莴苣子：辛、苦，微温。归胃、肝经。通乳汁，利小便，活血行瘀。用于乳汁不通，小便不利，跌打损伤，瘀肿疼痛，阴囊肿痛。

莴苣：苦、甘，凉。归胃、小肠经。利尿，通乳，清热解毒。用于小便不利，尿血，乳汁不通，虫蛇咬伤，肿毒。

| **用法用量** | 莴苣子：内服煎汤，6~15g；或研末，每次3g。外用适量，研末涂擦；或煎汤熏洗。

莴苣：内服煎汤，30~60g。外用适量，捣敷。

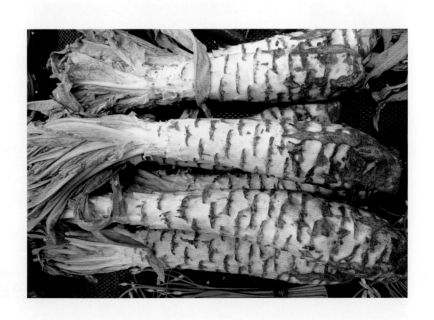

菊科 Compositae 小苦荬属 Ixeridium

中华小苦荬 Ixeridium chinense (Thunb.) Tzvel.

| 植物别名 | 山苦荬、苦菜、七托莲。

| 药 材 名 | 山苦荬（药用部位：全草或根）。

| 形态特征 | 多年生草本，高 10 ~ 40cm，无毛。茎自基部分枝很多，下部平铺或斜出，逐渐向上直立。基生叶莲座状，线状披针形或倒披针形，长 7 ~ 15cm，宽 1 ~ 2cm，先端钝或急尖，基部下延成窄叶柄，全缘或有疏生小齿或不规则羽裂；茎生叶细尖，全缘，基部不抱茎。头状花序多数，在茎顶排成伞房状，梗细；总苞圆筒状，长 7 ~ 9mm，外层总苞片短，卵形，6 ~ 8，内层线状披针形，7 ~ 8，等长；舌状花黄色、白色或变淡紫红色，20 ~ 25，长 10 ~ 12mm，舌片先端 5 齿裂。瘦果狭披针形，稍扁，红棕色，长 4 ~ 6mm，喙长 2 ~ 3mm；冠毛白色，长 4 ~ 5mm。花期 4 ~ 6 月。

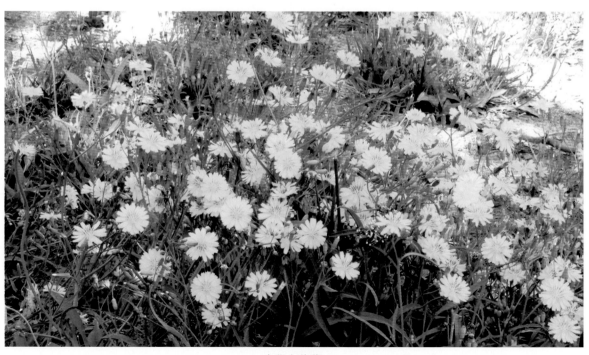

中华小苦荬

| 生境分布 | 生于路边、荒地、田间、山坡。分布于天津蓟州、静海、滨海、武清、宁河等地。

| 资源情况 | 野生资源丰富。药材来源于野生。

| 采收加工 | 早春采收，洗净，鲜用或晒干。

| 药材性状 | 本品全草长 20 ～ 40cm。茎多数，光滑无毛，基部簇状分枝。叶多皱缩，完整基生叶展平后线状披针形或倒披针形，长 7 ～ 15cm，宽 1 ～ 2cm，先端尖锐，基部下延成窄叶柄，边缘具疏小齿或不规则羽裂，有时全缘；茎生叶无叶柄。头状花序排列成疏伞房状聚伞花序，未开放的总苞呈圆筒状，长 7 ～ 9mm，总苞片 2 层，外层极小，卵形，内层线状披针形，边缘薄膜质。瘦果狭披针形，稍扁平，红棕色，具长喙，冠毛白色。气微，味苦。

| 功能主治 | 苦，寒。清热解毒，消肿排脓，凉血止血。用于肠痈，肺脓疡，肺热咳嗽，肠炎，痢疾，胆囊炎，盆腔炎，疮疖肿毒，阴囊湿疹，吐血，衄血，血崩，跌打损伤。

| 用法用量 | 内服煎汤，10 ～ 15g；或研末，每次 3g。外用适量，捣敷；或研末调涂；或煎汤熏洗。

| 附　注 | FOC 将本种归并于苦荬菜属（*Ixeris*），修订本种的拉丁学名为 *Ixeris chinensis* (Thunb.)Nakai，修订其中文学名为中华苦荬菜。

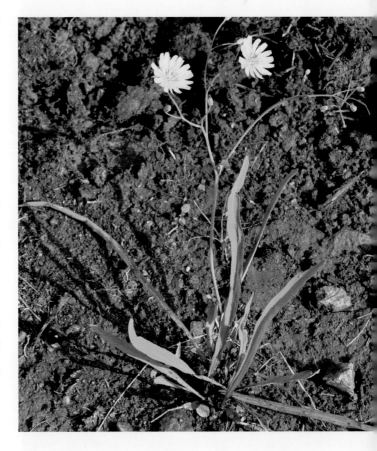

菊科 Compositae 小苦荬属 Ixeridium

抱茎小苦荬

Ixeridium sonchifolium (Maxim.) Shih

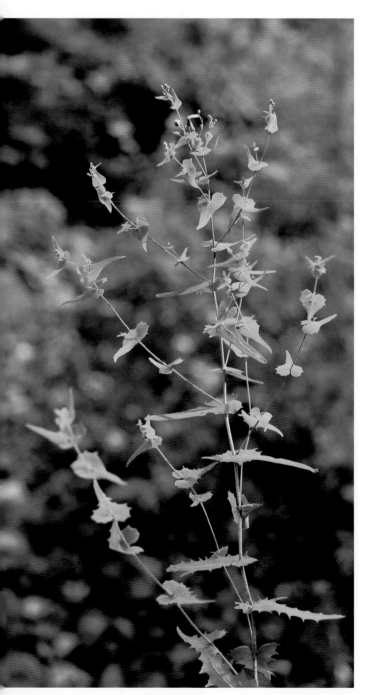

抱茎小苦荬

| 植物别名 |

抱茎苦荬菜、苦碟子、满天星。

| 药 材 名 |

苦碟子（药用部位：全草）。

| 形态特征 |

多年生草本，高 30 ~ 70cm，无毛。基生叶
多数，长圆形或倒卵状长圆形，长 3 ~ 8cm，
宽 1 ~ 3cm，先端急尖或圆钝，基部下延成
柄，边缘具锯齿或不整齐的羽状浅裂至深裂，
上面有微毛；茎生叶较小，卵状长圆形或卵
状披针形，长 2 ~ 6cm，先端锐尖或渐尖，
中部以下最宽，基部扩大成圆耳形或戟形而
抱茎，全缘或羽状分裂。头状花序多数成伞
房状，具细梗；总苞圆筒形，长 5 ~ 6mm，
宽 2 ~ 2.5mm，总苞片 2 层，无毛，外层 5，
短小，卵形，内层 8 ~ 9，较长，线状披针形，
背部具 1 中肋；舌状花黄色，长 7 ~ 8mm。
瘦果纺锤形，长 2 ~ 3mm，黑褐色，喙短，
长 0.5 ~ 0.8mm；冠毛白色，长 3 ~ 4mm。
花果期 4 ~ 7 月。

| 生境分布 |

生于山野、平原、草甸、村舍附近。分布于

天津蓟州、静海、滨海、武清、宁河等地。

| 资源情况 | 野生资源丰富。药材来源于野生。

| 采收加工 | 5 ~ 7 月采收，洗净，鲜用或晒干。

| 药材性状 | 本品长短不一。根呈倒圆锥形，具少数分枝。茎呈细长圆柱形，上部具分枝，直径 1.5 ~ 4mm，表面绿色、深绿色至黄棕色，有纵棱，无毛，节明显；质轻脆，易折断，折断时有粉尘飞出，断面略呈纤维性，外圈黄绿色，髓部呈白色。叶互生，多皱缩、破碎，完整叶展平后呈卵状长圆形，长 2 ~ 5cm，宽 0.5 ~ 2cm，先端急尖，基部耳状抱茎。头状花序，密集成伞房状，有细梗，总苞片 2 层；舌状花黄色，雄蕊 5，雌蕊 1，柱头 2 裂，子房上端具多数丝状白色冠毛。瘦果，黑色，类纺锤形。气微，味微甘、苦。

| 功能主治 | 苦、辛，寒。止痛消肿，清热解毒。用于头痛，牙痛，胃痛，手术后疼痛，跌打伤痛，阑尾炎，肠炎，肺脓肿，咽喉肿痛，痈肿疮疖。

| 用法用量 | 内服煎汤，9 ~ 15g；或研末。外用适量，煎汤熏洗；或研末调敷；或捣敷。

| 附　　注 | FOC 将本种归并于假还阳参属（*Crepidiastrum*），修订本种的拉丁学名为 *Crepi-diastrum sonchifolium* (Maxim.) Pak et Kawano，修订其中文学名为尖裂假还阳参。

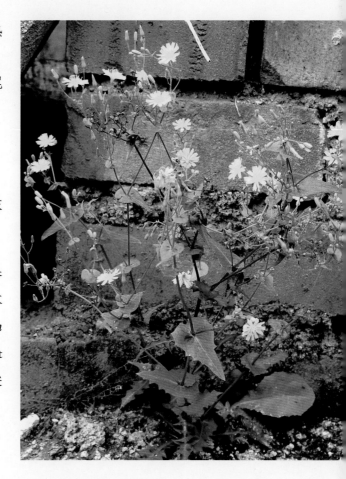

菊科 Compositae 黄瓜菜属 Paraixeris

黄瓜菜
Paraixeris denticulata (Houtt.) Nakai

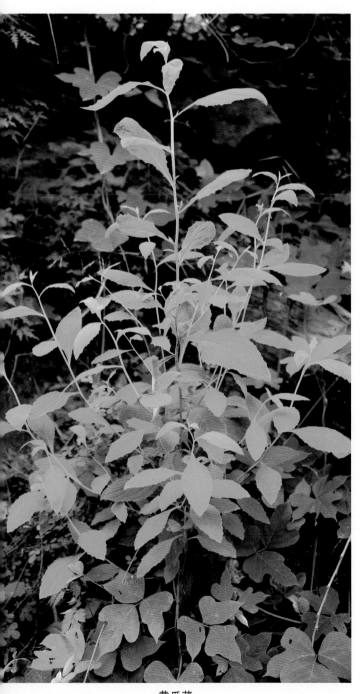

黄瓜菜

| 植物别名 |

秋苦荬、秋苦荬菜、黄花菜。

| 药 材 名 |

苦荬菜（药用部位：全草）。

| 形态特征 |

一年生或二年生草本，高 30 ～ 80cm，全株无毛，多分枝，常带紫红色。基生叶花期枯萎；下部叶及中部叶质薄，倒长卵形或倒卵状椭圆形至披针形，长 3 ～ 8cm，宽 2 ～ 3.5cm，先端锐尖或钝，基部渐狭成柄或无柄而呈耳状抱茎，中部以上最宽，边缘疏具波状浅齿，稀全缘，上面绿色，下面灰绿色，被白粉；最上部叶变小，基部耳状抱茎。头状花序多数，在茎顶成伞房状，具细梗；总苞圆筒形，长 6 ～ 8mm，宽 2 ～ 3mm，无毛；总苞片 2 层，外层 3 ～ 6，短小，卵形，内层 7 ～ 8，较长，线状披针形；花全为舌状花，黄色，10 ～ 17，长 7 ～ 9mm。瘦果纺锤形，黑褐色，长 2.5 ～ 3mm，喙长 0.2 ～ 0.4mm；冠毛白色，长 3 ～ 4mm。花果期 8 ～ 9 月。

| 生境分布 | 生于山地林缘、草甸、荒坡。分布于天津蓟州盘山、八仙山。

| 资源情况 | 野生资源较丰富。药材来源于野生。

| 采收加工 | 春季采收，鲜用或阴干。

| 药材性状 | 本品长约 50cm。茎呈圆柱形，直径 1 ~ 4mm，多分枝，光滑无毛，有纵棱；表面紫红色至青紫色；质硬而脆，断面髓部呈白色。叶皱缩，完整者展开后呈舌状卵形，长 4 ~ 8cm，宽 1 ~ 3.5cm，先端尖，基部耳状，微抱茎，边缘具不规则锯齿，无毛，表面黄绿色。头状花序着生于枝顶，黄色，冠毛白色；总苞圆筒形。果实纺锤形或圆形，稍扁平。气微，味苦、微酸、涩。

| 功能主治 | 苦，寒。清热解毒，消肿止痛。用于痈疖疔毒，乳痈，咽喉肿痛，黄疸，痢疾，淋证，带下，跌打损伤。

| 用法用量 | 内服煎汤，9 ~ 15g，鲜品 30 ~ 60g。外用适量，捣敷；或捣汁涂；或研末调搽；煎汤洗或漱。

| 附　　注 | FOC 将本种归并于假还阳参属（*Crepidiastrum*），修订本种的拉丁学名为 *Crepidiastrum denticulatum* (Houtt.)Pak et Kawano，修订其中文学名为黄瓜假还阳参。

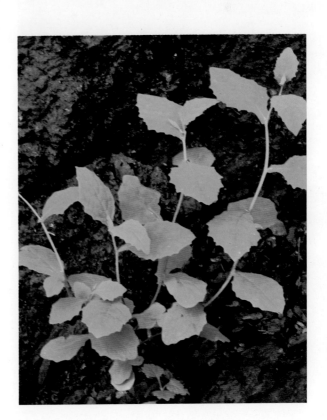

菊科 Compositae 黄瓜菜属 Paraixeris

羽裂黄瓜菜 *Paraixeris pinnatipartita* (Makino) Tzvel.

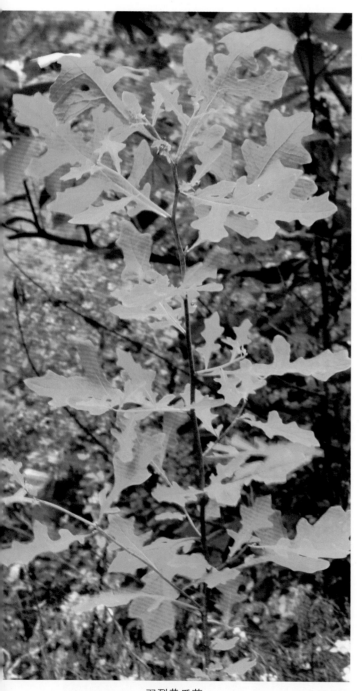

羽裂黄瓜菜

| 植物别名 |

秋苦荬、黄花菜。

| 形态特征 |

一年生草本，高 50 ～ 100cm。根垂直直伸，生多数须根。茎单生，直立，全部或下部常紫红色，中部以上极少自基部分枝，分枝开展，全部茎枝无毛。基生叶花期枯萎脱落；中下部茎叶全形椭圆形、长椭圆形或披针形，长 3 ～ 14cm，宽 1 ～ 6.5cm，羽状浅裂、半裂或深裂，有宽翼柄，柄基扩大成圆耳状抱茎，侧裂片 2 ～ 4 对，长椭圆形或斜三角形，先端急尖或圆形，边缘有锯齿、少锯齿、单齿或全缘而无齿，顶裂片三角状卵形或长椭圆形，边缘少锯齿或无齿，先端圆形或急尖；上部茎叶与接花序分枝处的叶与中、下部茎叶同形并等样分裂或不裂，基部圆耳状扩大抱茎；全部叶两面无毛。头状花序多数，在茎枝先端成伞房花序状，约含 12 舌状小花；总苞圆柱状，长 4 ～ 8mm；总苞片 2 层，外层卵形或长卵形，长 0.5 ～ 1mm，宽约 0.5mm，内层长，长椭圆形，长 7 ～ 8mm，宽 1mm，全部总苞片外面无毛，先端急尖。瘦果褐色或黑色，长椭圆形，长 2.8mm，宽 0.8mm，有 10 钝纵肋，肋上有小刺毛，向

先端渐尖成粗喙，喙长 0.4mm；冠毛白色，长 4mm，糙毛状。花果期 6 ～ 11 月。

| 生境分布 | 生于山地林缘、草甸、荒坡。分布于天津蓟州盘山、八仙山。

| 资源情况 | 野生资源较丰富。药材来源于野生。

| 附　注 | FOC 将本种归并于假还阳参属（*Crepidiastrum*），修订其拉丁学名为 *Crepidiastrum denticulatum* (Houtt.)Pak et Kawano，修订其中文学名为黄瓜假还阳参。FOC 将其与黄瓜菜合并，其应与黄瓜菜具有相似的功效。据文献记载，本种具有一定的抗菌活性。

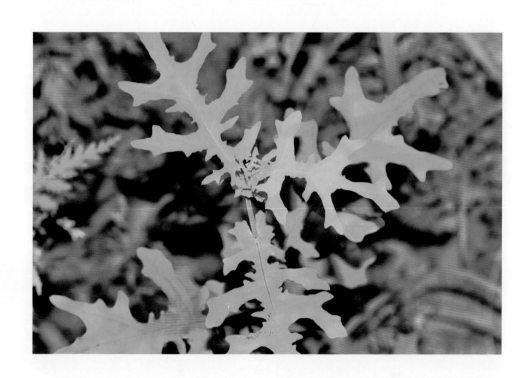

野慈姑 *Sagittaria trifolia* L.

| 植物别名 | 慈姑。

| 药 材 名 | 慈姑（药用部位：球茎）、慈姑叶（药用部位：地上部分）。

| 形态特征 | 多年生沼生或水生草本。根茎横走，末端膨大成球茎。挺水叶箭形，有长柄，20 ~ 60cm，裂片卵形至线形，宽或窄变化很大，先端的裂片长 5 ~ 15cm，先端钝或锐尖，基部两侧的裂片较先端的裂片长或短，向两侧开展。花茎高 20 ~ 80cm，总状花序顶生，花 3 ~ 5 为 1 轮，单性，下部为雌花，有短梗，上部为雄花，有细长的花梗；苞片披针形；外轮花被片 3，萼片状，卵形；内轮花被片 3，花瓣状，白色，基部常有紫斑；雄蕊多数；心皮多数，密集成球形。瘦果斜倒卵形，扁平，长 4 ~ 5mm，背腹两面有薄翅。花果期 5 ~ 10 月。

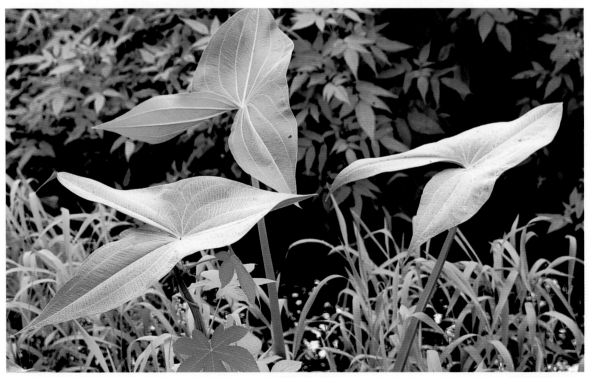

野慈姑

| **生境分布** | 生于浅水沟塘或沼泽地。分布于天津蓟州、武清。

| **资源情况** | 野生资源稀少。药材来源于野生。

| **采收加工** | 慈姑：秋季初霜后茎叶黄枯，球茎充分成熟，自此至翌春发芽前，可随时采收。采收后洗净，鲜用或晒干。

慈姑叶：夏、秋季采收，鲜用或切段晒干。

| **药材性状** | 慈姑：本品鲜品呈长卵圆形或椭圆形，长 2.2 ~ 4.5cm，直径 1.8 ~ 3.2cm；表面黄白色或黄棕色，有的微呈青紫色，具纵皱纹和横环状节，节上残留红棕色的鳞叶，鳞叶脱落后，显淡绿黄色；先端具芽，长 5 ~ 7cm，或芽脱落的圆形痕；基部钝圆或平截，切断面类白色，水分较多，富含淀粉。干品多纵切或横切成块状，切面灰白色。粉性强。气微，味微苦、甜。

| **功能主治** | 慈姑：甘、微苦、微辛，微寒。归肝、肺、脾、膀胱经。活血凉血，止咳通淋，散结解毒。用于产后血闷，胎衣不下，带下，崩漏，衄血，呕血，咳嗽痰血，淋浊，疮肿，目赤肿痛，角膜白斑，瘰疬，睾丸炎，骨膜炎，毒蛇咬伤。

慈姑叶：苦、微辛，寒。清热解毒，凉血化瘀，利水消肿。用于咽喉肿痛，黄疸，水肿，恶疮肿毒，丹毒，瘰疬，湿疹，蛇虫咬伤。

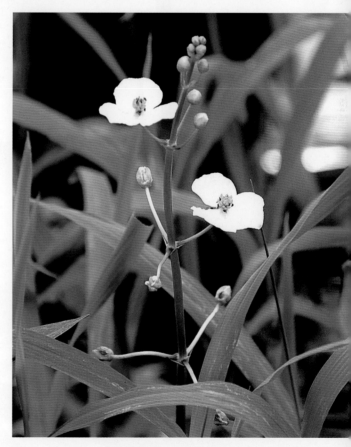

| **用法用量** | 慈姑：内服煎汤，15 ~ 30g；或绞汁。外用适量，捣敷；或磨汁沉淀后点眼。

慈姑叶：内服煎汤，10 ~ 30g；或捣汁。外用适量，研末调敷；或鲜品捣敷。

百合科 Liliaceae 芦荟属 Aloe

芦荟

Aloe vera L. var. *chinensis* (Haw.) Berg.

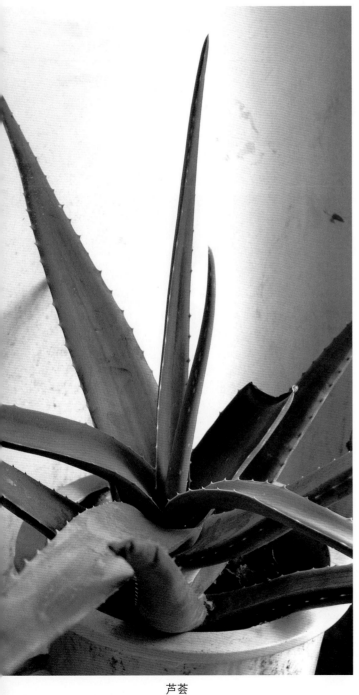

芦荟

| 植物别名 |

草芦荟。

| 药 材 名 |

芦荟（药材来源：叶汁浓缩干燥物）、芦荟根（药用部位：根）、芦荟叶（药用部位：叶）、芦荟花（药用部位：花）。

| 形态特征 |

多年生植物。茎较短。叶近簇生或稍2列（幼小植株），肥厚多汁，条状披针形，粉绿色，长15～35cm，基部宽4～5cm，先端有几个小齿，边缘疏生刺状小齿。花葶高60～90cm，不分枝或有时稍分枝；总状花序具几十朵花；苞片近披针形，先端锐尖；花点垂，稀疏排列，淡黄色而有红斑；花被长约2.5cm，裂片先端稍外弯；雄蕊与花被近等长或略长，花柱明显伸出花被外。

| 生境分布 |

栽培于温室。天津各地广泛栽培。

| 资源情况 |

栽培资源较丰富。药材来源于栽培。

| 采收加工 | 芦荟：将采收的鲜叶片切口向下直放于盛器中，取其流出的液汁干燥即成。
芦荟根：全年均可采收，切段晒干。
芦荟叶：全年均可采收，鲜用或晒干。
芦荟花：7 ~ 8 月采收，鲜用或阴干。

| 药材性状 | 芦荟：本品为不规则的块状，大小不一。

| 功能主治 | 芦荟：苦，寒。归肝、大肠经。泻下，清肝，杀虫。用于热结便秘，肝火头痛，目赤惊风，虫积腹痛，疥癣，痔瘘。
芦荟根：甘、淡，凉。清热利湿，化瘀。用于小儿疳积，尿路感染。
芦荟叶：苦、涩，寒。归肝、大肠经。泻火，解毒，化瘀，杀虫。用于目赤，便秘，白浊，尿血，小儿惊痫，疳积，烫火伤，妇女经闭，痔疮，疥疮，痈疖肿毒，跌打损伤。
芦荟花：甘、淡，凉。止咳，凉血化瘀。用于咳嗽，咯血，吐血，白浊。

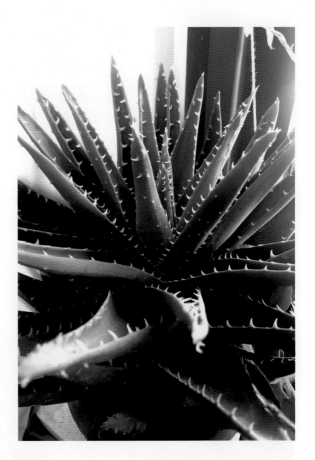

| 用法用量 | 芦荟：2 ~ 5g，宜入丸、散。外用适量，研末敷患处。
芦荟根：内服煎汤，15 ~ 30g。
芦荟叶：内服煎汤，15 ~ 30g；或捣汁。外用适量，鲜品捣敷或绞汁涂。
芦荟花：内服煎汤，3 ~ 6g。外用适量，煎汤洗。

| 附　　注 | FOC 取消本变种，修订本种的拉丁学名为 *Aloe vera* (L.) N. L. Burman。

百合科 Liliaceae 藜芦属 Veratrum

藜芦
Veratrum nigrum L.

| **植物别名** | 黑藜芦、山葱。

| **药 材 名** | 藜芦（药用部位：根及根茎）。

| **形态特征** | 多年生草本，高 60 ~ 100cm。根茎粗短，肥厚。茎直立，圆柱形，基部叶鞘枯死后多成为棕褐色的纤维残留物。叶 4 ~ 5 互生茎上，椭圆形、宽卵形或卵状披针形，长 20 ~ 25cm，宽 5 ~ 10cm，薄革质，先端锐尖或渐尖，无柄或茎上部的具短柄，两面无毛。圆锥花序；侧生总状花序近直立伸展，长 4 ~ 10cm，通常具雄花，顶生总状花序常较侧生花序长 2 倍以上，几乎全部着生两性花；总轴和分枝轴密生白色绵毛，小花多数，密生，紫黑色；花梗长 1 ~ 6mm，被绵毛；花被片长圆形，先端钝，基部略收缩，全缘；雄蕊长为花被片的一半；子房无毛。蒴果三棱状卵圆形，长 1.5 ~ 2cm，室间

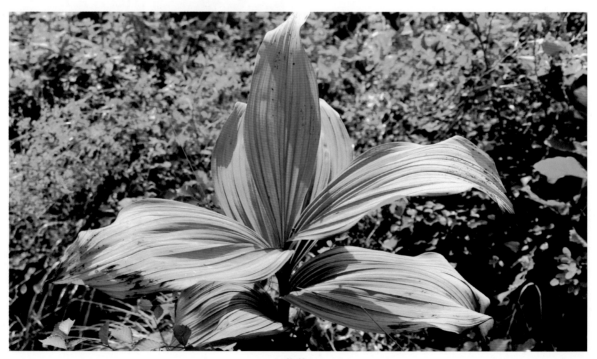

藜芦

开裂；种子扁平，周围有膜质翅。花果期 7 ~ 9 月。

| **生境分布** | 生于山坡林下、林缘或草丛中。分布于天津蓟州盘山、九山顶、九龙山、八仙山等地。

| **资源情况** | 野生资源较少。药材来源于野生。

| **采收加工** | 5 ~ 6 月未抽花葶前采挖，除去叶，晒干或烘干。

| **药材性状** | 本品根茎呈圆柱形或圆锥形，长 2 ~ 4cm，直径 0.5 ~ 1.5cm；表面棕黄色或土黄色，先端残留叶基及黑色纤维，形如蓑衣，有的可见斜方形的网眼，下部着生 10 ~ 30 细根。根细长略弯曲，长 10 ~ 20cm，直径 0.1 ~ 0.4cm；黄白色或黄褐色，具细密的横皱纹；体轻，质坚脆，断面类白色，中心有淡黄色细木心，与皮部分离。气微，味苦、辛，有刺喉感；粉末有强烈的催嚏性。

| **功能主治** | 辛、苦，寒；有毒。归肝、肺、胃经。涌吐风痰，杀虫。用于中风痰壅，癫痫，疟疾，疥癣，恶疮。

| **用法用量** | 内服，入丸、散，0.3 ~ 0.6g。外用适量，研末，油或水调涂。

| **附　注** | 本种根茎有剧毒。

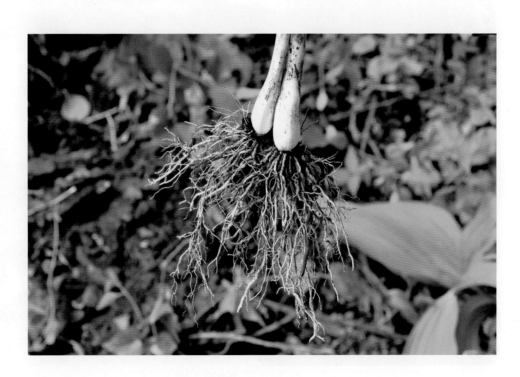

百合科 Liliaceae 油点草属 *Tricyrtis*

黄花油点草 *Tricyrtis maculata* (D. Don) Machride

| 植物别名 | 柔毛油点草、黑点草。

| 药 材 名 | 黑点草（药用部位：根或全草）。

| 形态特征 | 多年生草本。茎高可达 1m，无毛或上部被糙毛。单叶，互生，长圆形或倒卵形，长 5 ～ 12cm，宽 3 ～ 7cm，两面有毛，先端渐尖，上部叶基部心形且抱茎。二歧聚伞花序生于枝顶或上部叶腋；花梗长 1.5 ～ 2.5cm，被短糙毛及腺毛；花被片黄绿色，有紫褐色斑，长圆形，长约 15mm，水平展开，外轮 3 基部囊状。蒴果三棱状长圆形，长 2 ～ 3.5cm。花期 6 ～ 7 月，果期 8 ～ 9 月。

| 生境分布 | 生于山林下、草丛或路旁。分布于天津蓟州八仙山石洞沟。

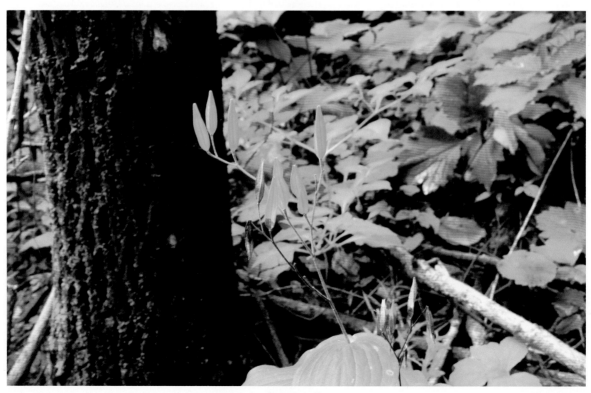

黄花油点草

| 资源情况 | 野生资源稀少。药材来源于野生。

| 采收加工 | 夏、秋季采收，洗净，捆成把，晒干或鲜用。

| 功能主治 | 甘，微寒。清热除烦，活血消肿。用于胃热口渴，烦躁不安，劳伤，水肿。

| 用法用量 | 内服煎汤，9 ~ 15g；或用酒磨汁。

| 附　注 | FOC 修订本种的拉丁学名为 *Tricyrtis pilosa* Wallich。

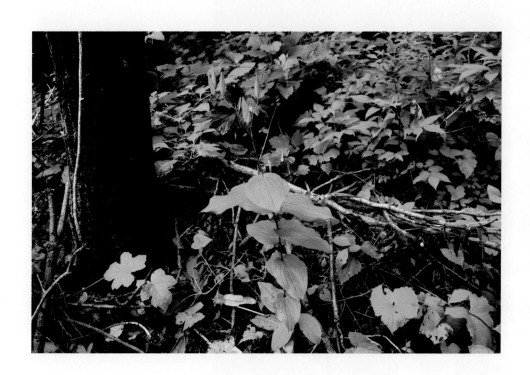

百合科 Liliaceae 知母属 Anemarrhena

知母

Anemarrhena asphodeloides Bge.

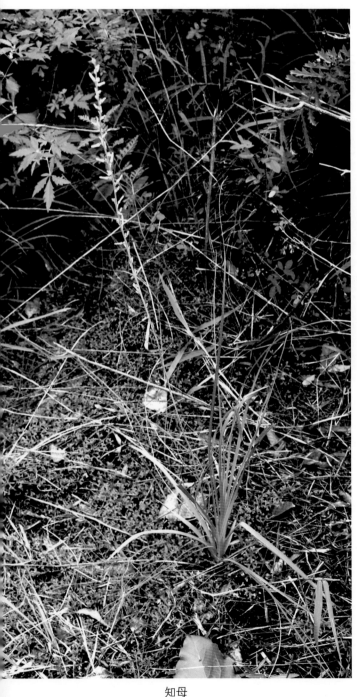

知母

| 植物别名 |

连母、穿地龙、地参。

| 药 材 名 |

知母（药用部位：根茎）。

| 形态特征 |

多年生草本。根茎直径 0.5 ~ 1.5cm，为残存的叶鞘所覆盖。须根较粗，黑褐色。叶长线形，长 15 ~ 60cm，宽 1.5 ~ 11mm，先端渐尖而呈近丝状，基部渐宽而呈鞘状，具多条平行脉，无明显中脉。花葶比叶长得多，高 60 ~ 90cm，总状花序长 20 ~ 50cm，苞片小，卵形或卵圆形，先端长渐尖；花粉红色、淡紫色至白色，花被片线形，长 5 ~ 10mm，中央具 3 脉，宿存。蒴果狭椭圆形，先端具短喙，长约 1.2cm，宽约 5mm。花期 6 ~ 7 月，果期 8 ~ 9 月。

| 生境分布 |

生于山坡、草地或路旁较干燥或向阳的地方。分布于天津蓟州盘山、黄崖关、九山顶、九龙山、八仙山等地。

| **资源情况** | 野生资源较丰富。药材来源于野生。

| **采收加工** | 春、秋季采挖，除去须根和泥沙，晒干，习称"毛知母"；或除去外皮，晒干。

| **药材性状** | 本品呈长条状，微弯曲，略扁，偶有分枝，长3～15cm，直径0.8～1.5cm，一端有浅黄色的茎叶残痕；表面黄棕色至棕色，上面有1凹沟，具紧密排列的环状节，节上密生黄棕色的残存叶基，由两侧向根茎上方生长；下面隆起而略皱缩，并有凹陷或凸起的点状根痕。质硬，易折断，断面黄白色。气微，味微甜、略苦，嚼之带黏性。

| **功能主治** | 苦、甘，寒。归肺、胃、肾经。清热泻火，滋阴润燥。用于外感热病，高热烦渴，肺热燥咳，骨蒸潮热，内热消渴，肠燥便秘。

| **用法用量** | 内服煎汤，6～12g。

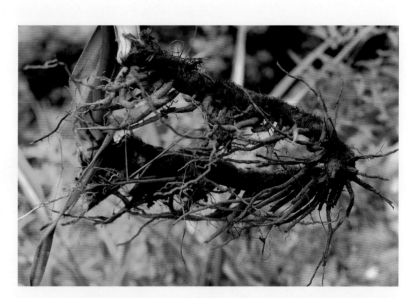

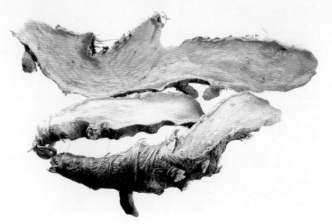

百合科 Liliaceae 玉簪属 Hosta

玉簪

Hosta plantaginea (Lam.) Aschers.

| **植物别名** | 玉香棒、白玉簪、棒玉簪。

| **药 材 名** | 玉簪花（药用部位：花）、玉簪（药用部位：叶或全草）、玉簪根（药用部位：根茎）。

| **形态特征** | 多年生草本。根茎直径 1.5 ~ 3cm。叶大，卵状心形、卵形或卵圆形，长 14 ~ 24cm，宽 8 ~ 16cm，先端渐尖，基部心形，具 6 ~ 10 对弧形脉，具长柄。花葶高于叶，长 40 ~ 80cm，花序总状，下部具 1 叶状苞，具几朵至十几朵花，苞片卵形至披针形，长 2.5 ~ 7cm，宽 1 ~ 2cm，内苞片很小，花白色，芳香；花梗长 1 ~ 1.2cm，花被长 10 ~ 13cm，管部长为裂片的 3 倍，雄蕊与花被近等长或略短，基部约 1.5 ~ 2cm 贴生于花被管上。蒴果圆柱形，长 4.5 ~ 7.5cm，

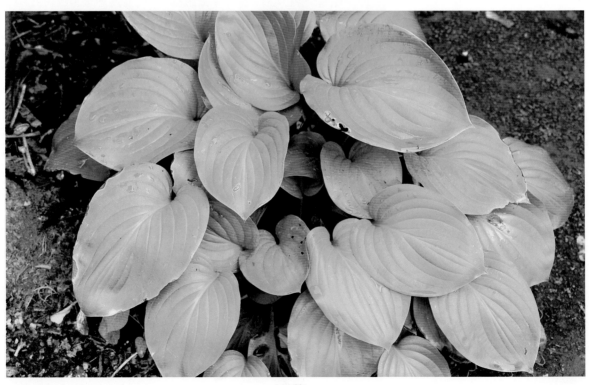

玉簪

直径约 1cm，先端尖；种子多数，边缘有翅。花果期 8 ~ 9 月。

| **生境分布** | 栽培于公园、庭院。天津各地均有栽培。

| **资源情况** | 栽培资源一般。药材来源于栽培。

| **采收加工** | 玉簪花：7 ~ 8 月花似开非开时采摘，晒干。

玉簪：夏、秋季采收，洗净，鲜用或晾干。

玉簪根：秋季采挖，除去茎叶、须根，洗净，鲜用或切片晾干。

| **药材性状** | 玉簪花：本品多皱缩成条状，完整者长 8 ~ 12.5cm。花被漏斗状，黄白色或褐色，6 裂，裂片椭圆形，先端渐尖；雄蕊 6，与花被等长，下部与花筒贴生；花柱细长，超出雄蕊。体轻，质软。气微，味微苦。

| **功能主治** | 玉簪花：苦、甘，凉；有小毒。清热解毒，利水，通经。用于咽喉肿痛，疮痈肿痛，小便不利，经闭。

玉簪：苦、辛，寒；有毒。清热解毒，散结消肿。用于乳痈，痈肿疮疡，瘰疬，毒蛇咬伤。

玉簪根：苦、辛，寒；有毒。归胃、肺、肝经。清热解毒，下骨鲠。用于痈肿疮疡，乳痈，瘰疬，咽喉肿痛，骨鲠。

| **用法用量** | 玉簪花：内服煎汤，3 ~ 6g。外用适量，捣敷。

玉簪：内服煎汤，鲜品 15 ~ 30g；或捣汁和酒。外用适量，捣敷；或捣汁涂。

玉簪根：内服煎汤，9 ~ 15g；鲜品加倍，捣汁。外用适量，捣敷。

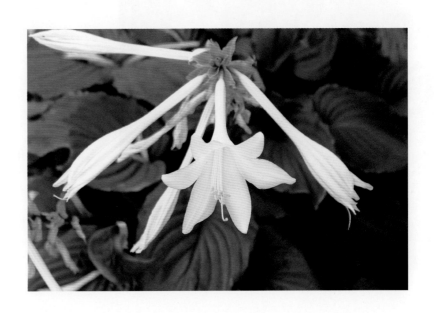

百合科 Liliaceae 萱草属 Hemerocallis

北黄花菜 *Hemerocallis lilioasphodelus* L.

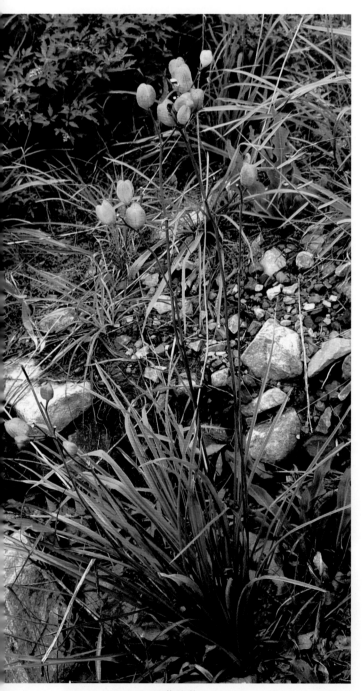

北黄花菜

| 植物别名 |

野黄花菜、黄花萱草。

| 药 材 名 |

萱草根（药用部位：根）、萱草嫩苗（药用部位：嫩苗）、金针菜（药用部位：花蕾）。

| 形态特征 |

多年生草本。根绳索状，直径 2 ~ 4mm。叶带状，长 20 ~ 70cm，宽 0.3 ~ 1.2cm。花葶长于或稍短于叶，花序分枝，常为假二歧状总状花序或圆锥花序，具 4 至多花；苞片披针形，在花序基部者长达 3 ~ 6cm，上部者长 0.5 ~ 3cm，宽 3 ~ 5mm；花梗长短不一，一般长 1 ~ 2cm；花被淡黄色，花被管一般长 1.5 ~ 2.5cm，花被裂片长5 ~ 7cm，内 3 片宽约 1.5cm。蒴果椭圆形，长约 2cm，宽约 1.5cm，或更宽。花果期6 ~ 9 月。

| 生境分布 |

生于湿草地、草甸、荒山或灌丛下。分布于天津蓟州盘山、九山顶、九龙山、八仙山等地。

| 资源情况 | 野生资源一般。药材来源于野生。

| 采收加工 | 萱草根：夏、秋季采挖，除去残茎、须根，洗净泥土，晒干。
萱草嫩苗：春季采收，鲜用。
金针菜：5 ~ 8 月花将要开放时采收，蒸后晒干。

| 药材性状 | 萱草根：本品根茎较短，根较细而多，长 5 ~ 15cm，直径 2 ~ 3mm，末端尖细，
表面灰棕色或灰黄棕色，具细密横纹，偶见末端膨大成纺锤状小块根。具韧性，
难折断，断面灰白色。

| 功能主治 | 萱草根：甘，凉；有毒。归脾、肝、膀胱经。清热利湿，凉血止血，解毒消肿。
用于黄疸，水肿，淋浊，带下，衄血，便血，崩漏，瘰疬，乳痈，乳汁不通。
萱草嫩苗：甘，凉。清热利湿。用于胸膈烦热，黄疸，小便短赤。
金针菜：甘，凉。清热利湿，宽胸解郁，凉血解毒。用于小便短赤，黄疸，胸
闷心烦，少寐，痔疮便血，疮痈。

| 用法用量 | 萱草根：内服煎汤，6 ~ 9g。外用适量，捣敷。
萱草嫩苗：内服煎汤，鲜品 15 ~ 30g。外用适量，捣敷。
金针菜：内服煎汤，15 ~ 30g；或煮汤，炒菜。外用捣敷；或研末调蜜涂敷。

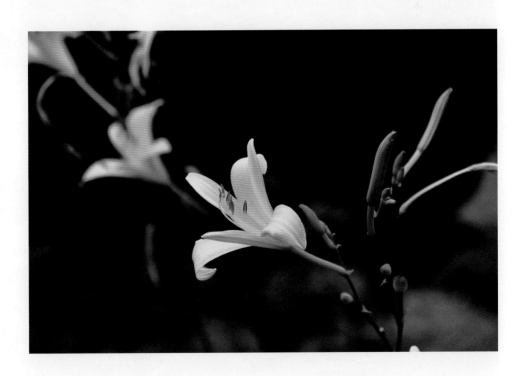

百合科 Liliaceae 萱草属 Hemerocallis

小黄花菜 *Hemerocallis minor* Mill.

| 药 材 名 | 萱草根（药用部位：根）、萱草嫩苗（药用部位：幼苗）、金针菜（药用部位：花蕾）。

| 形态特征 | 多年生草本。根绳索状，末端稍呈纺锤形。叶长 20 ~ 60cm，宽 3 ~ 15mm。花葶长于叶或近等长，花序不分枝或稀为假二歧状的分枝，常具 1 ~ 3 花，稀具 3 ~ 4 花；花梗很短；苞片卵状披针形至披针形，长 8 ~ 20mm，宽 4 ~ 8mm；花被淡黄色，花被管长 1 ~ 2.5cm，花被裂片长 4 ~ 6cm，内 3 片宽 1 ~ 2cm。蒴果椭圆形或长圆形，长 2 ~ 3cm，宽 1 ~ 1.5cm，3 瓣裂。花期 6 ~ 7 月，果期 7 ~ 8 月。

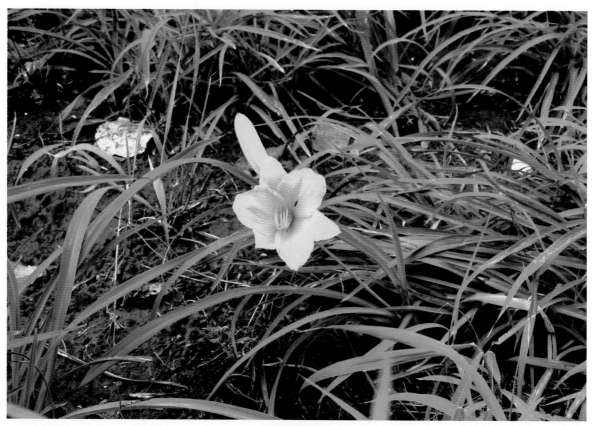

小黄花菜

| **生境分布** | 生于山坡、草地、林下或林缘。分布于天津蓟州。天津各地均有栽培。

| **资源情况** | 野生资源较少。栽培资源一般。药材来源于野生或栽培。

| **采收加工** | 见"北黄花菜"。

| **药材性状** | 见"北黄花菜"。

| **功能主治** | 见"北黄花菜"。

| **用法用量** | 见"北黄花菜"。

百合科 Liliaceae 萱草属 Hemerocallis

萱草 *Hemerocallis fulva* (L.) L.

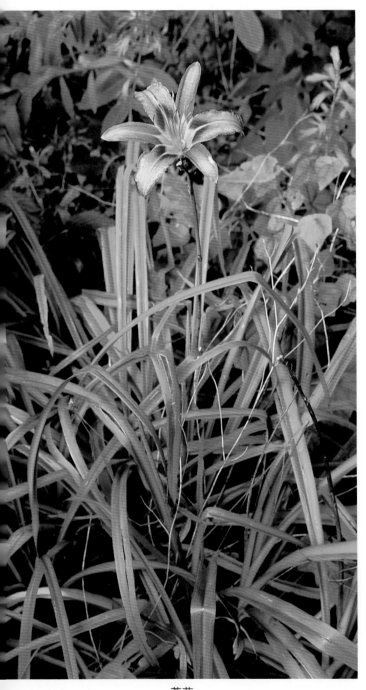

萱草

| 植物别名 |

黄花菜、黄花草、红萱。

| 药 材 名 |

萱草根（药用部位：根）、萱草嫩苗（药用部位：幼苗）、金针菜（药用部位：花蕾）。

| 形态特征 |

多年生草本。根肉质，中下部纺锤状膨大。叶长 30～80cm，宽 1.5～3.5cm，下面呈龙骨状突起。花葶粗壮，比叶长，高 60～100cm，聚伞花序组成圆锥状，具 6～12 花或更多；苞片卵状披针形；花橘红色至橘黄色，具短花梗；花被长 7～12cm，花冠管长 2～3cm，外轮花被片长圆状披针形，宽 1.2～1.8cm，内轮花被片长圆形，宽 2～3cm，下部一般有"∧"形彩斑。蒴果长圆形，具数粒种子。花果期 5～7 月。

| 生境分布 |

生于花坛、路边、庭院、公园。天津各地均有栽培。

| 资源情况 |

栽培资源丰富。药材来源于栽培。

| 采收加工 | 见"北黄花菜"。

| 药材性状 | 萱草根：本品根茎呈短圆柱形，长 1 ~ 1.5cm，直径约 1cm；有的先端留有叶残基。根簇生，多数已折断，完整的根长 5 ~ 15cm，上部直径 3 ~ 4mm，中下部膨大成纺锤形块根，直径 0.5 ~ 1cm，多干瘪抽皱，有多数纵皱及少数横纹，表面灰黄色或淡灰棕色。体轻，质松软，稍有韧性，不易折断；断面灰棕色或暗棕色，有多数放射状裂隙。气微香，味稍甜。

| 功能主治 | 见"北黄花菜"。

| 用法用量 | 见"北黄花菜"。

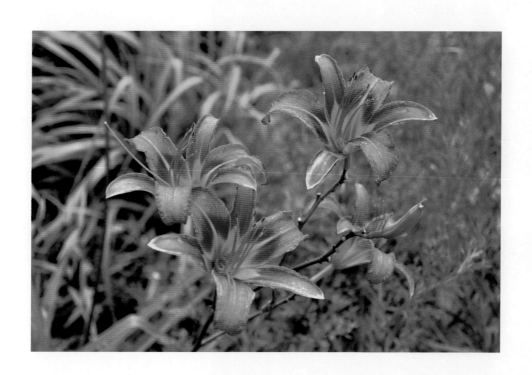

百合科 Liliaceae 百合属 Lilium

野百合

Lilium brownii F. E. Brown ex Miellez

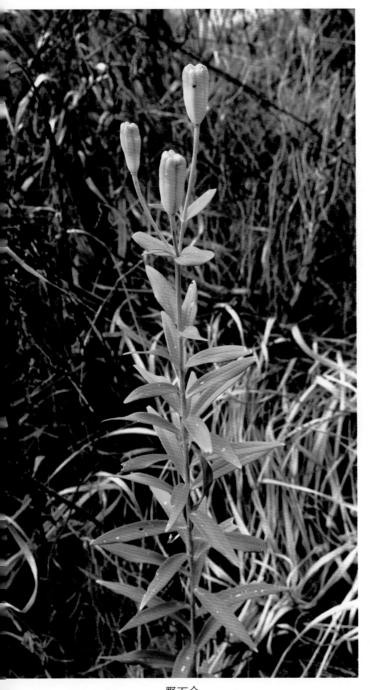

野百合

形态特征

多年生草本。鳞茎球形，直径 2 ~ 5cm，白色，鳞片披针形。茎直立，高 1m 左右，平滑，无毛。叶散生，披针形、窄披针形至条形，长 7 ~ 15cm，宽 1 ~ 2.5cm，先端渐尖，基部渐狭，全缘或波状，有 5 ~ 7 脉。花单生或几朵排成近伞形，花喇叭形，乳白色，有香气，外面稍带紫色，无斑点，向外开展或先端外弯而不卷，长 13 ~ 18cm；外轮花被片宽 2 ~ 4cm，先端尖，内轮花被片宽 4 ~ 5cm，蜜腺两边具小乳头状突起；雄蕊向上弯，花丝长 10 ~ 13cm，有柔毛，花药椭圆形，长 1.1 ~ 1.6cm，子房圆柱形，长 3.2 ~ 3.6cm，宽 4mm，花柱长 8.5 ~ 11cm，柱头 3 裂。蒴果长圆形，长 4.5 ~ 6cm，宽约 3.5cm，有棱，内含多数种子。花期 7 ~ 8 月，果期 9 月。

生境分布

生于山坡草丛中、疏林下、山沟旁；或栽培于公园。分布于天津蓟州盘山、九山顶、九龙山、八仙山等地。

资源情况

野生资源较丰富。天津偶见栽培，栽培资源

稀少。药材来源于野生或栽培。

| 附　　注 | 其肉质鳞叶作百合药用。

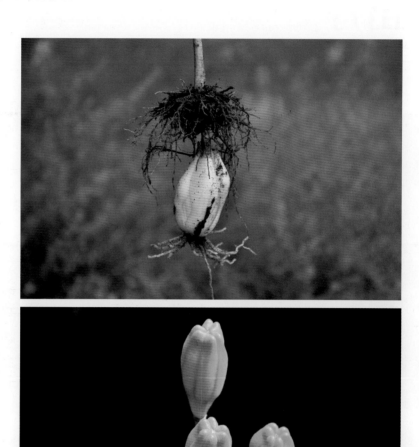

百合科 Liliaceae 百合属 *Lilium*

山丹
Lilium pumilum DC.

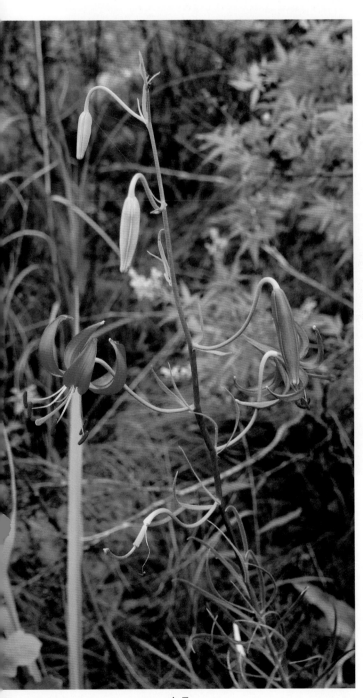

山丹

| 植物别名 |

细叶百合。

| 药 材 名 |

百合（药用部位：肉质鳞叶）、百合花（药用部位：花）、百合子（药用部位：种子）。

| 形态特征 |

多年生草本。鳞茎卵形或圆锥形，白色，鳞片长圆形或长卵形。茎高 20 ～ 70cm，有小乳头状突起。叶散生于茎的中部，线形，长 3.5 ～ 9cm，宽 1.5 ～ 3mm，边缘密被小乳头状突起，无毛，有 1 明显的中脉。花单生或数朵排成总状花序，下垂，鲜红色，通常无斑点，花被片向外反卷，长 3 ～ 5cm，宽 6 ～ 10mm，蜜腺两边有乳头状突起，花丝长 2.4 ～ 3cm，无毛，花药黄色，花粉近红色，子房圆柱形，长约 1cm，花柱长约 17mm，柱头膨大，3 裂。蒴果长圆形，长约 2cm。花期 6 ～ 7 月，果期 9 ～ 10 月。

| 生境分布 |

生于向阳山坡草地或林缘。分布于天津蓟州盘山、八仙山、九龙山、黄崖关等地。

| 资源情况 | 野生资源较丰富。药材来源于野生。

| 采收加工 | 百合：秋季采挖，洗净，剥取鳞叶，置沸水中略烫，干燥。
百合花：6～7月采摘，阴干或晒干。
百合子：夏、秋季采收，晒干备用。

| 药材性状 | 百合：本品呈长椭圆形，长2～5cm，宽1～2cm，中部厚1.3～4mm；表面黄白色至淡棕黄色，有的微带紫色，有数条纵直平行的白色维管束；先端稍尖，基部较宽，边缘薄，微波状，略向内弯曲。质硬而脆，断面较平坦，角质样。气微，味微苦。

| 功能主治 | 百合：甘，寒。归心、肺经。养阴润肺，清心安神。用于阴虚燥咳，劳嗽咯血，虚烦惊悸，失眠多梦，精神恍惚。
百合花：甘、微苦，微寒。归肺、心经。清热润肺，宁心安神。用于咳嗽痰少或黏，眩晕，心烦，夜寐不安，天疱湿疮。
百合子：甘、微苦，凉。归大肠经。清热止血。用于肠风下血。

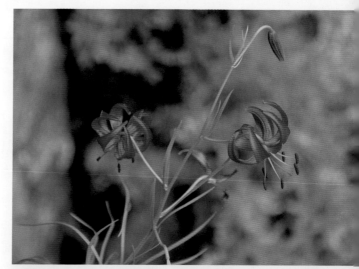

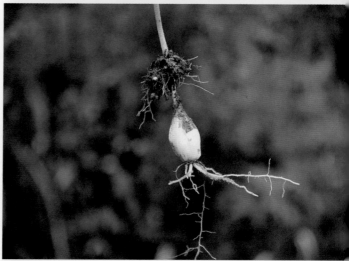

| 用法用量 | 百合：内服煎汤，6～12g。
百合花：内服煎汤，6～12g。外用适量，研末调敷。
百合子：内服研末，3～9g。

| 附　　注 | 2015年版《中国药典》一部收载本种的中文学名为细叶百合。

百合科 Liliaceae 百合属 Lilium

卷丹

Lilium lancifolium Thunb.

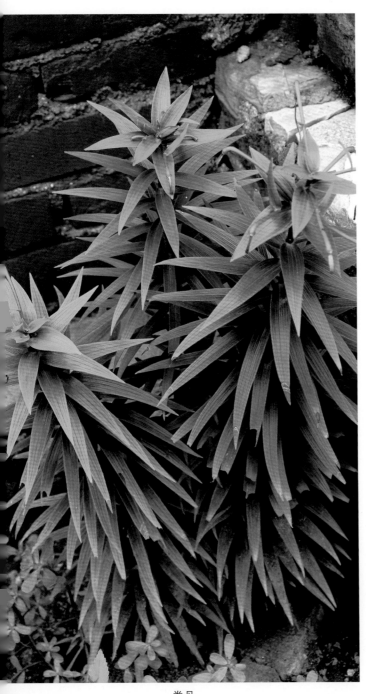

卷丹

| 植物别名 |

山百合、虎皮百合。

| 药 材 名 |

百合（药用部位：肉质鳞叶）、百合花（药用部位：花）、百合子（药用部位：种子）。

| 形态特征 |

多年生草本。鳞茎近宽球形，直径 4 ~ 8cm；鳞片宽卵形，白色。茎高 0.8 ~ 1.5m，带紫色条纹，具白色绵毛。叶散生，矩圆状披针形或披针形，长 6.5 ~ 9cm，宽 1 ~ 1.8cm，两面近无毛，有 5 ~ 7 脉，上部叶腋有珠芽。花 3 ~ 6 或更多；苞片叶状，卵状披针形，先端钝，被白绵毛；花梗长 6.5 ~ 9cm，紫色，被白色绵毛；花下垂，花被片披针形，反卷，橙红色，有紫黑色斑点，外轮花被片长 6 ~ 10cm，宽 1 ~ 2cm，内轮花被片稍宽，蜜腺两边有乳头状突起，尚有流苏状突起；雄蕊四面张开；花丝长 5 ~ 7cm，淡红色，无毛，花药矩圆形，长约 2cm；子房圆柱形，长 1.5 ~ 2cm，宽 2 ~ 3mm；花柱长 4.5 ~ 6.5cm，柱头稍膨大，3 裂。蒴果狭长卵形，长 3 ~ 4cm。花期 7 ~ 8 月，果期 9 ~ 10 月。

生境分布	生于花坛、路边、庭院、公园。
资源情况	天津偶见栽培，栽培资源稀少。药材来源于栽培。
采收加工	见"山丹"。
药材性状	见"山丹"。
功能主治	见"山丹"。
附　注	FOC 修订本种的拉丁学名为 *Lilium tigrinum* Ker-Gawl.。

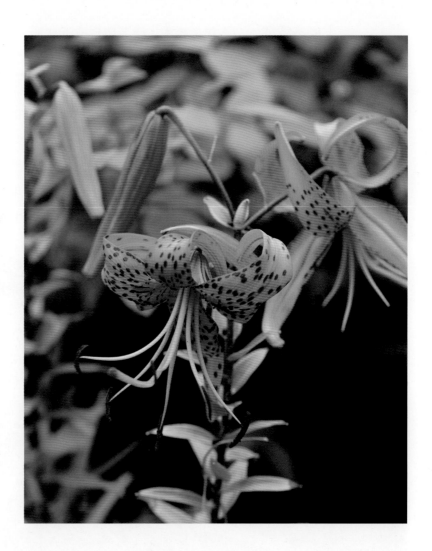

百合科 Liliaceae 绵枣儿属 Scilla

绵枣儿
Scilla scilloides (Lindl.) Druce

| **植物别名** | 石枣儿、天蒜、地枣。

| **药 材 名** | 绵枣儿（药用部位：鳞茎或全草）。

| **形态特征** | 多年生草本。鳞茎卵形或近球形，高 2 ~ 5cm，宽 1.2 ~ 3cm，外包黑褐色鳞茎皮。叶基生，2 ~ 5，狭带形，长 15 ~ 40cm，宽 2 ~ 9mm，柔软。花葶通常比叶长，总状花序具多花，长 2 ~ 20cm，花紫红色或粉红色，极少白色，直径 4 ~ 5mm；苞片线状披针形，膜质，花梗长 5 ~ 12mm，花被片近椭圆形、倒卵形或狭椭圆形，基部稍合生而呈盘状，先端钝且增厚；雄蕊生于花被片基部，稍短于花被片，花丝紫色，线状披针形，基部稍合生，中部以上变窄，边缘和背部有小乳头状突起，子房长约 2mm，基部有短柄，表面有稀疏的小乳

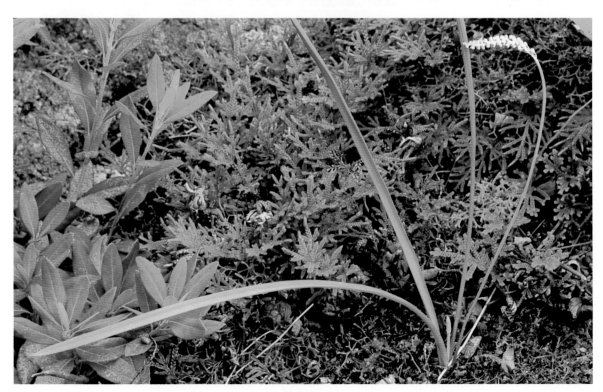

绵枣儿

头状突起，3室，每室1胚珠，花柱长约1mm。蒴果近倒卵形，3棱；种子1～3，黑色，狭倒卵形。花果期7～10月。

| 生境分布 | 生于山坡、草地、路旁、林缘。分布于天津蓟州盘山、九山顶、九龙山、八仙山等地。

| 资源情况 | 野生资源丰富。药材来源于野生。

| 采收加工 | 6～7月采收，洗净，鲜用或晒干。

| 功能主治 | 苦、甘，寒；有小毒。活血止痛，解毒消肿，强心利尿。用于跌打损伤，筋骨疼痛，疮痈肿痛，乳痈，心脏病水肿。

| 用法用量 | 内服煎汤，3～9g。外用适量，捣敷。

| 附　　注 | FOC 将绵枣儿属学名修订为 *Barnardia*，修订本种的拉丁学名为 *Barnardia japonica* (Thunb.) Schult. et J. H. Schult.。

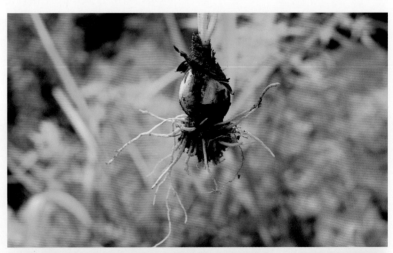

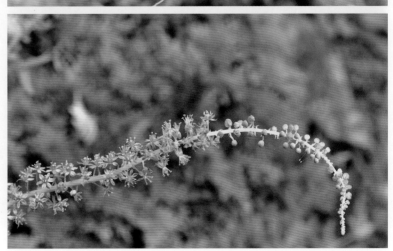

茖葱 *Allium victorialis* L.

| 植物别名 | 山葱、鹿耳葱、岩蒜。

| 药 材 名 | 茖葱（药用部位：鳞茎）。

| 形态特征 | 多年生草本，有葱的气味。鳞茎圆柱形或柱状圆锥形，单生或 2 ~ 3 聚生；外皮黑褐色，纤维质网状。叶 2 ~ 3，倒披针状椭圆形至椭圆形，长 7 ~ 18cm，宽 4 ~ 10cm，先端渐尖或具短尖，基部楔形，沿叶柄稍下延；叶柄长为叶片的 1/5 ~ 1/2。花葶圆柱形，高 25 ~ 80cm，1/4 ~ 1/2 被叶鞘；总苞 2 裂，宿存；伞形花序球形，具多而密集的花；小花梗近等长，基部无小苞片；花白色或带绿色，极少带紫色；外轮花被片舟状，长 4 ~ 5mm，宽 1.5 ~ 2mm，内轮花被片椭圆状卵形，长约 5mm，宽约 2.5mm；花丝比花被片长可达

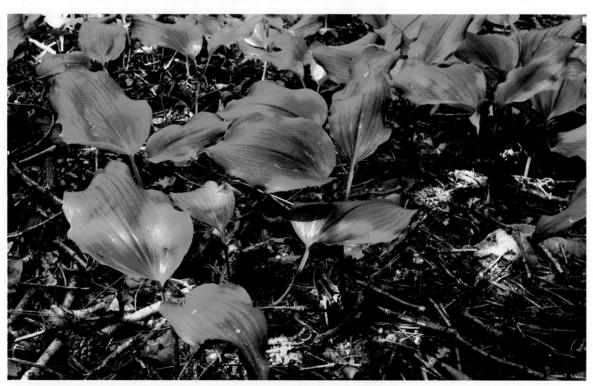

茖葱

1倍，基部合生并与花被片贴生，内轮的狭长三角形，外轮锥形；子房具3圆棱，基部变狭成长约1mm的短柄。花果期6~8月。

| **生境分布** | 生于山地林下、阴湿山坡、草地或沟边。分布于天津蓟州八仙山。

| **资源情况** | 野生资源稀少。药材来源于野生。

| **采收加工** | 夏、秋季采挖，洗净，鲜用。

| **功能主治** | 辛，温。散瘀，止血，解毒。用于跌打损伤，血瘀肿痛，衄血，疮痈肿痛。

| **用法用量** | 内服煎汤，鲜品15~30g。外用适量，捣敷。

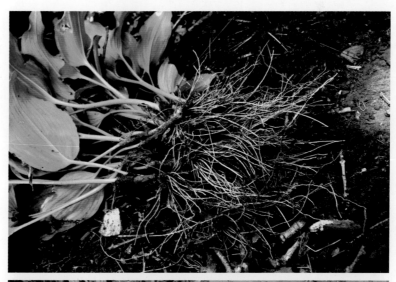

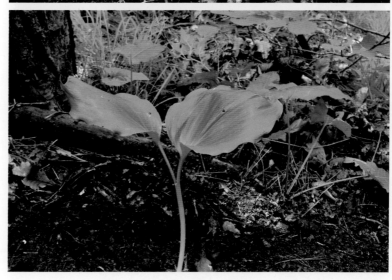

百合科 Liliaceae 葱属 Allium

韭

Allium tuberosum Rottl. ex Spreng.

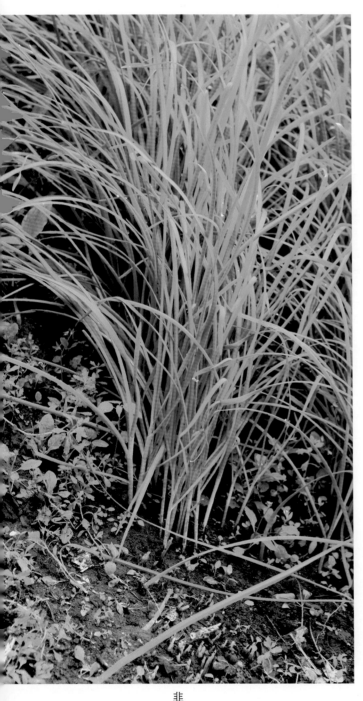

韭

| 植物别名 |

韭菜。

| 药 材 名 |

韭菜子（药用部位：种子）、韭根（药用部位：根）、韭菜（药用部位：叶）。

| 形态特征 |

多年生草本。根茎横生；鳞茎圆柱形，簇生，外皮黄褐色，破裂成纤维状。叶条形，扁平。花葶圆柱形，有 2 纵棱，高可达 60cm，较叶长，下部包有叶鞘；总苞 2 裂，宿存。伞形花序球形，疏生多数花；小花梗长为花被片的 2 ~ 4 倍，有小苞片；花白色；花被片长卵形至长圆状披针形；花丝基部合生并与花被片贴生，较花被片短，狭三角形；子房近球形。蒴果倒卵形，有 3 棱，先端内陷；种子黑色，具多棱。花果期 6 ~ 9 月。

| 生境分布 |

分布于天津蓟州、静海、滨海、武清、宁河等地。天津各地广泛栽培。

| 资源情况 |

栽培资源丰富。药材来源于栽培。

| **采收加工** | 韭菜子：秋季果实成熟时采收果序，晒干，搓出种子，除去杂质。

韭根：全年均可采收，洗净，鲜用或晒干。

韭菜：第 1 刀韭菜叶收割比较早，4 叶心即可收割，经养根施肥后，当植株长到 5 片叶收割第 2 刀；根据需要也可连续收割 5 ~ 6 刀，鲜用。

| **药材性状** | 韭菜子：本品呈半圆形或半卵圆形，略扁，长 2 ~ 4mm，宽 1.5 ~ 3mm；表面黑色，一面凸起，粗糙，有细密的网状皱纹，另一面微凹，皱纹不甚明显；先端钝，基部稍尖，有点状突起的种脐。质硬。气特异，味微辛。

| **功能主治** | 韭菜子：辛、甘，温。归肝、肾经。温补肝肾，壮阳固精。用于肝肾亏虚，腰膝酸痛，阳痿遗精，遗尿尿频，白浊带下。

韭根：辛，温。温中，行气，散瘀，解毒。用于里寒腹痛，食积腹胀，胸痹疼痛，赤白带下，衄血，疮癣，跌打损伤。

韭菜：辛，温。归肾、胃、肺、肝经。补肾，温中，行气，散瘀，解毒。用于肾虚阳痿，里寒腹痛，噎膈反胃，胸痹疼痛，衄血，吐血，尿血，痢疾，痔疮，痈疮肿毒，漆疮，跌打损伤。

| **用法用量** | 韭菜子：内服煎汤，3 ~ 9g。

韭根：内服煎汤，鲜品 30 ~ 60g；或捣汁。外用适量，捣敷；或温熨；或研末调敷。

韭菜：内服捣汁，60 ~ 120g；或煮粥、炒熟、做羹。外用适量，捣敷；煎汤熏洗；热熨。

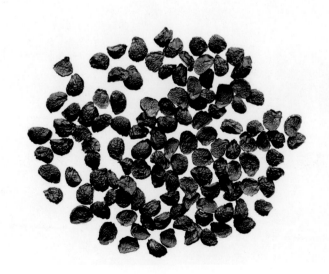

百合科 Liliaceae 葱属 Allium

葱
Allium fistulosum L.

| 植物别名 | 大葱、火葱。

| 药 材 名 | 葱实（药用部位：种子）、葱白（药用部位：鳞茎）、葱须（药用部位：须根）、葱叶（药用部位：叶）。

| 形态特征 | 多年生草本。鳞茎单生，圆柱形，稀为基部膨大的卵状圆柱形，直径 1 ~ 2cm，有时可达 5cm，外皮白色，稀淡红褐色，膜质至薄革质，不破裂。叶圆筒状，中空，向先端渐狭，约与花葶等长，直径 0.5cm 以上。花葶圆柱形，中空，高 30 ~ 100cm，中部以下膨大，向先端渐狭；总苞 2 裂，膜质；伞形花序球状，具多花，较疏散；小花梗纤细，基部无小苞片；花白色；花被片长 6 ~ 8mm，近卵形，先端渐尖，具反折的尖头，外轮的稍短；花丝等长，长为花被片的 1.5 ~ 2 倍，

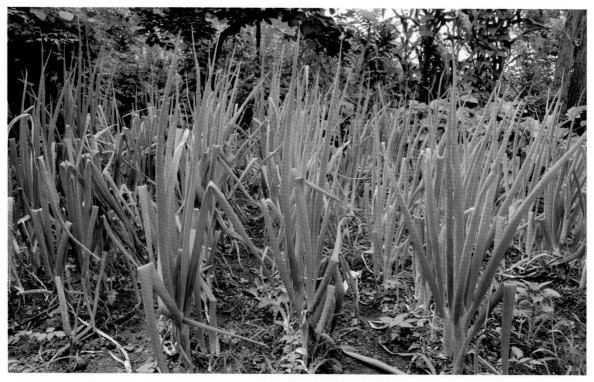

葱

锥形，在基部合生并与花被片贴生；子房倒卵形，腹缝线基部具不明显的蜜穴，花柱伸出花被外。花果期 4 ~ 7 月。

| 生境分布 | 分布于天津蓟州、静海、滨海、武清、宁河等地。天津各地广泛栽培。

| 资源情况 | 栽培资源丰富。药材来源于栽培。

| 采收加工 | 葱实：夏、秋季采收果实，晒干，搓取种子，簸去杂质。
葱白：夏、秋季采挖，除去须根、叶及外膜，鲜用。
葱须：全年均可采收，晒干。
葱叶：全年均可采收，鲜用或晒干。

| 药材性状 | 葱实：本品种子呈三角状扁卵形，一面微凹，另一面隆起，有棱线 1 ~ 2，长 3 ~ 4mm，宽 2 ~ 3mm；表面黑色，多光滑或偶有疏皱纹，凹面平滑；基部有 2 突起，较短的突起先端灰棕色或灰白色，为种脐，较长的突起先端为珠孔。纵切面可见种皮菲薄，胚乳灰白色，胚白色，弯曲，子叶 1。体轻，质坚硬。气特异，嚼之有葱味。

| 功能主治 | 葱实：辛，温。温肾，明目，解毒。用于肾虚阳毒，遗精，目眩，视物昏暗，疮痈。
葱白：辛，温。归肺、胃经。发表，通阳，解毒，杀虫。用于感冒风寒，阴寒腹痛，二便不通，痢疾，疮痈肿痛，虫积腹痛。
葱须：辛，平。归肺经。祛风散寒，解毒，散瘀。用于风寒头痛，喉疮，痔疮，冻伤。
葱叶：辛，温。归肺经。发汗解表，解毒散肿。用于感冒风寒，风水浮肿，疮痈肿痛，跌打损伤。

| 用法用量 | 葱实：内服煎汤，6 ~ 12g；或入丸、散；煮粥。外用适量，熬膏敷贴；煎汤洗。
葱白：内服煎汤，9 ~ 15g；或酒煎；煮粥食，每次可用鲜品 15 ~ 30g。外用适量，捣敷；或炒熨；或煎汤洗；蜂蜜或醋调敷。
葱须：内服煎汤，6 ~ 9g；或研末。外用适量，研末吹；或煎汤熏洗。
葱叶：内服煎汤，9 ~ 15g；或煮粥。外用适量，捣敷；或煎汤洗。

| 附　注 | 据有关资料记载，本种茎或全株的汁（葱汁）、花（葱花）均可入药。

百合科 Liliaceae 葱属 Allium

薤白

Allium macrostemon Bge.

| **植物别名** | 密花小根蒜、团葱。

| **药 材 名** | 薤白（药用部位：鳞茎）。

| **形态特征** | 多年生草本。鳞茎近球形，直径 0.7 ~ 1.8cm，基部常具小鳞茎，外皮带黑色，纸质或膜质，不破裂，内皮白色。叶半圆柱形，中空，上面具纵沟，短于花葶。花葶圆柱形，高 30 ~ 70cm，1/4 ~ 1/3 被叶鞘，总苞 2 裂，膜质，宿存；伞形花序半球形至球形，具多而密集的花或间具珠芽，有时大部或全部为珠芽，小花梗近等长，长 1 ~ 1.5cm，基部具白色膜质小苞片；花淡紫色或淡红色，花被片长圆卵形至长圆状披针形，长 4 ~ 5.5mm，宽 1.2 ~ 2mm，内轮的常较狭，花丝等长，比花被片稍长直到比其长 1/2，基部合生并与花

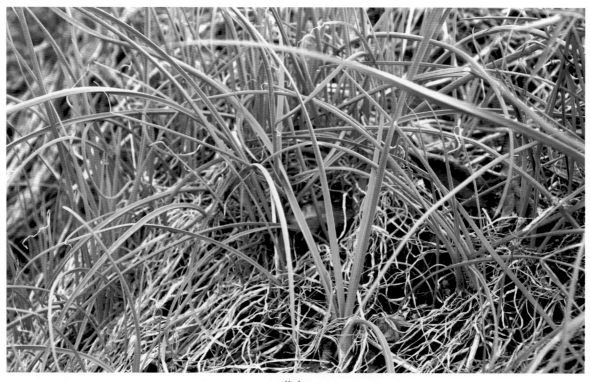

薤白

被片贴生；子房近球形，腹缝线基部具有帘的蜜穴，花柱伸出花被外。蒴果。花果期 5 ~ 7 月。

| **生境分布** | 生于山地林缘、山坡、山谷、丘陵、平原沙地或草地上。分布于天津蓟州盘山、九山顶、九龙山、八仙山等地。

| **资源情况** | 野生资源较丰富。药材来源于野生。

| **采收加工** | 夏、秋季采挖，洗净，除去须根，蒸透或置沸水中烫透，晒干。

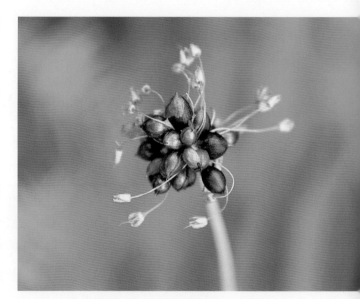

| **药材性状** | 本品呈不规则卵圆形，高 0.5 ~ 1.5cm，直径 0.5 ~ 1.8cm；表面黄白色或淡黄棕色，皱缩，半透明，有类白色膜质鳞片包被，底部有凸起的鳞茎盘。质硬，角质样。有蒜臭，味微辣。

| **功能主治** | 辛、苦，温。归心、肺、胃、大肠经。通阳散结，行气导滞。用于胸痹心痛，脘腹痞满胀痛，泻痢后重。

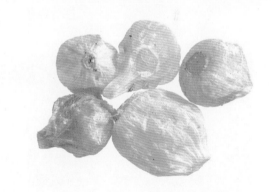

| **用法用量** | 内服煎汤，5 ~ 10g。

蒜
Allium sativum L.

| 植物别名 | 大蒜、青蒜。

| 药 材 名 | 大蒜（药用部位：鳞茎）。

| 形态特征 | 多年生草本。鳞茎球形至扁球形，通常由多数肉质瓣状的小鳞茎紧密地排列而成，外皮白色至带紫色，膜质。叶宽线形至线状披针形，扁平，比花葶短，宽可达 2.5cm。花葶圆柱形，实心，高可达 60cm，中部以下被叶鞘，总苞具 7 ~ 20cm 的长喙，早落；伞形花序密生珠芽，间有数花；小花梗纤细，基部具卵形苞片，花常为淡红色；花被片披针形至卵状披针形，长 3 ~ 4mm，内轮的较短；花丝比花被片短，基部合生并与花被片贴生，内轮的基部扩大，扩大部分每侧各具 1 齿，齿端长丝状，其长度超过花被片，外轮的锥形；

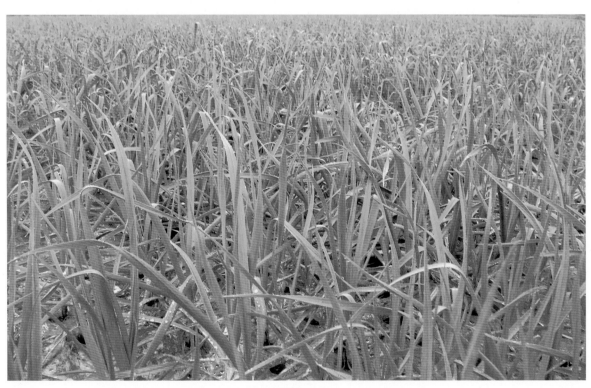

蒜

子房球状，花柱不伸出花被外。花期 7 月。

| **生境分布** | 无野生分布，天津各地广泛栽培。

| **资源情况** | 栽培资源丰富。药材来源于栽培。

| **采收加工** | 夏季叶枯时采挖，除去须根和泥沙，通风晾晒至外皮干燥。

| **药材性状** | 本品呈类球形，直径 3 ~ 6cm；表面被白色、淡紫色或紫红色的膜质鳞皮；先端略尖，中间有残留花葶，基部有多数须根痕。剥去外皮，可见独头或 6 ~ 16 瓣状小鳞茎，着生于残留花茎基周围。鳞茎瓣略呈卵圆形，外皮膜质，先端略尖，一面弓状隆起，剥去皮膜，白色，肉质。气特异，味辛辣，具刺激性。

| **功能主治** | 辛，温。归脾、胃、肺经。解毒消肿，杀虫，止痢。用于痈肿疮疡，疥癣，肺痨，顿咳，泄泻，痢疾。

| **用法用量** | 内服煎汤，9 ~ 15g。

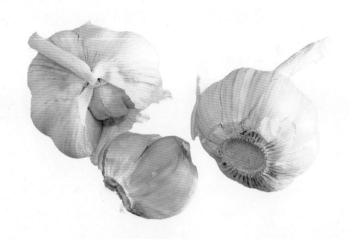

百合科 Liliaceae 丝兰属 Yucca

凤尾丝兰 *Yucca gloriosa* L.

| 药 材 名 | 凤尾兰（药用部位：花）。

| 形态特征 | 常绿木本植物。有明显的茎，常分枝，高2～4m。叶莲座状簇生，坚挺，条状披针形，长可达80cm，先端有硬刺，被白粉，幼时边缘有疏齿，老时全缘，稀有白色、分离的纤维丝。圆锥花序长可达1.5m；花乳白色或淡黄色，杯状，下垂；花被片宽卵形，长约4cm；子房上位，花柱短，柱头3裂。蒴果不开裂。花期6～9月。

| 生境分布 | 无野生分布，天津各地广泛栽培。

| 资源情况 | 栽培资源丰富。药材来源于栽培。

| 采收加工 | 花开时采摘，鲜用或晒干。

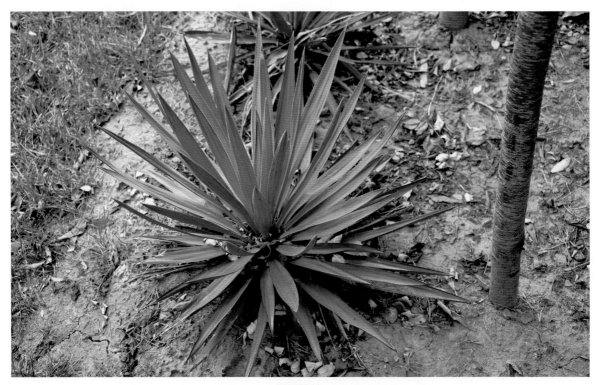

凤尾丝兰

| **功能主治** | 辛、微苦，平。止咳平喘。用于支气管哮喘，咳嗽。

| **用法用量** | 内服煎汤，3 ~ 9g。

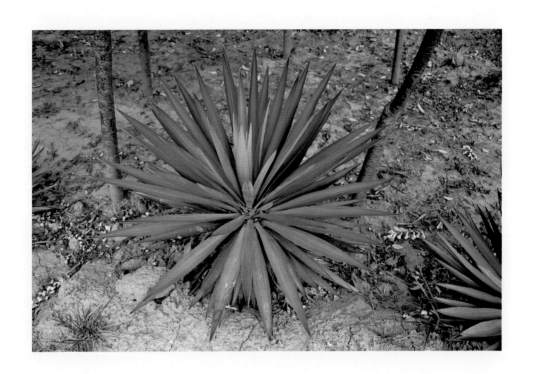

百合科 Liliaceae 铃兰属 Convallaria

铃兰 *Convallaria majalis* L.

| **植物别名** | 草玉铃、草玉兰。

| **药 材 名** | 铃兰（药用部位：全草或根）。

| **形态特征** | 多年生草本，植株全部无毛，高 18 ～ 30cm。匍匐茎细长，白色。叶通常 2，稀 3，椭圆形或卵状披针形，长 7 ～ 20cm，宽 3 ～ 8.5cm，先端尖，基部楔形下延成鞘状互抱的叶柄，叶脉弧形多条。花葶高 15 ～ 30cm，稍外弯；苞片披针形，短于花梗，花梗长 6 ～ 15mm，近先端有关节，花白色，直径 5 ～ 7mm，先端 6 裂，裂片卵状三角形，向外反卷；雄蕊 6，花丝短，生于花被筒基部，花药近矩圆形；花柱柱状，长 2.5 ～ 3mm，子房 3 室。浆果 6 ～ 12mm，成熟时红色，稍下垂；种子 4 ～ 6，扁圆形或双凸形，表面有网纹，直径 3mm。

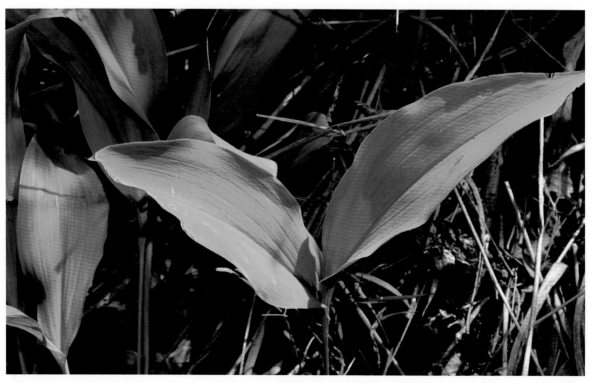

铃兰

花期 5 ~ 6 月，果期 7 ~ 8 月。

| **生境分布** | 生于山地阴坡林下潮湿处或沟边，常成片分布。分布于天津蓟州八仙山、梨木台、盘山等地。

| **资源情况** | 野生资源较丰富。药材来源于野生。

| **采收加工** | 7 ~ 9 月采挖，去除泥土，晒干。

| **药材性状** | 本品全草长 10 ~ 30cm。根茎细长，匍匐状，具多数肉质须根。叶通常 2，完整叶片椭圆形或椭圆状披针形，长 7 ~ 20cm，宽 3 ~ 8cm，全缘，先端急尖，基部楔形，叶脉平行弧形；叶柄长 8 ~ 20cm，稍呈鞘状。总状花序，偏向一侧，花白色，约 10，下垂，有香气。

| **功能主治** | 甘、苦，温；有毒。温阳利水，活血祛风。用于充血性心力衰竭，风湿性心脏病，阵发性心动过速，浮肿。

| **用法用量** | 内服煎汤，3 ~ 6g；或研末，每次 0.3 ~ 0.6g。外用适量，煎汤洗；或烧灰，研粉调敷。

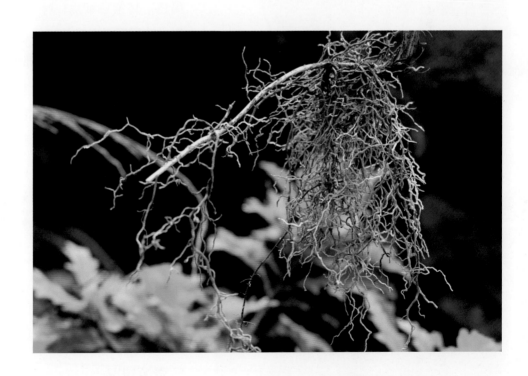

百合科 Liliaceae 蜘蛛抱蛋属 Aspidistra

蜘蛛抱蛋 *Aspidistra elatior* Bl.

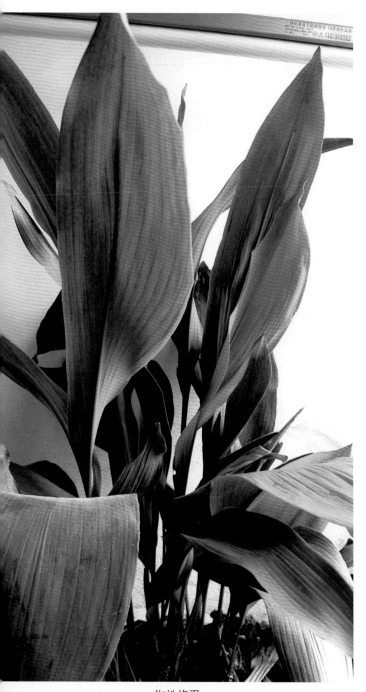

蜘蛛抱蛋

植物别名

一叶兰、一枝兰、地蜈蚣。

药材名

蜘蛛抱蛋（药用部位：根茎）。

形态特征

多年生常绿草本。根茎粗壮，直径 1cm，具节和鳞片。叶鞘 3 ~ 4，生于叶的基部，绿褐色，具紫色细点；叶单生，矩圆状披针形、披针形至近椭圆形，长 22 ~ 46cm，宽 8 ~ 11cm，先端渐尖，基部楔形；叶柄明显，粗壮，长 5 ~ 35cm。总花梗长 0.5 ~ 2cm；苞片 3 ~ 4，其中 2 枚位于花的基部，淡绿色，有时有紫色细点；花被筒长 10 ~ 12mm，裂片 8，长约 3mm，外展；雄蕊 8，生于花被筒近基部；子房几不膨大；柱头盾状膨大，圆形，紫红色，上面具 3 ~ 4 深裂。花期 4 ~ 6 月。

生境分布

无野生分布，天津各地均有栽培。

资源情况

栽培资源较少。药材来源于栽培。

| **采收加工** | 全年均可采收，除去须根及叶，洗净，鲜用或切片晒干。 |

| **药材性状** | 本品根茎粗壮，稍肉质，直径 5 ~ 10mm，外表棕色，有明显节和鳞片。 |

| **功能主治** | 辛、甘，微寒。活血止痛，清肺止咳，利尿通淋。用于跌打损伤，风湿痹痛，腰痛，经闭腹痛，肺热咳嗽，砂淋，小便不利。 |

| **用法用量** | 内服煎汤，9 ~ 15g，鲜品 30 ~ 60g；或作酒剂。外用适量，捣敷。 |

百合科 Liliaceae 鹿药属 Smilacina

鹿药

Smilacina japonica A. Gray

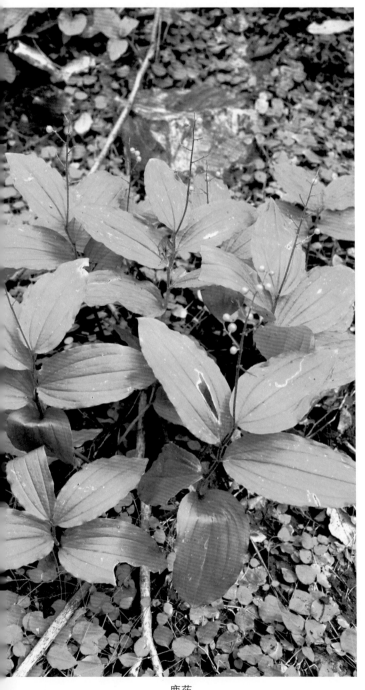

鹿药

| 植物别名 |

偏头七、九层楼、盘龙七。

| 药 材 名 |

鹿药（药用部位：根及根茎）。

| 形态特征 |

多年生草本，植株高 30 ～ 60cm。根茎横走，圆柱形，有时具膨大结节。茎中部以上被粗伏毛。叶互生，4 ～ 9，卵状椭圆形或狭矩圆形，长 6 ～ 15cm，宽 3 ～ 7cm，先端近渐尖，两面疏生粗毛或近无毛，具短柄。圆锥花序长 3 ～ 6cm，有毛，具 10 ～ 20 花；花单生，白色，花梗 2 ～ 6mm；花被片 6，离生或仅基部稍合生，矩圆形或矩圆状倒卵形，长约 3mm；雄蕊 6，长约 2mm，花丝基部贴生于花被片，花药小；花柱长 0.5 ～ 1mm，与子房近等长，柱头几不裂。浆果近球形，直径 5 ～ 6mm，成熟时红色；种子 1 ～ 2。花期 5 ～ 6 月，果期 8 ～ 9 月。

| 生境分布 |

生于林下阴湿处。分布于天津蓟州盘山、九山顶、九龙山、八仙山等地。

| 资源情况 | 野生资源较少。药材来源于野生。

| 采收加工 | 春、秋季采挖，洗净，鲜用或晒干。

| 药材性状 | 本品干燥根茎略呈结节状，稍扁，长 6 ~ 15cm，直径 0.5 ~ 1cm；表面棕色至棕褐色，具皱纹，先端有 1 至数个茎基或芽基，周围密生多数须根。质较硬，断面白色，粉性。气微，味甜、微辛。

| 功能主治 | 甘、苦，温。归肾、肝经。补肾壮阳，活血祛瘀，祛风止痛。用于肾虚阳痿，月经不调，偏正头痛，风湿痹痛，痈肿疮毒，跌打损伤。

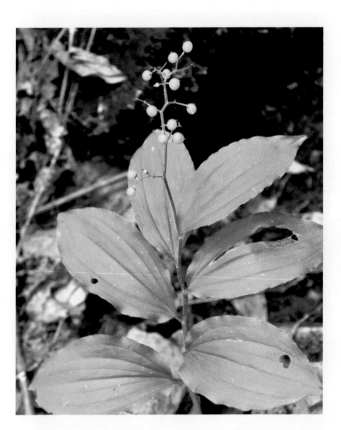

| 用法用量 | 内服煎汤，6 ~ 15g；或浸酒。外用适量，捣敷；或加热熨。

| 附　　注 | FOC 将本种归并于舞鹤草属（*Maianthemum*），修订其拉丁学名为 *Maianthemum japonicum* (A. Gray) La Frankie。

百合科 Liliaceae 万寿竹属 Disporum

宝铎草
Disporum sessile D. Don

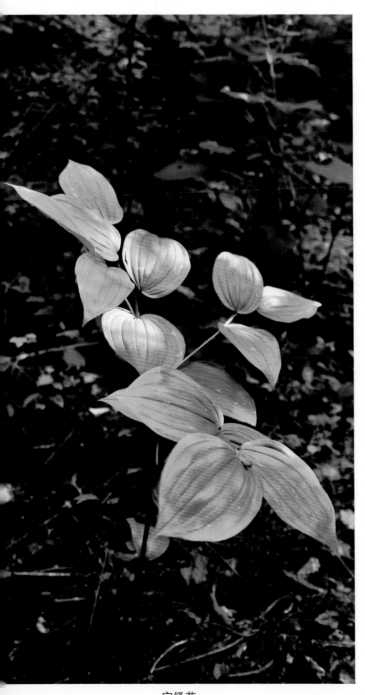

宝铎草

| 植物别名 |

淡竹花。

| 药 材 名 |

竹林霄（药用部位：根及根茎）。

| 形态特征 |

多年生草本，高 30 ~ 80cm。根茎肉质，横走，直径约 5mm。茎直立，上部具叉状斜上分枝。叶互生，有短柄或无柄；叶片薄纸质至纸质，椭圆形、卵形至披针形，长 4 ~ 15cm，先端骤渐尖或尖，下面色较浅，脉上和边缘有乳头状突起，有横脉。花钟状，黄色、淡黄色、白色或绿黄色，1 ~ 3（~ 5）生于分枝先端；花梗长 1 ~ 2cm；花被片 6，倒卵状披针形；雄蕊内藏，不伸出花被片外，花丝长约 1.5cm，花药内藏；花柱长 1.5cm。浆果椭圆形或球形，直径约 1cm，黑色；种子 3，直径约 5mm，深棕色。花期 3 ~ 6 月，果期 6 ~ 11 月。

| 生境分布 |

生于较阴湿林下或灌丛间。分布于天津蓟州盘山、九山顶、九龙山、八仙山等地。

| **资源情况** | 野生资源较少。药材来源于野生。

| **采收加工** | 夏、秋季采挖，洗净，鲜用或晒干。

| **药材性状** | 本品根茎有分枝，环节明显，上侧有残茎痕，下侧有多数须根痕。根表面黄白色或棕黄色，具细纵纹，常弯曲，长 6～10cm，直径约 1mm。质硬脆，易折断，断面中间有 1 黄色木心，皮部色淡。气微，味淡、微甜，嚼之有黏性。

| **功能主治** | 甘、淡，平。润肺止咳，健脾消食，舒筋活络，清热解毒。用于肺热咳嗽，肺痨咯血，食积胀满，风湿痹痛，腰腿痛，骨折，烫火伤。

| **用法用量** | 内服煎汤，9～15g。外用适量，鲜品捣敷；熬膏涂擦；或研粉调敷。

| **附　　注** | FOC 修订本种的拉丁学名为 *Disporum uniflorum* Baker ex S. Moore，修订其中文学名为少花万寿竹。

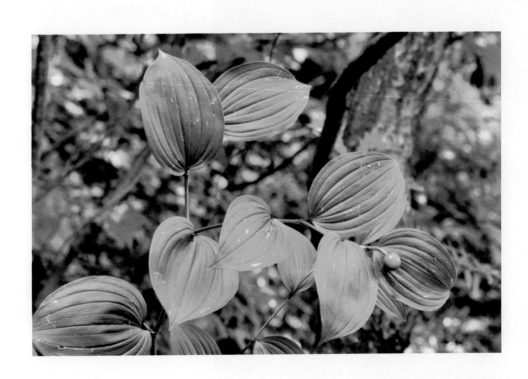

百合科 Liliaceae 黄精属 Polygonatum

玉竹

Polygonatum odoratum (Mill.) Druce

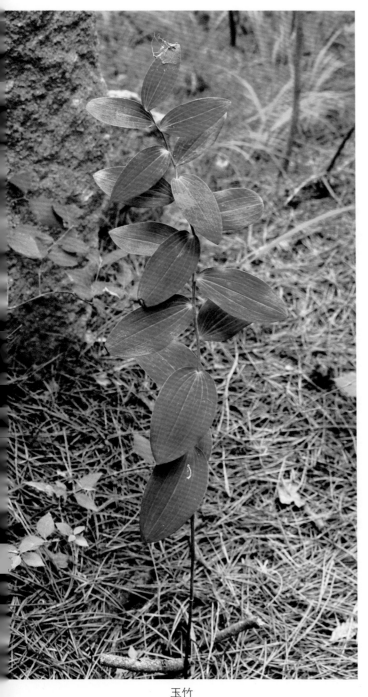

玉竹

| 植物别名 |

靠山竹、女草、铃铛菜。

| 药 材 名 |

玉竹（药用部位：根茎）。

| 形态特征 |

多年生草本。根茎圆柱形，直径 5 ~ 14mm。茎直立或稍倾斜，高 30 ~ 60cm。叶互生，椭圆形至卵状矩圆形，长 5 ~ 12cm，宽 3 ~ 6cm，下面灰白色，脉上平滑至具乳头状粗糙。花序具 1 ~ 4 花，总花梗长 1 ~ 1.5cm，无苞片或有条状披针形苞片；花被黄绿色至白色，长 15 ~ 20mm，花被筒较直；花丝丝状，近平滑至具乳头状突起，花药长约 4mm；子房卵形，长 3 ~ 4mm，花柱长 10 ~ 14mm，柱头 3mm。具 7 ~ 9 种子。花期 5 ~ 6 月，果期 7 ~ 9 月。

| 生境分布 |

生于林下、山野阴坡。分布于天津蓟州盘山、九山顶、九龙山、八仙山等地。

| 资源情况 |

野生资源丰富。药材来源于野生。

| 采收加工 |

秋季采挖，除去须根，洗净，晒至柔软后反复揉搓、晾晒至无硬心，晒干；或蒸透后揉至半透明，晒干。

| 药材性状 |

本品呈长圆柱形，略扁，少有分枝，长 4 ~ 18cm，直径 0.3 ~ 1.6cm；表面黄白色或淡黄棕色，半透明，具纵皱纹和微隆起的环节，有白色圆点状的须根痕和圆盘状茎痕。质硬而脆或稍软，易折断，断面角质样或显颗粒性。气微，味甘，嚼之发黏。

| 功能主治 |

甘，微寒。归肺、胃经。养阴润燥，生津止渴。用于肺胃阴伤，燥热咳嗽，咽干口渴，内热消渴。

| 用法用量 |

内服煎汤，6 ~ 12g。

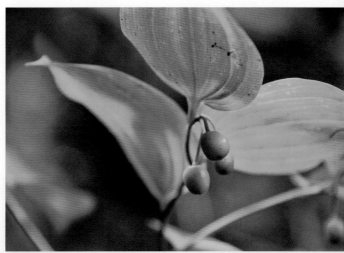

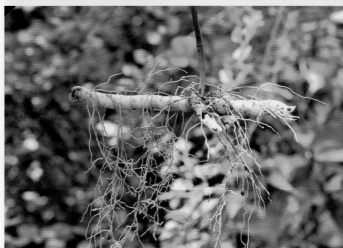

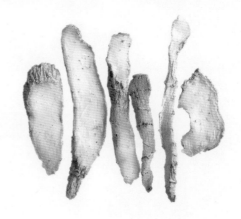

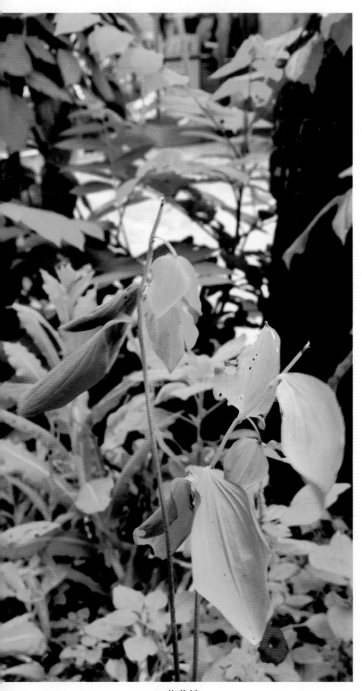

二苞黄精

百合科 Liliaceae 黄精属 Polygonatum

二苞黄精 *Polygonatum involucratum* (Franch. et Sav.) Maxim.

| 植物别名 |

二苞玉竹。

| 形态特征 |

多年生草本。根茎细圆柱形，直径 3 ~ 5mm，节间长。茎高 20 ~ 40cm，上部斜伸，有棱。叶 4 ~ 7，互生，狭卵形至卵状椭圆形，长 5 ~ 10cm，宽 2.5 ~ 4cm，无柄或有短柄，平滑，下面稍粉白色。花腋生，花序具 2 花，总花梗长 1 ~ 2cm，先端具 2 叶状苞片；苞片卵形至宽卵形，平滑，多脉，长 1.5 ~ 3cm，宽 1.5 ~ 2cm，小花梗双生，长 2 ~ 4mm；花绿白色，或淡黄绿色，筒形，长约 2.5cm，无毛，花丝两侧稍扁平，具乳头状突起；子房长约 5mm，花柱等长于或稍长于花被。浆果球形，直径 7 ~ 11mm；种子 7 ~ 8。花期 5 ~ 6 月，果期 8 ~ 9 月。

| 生境分布 |

生于林下阴坡。分布于天津蓟州八仙山。

| 资源情况 |

野生资源稀少。药材来源于野生。

| 附　注 |

本种根茎作玉竹药用。

百合科 Liliaceae 黄精属 *Polygonatum*

小玉竹 *Polygonatum humile* Fisch. ex Maxim.

| **形态特征** | 多年生草本。根茎细圆柱形，直径 3 ~ 5mm。茎高 25 ~ 50cm，有明显扭曲的纵棱。具 7 ~ 9（~ 11）叶，互生，长椭圆状披针形或广披针形至长椭圆形，长 4 ~ 7cm，宽 1.5 ~ 3cm，无柄，边缘及下面脉上具短糙毛。通常仅具 1 花，淡绿白色，花梗长 7 ~ 15mm，花丝两侧扁，具粒状突起，子房长约 4mm，花柱长 11 ~ 13mm。浆果蓝黑色，直径约 1cm，有 5 ~ 6 种子。花期 6 ~ 7 月。

| **生境分布** | 生于山坡或林下。分布于天津蓟州盘山、九山顶、九龙山、八仙山等地。

| **资源情况** | 野生资源较丰富。药材来源于野生。

| **附　注** | 本种根茎作玉竹药用。

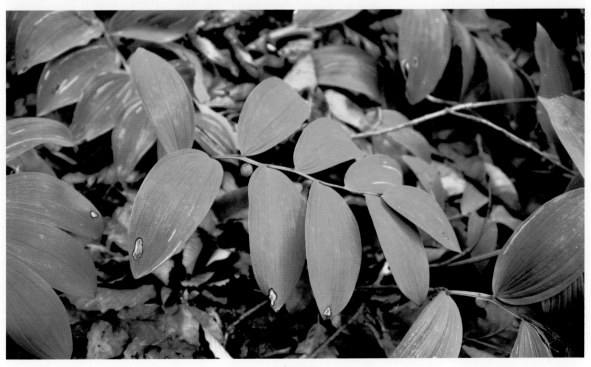

小玉竹

百合科 Liliaceae 黄精属 Polygonatum

热河黄精 *Polygonatum macropodium* Turcz.

| 植物别名 | 多花黄精。

| 形态特征 | 多年生草本。根茎圆柱形，直径 1 ~ 2cm。茎高 30 ~ 100cm，直立或稍倾斜，单一不分枝。叶互生，卵形至卵状椭圆形，少数卵状矩圆形，长 4 ~ 10cm，基部圆形，上部渐狭，先端钝，全缘。花序具 5 ~ 12 花，近伞房状，总花梗长 3 ~ 5cm，花梗长 0.5 ~ 1.5cm；苞片无或极小，花冠筒形；花被白色或带红点，全长 15 ~ 20mm；花丝长约 5mm，具 3 狭翅，呈皮屑状粗糙，花药长约 4mm；子房长 3 ~ 4mm，花柱长 10 ~ 13mm。浆果球形，直径 7 ~ 11mm，成熟时黑色。花期 7 ~ 8 月。

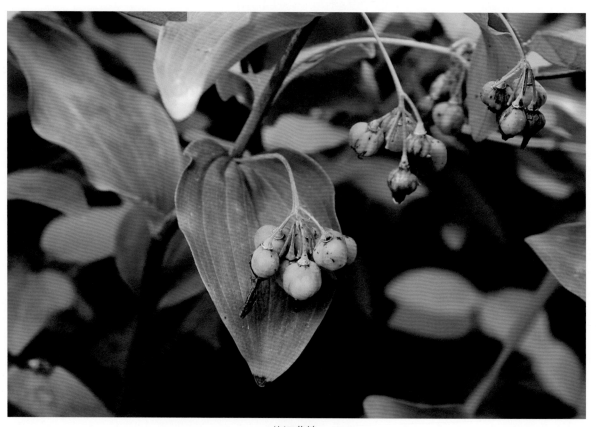

热河黄精

| **生境分布** | 生于林下或阴坡。分布于天津蓟州盘山、九山顶、九龙山、八仙山等地。

| **资源情况** | 野生资源较丰富。药材来源于野生。

| **附　注** | 本种根茎作玉竹药用。

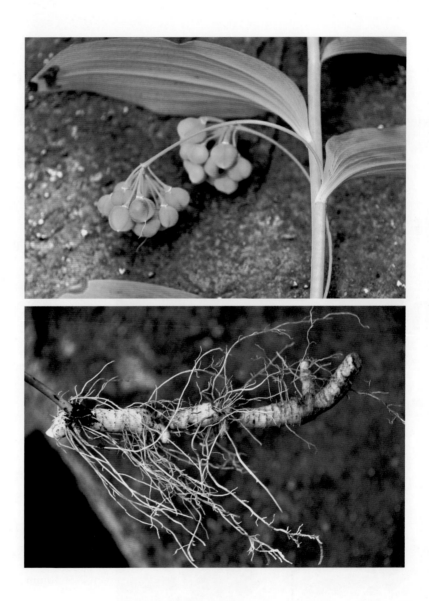

百合科 Liliaceae 黄精属 Polygonatum

黄精

Polygonatum sibiricum Delar. ex Redoute

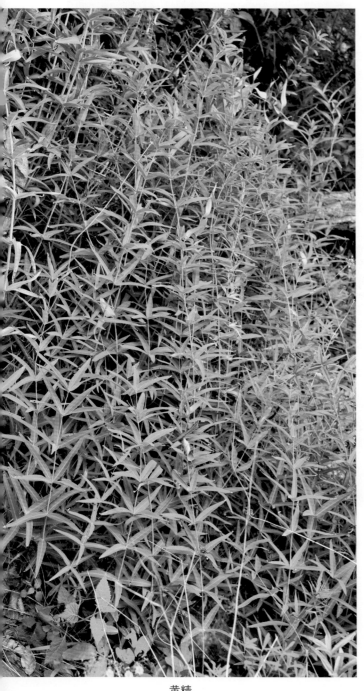

黄精

| 植物别名 |

笔管菜、鸡头七、黄鸡菜。

| 药 材 名 |

黄精（药用部位：根茎）。

| 形态特征 |

多年生草本。根茎圆柱形，结节状膨大。茎高 50 ~ 90cm，有时高可达 1m 以上。叶轮生，每轮 4 ~ 6，条状披针形，长 8 ~ 15cm，宽 6 ~ 16mm，先端拳卷或弯曲成钩。花序生于叶腋，伞状，通常有 2 ~ 4 花，总花梗长 4 ~ 10mm，俯垂；苞片膜质，钻形或条状披针形，长 3 ~ 5mm，具 1 脉；花被片乳白色至淡黄色，裂片长约 4mm，花筒中部稍缢缩；花丝长 0.5 ~ 1mm，花药长 2 ~ 3mm，子房长约 3mm，花柱长 5 ~ 7mm，柱头有白毛。浆果球形，成熟时黑色，直径 7 ~ 10mm。花期 5 ~ 6 月，果期 8 ~ 9 月。

| 生境分布 |

生于林下、灌丛或山阴坡。分布于天津蓟州盘山、九山顶、九龙山、八仙山等地。

| 资源情况 |

野生资源丰富。药材来源于野生。

| 采收加工 |

春、秋季采挖，除去须根，洗净，置沸水中略烫或蒸至透心，干燥。

| 药材性状 |

本品呈结节状弯柱形，长 3 ~ 10cm，直径 0.5 ~ 1.5cm；结节长 2 ~ 4cm，略呈圆锥形，常有分枝；表面黄白色或灰黄色，半透明，有纵皱纹，茎痕圆形，直径 5 ~ 8mm。

| 功能主治 |

甘，平。归脾、肺、肾经。补气养阴，健脾，润肺，益肾。用于脾胃气虚，体倦乏力，胃阴不足，口干食少，肺虚燥咳，劳嗽咳血，精血不足，腰膝酸软，须发早白，内热消渴。

| 用法用量 |

内服煎汤，9 ~ 15g。

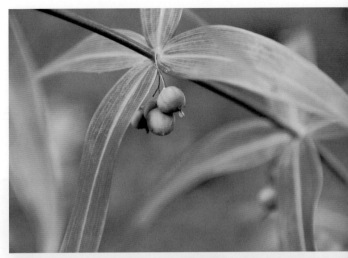

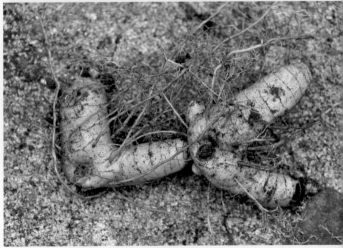

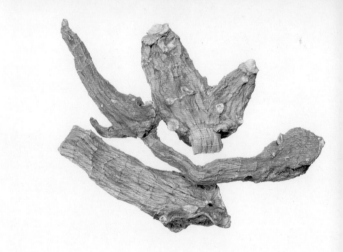

百合科 Liliaceae 天门冬属 Asparagus

曲枝天门冬

Asparagus trichophyllus Bge.

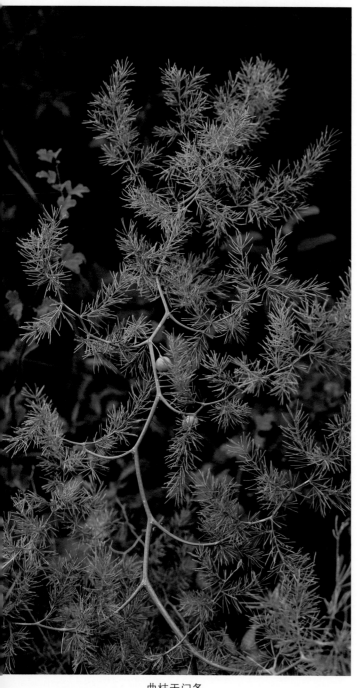

曲枝天门冬

| 植物别名 |

毛叶天门冬。

| 形态特征 |

多年生草本，近直立，高 60 ~ 100cm。根较细，直径 2 ~ 3mm。茎平滑，中部至上部强烈回折状，有时上部疏生软骨质齿，分枝先下弯而后上升，小枝多少具软骨质齿。叶状枝每 5 ~ 8 成簇，刚毛状，稍弧曲，长 7 ~ 18mm，茎上部的鳞片状叶基部有长 1 ~ 3mm 的刺状距，或成硬刺，分枝上的距不明显。花 1 ~ 2 腋生，绿色而稍带紫色；花梗长 12 ~ 16mm，中部有关节；雄花花被长 6 ~ 8mm，花丝中部以下与花被贴生；雌花花被长 2.5 ~ 3.5mm。浆果直径 6 ~ 7mm，成熟时红色；种子 3 ~ 5，黑色。花期 5 ~ 7 月，果期 6 ~ 8 月。

| 生境分布 |

生于山地、路旁、田边或荒地上。分布于天津蓟州盘山、九山顶、九龙山、八仙山等地。

| 资源情况 |

野生资源较丰富。药材来源于野生。

| 附 注 | 据文献记载，本种祛风除湿。用于风湿腰腿痛，局部浮肿。外用于瘙痒性、渗出性皮肤病，各种疮疖。

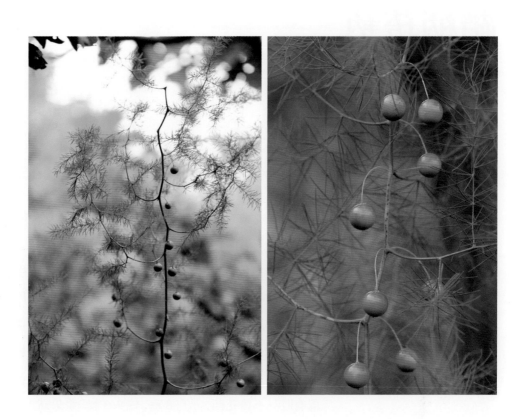

百合科 Liliaceae 菝葜属 Smilax

鞘柄菝葜 *Smilax stans* Maxim.

| **植物别名** | 北京菝葜。

| **药 材 名** | 铁丝灵仙（药用部位：根及根茎）。

| **形态特征** | 落叶灌木或半灌木，直立或披散。茎和枝条稍具棱，无刺。叶互生，纸质，卵形、卵状披针形或近圆形，长 2 ~ 6cm，宽 1.2 ~ 3.5cm，下面稍苍白色或有时有粉尘状物；叶柄与托叶合生，托叶鞘状，向上渐狭成叶柄，无卷须，脱落点位于近先端。花序具 1 ~ 3 或更多的花，总花梗纤细，比叶柄长 3 ~ 5 倍，花序托不膨大；雌雄异株；花被片 6，绿黄色，有时淡红色；雄花外花被片长 2.5 ~ 3mm，宽约 1mm，内花被片稍狭；雌花比雄花略小，具 6 退化雄蕊，退化雄蕊有时具不育花药，子房 3 室，柱头 3 裂。浆果球形，直径 6 ~ 10mm，

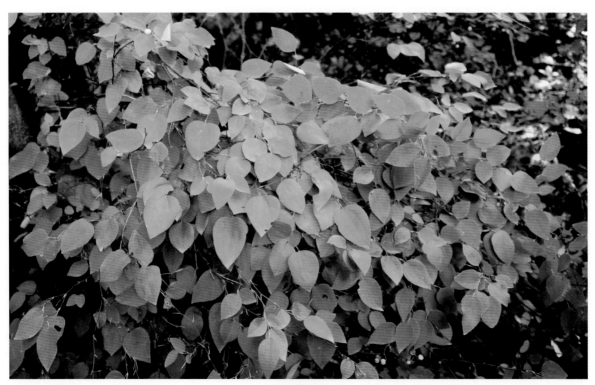

鞘柄菝葜

成熟时黑色，具粉霜。花期 5 ~ 6 月，果期 10 月。

| **生境分布** | 生于林下、灌丛或山坡阴处。分布于蓟州下营镇王庄村附近山沟。

| **资源情况** | 野生资源稀少。药材来源于野生。

| **采收加工** | 夏、秋季采挖，除去茎叶，洗净，捆成小把，晒干或鲜用。

| **功能主治** | 辛、微苦，平。祛风除湿，活血通络，解毒散结。用于风湿痹痛，关节不利，疮疖，肿毒，瘰疬。

| **用法用量** | 内服煎汤，6 ~ 9g，大剂量可用 15 ~ 30g；或入丸、散；或浸酒。外用适量，捣敷或研末调敷；或煎汤洗。

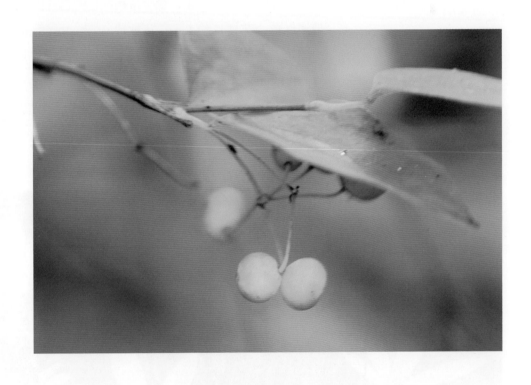

石蒜科 Amaryllidaceae 葱莲属 Zephyranthes

葱莲 *Zephyranthes candida* (Lindl.) Herb.

| **植物别名** | 葱兰、玉帘、惊风草。 |

| **药材名** | 肝风草（药用部位：全草）。 |

| **形态特征** | 多年生草本。鳞茎直径 2.5cm，有明显的颈部。叶扁平，质厚而狭，长约 30cm。花单生茎顶，包于带褐红色的苞片内；花白色，外面常带淡红色，花梗长约 1cm；花被片 6，长 3 ~ 5cm，无管，裂片端钝或尖，宽约 1cm，近喉部有很小的鳞片；雄蕊 6；花柱细长，柱头浅 3 裂。蒴果。花期秋季。 |

| **生境分布** | 栽培于公园、庭院。天津各地均有栽培。 |

| **资源情况** | 栽培资源一般。药材来源于栽培。 |

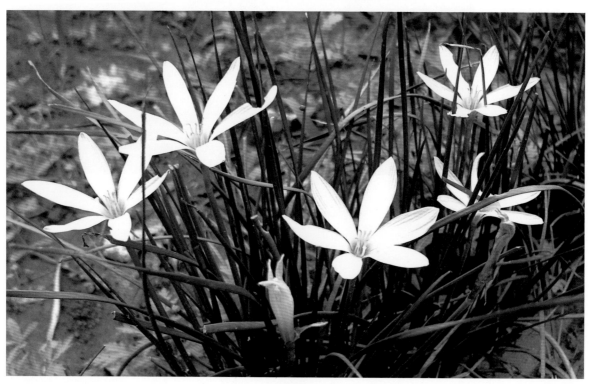

葱莲

| **采收加工** | 全年均可采收，洗净，多鲜用。

| **功能主治** | 甘，平。平肝息风。用于小儿惊风，癫痫，破伤风。

| **用法用量** | 内服煎汤，3 ~ 4 株；或绞汁饮。外用适量，捣敷。

石蒜科 Amaryllidaceae 龙舌兰属 Agave

龙舌兰 *Agave americana* L.

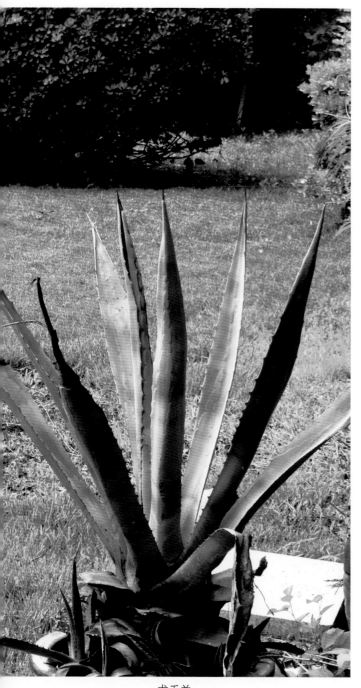

龙舌兰

| 植物别名 |

剑兰。

| 药 材 名 |

龙舌兰（药用部位：叶）。

| 形态特征 |

多年生大型草本。茎短。叶常超过 30 呈莲座状着生于茎上；叶片肥厚，基部簇生，剑形，灰绿色，具白粉，长可达 1m，先端有硬刺尖，叶缘有钩刺。圆锥花序，高 5 ～ 12m，多分枝；花黄绿色，生长多年后才开花，花期 6 ～ 8 月。果实成熟后，植株枯死。蒴果长圆形，种子黑色。

| 生境分布 |

栽培于公园、温室。天津各地均有栽培。

| 资源情况 |

栽培资源较少。药材来源于栽培。

| 采收加工 |

四季采叶，洗净，鲜用或沸水烫后晒干。

| **药材性状** | 本品叶片皱缩卷曲，展平后完整者呈匙状披针形，长 30 ~ 65cm，宽 1.7 ~ 6.2cm；两面黄绿色或暗绿色，具密集的纵直纹理和折断痕，有的断痕处可见黄棕色颗粒状物；先端尖刺状，基部渐窄，两侧边缘微显浅波状，在突起处均具棕色硬刺。质坚韧，难折断。气微臭，味酸、涩。

| **功能主治** | 苦、酸，温。解毒拔脓，杀虫，止血。用于痈疽疮疡，疥癣，盆腔炎，子宫出血。

| **用法用量** | 内服煎汤，10 ~ 15g。外用适量，捣敷。

薯蓣科 Dioscoreaceae 薯蓣属 *Dioscorea*

穿龙薯蓣 *Dioscorea nipponica* Makino

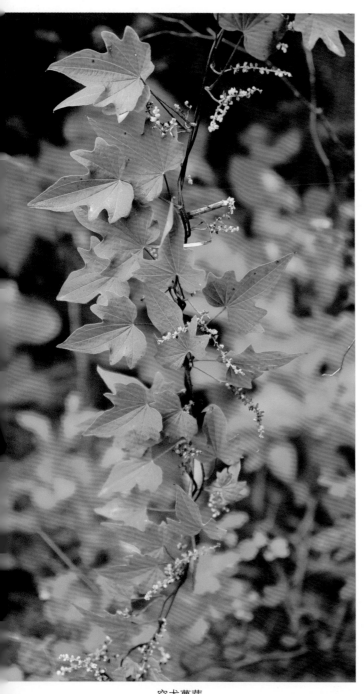

穿龙薯蓣

| 植物别名 |

穿山龙、穿山骨、穿地龙。

| 药 材 名 |

穿山龙（药用部位：根茎）。

| 形态特征 |

多年生缠绕草本。根茎横生，硬骨质，圆柱形。叶宽卵形或掌状心形，较薄，掌状 3 ~ 7 浅裂，或较深裂，先端裂片卵状披针形，叶脉隆起，叶基部心形，少为截形，叶长 7 ~ 15cm，宽 4 ~ 12cm。雌雄异株；雄花序穗状，雄花近无梗，花被裂片 6，雄蕊 6；雌花序下垂，花小，黄绿色，花被片 6。蒴果倒卵形或倒卵状椭圆形，有 3 棱，每棱边缘有翅；种子扁平，四周有不等宽的薄膜状翅，上方呈长方形。花期 7 ~ 8 月，果期 9 月。

| 生境分布 |

生于林缘或灌丛中。分布于天津蓟州八仙山、九龙山、盘山等地。

| 资源情况 |

野生资源丰富。药材来源于野生。

| **采收加工** | 春、秋季采挖，洗净，除去须根和外皮，晒干。

| **药材性状** | 本品呈类圆柱形，稍弯曲，长 15 ~ 20cm，直径 1 ~ 1.5cm；表面黄白色或棕黄色，有不规则纵沟、刺状残根及偏于一侧的凸起茎痕。质坚硬，断面平坦，白色或黄白色，散有淡棕色维管束小点。气微，味苦、涩。

| **功能主治** | 甘、苦，温。归肝、肾、肺经。祛风除湿，舒筋通络，活血止痛，止咳平喘。用于风湿痹痛，关节肿胀，疼痛麻木，跌打损伤，闪腰岔气，咳嗽气喘。

| **用法用量** | 内服煎汤，5 ~ 10g。一般炮制后用。

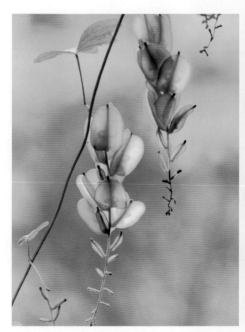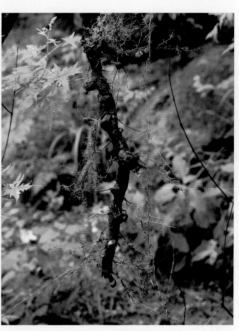

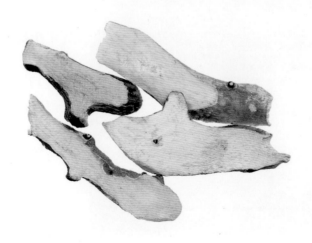

薯蓣 *Dioscorea opposita* Thunb.

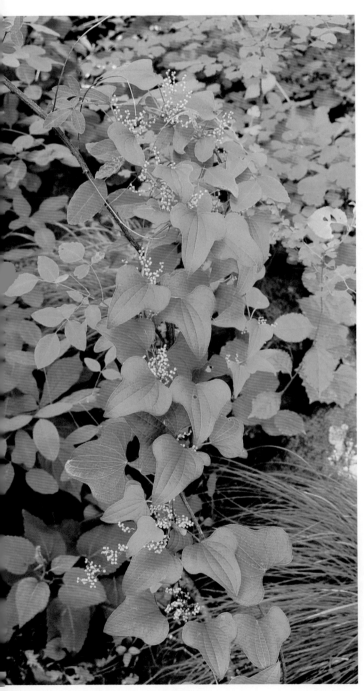

薯蓣

| 植物别名 |

野脚板薯、九黄姜、长山药。

| 药材名 |

山药（药用部位：根茎）、零余子（药用部位：珠芽）、山药藤（药用部位：茎叶）。

| 形态特征 |

多年生缠绕草本。根茎肉质，直伸。茎缠绕，带紫色。叶有长柄，对生或轮生，无毛，光亮，箭状三角状卵形，先端尖，基部戟状心形，叶稍厚，叶柄或叶脉带紫色；叶腋生珠芽。花序穗状，花小，白色；雌雄异株；雄花序直立，雌花序下垂；花被6；雄蕊6；子房下位。蒴果三棱状，有翅；种子周围具薄翅。花期7～8月，果期8～10月。

| 生境分布 |

生于山坡草丛或山沟石缝中。分布于天津蓟州八仙山、九龙山、盘山、黄崖关等地。

| 资源情况 |

野生资源较丰富。药材来源于野生。

| **采收加工** | 山药：冬季茎叶枯萎后采挖，切去根头，洗净，除去外皮和须根，干燥，习称"毛山药片"；或除去外皮，趁鲜切厚片，干燥，称为"山药片"；也有选择肥大顺直的干燥山药，置清水中，浸至无干心，闷透，切齐两端，用木板搓成圆柱状，晒干，打光，习称"光山药"。
零余子：秋季采收，切片晒干或鲜用。
山药藤：夏、秋季采收，洗净，切段晒干或鲜用。 |

| **药材性状** | 山药：本品毛山药略呈圆柱形，弯曲而稍扁，长 15 ~ 30cm，直径 1.5 ~ 6cm；表面黄白色或淡黄色，有纵沟、纵皱纹及须根痕，偶有浅棕色外皮残留。体重，质坚实，不易折断，断面白色，粉性。气微，味淡、微酸，嚼之发黏。山药片为不规则的厚片，皱缩不平，切面白色或黄白色，质坚脆，粉性。气微，味淡、微酸。光山药呈圆柱形，两端平齐，长 9 ~ 18cm，直径 1.5 ~ 3cm。表面光滑，白色或黄白色。 |

| **功能主治** | 山药：甘，平。归脾、肺、肾经。补脾养胃，生津益肺，补肾涩精。用于脾虚食少，久泻不止，肺虚喘咳，肾虚遗精，带下，尿频，虚热消渴。
零余子：甘，平。归肾经。补虚，益肾强腰。用于虚劳羸瘦，腰膝酸软。
山药藤：微苦、微甘，凉。清利湿热，凉血解毒。用于湿疹，丹毒。 |

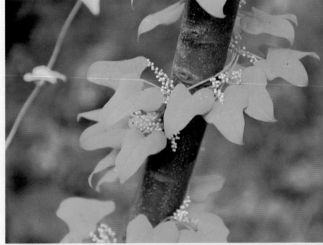

| **用法用量** | 内服煎汤，15 ~ 30g。 |

| **附　注** | （1）FOC 修订本种的拉丁学名为 *Dioscorea polystachya* Turcz.。
（2）本种喜生于山区向阳的地方，喜温暖，耐寒，为深根性植物，栽培应选择土层深厚、排水良好、疏松肥沃的砂壤土。 |

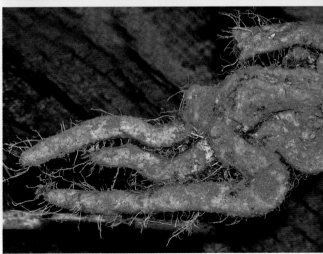

鸢尾科 Iridaceae 唐菖蒲属 Gladiolus

唐菖蒲 *Gladiolus gandavensis* Van Houtte

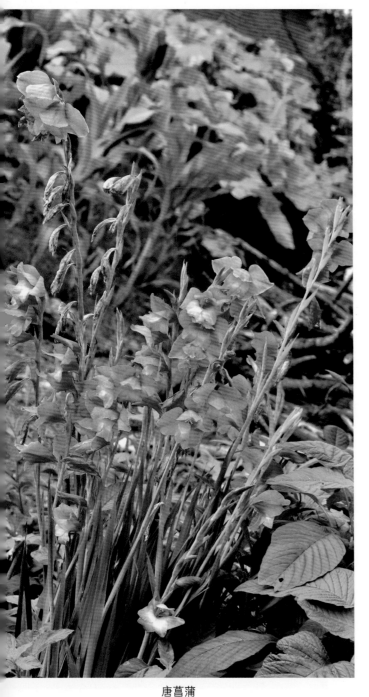

唐菖蒲

| 植物别名 |

十样花、标杆花、搜山虎。

| 药材名 |

搜山黄（药用部位：球茎）。

| 形态特征 |

多年生草本。球茎扁圆形，有膜质皮。叶2列，剑形。蝎尾状聚伞花序穗状，花大，有红色、黄色、橙红色或粉红色等；每花基部为2叶状苞片所包；花被片6，大小不同，花冠基部合生成漏斗状的短筒；雄蕊3，着生于花筒喉部之下；子房下位，3室；花柱细长，先端3裂。蒴果长圆形，成熟时3裂，每室有多数扁或有翅的种子。花期7～8月。

| 生境分布 |

生于花坛、路边、庭院、公园。天津各地均有栽培。

| 资源情况 |

栽培资源一般。药材来源于栽培。

| 采收加工 |

秋季采挖，洗净，晒干备用或鲜用。

| **药材性状** | 本品呈扁圆球形，直径 1.5～3.5cm，厚 1～1.5cm；表面黄棕色、棕褐色或暗棕红色；基部具须根痕或偶见残根；上面中央为 1 尖凸状顶芽，腋芽数个，较小，分列顶芽两侧而位于同一径向面上；全体尚见数个同心环状线纹，为鳞片痕，有时可见残存的膜质鳞叶基部。体重，脆而易碎，断面淡棕褐色或污白色，显粉性。气微，味辣、刺舌。

| **功能主治** | 苦、辛，凉；有毒。清热解毒，散瘀消肿。用于痈肿疮毒，咽喉肿痛，疬腮，痧症，跌打损伤。

| **用法用量** | 内服煎汤，3～9g。外用适量，酒磨或水磨汁涂；或捣敷。

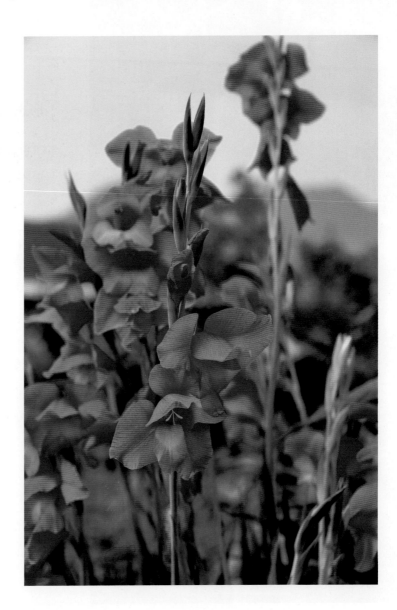

鸢尾科 Iridaceae 射干属 Belamcanda

射干 *Belamcanda chinensis* (L.) DC.

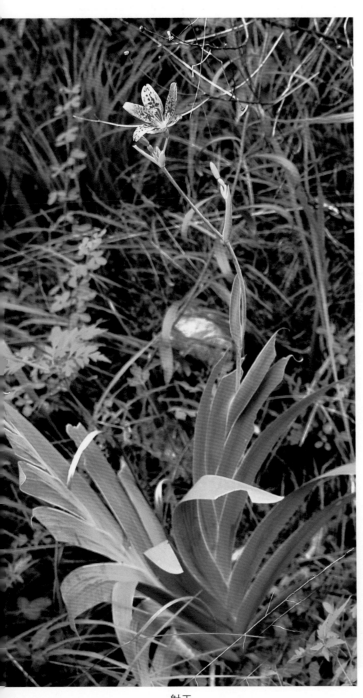

射干

植物别名

乌扇、草姜。

药材名

射干（药用部位：根茎）。

形态特征

多年生草本。根茎粗壮，横生，鲜黄色，呈不规则的结节状，着生多数细长的须根。茎直立，高 50 ～ 150cm。叶互生，扁平，宽剑形，对折，互相嵌叠，排成 2 列，长20 ～ 60cm，宽 2 ～ 4cm，先端渐尖，基部抱茎，全缘，绿色带白粉；叶脉数条，平行。聚伞花序伞房状，顶生，二叉状分枝，枝端着生数花，花梗及分枝基部均有膜质苞片；花被片 6，2 轮，外轮花被裂片倒卵形或长椭圆形，长约 2.5cm，宽 1cm，内轮 3 略小，倒卵形或长椭圆形，橘黄色，有暗红色斑点；雄蕊3，贴生于外花被片基部，花药外向；雌蕊 1，子房下位，3 室，中轴胎座，柱头 3 浅裂。蒴果向外弯曲；种子多数，近圆形，黑紫色，有光泽，直径约 5mm。花期 6 ～ 8 月，果期 7 ～ 9 月。

生境分布	生于山坡、草地、田埂、沟边。分布于天津蓟州九龙山、八仙山等地。
资源情况	野生资源稀少。天津偶见栽培,栽培资源稀少。药材来源于野生或栽培。
采收加工	春初刚发芽或秋末茎叶枯萎时采挖,除去须根和泥沙,干燥。
药材性状	本品呈不规则结节状,长 3 ~ 10cm,直径 1 ~ 2cm;表面黄褐色、棕褐色或黑褐色,皱缩,有较密的环纹;上面有数个圆盘状凹陷的茎痕,偶有茎基残存;下面有残留细根及根痕。质硬,断面黄色,颗粒性。气微,味苦、微辛。
功能主治	苦,寒。归肺经。清热解毒,消痰,利咽。用于热毒痰火郁结,咽喉肿痛,痰涎壅盛,咳嗽气喘。
用法用量	内服煎汤,3 ~ 10g。

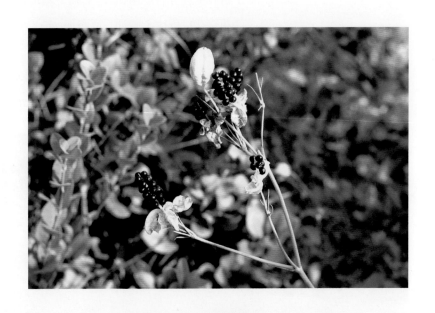

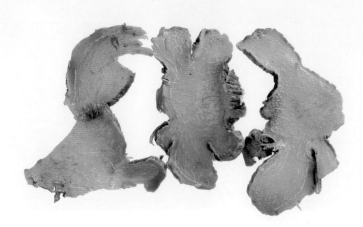

鸢尾科 Iridaceae 鸢尾属 Iris

野鸢尾 *Iris dichotoma* Pall.

| 植物别名 | 冷水丹、白射干、二歧鸢尾。

| 药材名 | 白花射干（药用部位：根茎或全草）。

| 形态特征 | 多年生草本。根茎较粗壮，常为绳索状；须根多数。叶蓝绿色，或灰绿色，剑形，有多数平行脉，长20～30cm，宽1.5～2.5cm，套折状集生于茎的基部，呈扁平扇形。花葶直立，常二歧分枝，3～5花簇生；苞片干膜质，宽卵形，长1～2.3cm；花白色，有紫褐色斑点，花被片6，外轮3，有黄褐色条纹，内轮3，灰白色，有紫色网纹；花柱3，花瓣状，先端2裂。蒴果狭长圆形，长2～4.5cm；种子小，椭圆形，暗褐色，两端有翅状物。花期6～8月，果期7～9月。

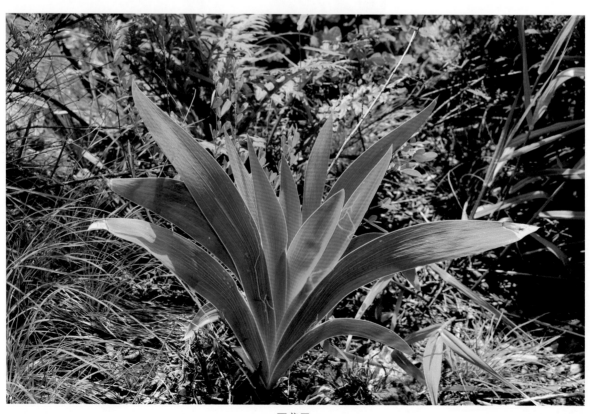

野鸢尾

| **生境分布** | 生于向阳山坡、草地、林缘或灌丛中。分布于天津蓟州盘山、九山顶、九龙山、八仙山等地。

| **资源情况** | 野生资源丰富。药材来源于野生。

| **采收加工** | 春季采收全草，秋季采收根茎，鲜用或切段晒干。

| **药材性状** | 本品根茎呈不规则结节状，长 2 ~ 5cm，直径 0.7 ~ 2.5cm；表面灰褐色，粗糙，可见圆形的茎痕或残留的茎基。须根细长弯曲，下部多已折断，长 5 ~ 20cm，直径 1.5 ~ 4mm；表面黄棕色，有明显的纵皱纹及疏生的细根，有时可见纤细的绒毛。质空虚软韧或硬而脆。横断面中央有小木心，木心与外皮间为空隙或黄白色的皮层。臭微弱，味淡、微苦。

| **功能主治** | 苦、辛，寒；有小毒。归肺、胃、肝经。清热解毒，活血消肿，止痛止咳。用于咽喉、牙龈肿痛，乳痈，胃痛，肝炎，肝脾肿大，肺热咳喘，跌打损伤，水田性皮炎。

| **用法用量** | 内服煎汤，3 ~ 9g；入丸、散；或绞汁。外用适量，鲜根茎切片贴或捣敷；或煎汤洗。

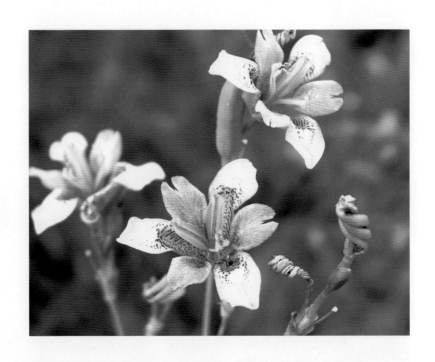

鸢尾

Iris tectorum Maxim.

| 植物别名 | 蓝蝴蝶、屋顶鸢尾、老鸦扇。

| 药 材 名 | 川射干（药用部位：根茎）、鸢尾（药用部位：叶或全草）。

| 形态特征 | 多年生草本，高 35 ～ 80cm。根茎基部围有老叶残留的膜质叶鞘及纤维；根茎较短，肥厚，常呈蛇头状，少为不规则块状，环纹较密。叶基生，剑形，长 15 ～ 50cm，宽 1.5 ～ 3.5cm，先端渐尖，基部鞘状，套叠排成 2 列，有数条不明显的纵脉。花茎高 20 ～ 40cm，与叶近等长，中下部有 1 ～ 2 茎生叶，先端有 1 ～ 2 分枝；苞片 2 ～ 3，花梗长 1 ～ 2cm；花蓝紫色，直径达 10cm，花被裂片 6，2 轮排列，外轮裂片倒卵形或近圆形，外折，中脉具不整齐橘黄色的鸡冠状突起，花被管长 3 ～ 4cm；雄蕊 3，花药黄色；子房下位，3 室，花

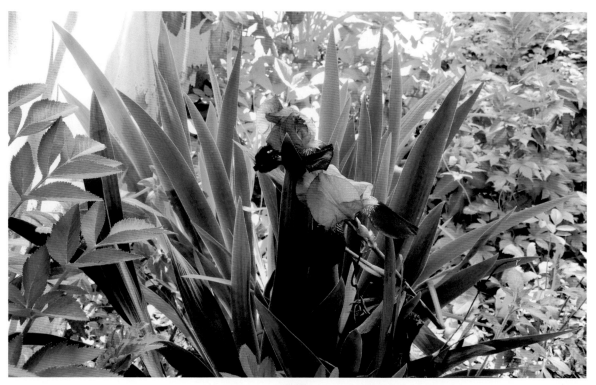

鸢尾

柱分枝 3，花瓣状，蓝色，覆盖着雄蕊，先端 2 裂，边缘流苏状。蒴果椭圆形，长 4 ～ 6cm，直径 2 ～ 2.5cm，有 6 明显的肋；种子梨形，黑褐色，种皮褶皱。花期 4 ～ 5 月，果期 6 ～ 7 月。

| 生境分布 | 生于花坛、路边、庭院、公园。天津各地广泛栽培。

| 资源情况 | 栽培资源较丰富。药材来源于栽培。

| 采收加工 | 川射干：全年均可采挖，除去须根及泥沙，干燥。
鸢尾：夏、秋季采收，洗净，切碎鲜用。

| 药材性状 | 川射干：本品呈不规则条状或圆锥形，略扁，有分枝，长 3 ～ 10cm，直径 1 ～ 2.5cm；表面灰黄褐色或棕色，有环纹和纵沟，常有残存的须根及凹陷或圆点状突起的须根痕。质松脆，易折断，断面黄白色或黄棕色。气微，味甘、苦。

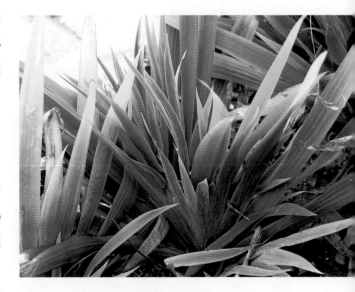

| 功能主治 | 川射干：苦，寒。归肺经。清热解毒，祛痰，利咽。用于热毒痰火郁结，咽喉肿痛，痰涎壅盛，咳嗽气喘。
鸢尾：辛、苦，凉；有毒。清热解毒，祛风利湿，消肿止痛。用于咽喉肿痛，肝炎，肝肿大，膀胱炎，风湿痛，跌打损伤，疮疖，皮肤瘙痒。

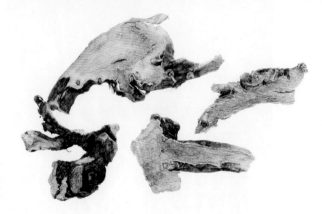

| 用法用量 | 川射干：内服煎汤，6 ～ 10g。
鸢尾：内服煎汤，6 ～ 15g；或绞汁；或研末。外用适量，捣敷；或煎汤洗。

鸢尾科 Iridaceae 鸢尾属 Iris

马蔺
Iris lactea Pall. var. *chinensis* (Fisch.) Koidz.

| **植物别名** | 马莲。

| **药材名** | 马蔺花（药用部位：花）、马蔺子（药用部位：种子）、马蔺（药用部位：全草）、马蔺根（药用部位：根）。

| **形态特征** | 多年生草本，高 40 ~ 60cm。根茎粗壮，斜升，近地面有大量呈纤维状的老叶叶鞘。须根粗长，黄白色。叶簇生，坚韧，近直立；叶片条形，长 40 ~ 50cm，宽 4 ~ 6cm，先端渐尖，全缘，基生，无中脉，具多数平行脉。花茎先端具苞片 2 ~ 3，内有 2 ~ 4 花；花梗长 3 ~ 6cm；花浅蓝色、蓝紫色，直径 5 ~ 6cm，花被裂片 6，2轮排列，花被上有深色条纹；雄蕊 3，花药黄色，子房长 3 ~ 4.5cm，花柱分枝扁平，拱曲，先端 2 裂。蒴果长圆柱形，长 4 ~ 6.3cm，

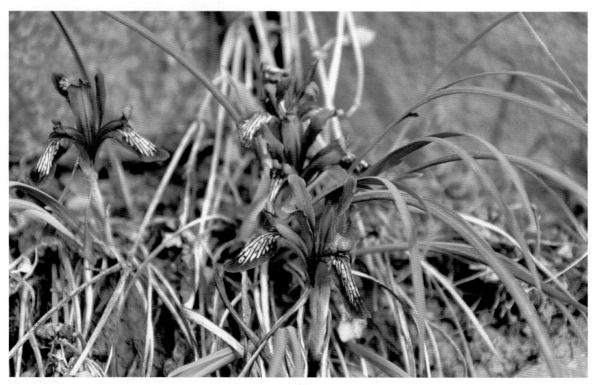

马蔺

有明显的条纵棱，先端具喙；种子为不规则的多面体，黑褐色。花期 5 ~ 7 月，果期 6 ~ 9 月。

| **生境分布** | 生于花坛、路边、庭院、公园。天津各地均有栽培。

| **资源情况** | 栽培资源一般。药材来源于栽培。

| **采收加工** | 马蔺花：5 ~ 7 月花盛开时采收，晒干。

马蔺子：8 ~ 9 月果熟时采收，将果实割下晒干，打下种子，除去杂质，再晒干。

马蔺：夏、秋季采收，扎把，晒干或鲜用。

马蔺根：夏、秋季采挖，除去根茎，洗净，晒干或鲜用。

| **药材性状** | 马蔺花：本品干燥花朵具花被片 6，线形，长 2.5 ~ 3cm，直径 2 ~ 4mm，多皱缩，先端弯曲，基部膨大，呈深棕色或蓝紫色；雄蕊 3，花药多破碎或脱落，有残存的花丝，花柄长短不等。质轻，气显著，味微苦。

马蔺子：本品呈不规则多面体，长约 5mm，宽 3 ~ 4mm；表面红棕色至黑棕色，略有细皱纹，基部有浅色种脐，先端有合点，略凸起。质坚硬，不易碎裂。切断面胚乳发达，灰白色，角质，胚位于种脐的一端，白色，细小弯曲。气微弱，味淡。

| **功能主治** | 马蔺花：微苦、辛、微甘，寒。归胃、脾、肺、肝经。清热解毒，凉血止血，利尿通淋。用于喉痹，吐血，衄血，崩漏，便血，淋证，疝气，痔疮，痈疽，烫伤。

马蔺子：甘，平。归肝、脾、胃、肺经。清热利湿，止血，解毒。用于黄疸，淋浊，小便不利，食积，吐血衄血，便血崩漏，疮肿瘰疬，疝气，蛇咬伤。

马蔺：苦、微甘，微寒。归肾、膀胱、肝经。清热解毒，利尿通淋，活血消肿。用于喉痹，淋浊，关节痛，痈疽恶疮，金疮。

马蔺根：甘，平。归肺、大肠、肝经。清热解毒，活血利尿。用于喉痹，痈疽，传染性肝炎，风湿痹痛，淋浊。

| **用法用量** | 马蔺花：内服煎汤，3 ~ 6g；或入丸、散；或绞汁。

马蔺子：内服煎汤，3 ~ 9g；或入丸、散。外用适量，研末调敷或捣敷。

马蔺：内服煎汤，3 ~ 9g；或绞汁。外用适量，煎汤熏洗。

马蔺根：内服煎汤，3 ~ 9g；或绞汁。外用适量，煎汤熏洗。

鸢尾科 Iridaceae 鸢尾属 Iris

矮紫苞鸢尾
Iris ruthenica Ker-Gawl. var. *nana* Maxim.

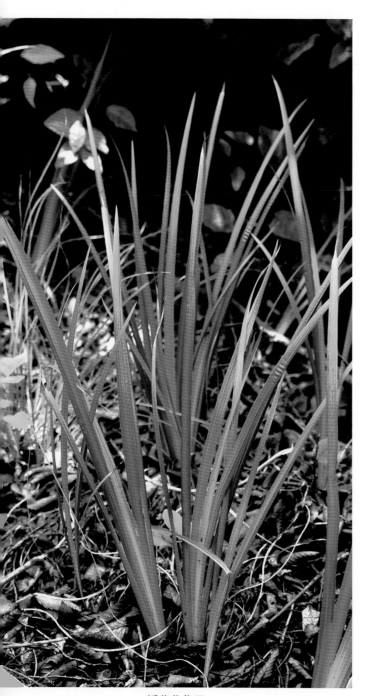

矮紫苞鸢尾

植物别名

紫石蒲。

形态特征

多年生草本。根茎细长，棕褐色，匍匐，有分枝，密生线状须根；植株基部及根茎被褐色纤维状宿存的叶鞘。基生叶线形，在花期时长 5 ～ 20cm，在果期时长 30cm，宽 1 ～ 3mm，先端长渐尖，两面有凸出纵脉。花茎细弱，长 1 ～ 5cm，从叶丛中抽出；苞片膜质或干膜质，椭圆状披针形，长1.5 ～ 3.5cm，边缘及先端紫红色；具 1 ～ 2 花，花浅蓝色或蓝色，具蓝紫色条纹；花被管细，长约 1cm，具棱。种子球形，深褐色，有白色假种皮状的种脊骨。花果期 5 ～ 7 月。

生境分布

生于山坡草地、疏林下、草甸、路旁。分布于天津蓟州。

功能主治

全草，用于疮疡肿毒。根茎，活血祛瘀，止痛。种子，解毒，止痛；用于中毒，烫火伤等。花，外用于烫火伤。

| 附 注 | FOC 认为本变种只是类似原变种的较小植株，将本变种予以取消，归并于原变种紫苞鸢尾（*Iris ruthenica* Ker Gawler）。

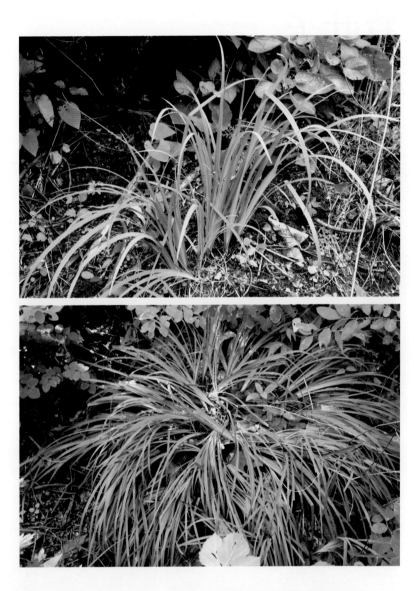

鸭跖草科 Commelinaceae 竹叶子属 Streptolirion

竹叶子
Streptolirion volubile Edgew.

| **植物别名** | 水百步还魂、大叶竹菜、叶上花。

| **药 材 名** | 竹叶子（药用部位：全草）。

| **形态特征** | 缠绕草本。茎长 1 ~ 6m，常无毛。叶柄长 3 ~ 6cm；叶心形，长 5 ~ 15cm，宽 3 ~ 15cm，先端尾尖，上面有柔毛。蝎尾状聚伞花序常数个生于穿鞘而出的侧枝上，有 1 至数朵花；总苞片下部者呈叶状，长 2 ~ 6cm，上部者小，呈卵状披针形；下部花序的花两性，上部花序的花常为雄花；花无梗；萼片舟状，先端急尖，长 3 ~ 5mm，花瓣白色，线形；花丝密生绵毛。蒴果卵状三棱形，长约 4mm，先端有长达 3mm 的芒状凸尖；种子褐灰色。花期 7 ~ 8 月。

| **生境分布** | 生于溪边、林下、山沟、农田旁湿地。分布于天津蓟州盘山、九山顶、

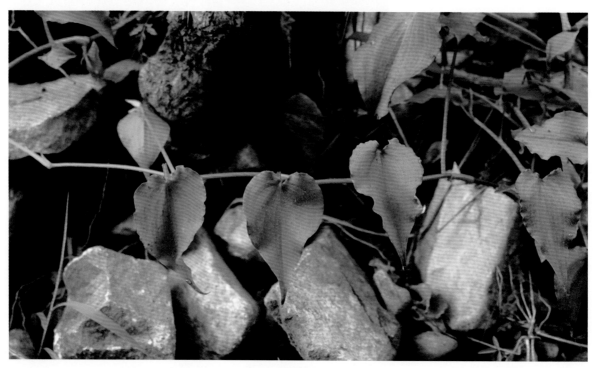

竹叶子

九龙山、八仙山等地。

| **资源情况** | 野生资源一般。药材来源于野生。

| **采收加工** | 夏、秋季采收，洗净，鲜用或晒干。

| **功能主治** | 甘，平。清热，利水，解毒，化瘀。用于感冒发热，肺痨咳嗽，口渴心烦，水肿，热淋，带下，咽喉疼痛，痈疮肿毒，跌打劳伤，风湿骨痛。

| **用法用量** | 内服煎汤，15 ~ 30g，鲜品 30 ~ 60g。外用适量，鲜品捣敷。

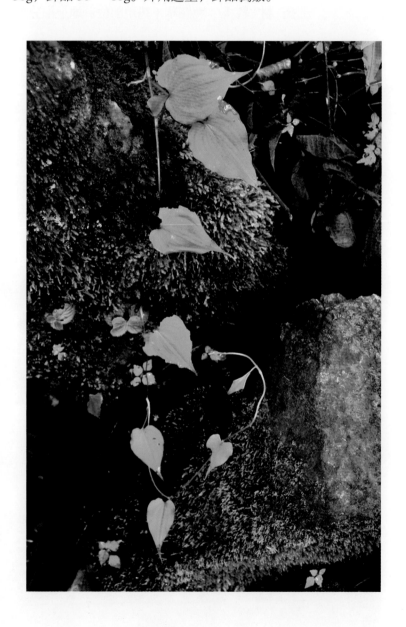

鸭跖草科 Commelinaceae 鸭跖草属 Commelina

鸭跖草 *Commelina communis* L.

| **植物别名** | 鸡舌草、鸭脚草、竹叶草。

| **药 材 名** | 鸭跖草（药用部位：地上部分）。

| **形态特征** | 一年生草本。茎基部匍匐分枝，上部向上倾斜，高 15 ~ 50cm，有时在节处生根。叶卵状披针形或披针形，长 5 ~ 7cm，宽 1 ~ 2.5cm，先端尖，基部圆形或楔形，无毛或被疏毛；叶鞘白色，膜质，有绿色叶脉，鞘口疏生软毛。总苞片宽心形，长约 2cm；萼片 3，膜质，长约 5mm，内侧 2 基部常相连；花瓣 3，深蓝色，有长爪，两侧花瓣大，近圆形；雄蕊 6，3 能育而长，3 退化先端呈蝴蝶状；花丝无毛。蒴果，椭圆形，长 5 ~ 7mm，2 室，每室 2 种子；种子暗褐色，有不规则窝孔。花期 6 ~ 9 月。

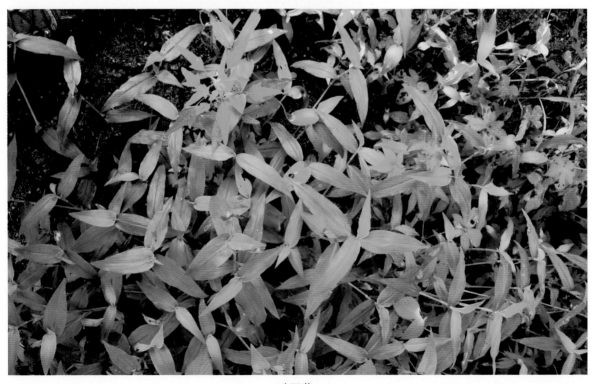

鸭跖草

| 生境分布 |

生于山地林下、山泉溪旁阴湿处。分布于天津蓟州盘山、九山顶、九龙山、八仙山等地。

| 资源情况 |

野生资源丰富。药材来源于野生。

| 采收加工 |

夏、秋季采收，晒干。

| 药材性状 |

本品长可达 60cm，黄绿色或黄白色，较光滑。茎有纵棱，直径约 0.2cm，多有分枝或须根，节稍膨大，节间长 3 ～ 9cm；质柔软，断面中心有髓。叶互生，多皱缩、破碎，完整叶片展平后呈卵状披针形或披针形，长 3 ～ 7cm，宽 1 ～ 2.5cm；先端尖，全缘，基部下延成膜质叶鞘，抱茎，叶脉平行。花多脱落，总苞佛焰苞状，心形，两边不相连；花瓣皱缩，蓝色。气微，味淡。

| 功能主治 |

甘、淡，寒。归肺、胃、小肠经。清热泻火，解毒，利水消肿。用于感冒发热，热病烦渴，咽喉肿痛，水肿尿少，热淋涩痛，痈肿疔毒。

| 用法用量 |

内服煎汤，15 ～ 30g。外用适量。

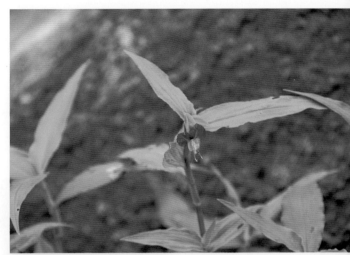

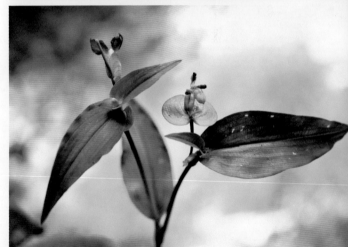

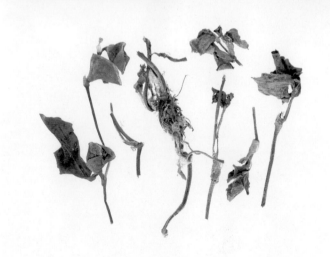

鸭跖草科 Commelinaceae 鸭跖草属 Commelina

饭包草 *Commelina bengalensis* L.

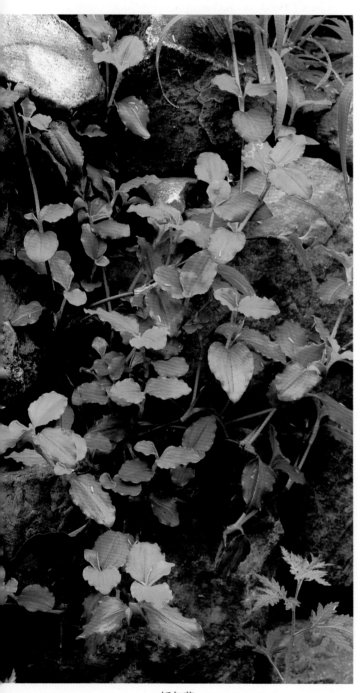

饭包草

| 植物别名 |

火柴头、马耳草。

| 药 材 名 |

马耳草（药用部位：全草）。

| 形态特征 |

多年生匍匐草本，全株被疏毛。茎匍匐或向上斜倾。叶卵形或宽卵形，先端钝，基部急缩成扁阔的叶柄，长 3 ~ 5cm，宽 1.5 ~ 3cm。总苞片倒圆锥形，下部边缘合生成扁的漏斗状，长 8 ~ 12mm，被短柔毛和散生的长毛；聚伞花序有数朵花，下面 1 枝有细长梗，具 1 ~ 3 不孕的花，伸出苞外，上面 1 枝有数朵花，结实，不伸出苞外；花萼膜质，长 2mm，花瓣蓝紫色，有长爪，长 4 ~ 5mm；雄蕊 6，3 能育。蒴果椭圆形，长 4 ~ 6mm，3 室；种子有横皱纹。花期夏、秋季。

| 生境分布 |

生于山地林下、田地或阴湿处。分布于天津蓟州、静海、滨海、武清、宁河等地。

| 资源情况 |

野生资源较丰富。药材来源于野生。

| **采收加工** | 夏、秋季采收，洗净，鲜用或晒干。

| **功能主治** | 苦，寒。清热解毒，利水消肿。用于热病发热，烦渴，咽喉肿痛，热痢，热淋，痔疮，疔疮痈肿，蛇虫咬伤。

| **用法用量** | 内服煎汤，15 ~ 30g，鲜品 30 ~ 60g。外用适量，鲜品捣敷；或煎汤洗。

| **附　注** | FOC 修订本种的拉丁学名为 *Commelina benghalensis* L.。

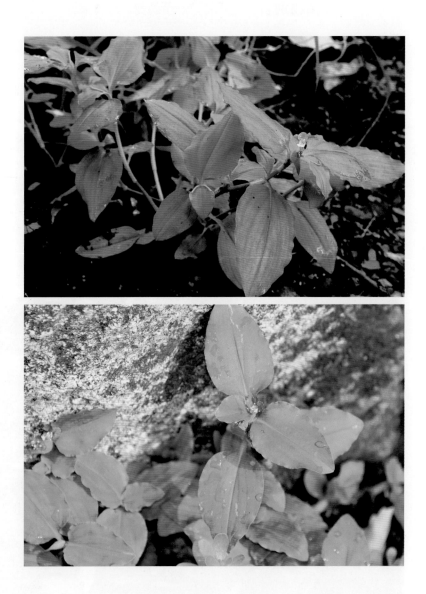

鸭跖草科 Commelinaceae 紫万年青属 Tradescantia

吊竹梅 *Tradescantia zebrina* Bosse

| **植物别名** | 水竹草、金瓢羹、吊竹菜。

| **药 材 名** | 吊竹梅（药用部位：全草）。

| **形态特征** | 多年生草本。茎匍匐，多分枝。叶卵状长圆形，上面绿色而有白色或暗紫色条纹；背面紫红色；叶鞘上、下两端均有毛。花序生于 2 无柄苞片内；萼筒白色；花冠筒白色，裂片卵形，紫红色；花柱线形。

| **生境分布** | 栽培于公园温室。天津各地均有栽培。

| **资源情况** | 栽培资源较少。药材来源于栽培。

| **采收加工** | 全年均可采收，洗净，晒干或鲜用。

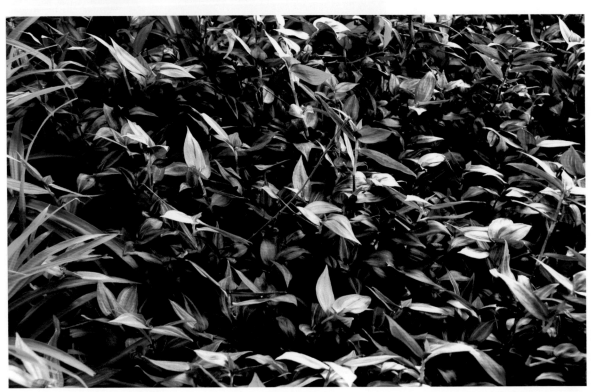

吊竹梅

| **功能主治** | 甘、淡，寒。归膀胱、肺、大肠经。清热利湿，凉血解毒。用于水肿，小便不利，淋证，痢疾，带下，咳嗽咯血，目赤肿痛，咽喉肿痛，烫火伤，毒蛇咬伤。 |

| **用法用量** | 内服煎汤，15～30g，鲜品60～90g；或捣汁。外用适量，捣敷。 |

| **附　注** | 本种原产于墨西哥。《中国植物志》未收载本种，FOC 收载其拉丁学名为 *Tradescantia zebrina* Bosse。 |

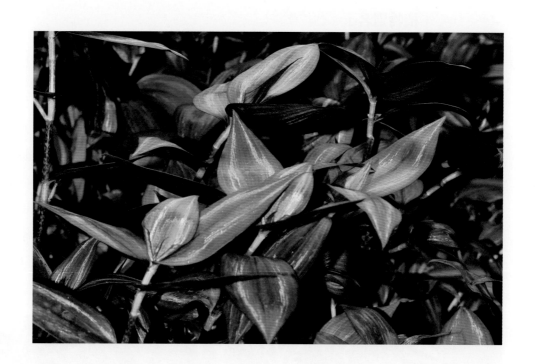

禾本科 Gramineae 芒属 Miscanthus

芒

Miscanthus sinensis Anderss.

植物别名	芒花草。
药 材 名	芒根（药用部位：根茎）、芒茎（药用部位：茎）、芒气笋子（药用部位：含寄生虫的幼茎）、芒花（药用部位：花序）。
形态特征	多年生草本。秆高 1 ~ 2m，无毛或花序以下疏生柔毛。叶鞘无毛，长于节间；叶舌膜质，长 1 ~ 3mm，先端及其后面具纤毛；叶线形，长 20 ~ 50cm，宽 6 ~ 10mm，下面疏生柔毛及被白粉，边缘粗糙。圆锥花序分枝铺成扇形，长 15 ~ 40cm，总花序长 10 ~ 30cm；穗轴不断落，节间与小穗柄都无毛；小穗成对生于各节，一柄长，一柄短，均结实且同形，长 5 ~ 7mm，含 2 小花，只第 2 小花结实，基盘毛稍短或等长于小穗；第一颖两侧有脊，脊间 2 ~ 3 脉，背部

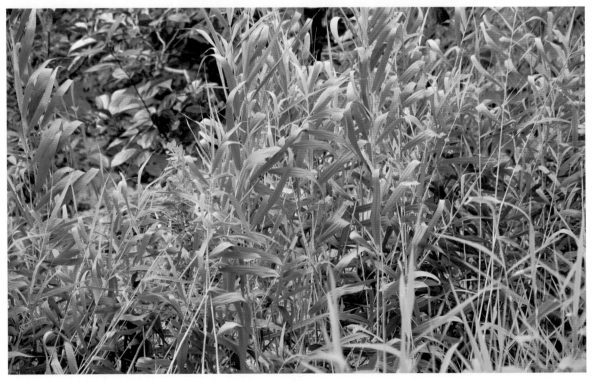

芒

无毛；芒自第二外稃裂齿间伸出，膝曲；雄蕊 3；柱头自小穗两侧伸出。花果期 7 ~ 10 月。

| **生境分布** | 生于山坡草地、荒芜田野、沟边、河边湿地。分布于天津蓟州盘山、九山顶、九龙山、八仙山等地。

| **资源情况** | 野生资源丰富。药材来源于野生。

| **采收加工** | 芒根：秋、冬季采收，晒干。
芒茎：夏、秋季采收，洗净，切段，鲜用或晒干。
芒气笋子：夏季采收，晒干。
芒花：秋季采收。

| **功能主治** | 芒根：甘，平。止咳，利尿，活血，止渴。用于咳嗽，小便不利，干血痨，带下，热病口渴。
芒茎：甘，平。清热利尿，解毒，散血。用于小便不利，虫兽咬伤。
芒气笋子：甘，平。补肾，止呕。用于肾虚阳痿，妊娠呕吐。
芒花：甘，平。活血通经。用于月经不调，闭经，产后恶露不净，半身不遂。

| **用法用量** | 芒根：内服煎汤，60 ~ 90g。
芒茎：内服煎汤，3 ~ 6g。
芒气笋子：内服煎汤，5 ~ 10g；或研末。
芒花：内服煎汤，30 ~ 60g。

禾本科 Gramineae 画眉草属 Eragrostis

画眉草
Eragrostis pilosa (L.) Beauv.

| 植物别名 | 榧子草、星星草、蚊子草。

| 药 材 名 | 画眉草（药用部位：全草）。

| 形态特征 | 一年生草本。秆丛生，直立或基部膝曲，高15～60cm。叶鞘疏松裹茎，长于或短于节间，压扁，具脊，鞘口具长柔毛；叶舌为1圈纤毛，长约0.5mm；叶片长6～20cm，宽2～3mm，无毛，扁平或内卷，下面光滑，上面粗糙。圆锥花序开展或紧缩，长10～25cm，宽2～10cm，分枝单生、簇生或轮生，枝腋间具长柔毛；小穗成熟后暗绿色或带紫色，长2～7mm，宽约1mm，含3～14小花；颖不相等，膜质，先端钝或第二颖稍尖，第一颖长0.5～0.8mm，无脉，第二颖长1～1.2mm，具1脉；第一外稃长1.5～2mm；内稃作弓

画眉草

形弯曲，长 1.2 ~ 1.5mm，迟落或宿存；雄蕊 3，花药长约 0.3mm。颖果长圆形，长 0.6 ~ 1mm，宽 0.3 ~ 0.5mm。花果期 8 ~ 11 月。

| **生境分布** | 生于田间、田埂、路旁、荒地。分布于天津蓟州、静海、滨海、武清、宁河等地。

| **资源情况** | 野生资源丰富。药材来源于野生。

| **采收加工** | 夏、秋季采收，洗净，晒干。

| **功能主治** | 甘、淡，凉。利尿通淋，清热活血。用于热淋，石淋，目赤痒痛，跌打损伤。

| **用法用量** | 内服煎汤，9 ~ 15g。外用适量，烧存性，研末调搽；或煎汤洗。

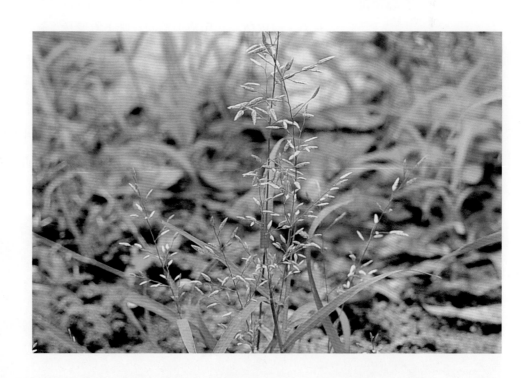

小画眉草 _Eragrostis minor_ Host

| **植物别名** | 蚊蚊草、星星草。

| **药 材 名** | 小画眉草（药用部位：全草）。

| **形态特征** | 一年生草本。秆纤细，丛生，高 20 ~ 40cm，直径 1 ~ 2mm，节下具有 1 圈腺体。叶鞘短于节间，脉上有腺体，鞘口有长毛；叶舌为 1 圈纤毛，长 0.5 ~ 1mm；叶片线形，长 5 ~ 15cm，宽 2.5 ~ 5mm，扁平或干后内卷，背面光滑，上面粗糙或疏生柔毛。圆锥花序开展而疏松，卵状披针形或长圆形，长 6 ~ 15cm，宽 4 ~ 6cm，每节 1 分枝，开展或上举，腋间无毛；小穗柄具腺体；小穗线状长圆形，深绿色或淡绿色，含 3 至多数小花；颖片锐尖，近于等长或第一颖稍短，具 1 脉，脉上有腺点，第一颖长 1.6mm，第二颖长约 1.8mm；

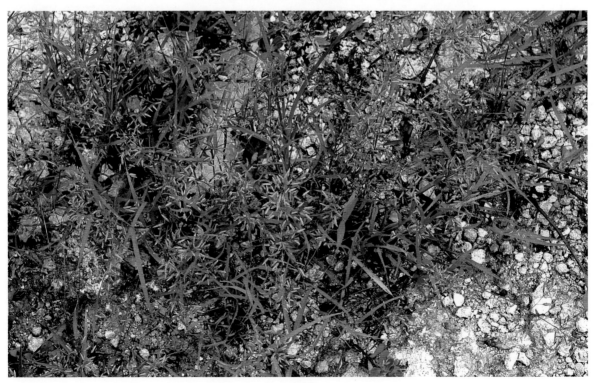

小画眉草

第一外稃长约 2mm，广卵形，先端圆钝，具 3 脉，主脉上有腺体；内稃长约 1.6mm，弯曲，脊上有纤毛，宿存；雄蕊 3。颖果红褐色，近球形。花果期 6 ~ 9 月。

| **生境分布** | 生于田间、田埂、路旁、荒地。分布于天津蓟州、静海、滨海、武清、宁河等地。

| **资源情况** | 野生资源丰富。药材来源于野生。

| **采收加工** | 夏季采收，鲜用或晒干。

| **功能主治** | 淡，凉。疏风清热，凉血，利尿。用于目赤云翳，崩漏，热淋，小便不利。

| **用法用量** | 内服煎汤，15 ~ 30g，鲜品 60 ~ 120g；或研末。外用适量，煎汤洗。

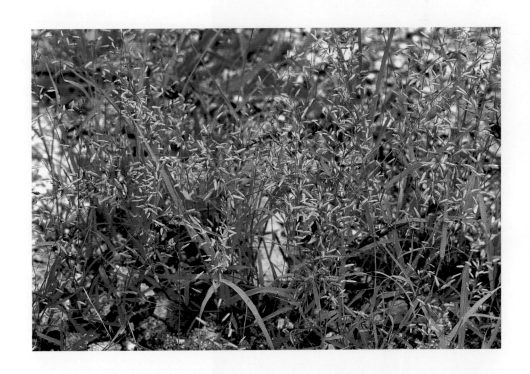

禾本科 Gramineae 锋芒草属 Tragus

虱子草 *Tragus berteronianus* Schult.

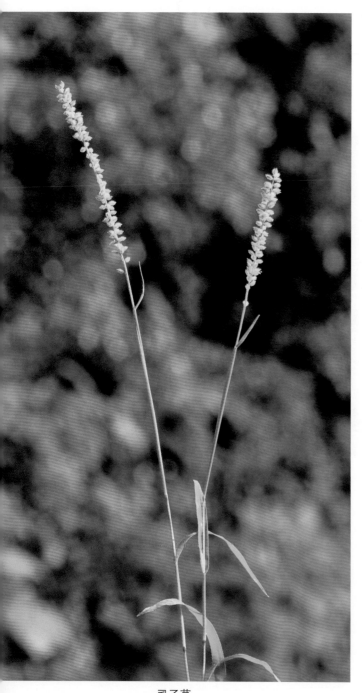

虱子草

形态特征

一年生草本。秆高 10 ~ 20cm。叶鞘短于节间，无毛；叶舌具长约 1mm 的柔毛；叶片线形，长 3 ~ 7cm，宽 2 ~ 4mm，边缘具刺毛。花序密集成穗状，长 3 ~ 5cm；小穗长 2 ~ 3mm，通常 2 聚生成簇，均能发育；第一颖退化，薄膜质，微小，第二颖革质，背部具 5 肋，肋上具钩刺，先端无明显伸出刺外的尖头；外稃膜质，具 3 脉；雄蕊 3，花药椭圆形，细小；花柱 2 裂，柱头帚状。颖果椭圆形，稍扁，与稃体分离。花果期 7 ~ 8 月。

生境分布

生于干燥荒地、路旁或村舍附近土墙上。分布于天津蓟州、静海、滨海、武清、宁河等地。

资源情况

野生资源丰富。药材来源于野生。

附注

民间以本种煎汤内服或洗脚，治疗各种原因导致的小儿腹泻。

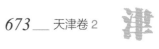

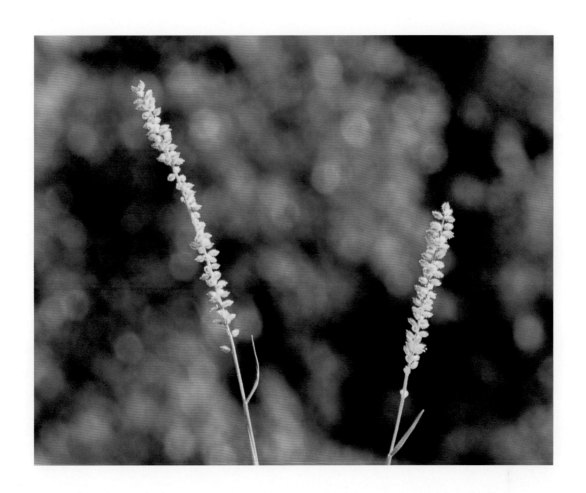

禾本科 Gramineae 荻属 Triarrhena

荻

Triarrhena sacchariflora (Maxim.) Nakai

| **植物别名** | 大茅根、野苇子。

| **药 材 名** | 巴茅根（药用部位：根茎）。

| **形态特征** | 多年生草本。有根茎。秆高 0.6 ~ 2m。叶线形，宽 10 ~ 12mm。圆锥花序扇形，长 20 ~ 30cm；总状花序长 10 ~ 20cm；穗轴不断落，节间和小穗柄无毛；小穗成对生于各节，一柄长，一柄短，均结实且同形，长 5 ~ 6mm，含 2 小花，仅第二小花结实；基盘的丝状毛约为小穗的 2 倍；第一颖两侧有脊，脊间有 1 不明显的脉或无脉，背部有长为小穗 2 倍以上的长柔毛；无芒或有芒而不露出的小穗之外；雄蕊 3；柱头自小穗两侧伸出。花期 8 ~ 10 月。

| **生境分布** | 生于山坡草地、河岸湿地、沟边。分布于天津蓟州盘山、宁河、杨

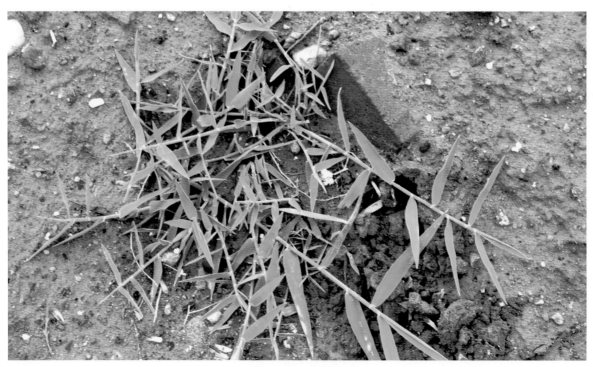

荻

柳青、北仓、于桥水库附近。

| 资源情况 | 野生资源较丰富。药材来源于野生。

| 采收加工 | 全年均可采收，洗净，切段晒干。

| 药材性状 | 本品呈扁圆柱形，常弯曲，直径 2.5 ~ 5mm；表面黄白色，略具光泽及纵纹；节部常有极短的毛茸或鳞片，节距 0.5 ~ 1.9cm。质硬脆。断面皮部裂隙小，中心有 1 小孔，孔周围粉红色。气微，味淡。

| 功能主治 | 甘，凉。清热活血。用于干血痨，潮热，产妇失血口渴，牙痛。

| 用法用量 | 内服煎汤，5 ~ 10g；或浸酒。

| 附　　注 | FOC 将本种归并于芒属（*Miscanthus*），修订本种的拉丁学名为 *Miscanthus sacchariflorus* (Maxim.) Hackel。

禾本科 Gramineae 玉蜀黍属 Zea

玉蜀黍 *Zea mays* L.

| **植物别名** | 玉米、包谷。

| **药 材 名** | 玉米须（药用部位：花柱和柱头）、玉蜀黍（药用部位：种子）。

| **形态特征** | 一年生高大禾草。秆粗壮，高 1 ～ 4m，常不分枝，基部各节生支柱根。叶片宽大，宽线状披针形，边缘波状。小穗单性，雌雄同株；雄花序顶生，由多数穗形总状花序形成开展的大型圆锥花序；雄小穗有 2 花，成对排列于穗轴之一侧；颖膜质，先端尖；雌花序腋生，花序轴肥厚，肉质，后变较坚硬木质化，小穗 8 ～ 18 行，有时可达 30 行排列于花序轴上，外包多数叶状总苞，许多细长丝状花柱自总苞先端伸出；雌小穗成对排列，内含 1 能育和 1 不能育花；第一颖较宽而稍厚，第一小花不育，只有肉质外稃，包在第一颖内而较颖

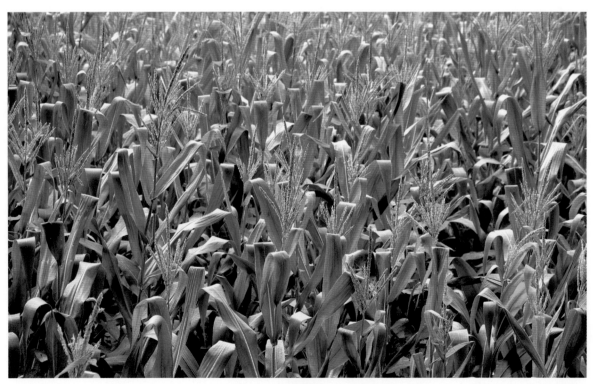

玉蜀黍

为小，第二小花为雌性，有外稃和内稃，均包裹于子房外；雌蕊为 1 细长丝状花柱，先端分裂为不等的 2 叉，花柱聚合成簇，伸出于叶状总苞之外。颖果大，长圆形。

| 生境分布 | 分布于天津蓟州、静海、滨海、武清、宁河等地。天津各地广泛栽培。

| 资源情况 | 栽培资源丰富。药材来源于栽培。

| 采收加工 | 玉米须：玉米成熟时采收，摘取花柱，晒干。

玉蜀黍：成熟时采收玉米棒，脱下种子，晒干。

| 药材性状 | 玉米须：本品常集结成疏松团簇，花柱线状或须状，完整者长至 30cm，直径约 0.5mm，淡绿色、黄绿色至棕红色，有光泽，略透明，柱头 2 裂，叉开，长至 3mm。质柔软。

| 功能主治 | 玉米须：甘、淡，平。归肾、胃、肝、胆经。利尿消肿，清肝利胆。用于水肿，小便淋沥，黄疸，胆囊炎，胆结石，高血压，糖尿病，乳汁不通。

玉蜀黍：甘，平。归胃、大肠经。调中开胃，利尿消肿。用于食欲不振，小便不利，水肿，尿路结石。

| 用法用量 | 玉米须：内服煎汤，15 ～ 30g；大剂量用 60 ～ 90g；或烧存性，研末。外用适量，烧烟吸入。

玉蜀黍：内服煎汤，30 ～ 60g；煮食或磨成细粉作饼。

| 附 注 | 据有关资料记载，本种的根（玉蜀黍根）、叶（玉蜀黍叶）、雄花穗（玉米花）、鞘状苞片（玉蜀黍苞片）、穗轴（玉米轴）、种子榨取的脂肪油（玉米油）均可入药。

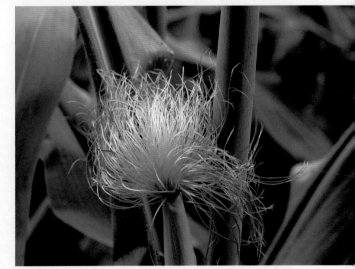

禾本科 Gramineae 芦苇属 Phragmites

芦苇
Phragmites australis (Cav.) Trin. ex Steud.

| 植物别名 | 芦、苇子。

| 药 材 名 | 芦根（药用部位：根茎）、芦茎（药用部位：嫩茎）、芦叶（药用部位：叶）、芦花（药用部位：花）。

| 形态特征 | 多年生草本。有粗壮匍匐的根茎。秆高 1 ~ 3m，直径 1 ~ 4cm，节下通常被白粉。叶鞘圆筒形，无毛或有细毛；叶舌有毛；叶片扁平，长 15 ~ 45cm，宽 1 ~ 3.5cm，光滑或边缘粗糙。圆锥花序顶生，疏散，长 10 ~ 40cm，稍下垂，小穗长 12 ~ 16mm，通常含 4 ~ 7 小花；颖有 3 脉，第一颖长 3 ~ 7mm，第二颖长 5 ~ 11mm；第一小花通常为雄性，外稃长 9 ~ 16mm，基盘细长，被长 6 ~ 12mm 的柔毛，内稃长约 3.5mm，脊上粗糙。颖果长圆形。花果期 7 ~ 11 月。

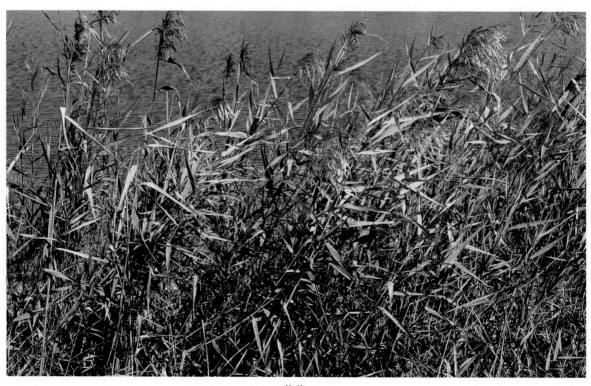

芦苇

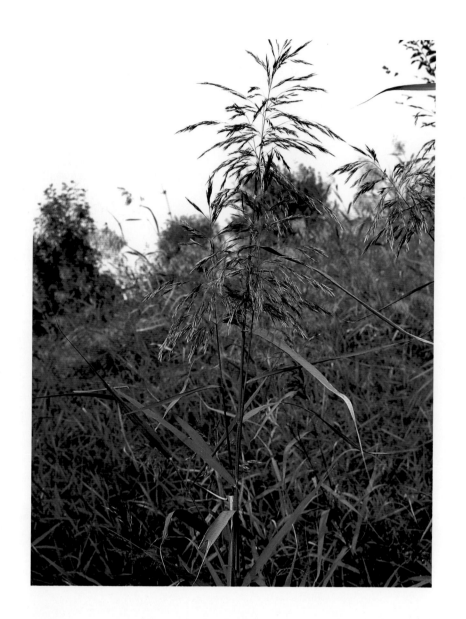

| 生境分布 | 生于河岸、河溪边，常成片生长。分布于天津蓟州、静海、滨海、武清、宁河等地。

| 资源情况 | 野生资源丰富。药材来源于野生。

| 采收加工 | 芦根：全年均可采挖，除去芽、须根及膜状叶，鲜用或晒干。
芦茎：夏、秋季采收，晒干或鲜用。
芦叶：春、夏、秋季均可采收。
芦花：秋后采收，晒干。

| 药材性状 | 芦根：本品鲜品呈长圆柱形，有的略扁，长短不一，直径 1 ~ 2cm；表面黄白色，有光泽，外皮疏松可剥离，节呈环状，有残根和芽痕。体轻，质韧，不易折断，

断面黄白色，中空，壁厚 1 ～ 2mm，有小孔排列成环。气微，味甘。干品呈扁圆柱形，节处较硬，节间有纵皱纹。

芦茎：本品呈长圆柱形，长 30cm，直径 0.4 ～ 0.6cm；表面黄白色，光滑，具光泽；有的一侧显纵皱纹，节间长 10 ～ 17cm，节部稍膨大，有的具残存的叶鞘，叶鞘外表面具棕褐色环节纹，其下有的具 3 ～ 5mm 宽的粉带；内表面淡白色，有的具残存的绒毛状髓质横膜。质硬，较难折断，断面粗糙，中空。气微，味淡。

芦叶：本品常皱缩卷曲或纵裂，展平后完整者分叶鞘、叶舌和叶片。叶鞘圆筒形，长 12 ～ 16cm，外表面灰黄色，具细密浅纵沟纹，内表面光亮；叶舌短，高 1 ～ 2mm，下部呈棕黑色横线，上部为白色毛须状；叶片线状披针形，长 30 ～ 45cm，宽 2 ～ 3cm，两面灰绿色，背面下部中脉外突，先端长尾尖，黄色，基部渐窄，两侧小耳状，内卷，全缘。质脆，易折断，断面较整齐，叶鞘可见 1 列孔洞。气微，味淡。

芦花：本品完整者为穗状花序组成的圆锥花序，长 20 ～ 30cm；下部梗腋间被白柔毛，灰棕色至紫色；小穗长 12 ～ 16mm，有小花 4 ～ 7，第一花通常为雄花，其他为两性花；颖片线形，展平后披针形，不等长，第一颖片长为第二颖片之半或更短；外稃具白色柔毛。质轻。气微，味淡。

| 功能主治 | 芦根：甘，寒。归肺、胃经。清热泻火，生津止渴，除烦，止呕，利尿。用于热病烦渴，肺热咳嗽，肺痈吐脓，胃热呕哕，热淋涩痛。

芦茎：甘，寒。归肺、心经。清肺解毒，止咳排脓。用于肺痈吐脓，肺热咳嗽，痈疽。

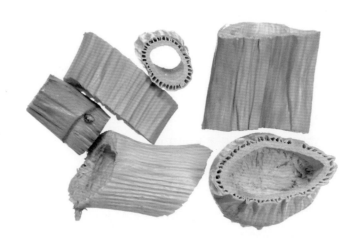

芦叶：甘，寒。归胃、肺经。清热辟秽，止血，解毒。用于霍乱吐泻，吐血，衄血，肺痈。

芦花：甘，寒。止泻，止血，解毒。用于吐泻，衄血，血崩，外伤出血，鱼蟹中毒。

| **用法用量** | 芦根：内服煎汤，15 ～ 30g，鲜品用量加倍；或捣汁用。

芦茎：内服煎汤，15 ～ 30g，鲜品可用 60 ～ 120g。外用适量，烧灰淋汁；或熬膏敷。

芦叶：内服煎汤，30 ～ 60g；或烧存性，研末。外用适量，研末敷；或烧灰淋汁；或熬膏敷。

芦花：内服煎汤，15 ～ 30g。外用适量，捣敷；或烧存性，研末吹鼻。

| **附　注** | 2015 年版《中国药典》一部收载本种的拉丁学名为 *Phragmites communis* Trin.。

禾本科 Gramineae 刚竹属 Phyllostachys

早园竹
Phyllostachys propinqua McClure

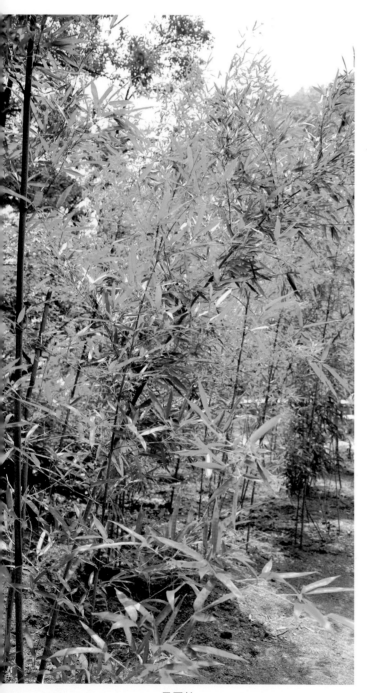

早园竹

| 植物别名 |

早竹。

| 形态特征 |

多年生灌木状竹类。秆高 4 ~ 8m，直径 3 ~ 5cm，幼秆绿色（基部数节间常为暗紫色带绿色）被以渐变厚的白粉，光滑无毛；中部节间长约 20cm，壁厚 4mm；秆环微隆起与箨环同高。箨鞘背面淡红褐色或黄褐色，并有颜色深浅不同的纵条纹，无毛，亦无白粉，上部两侧常先变干枯而呈草黄色，被紫褐色小斑点和斑块，上部较密；无箨耳及鞘口繸毛；箨舌淡褐色，拱形，有时中部微隆起，边缘生短纤毛；箨片披针形或线状披针形，绿色，背面带紫褐色，平直，外翻。叶片披针形或带状披针形，长 7 ~ 16cm，宽 1 ~ 2cm。笋期 4 月上旬开始，出笋持续时间较长。

| 生境分布 |

生于花坛、路边、庭院、公园。天津各地均有栽培。

| 资源情况 |

栽培资源较少。药材来源于栽培。

| 附　　注 | 本种为景观绿化植物，是目前常见的栽培竹种。据文献记载，本种叶中含有丰富的黄酮类成分，竹叶黄酮药理活性与银杏黄酮相似，具有明显的抗脂质过氧化、清除羟自由基、调节血脂及抑菌作用。

禾本科 Gramineae 刚竹属 Phyllostachys

紫竹

Phyllostachys nigra (Lodd. ex Lindl.) Munro

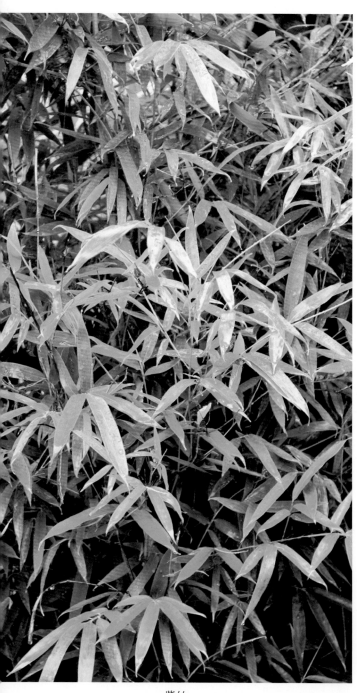

紫竹

| 植物别名 |

乌竹、黑竹、水竹子。

| 药 材 名 |

紫竹根（药用部位：根茎）。

| 形态特征 |

常绿乔木。秆高达 4 ~ 10m，直径可达 5cm，幼秆绿色，密被细柔毛及白粉，箨环有毛，一年生以后的秆逐渐出现紫斑，最后全部变为紫黑色，无毛；中部节间长 25 ~ 30cm；秆环与箨环均隆起，秆环高于箨环或两环等高。箨鞘背面红褐色或带绿色，无斑点或常具极微小不易观察的深褐色斑点，斑点在箨鞘上端密集成片，稍被白粉及较密的淡褐色刺毛；箨耳长圆形至镰形，紫黑色，边缘生有紫黑色繸毛；箨舌拱形至尖塔形，紫色，边缘生有长纤毛；箨片三角形至三角状披针形，绿色，脉为紫色，舟状，直立或稍开展，微皱曲或波状。叶耳不明显，有脱落性鞘口繸毛；叶舌稍伸出；叶片质薄，长 7 ~ 10cm，宽约 1.2cm。小穗扇形，长 2 ~ 4cm，基部托以 4 ~ 6 苞片。笋期 4 ~ 5 月。

| **生境分布** | 栽培于温室。

| **资源情况** | 天津偶见栽培，栽培资源稀少。药材来源于栽培。

| **采收加工** | 全年均可采收，洗净，晒干。

| **功能主治** | 辛、淡，凉。祛风除湿，活血解毒。用于风湿热痹，筋骨酸痛，经闭，癥瘕，狂犬咬伤。

| **用法用量** | 内服煎汤，15 ~ 30g。

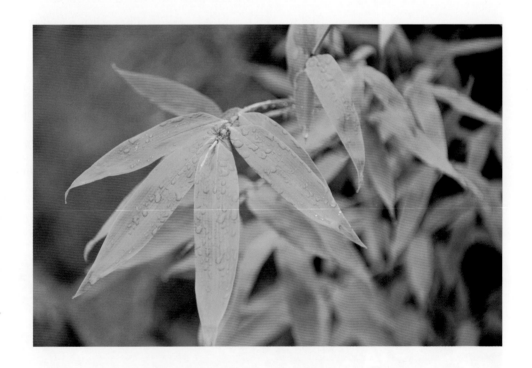

禾本科 Gramineae 白茅属 Imperata

丝茅

Imperata koenigii (Retz.) Beauv.

| **植物别名** | 白茅、茅根、茅草。

| **药 材 名** | 白茅根（药用部位：根茎）、白茅花（药用部位：花穗）、茅草叶（药用部位：叶）、白茅针（药用部位：初生未放花序）。

| **形态特征** | 多年生草本。根茎细长横生，密被鳞片。秆直立，高 25 ~ 80cm，具 2 ~ 3 节，节上被长 4 ~ 10mm 的柔毛。叶多集中于中部，叶鞘无毛，或上部、边缘和鞘口有纤毛；叶舌干膜质，钝尖；叶片长 5 ~ 60cm，宽 2 ~ 8mm，主脉明显。圆锥花序圆柱状，长 5 ~ 20cm，宽 1.5 ~ 3cm，分枝短缩密集；小穗披针形或长圆形，长 3 ~ 4mm，基部密生长 10 ~ 15mm 的丝状柔毛；两颖相等或第一颖稍短，边缘有纤毛，背部疏生丝状柔毛，第一颖较狭，具 3 ~ 4 脉，第二颖较宽，具 4 ~ 6 脉；

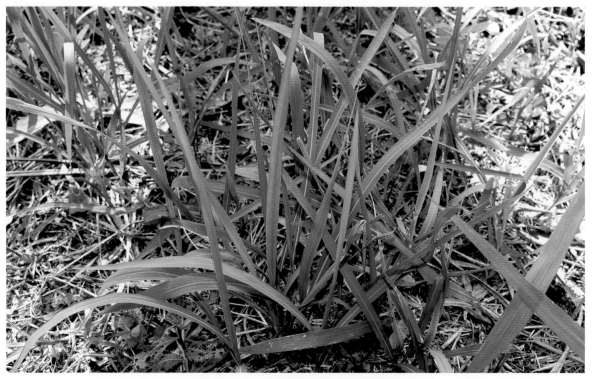

丝茅

第一外稃长约 1.5mm，无内稃，第二稃长约 1.2mm，内稃长约 1.2mm，宽约 1.5mm，先端截平；雄蕊 2，花药黄色；柱头 2，深紫色。花期 5 ~ 7 月。

| 生境分布 | 生于路边草地、河滩沙地。分布于天津蓟州、静海、滨海、武清、宁河等地。

| 资源情况 | 野生资源丰富。药材来源于野生。

| 采收加工 | 白茅根：春、秋季采挖，洗净，晒干，除去须根和膜质叶鞘，捆成小把。

白茅花：花期花盛开前采收，摘下带茎的花穗，晒干。

茅草叶：全年均可采收。

白茅针：4 ~ 5 月采摘未开放的花序，鲜用或晒干。

| 药材性状 | 白茅根：本品呈长圆柱形，长 30 ~ 60cm，直径 0.2 ~ 0.4cm；表面黄白色或淡黄色，微有光泽，具纵皱纹，节明显，稍凸起，节间长短不等，通常长 1.5 ~ 3cm。体轻，质略脆，断面皮部白色，多有裂隙，放射状排列，中柱淡黄色，易与皮部剥离。气微，味微甜。

白茅花：本品干燥的花穗呈圆柱形，长 5 ~ 20cm，小穗基部和颖片密被细长丝状毛，占花穗的绝大部分，灰白色，质轻而柔软，若棉絮状；小穗黄褐色，介于细长丝状毛中，不易脱落，外颖长圆状披针形，膜质；雌蕊花柱 2 裂，裂片线形，裂片上着生黄棕色毛；花序柄圆柱形，青绿色。气微，味淡。

| 功能主治 | 白茅根：甘，寒。归肺、胃、膀胱经。凉血止血，清热利尿。用于血热吐血，衄血，尿血，热病烦渴，湿热黄疸，水肿尿少，热淋涩痛。

白茅花：甘，温。止血，定痛。用于吐血，衄血，刀伤。

茅草叶：辛、微苦，平。祛风除湿。用于风湿痹痛，皮肤风疹。

白茅针：甘，平。止血，解毒。用于衄血，尿血，大便下血，外伤出血，疮痈肿毒。

| 用法用量 | 白茅根：内服煎汤，9 ~ 30g。

白茅花：内服煎汤，9 ~ 15g。外用罨敷或塞鼻。

茅草叶：内服煎汤，15 ~ 30g。外用适量，煎汤洗。

白茅针：内服煎汤，9 ~ 15g。外用适量，捣敷或塞鼻。

| 附　注 | FOC 将本种作为白茅 [*Imperata cylindrical* (L.) Raeuschel] 变种处理，收载其拉丁学名为 *Imperata cylindrica* var. *major* (Nees) C. E. Hubb.，记载其中文学名为大白茅。2015 年版《中国药典》一部收载本种中文学名为白茅。

禾本科 Gramineae 鹅观草属 Roegneria

鹅观草 *Roegneria kamoji* Ohwi

| 植物别名 | 茅草箭。

| 形态特征 | 多年生草本。秆丛生，高 30 ~ 100cm。叶鞘光滑，外侧边缘常有纤毛；叶舌截平，长 0.5mm；叶片长 5 ~ 40cm，宽 3 ~ 13mm，光滑或稍粗糙。穗状花序长 7 ~ 20cm，弯曲下垂；穗轴节间长 8 ~ 16mm，基部的节间长可达 25mm，边缘粗糙或有短纤毛；小穗长 13 ~ 25mm，含 3 ~ 10 小花，小穗轴节间长可达 25mm，边缘粗糙或有短纤毛；颖卵状或披针形，先端有时具短芒，有 3 ~ 5 脉，边缘有白色膜质，第一颖长 4 ~ 6mm，第二颖长 5 ~ 9mm；外稃披针形，边缘有较宽的膜质，背部和基盘近于无毛，上部有明显的 5 脉；第一外稃长 8 ~ 11mm，先端有长芒，芒直或上部稍曲折，长 20 ~ 40mm；内稃稍长或稍短于外稃。花期 5 ~ 7 月。

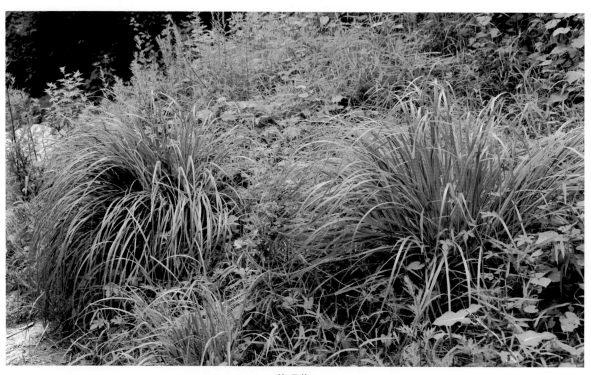

鹅观草

| **生境分布** | 生于山坡和湿润草地上。分布于天津蓟州盘山、九山顶、九龙山、八仙山等地。

| **资源情况** | 野生资源丰富。药材来源于野生。

| **功能主治** | 甘，凉。清热，凉血，通络止痛。用于咳嗽痰中带血，荨麻疹，劳伤疼痛。

| **附　注** | FOC将本种归并于披碱草属（*Elymus*），修订其拉丁学名为 *Elymus kamoji* (Ohwi) S. L. Chen，修订其中文学名为柯孟披碱草。

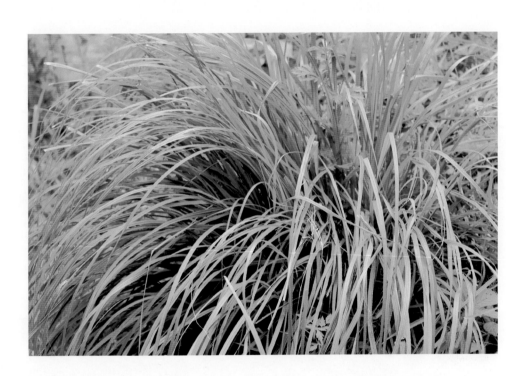

禾本科 Gramineae 穆属 Eleusine

牛筋草
Eleusine indica (L.) Gaertn.

| **植物别名** | 蟋蟀草、千金草、千千踏。

| **药 材 名** | 牛筋草（药用部位：根或全草）。

| **形态特征** | 一年生草本。秆通常斜升，高 15 ~ 90cm。叶舌长约 1mm；叶片条形，宽 3 ~ 7mm。穗状花序 2 ~ 7 指状着生于秆顶，有时其中 1 或 2 生于花序的下方，长 3 ~ 10cm，穗轴先端生有小穗；小穗密集于穗轴的一侧呈 2 行排列，长 4 ~ 7mm，含 3 ~ 6 小花；第一颖具 1 脉；第二颖与外稃都有 3 脉。囊果；种子卵形，有明显的坡状皱纹。花果期 6 ~ 10 月。

| **生境分布** | 生于田间、路旁及荒地。分布于天津蓟州、静海、滨海、武清、宁河等地。

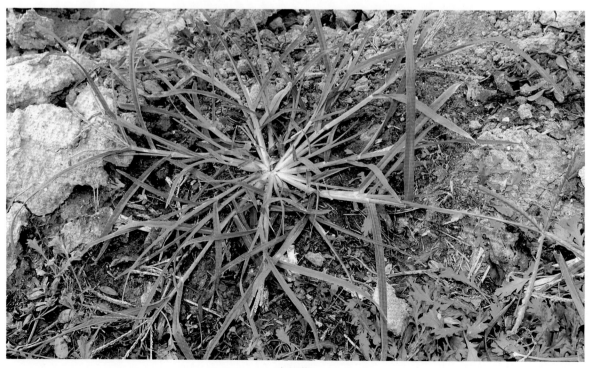

牛筋草

| 资源情况 | 野生资源丰富。药材来源于野生。

| 采收加工 | 8 ～ 9 月采挖，去或不去茎叶，洗净，鲜用或晒干。

| 药材性状 | 本品根呈须状，黄棕色，直径 0.5 ～ 1mm。茎呈扁圆柱形，淡灰绿色，有纵棱，节明显，直径 1 ～ 4mm。叶线形，长达 15cm，叶脉平行条状。穗状花序 2 ～ 7 呈指状排列于茎先端。气微，味淡。

| 功能主治 | 甘、淡，凉。清热利湿，凉血解毒。用于伤暑发热，小儿惊风，流行性乙型脑炎，流行性脑脊髓膜炎，黄疸，淋证，小便不利，痢疾，便血，疮疡肿痛，跌打损伤。

| 用法用量 | 内服煎汤，9 ～ 15g，鲜品 30 ～ 90g。

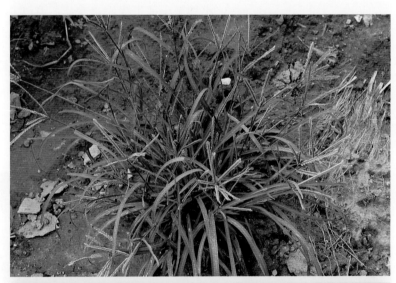

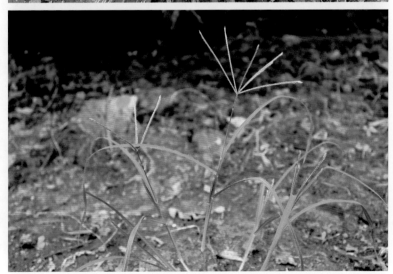

禾本科 Gramineae 求米草属 Oplismenus

求米草 *Oplismenus undulatifolius* (Arduino) Beauv.

| **植物别名** | 皱叶茅。

| **形态特征** | 多年生草本。秆较细弱,基部横匐地面,并于节处生根,向上斜升部分高 20 ～ 50cm。叶鞘遍布有疣基的短刺毛或仅边缘具纤毛;叶舌膜质,短小,长约 1mm;叶片扁平,披针形,具横脉,通常皱而不平,长 2 ～ 8cm,宽 5 ～ 18mm,具细毛。花序主轴长 2 ～ 8cm;小穗簇生或近先端者孪生,基部小穗簇可伸达 1cm;小穗卵圆形,长约 4mm;颖草质,第一颖具 3 脉,长约为小穗之半,先端具长达 1cm 的硬直芒;第二颖具 5 脉,较长于第一颖,先端具长约 5mm 的硬直芒;第一外稃草质,与小穗等长,具 7 ～ 9 脉,先端无芒或具短尖头;第一内稃存在或退化;第二外稃草质,长约 3mm,平滑,结实时变硬,边缘包着同质的内稃。花果期 7 ～ 11 月。

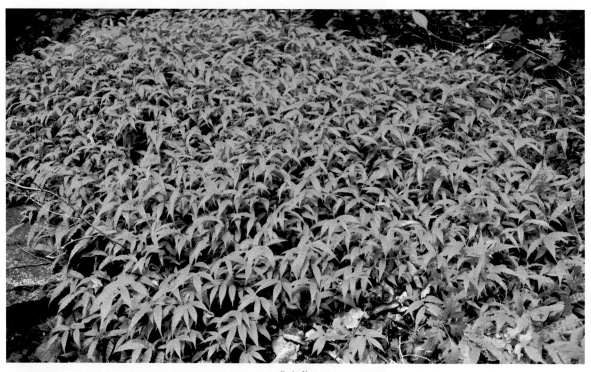

求米草

| **生境分布** | 生于浅山林下或阴湿沟谷中。分布于天津蓟州盘山、黄崖关、九山顶、九龙山、八仙山等地。

| **资源情况** | 野生资源丰富。药材来源于野生。

| **附　　注** | 据文献记载，本种全草入药，凉血止血。用于跌打损伤。本种是理想的放牧草，且为保土植物。

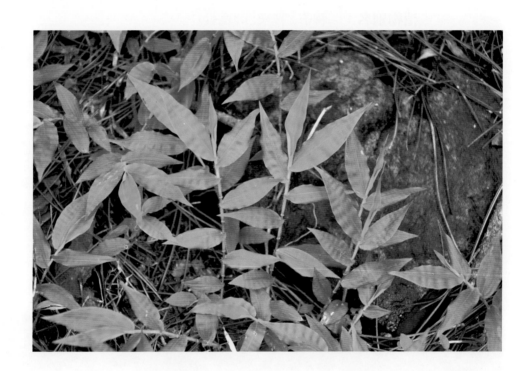

禾本科 Gramineae 稗属 Echinochloa

稗

Echinochloa crusgalli (L.) Beauv.

| 植物别名 | 稗子、稗米、水高粱。

| 药 材 名 | 稗根苗（药用部位：根或苗叶）、稗米（药用部位：种子）。

| 形态特征 | 一年生草本。秆高 50 ～ 150cm，光滑无毛，基部倾斜或膝曲。叶鞘
疏松裹秆，平滑无毛，下部者长于上部者而短于节间；叶舌缺；叶
片扁平，线形，长 10 ～ 40cm，宽 5 ～ 20mm，无毛，边缘粗糙。
圆锥花序直立，长 6 ～ 20cm；主轴具棱，粗糙或被疣基长刺毛；分
枝斜上举或贴向主轴，有时再分小枝；穗轴粗糙或被疣基长刺毛；
小穗卵形，脉上密被疣基刺毛，具短柄或近无柄，密集在穗轴的一
侧；第一颖三角形，长为小穗的 1/3 ～ 1/2，具 3 ～ 5 脉，脉上被疣
基毛，基部包卷小穗，先端尖；第二颖与小穗等长，先端渐尖或具

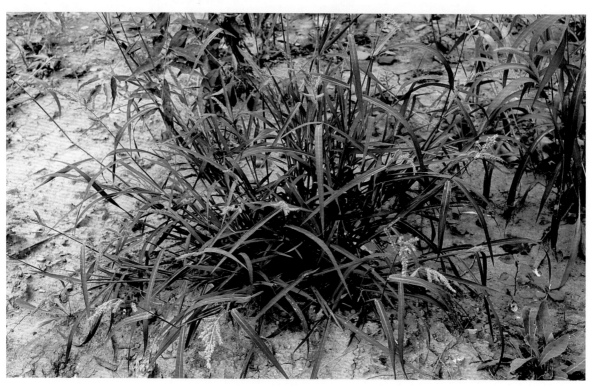

稗

小尖头，具 5 脉，脉上具疣基毛；第一小花通常中性，其外稃草质，上部具 7 脉，脉上具疣基刺毛，先端延伸成 1 粗壮的芒，芒长 0.5 ~ 1.5cm，内稃薄膜质，狭窄，具 2 脊；第二外稃椭圆形，平滑，光亮，成熟后变硬，先端具小尖头，尖头上有 1 圈细毛，边缘内卷，包着同质的内稃，但内稃先端露出。

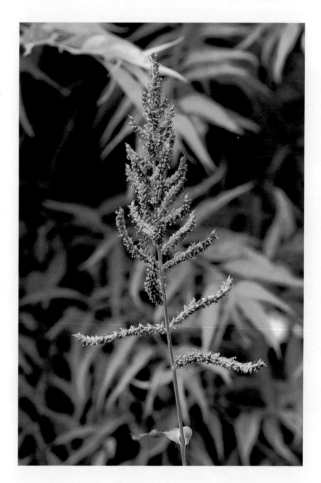

| 生境分布 | 生于沼泽地、沟边及水稻田中。天津各地均有分布。

| 资源情况 | 野生资源丰富。药材来源于野生。

| 采收加工 | 稗根苗：夏季采收，鲜用或晒干。

稗米：夏、秋季果实成熟时采收，舂去壳，晒干。

| 功能主治 | 稗根苗：甘、苦，微寒。止血生肌。用于金疮，外伤出血。

稗米：辛、甘、苦，微寒。益气健脾。

| 用法用量 | 稗根苗：外用适量，捣敷或研末撒。

禾本科 Gramineae 高粱属 Sorghum

高粱 *Sorghum bicolor* (L.) Moench

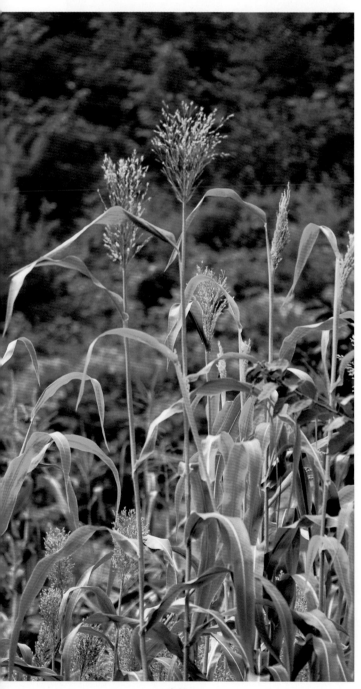

高粱

| 植物别名 |

蜀黍。

| 药 材 名 |

高粱（药用部位：种仁）、高粱根（药用部位：根）、高粱米糠（药用部位：种皮）。

| 形态特征 |

一年生栽培谷物。秆实心，高 3 ~ 5m，矮性品种株高仅 1m 左右。叶鞘无毛，常被白粉；叶舌短，长 1 ~ 2mm，硬膜质，先端钝圆，具有纤毛；叶片带状，长可达 50cm，宽 3 ~ 6cm，无毛，具有尖锐粗糙的边缘，基部与叶舌之间被密毛。圆锥花序，卵形或卵状圆锥形，长达 30cm，分枝轮生；小穗成对，为异性对，分枝先端 3 小穗簇生；无柄小穗两性，卵状椭圆形，长 5 ~ 6mm，成熟时下部为硬革质，光滑，上部和边缘被短柔毛；有柄小穗雄性，有不同的发育程度。颖果倒卵形，成熟时露出于无柄小穗的颖外，呈褐色或白色。花果期 7 ~ 10 月。

| 生境分布 |

天津各地均有栽培。

| 资源情况 | 栽培资源一般。药材来源于栽培。

| 采收加工 | 高粱：秋季种子成熟后采收，晒干。

高粱根：秋季采挖，洗净，晒干。

高粱米糠：收集加工高粱时舂下的种皮，晒干。

| 药材性状 | 高粱：本品呈椭圆形而稍扁，长约 5mm；外表面具 1 层棕红色薄膜，基部色较浅，可见果柄痕。质硬，断面白色，富粉性。气微，味淡。

| 功能主治 | 高粱：甘、涩，温。归脾、胃、肺经。健脾止泻，化痰安神。用于脾虚泄泻，霍乱，消化不良，痰湿咳嗽，失眠多梦。

高粱根：甘，平。平喘，利水，止血，通络。用于咳嗽喘满，小便不利，产后出血，血崩，足膝疼痛。

高粱米糠：和胃消食。用于小儿消化不良。

| 用法用量 | 高粱：内服煎汤，30 ～ 60g；或研末。

高粱根：内服煎汤，15 ～ 30g；或烧存性，研末。

高粱米糠：内服炒香，每次 1.5 ～ 3g，每日 3 ～ 4 次。

| 附　　注 | 本种为我国主要栽培杂粮之一。

禾本科 Gramineae 马唐属 Digitaria

马唐
Digitaria sanguinalis (L.) Scop.

| 植物别名 | 羊麻、羊粟、马饭。

| 药 材 名 | 马唐（药用部位：全草）。

| 形态特征 | 一年生草本。秆基部开展或倾斜，高 40 ~ 100cm。叶鞘疏松，多少疏生有疣基的软毛，很少无毛；叶舌膜质，黄棕色，先端钝圆，长 1 ~ 3mm；叶片线状披针形，长 3 ~ 17cm，宽 3 ~ 10mm，两面疏生软毛或无毛，边缘变厚而粗糙。总状花序 3 ~ 10，长 5 ~ 18cm，上部者互生或呈指状排列于茎顶，基部者近于轮生；小穗长 3 ~ 3.5mm，披针形，通常成对着生，1 有长柄，1 有极短的柄或几无柄；第一颖微小，钝三角形，长约 0.2mm，薄膜质；第二颖长为小穗 1/2 ~ 3/4，狭窄，有不明显的 3 脉，边缘有纤毛；第一外

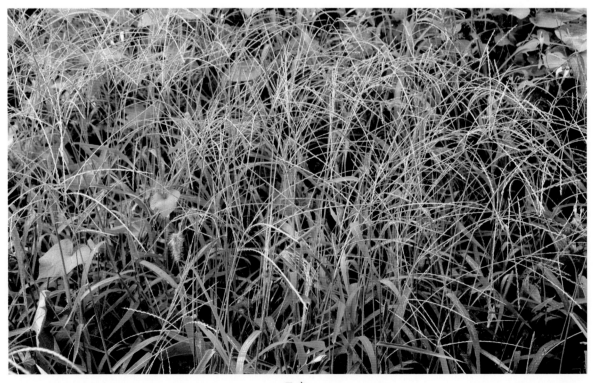

马唐

稃与小穗等长，具 5 ~ 7 脉，中部 3 脉明显，脉间距离较宽而无毛，侧脉很接近或不明显，无毛或于脉间贴生柔毛，边缘或有纤毛。谷粒与小穗近等长，色淡。花果期 6 ~ 10 月。

| 生境分布 | 生于路旁、田野。天津各地均有分布。

| 资源情况 | 野生资源丰富。药材来源于野生。

| 采收加工 | 夏、秋季采割全草，晒干。

| 药材性状 | 本品干燥全草长 40 ~ 100cm。秆分枝，下部节上生根。完整叶片条状披针形，长 8 ~ 17cm，宽 5 ~ 10mm，先端渐尖或短尖，基部钝圆，两面无毛或疏生柔毛；叶鞘疏松抱茎，无毛或疏生柔毛。

| 功能主治 | 甘，寒。调中，明耳目。

| 用法用量 | 内服煎汤，9 ~ 15g。

| 附   注 | 本种为常见的田间杂草之一。

禾本科 Gramineae 狗尾草属 Setaria

狗尾草 *Setaria viridis* (L.) Beauv.

| **植物别名** | 谷莠子、莠草、大尾草。

| **药 材 名** | 狗尾草（药用部位：全草）、狗尾草子（药用部位：种子）。

| **形态特征** | 一年生草本。秆直立，高 30 ~ 100cm，一般较细弱。叶鞘松弛，
无毛或疏被柔毛或疣毛；叶舌极短，边缘有长 1 ~ 2mm 的纤毛；
叶片长 4 ~ 30cm，宽 2 ~ 18mm，通常无毛或疏被疣毛。圆锥花序
紧密，呈圆柱状或基部稍疏离，直立或稍弯垂，长 2 ~ 15cm，宽
4 ~ 13mm（刚毛除外），刚毛长 4 ~ 12mm，直立或稍扭曲；花
序颜色变化很大，通常绿色、褐黄色、紫红色或紫色；小穗 2 ~ 5
簇生主轴上或更多的小穗着生于短小枝上，椭圆形，先端钝，长
2 ~ 2.5mm，浅绿色；第一颖卵形、宽卵形，长约为小穗的 1/3，

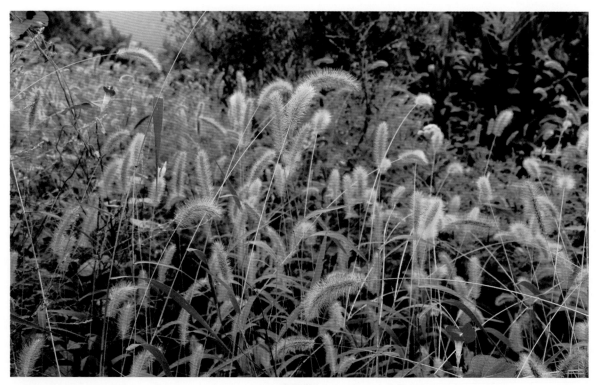

狗尾草

先端钝或稍尖，具 3 脉，第二颖几与小穗等长，椭圆形，具 5 ～ 7 脉；第一外
稃与小穗等长，具 5 ～ 7 脉，先端钝，第二外稃椭圆形，先端钝，具细点状皱纹，
边缘内卷。花果期 7 ～ 9 月。

| 生境分布 | 生于荒地、路边。天津各地均有分布。

| 资源情况 | 野生资源丰富。药材来源于野生。

| 采收加工 | 狗尾草：夏、秋季采收，晒干或鲜用。
狗尾草子：秋季采收成熟果穗，搓下种子，去除杂质，晒干。

| 药材性状 | 狗尾草：本品全体呈灰黄白色，表面有毛状物，长 30 ～ 90cm。秆纤细。叶线状，
互生。秆先端有柱状圆锥花序，长 2 ～ 15cm，小穗 2 ～ 5 成簇，生于缩短的
分枝上，基部具刚毛，有的已脱落，颖与外稃略与小穗等长。颖果长圆形，成
熟后背部稍隆起，边缘卷抱内稃。质纤弱，易折断。气微，味淡。

| 功能主治 | 狗尾草：甘、淡，凉。清热利湿，祛风明目，解毒，杀虫。用于风热感冒，黄疸，
小儿疳积，痢疾，小便涩痛，目赤肿痛，痈肿，寻常疣，疮癣。
狗尾草子：解毒，止泻，截疟。用于缠腰火丹，泄泻，疟疾。

| 用法用量 | 狗尾草：内服煎汤，6 ～ 12g，鲜品可用 30 ～ 60g。外用适量，煎汤洗；或捣敷。
狗尾草子：内服煎汤，9 ～ 15g；或研末冲。外用适量，炒焦，研末调敷。

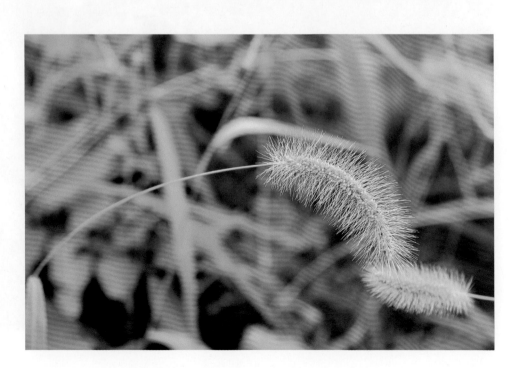

禾本科 Gramineae 狗尾草属 Setaria

粟

Setaria italica (L.) Beauv. var. *germanica* (Mill.) Schred.

| 植物别名 | 粱、谷子、寒粟。

| 药 材 名 | 谷芽（药材来源：果实发芽炮制品）、粟米（药用部位：种仁）。

| 形态特征 | 一年生栽培谷物。秆较粗壮，直立，高可达 1m。叶鞘无毛；叶舌具
纤毛；叶片线状披针形，基部钝圆，先端渐尖，上面粗糙，下面较
光滑。圆锥花序圆柱形，成熟时下垂，长 10 ~ 40cm，直径变化很大，
因品种而异；主轴密生柔毛；刚毛较小穗长，少数；小穗椭圆形，
长 2 ~ 3mm；第一颖长为小穗的 1/3 ~ 1/2，具 3 脉，第二颖略短
乃至短于小穗的 1/4，具 5 ~ 9 脉；第一外稃和小穗同长，具 5 ~ 7
脉；内稃短小。谷粒和第一外稃等长，卵形或圆球形，具细点状皱纹；
成熟后由第一外稃基部与颖分离脱落。花果期夏、秋季。

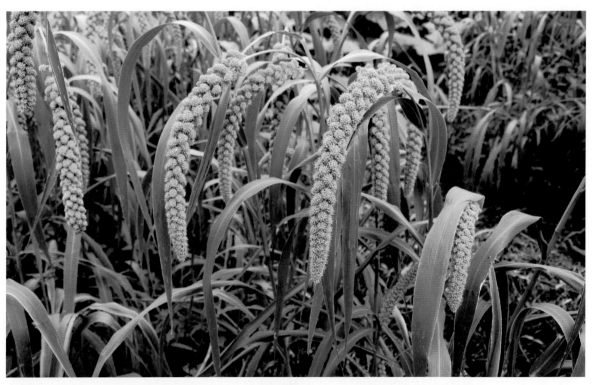

粟

| 生境分布 | 分布于天津蓟州、静海、滨海、武清、宁河等地。天津各地广泛栽培。

| 资源情况 | 栽培资源丰富。药材来源于栽培。

| 采收加工 | 谷芽：将粟谷用水浸泡，保持适宜的温度、湿度，待须根长至约 6mm 时，晒干或低温干燥。

粟米：秋季果实成熟后采收，打下种子，去除杂质，晒干。储存陈久者名陈粟米。

| 药材性状 | 谷芽：本品呈类圆球形，直径约 2mm，先端钝圆，基部略尖。外壳为革质的稃片，淡黄色，具点状皱纹，下端有初生的细须根，长 3 ~ 6mm，剥去稃片，内含淡黄色或黄白色颖果（小米）1。气微，味微甘。

| 功能主治 | 谷芽：甘，温。归脾、胃经。消食和中，健脾开胃。用于食积不消，腹胀口臭，脾胃虚弱，不饥食少。

粟米：甘、咸，凉。和中，益肾，除热，解毒。用于脾胃虚热，反胃呕吐，腹满食少，消渴，泻痢，烫火伤。陈粟米除烦，止痢，利小便。

| 用法用量 | 谷芽：内服煎汤，9 ~ 15g。

粟米：内服煎汤，15 ~ 30g；或煮粥。外用适量，研末撒；或熬汁涂。

| 附　注 | （1）《中国植物志》第 10（1）卷分别收载粱 [*Setaria italica* (L.) Beauv.] 及其变种粟 [*Setaria italica* (L.) Beauv.var. *germanica* (Mill.) Schred.]。FOC 将二者合并，记载其名称为粱 *Setaria italic* (L.) Beauv.。2015 年版《中国药典》一部对本种的拉丁学名的处理与 FOC 一致。

（2）本种为重要杂粮之一。

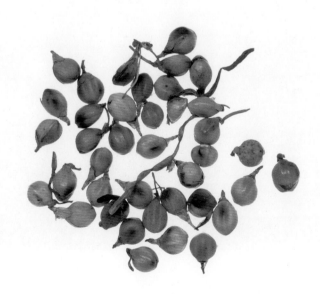

狼尾草 *Pennisetum alopecuroides* (L.) Spreng.

| **植物别名** | 狼茅、黑狗尾草、芮草。

| **药材名** | 狼尾草（药用部位：全草）、狼尾草根（药用部位：根及根茎）。

| **形态特征** | 多年生直立草本。秆丛生，高 30 ~ 100cm，花序以下常密生柔毛。叶鞘光滑，压扁有脊；叶舌短小，长不及 0.5mm；叶片长 15 ~ 50cm，宽 2 ~ 6mm，通常内卷。圆锥花序穗状，长 5 ~ 20cm，除刚毛外宽 1 ~ 1.5cm，主轴密生柔毛，直立或弯曲；总梗刚毛粗糙，长 1.5 ~ 3.5cm；小穗长 6 ~ 8mm，通常单生于由多数刚毛状小枝组成的总苞内，成熟后和小穗一同脱落；第一颖微小，第二颖长为小穗的 1/2 ~ 1/3；第一外稃与小穗等长，边缘常包卷第二外稃；第二外稃软骨质，边缘薄，卷抱内稃。花果期夏、秋季。

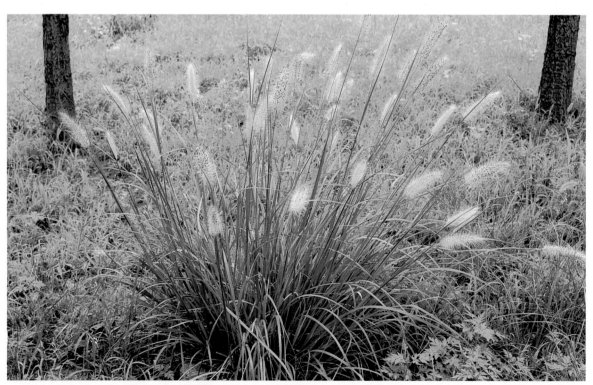

狼尾草

| 生境分布 | 生于沟边、山坡，常成片生长，形成群落。分布于天津蓟州、静海、滨海、武清、宁河等地。

| 资源情况 | 野生资源丰富。药材来源于野生。

| 采收加工 | 狼尾草：夏、秋季采收，洗净，晒干。
狼尾草根：全年均可采收，洗净，晒干或鲜用。

| 功能主治 | 狼尾草：甘，平。清肺止咳，凉血明目。用于肺热咳嗽，目赤肿痛。
狼尾草根：甘，平。清肺止咳，解毒。用于肺热咳嗽，疮毒。

| 用法用量 | 狼尾草：内服煎汤，9 ~ 15g。
狼尾草根：内服煎汤，30 ~ 60g。

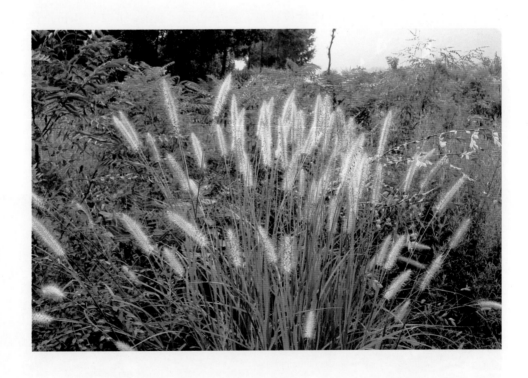

禾本科 Gramineae 荩草属 Arthraxon

荩草

Arthraxon hispidus (Thunb.) Makino

| **植物别名** | 菉竹、黄草、马耳朵草。

| **药 材 名** | 荩草（药用部位：全草）。

| **形态特征** | 一年生草本。秆细弱，无毛，基部倾斜，高 30 ~ 45cm。叶鞘短于节间，被短硬疣毛；叶舌薄膜质，长 0.5 ~ 1mm，边缘有纤毛；叶卵状披针形，基部心形，抱茎，长 2 ~ 4cm，宽 8 ~ 15mm，下部边缘被纤毛，余均无毛。总状花序 2 ~ 10 呈指状排列，穗轴节间无毛；小穗成对生于各节；有柄小穗退化，仅剩短柄；无柄小穗长 4 ~ 4.5mm；第一颖边缘不内折或一侧内折成脊，脉上粗糙；雄蕊 2，花药黄色或紫色，长 0.7 ~ 1mm。花果期 7 ~ 10 月。

| **生境分布** | 生于沟边石缝阴湿处。分布于天津蓟州盘山、九山顶、九龙山、八

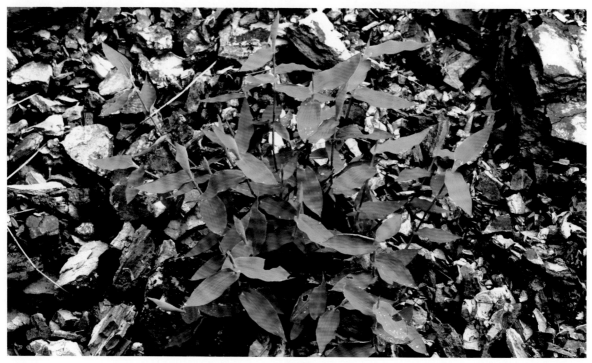

荩草

仙山等地。

| **资源情况** | 野生资源丰富。药材来源于野生。

| **采收加工** | 7 ~ 9 月割取全草，晒干。

| **功能主治** | 苦，平。止咳定喘，解毒杀虫。用于久咳气喘，肝炎，咽喉炎，口腔炎，鼻炎，淋巴结炎，乳腺炎，疮疡疥癣。

| **用法用量** | 内服煎汤，6 ~ 15g。外用适量，煎汤洗；或捣敷。

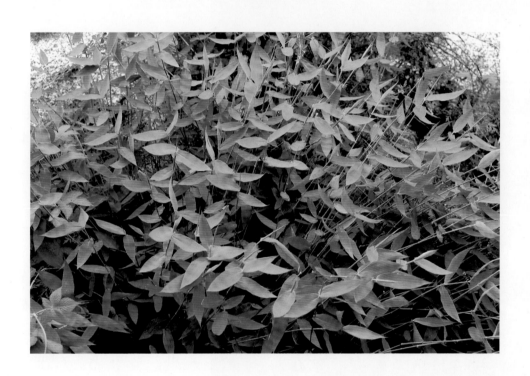

禾本科 Gramineae 菅属 Themeda

黄背草
Themeda japonica (Willd.) Tanaka

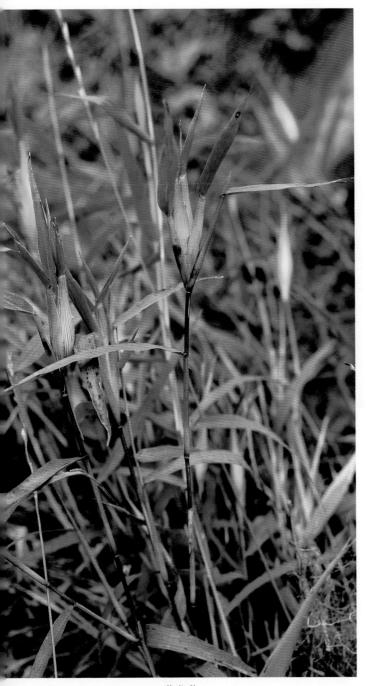

黄背草

植物别名

黄背茅。

药材名

黄背草（药用部位：全草）、黄背草苗（药用部位：幼苗）、黄背草根（药用部位：根）、黄背草果（药用部位：果实）。

形态特征

多年生草本。秆长 0.5 ～ 1.5m，圆形，压扁或具棱，光滑无毛，具光泽，黄白色或褐色，实心，髓白色，有时节处被白粉。叶鞘紧裹秆，背部具脊，通常被疣基硬毛；叶舌坚纸质，先端钝圆，有睫毛；叶片线形，长 10 ～ 50cm，宽 4 ～ 8mm，基部通常近圆形，先端渐尖，中脉显著，两面无毛或疏生柔毛，背面常粉白色。大型假圆锥花序多回复出，由具佛焰苞的总状花序组成，长为全株的 1/3 ～ 1/2；佛焰苞长 2 ～ 3cm；总状花序长 15 ～ 17mm，由 7 小穗组成；小穗两性，1，纺锤状圆柱形，基盘被褐色髯毛；第一颖革质，背部圆形，先端钝，被短刚毛，第二颖与第一颖同质；第一外稃短于颖；第二外稃退化为芒的基部，芒长 3 ～ 6cm，1 ～ 2 回膝曲。颖果长圆形；有柄小穗形似总苞状小穗。花果期 6 ~ 10 月。

| 生境分布 | 生于干燥山坡，为低山区阳坡优势种植物。分布于天津蓟州盘山、小港、下营、八仙山等地。

| 资源情况 | 野生资源丰富。药材来源于野生。

| 采收加工 | 黄背草：夏、秋季采收，晒干。
黄背草苗：春、夏季采收，晒干。
黄背草根：夏、秋季采收，洗净，晒干。
黄背草果：秋末果实成熟时采收，晒干。

| 功能主治 | 黄背草：甘，温。活血通经，祛风除湿。用于经闭，风湿痹痛。
黄背草苗：甘，平。平肝。用于高血压。
黄背草根：甘，平。祛风湿。用于风湿痹痛。
黄背草果：甘，平。固表敛汗。用于盗汗。

| 用法用量 | 黄背草：内服煎汤，30 ~ 60g。
黄背草苗：内服煎汤，15 ~ 30g。
黄背草根：内服煎汤，30 ~ 60g。
黄背草果：内服煎汤，9 ~ 15g。

| 附　注 | FOC 修订本种的拉丁学名为 *Themeda triandra* Forsk.。

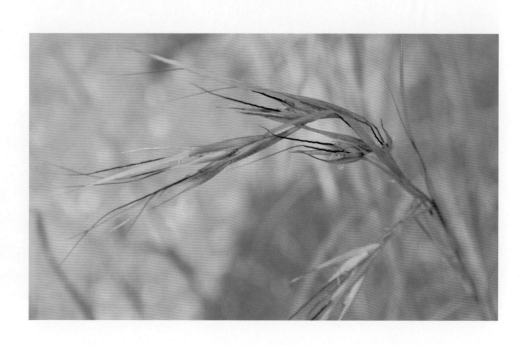

棕榈科 Palmae 棕榈属 Trachycarpus

棕榈
Trachycarpus fortunei (Hook.) H. Wendl.

| **植物别名** | 棕树、山棕、棕。

| **药 材 名** | 棕榈（药用部位：叶柄）、棕榈根（药用部位：根）、棕榈子（药用部位：果实）。

| **形态特征** | 乔木，高 3 ~ 8m。老叶鞘基部呈纤维状，包于茎上；叶簇生茎顶，圆形或近圆形，掌状深裂，直径 50 ~ 70cm；裂片多数，线形，坚硬，先端 2 浅裂，不下垂；叶柄较细，基部有 2 列细锯齿；叶鞘宿存，纤维质，有锈色绒毛。花序粗壮，多次分枝，从叶腋抽出，通常是雌雄异株；雄花序长约 40cm，具有 2 ~ 3 分枝花序，下部的分枝花序长 15 ~ 17cm，一般只 2 回分枝，雄花无梗，每 2 ~ 3 密集着生于小穗轴上，也有单生的，黄绿色，雄蕊 6，花药卵状箭头形；雌花序长 80 ~ 90cm，花序梗长约 40cm，其上有 3 佛焰苞包着，

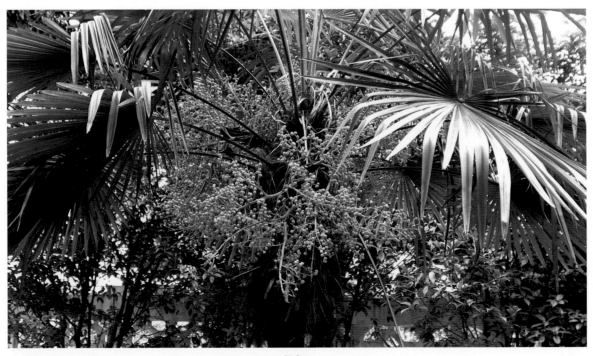

棕榈

具 4 ～ 5 圆锥状的分枝花序，下部的分枝花序长约 35cm，2 ～ 3 回分枝，雌花淡绿色，通常 2 ～ 3 聚生。核果肾状球形，直径约 1cm，蓝黑色。花期 5 ～ 7 月。

| **生境分布** | 天津各地均有栽培。

| **资源情况** | 栽培资源稀少。药材来源于栽培。

| **采收加工** | 棕榈：割取旧叶柄下延部分和鞘片，除去纤维状的棕毛，晒干。
棕榈根：全年均可采挖，洗净，切段，晒干或鲜用。
棕榈子：霜降前后，待果皮变淡蓝色时采收，晒干。

| **药材性状** | 棕榈：本品呈长条板状，一端较窄而厚，另一端较宽而稍薄，大小不等；表面红棕色，粗糙，有纵直皱纹；一面有明显的凸出纤维，纤维的两侧着生多数棕色茸毛。质硬而韧，不易折断，断面纤维性。气微，味淡。
棕榈子：本品呈肾形或近球形，常一面隆起，一面凹下，凹面有沟，旁有果柄根；长 8 ～ 10mm，宽 5 ～ 8mm，表面灰黄色或绿黄色，成熟者灰蓝色而被蜡被，平滑或有不规则网状皱纹，外果皮、中果皮较薄，常脱落而露出灰棕色或棕黑色坚硬的内果皮。种仁乳白色，角质。气微，味微涩而微甜。

| **功能主治** | 棕榈：苦、涩，平。归肺、肝、大肠经。收敛止血。用于吐血，衄血，尿血，便血，崩漏。
棕榈根：苦、涩，凉。收敛止血，涩肠止痢，除湿，消肿，解毒。用于吐血，便血，崩漏，带下，痢疾，淋浊，水肿，关节疼痛，瘰疬，流注，跌打肿痛。
棕榈子：苦、甘、涩，平。止血，涩肠，固精。用于肠风，崩漏，带下，泻痢，遗精。

| **用法用量** | 棕榈：内服煎汤，3 ～ 9g。一般炮制后用。
棕榈根：内服煎汤，15 ～ 30g。外用适量，煎汤洗；或捣敷。
棕榈子：内服煎汤，10 ～ 15g；
或研末，6 ～ 9g。

| **附　注** | 据有关资料记载，本种的心材（棕树心）、叶（棕榈叶）、花蕾及花（棕榈花）均可入药。

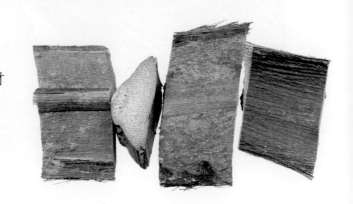

东北南星 *Arisaema amurense* Maxim.

| 植物别名 | 东北天南星、天南星、长虫苞米。

| 药 材 名 | 天南星（药用部位：块茎）。

| 形态特征 | 多年生草本，高 30 ~ 50cm。块茎圆形，放射状生出须根。叶 1，小叶片 5（幼叶 3），指状排列，叶形变异较大，卵形、卵状椭圆形至宽倒卵形，侧生者长圆状椭圆形，长 7 ~ 12cm，全缘；叶柄长 10 ~ 20cm。雌雄异株；总花梗短于叶柄，佛焰苞绿色或带紫色而有白色条纹，全长 8 ~ 11cm，下部筒长 4 ~ 6cm，上部直立或稍前倾，先端短渐尖；肉穗花序稍伸出佛焰苞口部，单性，雄花序长约 2cm，上部渐狭，花疏，具柄，花药 2 ~ 3，药室近圆球形，顶孔圆形；雌花序短圆锥形，长 1cm，基部直径约 5mm，子房倒卵形，柱头大，

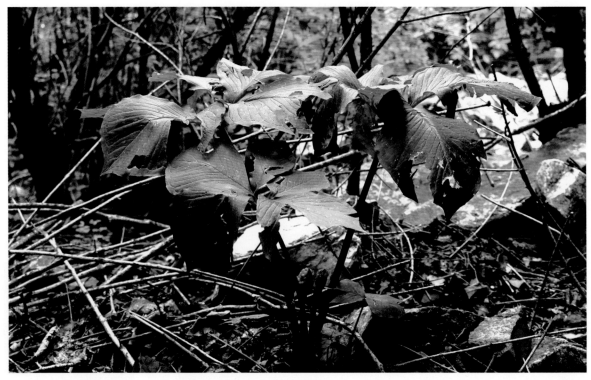

东北南星

盘状，具短柄；附属体棍棒状，有柄，基部平截，长 2 ～ 4.5cm。成熟浆果红色。花期 5 ～ 7 月，果期 8 ～ 9 月。

| 生境分布 | 生于山地林下和阴湿地。分布于天津蓟州盘山、九山顶、九龙山、八仙山等地。

| 资源情况 | 野生资源较少。药材来源于野生。

| 采收加工 | 秋、冬季茎叶枯萎时采挖，除去须根及外皮，干燥。本品有毒，加工操作时应戴手套、口罩或手上擦菜油，可预防皮肤发痒、红肿。

| 药材性状 | 本品呈扁球形，高 1 ～ 2cm，直径 1.5 ～ 6.5cm；表面类白色或淡棕色，较光滑，先端有凹陷的茎痕，周围有麻点状根痕，有的块茎周边有小扁球状侧芽。质坚硬，不易破碎，断面不平坦，白色，粉性。气微辛，味麻、辣。

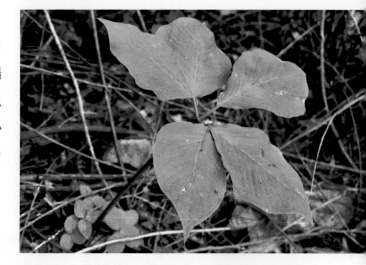

| 功能主治 | 苦、辛，温；有毒。归肺、肝、脾经。散结消肿。外用于痈肿，蛇虫咬伤。

| 用法用量 | 天南星：外用生品适量，研末以醋或酒调敷患处。
制天南星：内服煎汤，3 ～ 9g。

| 附　注 | 2015 年版《中国药典》一部收载本种的中文学名为东北天南星。

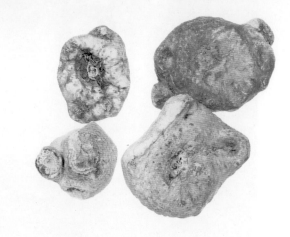

天南星科 Araceae 天南星属 Arisaema

齿叶东北南星 *Arisaema amurense* Maxim. var. *serratum* Nakai

| 植物别名 | 东北南星、天南星。

| 药 材 名 | 天南星（药用部位：块茎）。

| 形态特征 | 本种与原变种的区别在于叶裂片边缘具不规则的粗锯齿。

| 生境分布 | 生于山地林下和阴湿地，生境与东北天南星基本相同，且与之混生。
分布于天津蓟州盘山、九山顶、九龙山、八仙山等地。

| 资源情况 | 野生资源稀少。药材来源于野生。

| 采收加工 | 见"东北南星"。

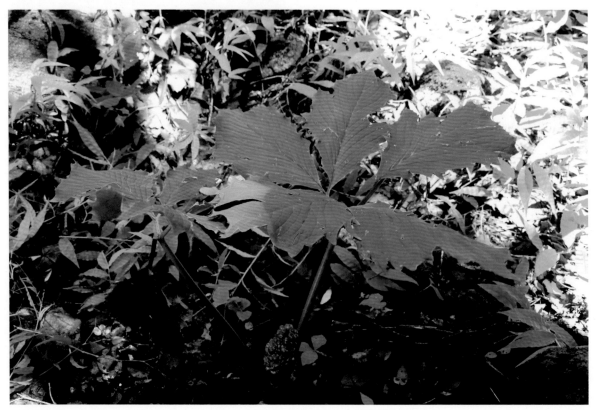

齿叶东北南星

| **药材性状** | 见"东北南星"。

| **功能主治** | 见"东北南星"。

| **用法用量** | 见"东北南星"。

| **附 注** | FOC 取消本种，将其与原变种合并，修订其拉丁学名为 *Arisaema amurense* Maxim.，修订其中文学名为东北南星。

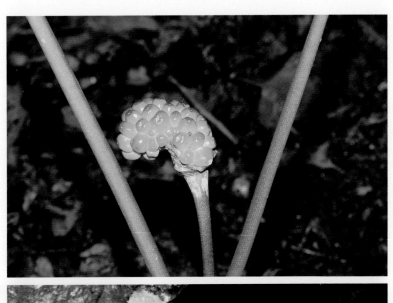

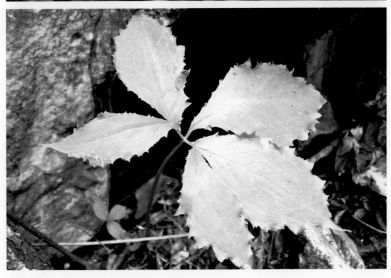

天南星科 Araceae 天南星属 *Arisaema*

一把伞南星
Arisaema erubescens (Wall.) Schott

| 植物别名 | 天南星。

| 药 材 名 | 天南星（药用部位：块茎）。

| 形态特征 | 多年生草本。块茎近圆球形，直径达 6cm。鳞叶紫红色或绿白色，间有褐色斑块。叶单一；叶柄长达 70cm，中部以下具叶鞘；叶片放射状分裂，裂片 7 ~ 20，披针形或长圆形，长 7 ~ 24cm，宽 1 ~ 4cm，长渐尖或延长为线尾状。花序柄自叶柄中部分出，短于叶柄；佛焰苞颜色多样，绿色间有白色条纹，或淡紫色至深紫色中夹杂着绿色、白色条纹；喉部扩展，边缘外卷，檐部宽大，三角状卵形至长圆状卵形，先端延伸为长达 15cm 的线尾；肉穗花序；雌花序轴在下部，中性花序轴位于中段，紧接雄花序轴，其上为长约 5cm 的棒状附属器。

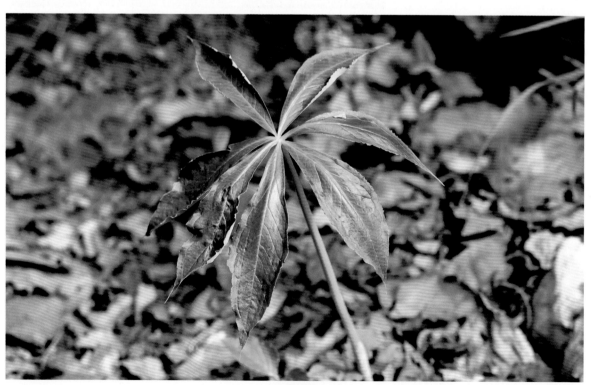

一把伞南星

果序成熟时裸露，浆果红色；种子 1 ~ 2，球形，淡褐色。花期 4 ~ 6 月，果期 8 ~ 9 月。

| 生境分布 |

生于荒地、草坡、灌丛及林下。分布于天津蓟州。

| 资源情况 |

野生资源稀少。药材来源于野生。

| 采收加工 |

见"东北南星"。

| 药材性状 |

见"东北南星"。

| 功能主治 |

见"东北南星"。

| 用法用量 |

见"东北南星"。

| 附　　注 |

2015 年版《中国药典》一部收载本种的中文学名为天南星。

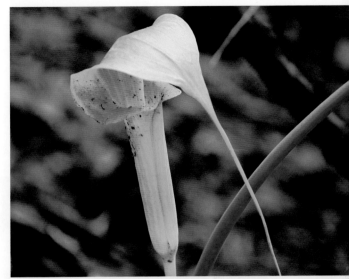

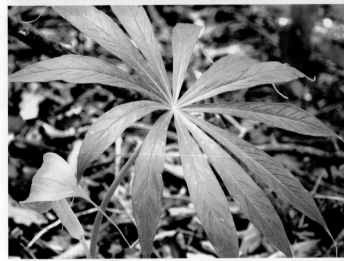

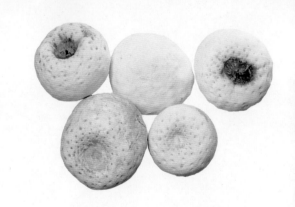

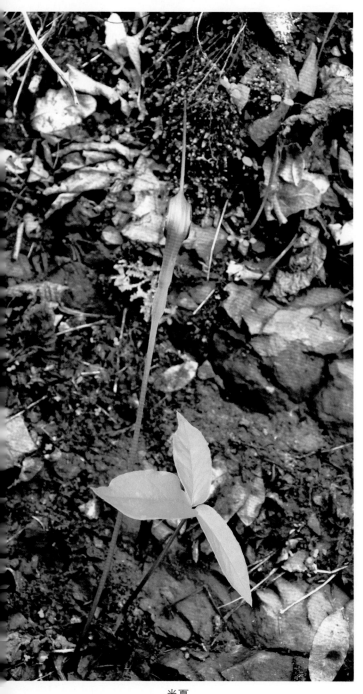

半夏

天南星科 Araceae 半夏属 *Pinellia*

半夏 *Pinellia ternata* (Thunb.) Breit.

| 植物别名 |

三叶半夏。

| 药 材 名 |

半夏（药用部位：块茎）。

| 形态特征 |

多年生草本。块茎球形，直径 1 ～ 1.5cm。叶生于球形块茎上，初生叶为单叶，心状箭形至椭圆状箭形，后生叶为具 3 小叶的复叶，小叶卵状披针形、长椭圆形或卵状椭圆形，全缘，先端锐尖，长 5 ～ 10cm，或更长；叶柄长达 25cm，下部内侧有 1 珠芽。花茎长达 30cm，佛焰苞全长 5 ～ 7cm，下部筒状，长约 2.5cm；花单性，雌雄同株；肉穗花序下部生雌花部分长约 1cm，贴生于佛焰苞，上部生雄花部分长约 5mm，二者之间有 1 段不育部分，先端附属体长 6 ～ 10cm，细柱状；子房有短而明显的花柱；花药 2 室，药室直缝开裂。浆果卵形，长 4 ～ 5mm。花期 5 ～ 7 月，果期 8 月。

| 生境分布 |

生于阴湿的石缝、山沟或林下。分布于天津蓟州盘山、九山顶、九龙山、八仙山等地。

资源情况	野生资源丰富。药材来源于野生。
采收加工	夏、秋季采挖，洗净，除去外皮和须根，晒干。
药材性状	本品呈类球形，有的稍偏斜，直径 1 ~ 1.5cm；表面白色或浅黄色，先端有凹陷的茎痕，周围密布麻点状根痕；下面钝圆，较光滑。质坚实，断面洁白，富粉性。气微，味辛辣、麻舌而刺喉。
功能主治	辛，温；有毒。归脾、胃、肺经。燥湿化痰，降逆止呕，消痞散结。用于湿痰、寒痰，咳喘痰多，痰饮眩悸，风痰眩晕，痰厥头痛，呕吐反胃，胸脘痞闷，梅核气。外用于痈肿痰核。
用法用量	内服煎汤，3 ~ 9g，一般炮制后使用。外用适量，磨汁涂；或研末，以酒调敷患处。

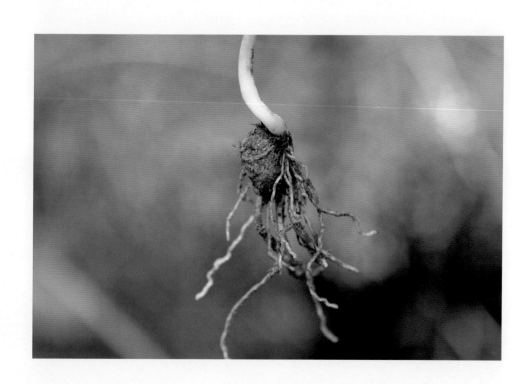

浮萍科 Lemnaceae 紫萍属 Spirodela

紫萍 *Spirodela polyrrhiza* (L.) Schleid.

| 植物别名 | 紫背浮萍、紫浮萍。

| 药 材 名 | 紫萍（药用部位：全草）。

| 形态特征 | 浮水小植物。叶状体扁平，卵圆形，长 4 ~ 10mm，宽 4 ~ 8mm，1 或 2 ~ 5 簇生，上面绿色，下面紫色，有 5 ~ 11 掌状脉；根 5 ~ 11，聚生于叶状体下面的中央；在根的着生处一侧产生新芽，新芽与母体分离之前由 1 细弱的柄相连接。花期 6 ~ 7 月。

| 生境分布 | 生于池塘或静水沟渠中，是极常见的浮水植物。分布于天津静海、滨海等地。

| 资源情况 | 野生资源丰富。药材来源于野生。

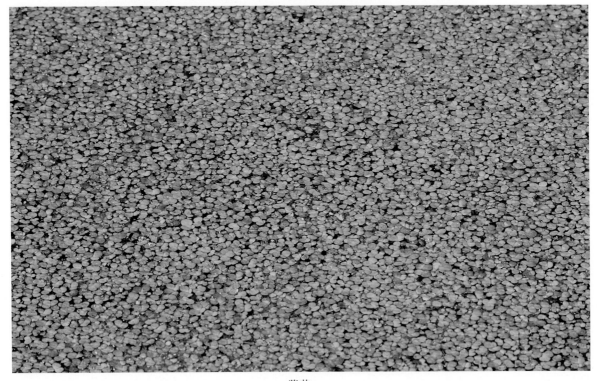

紫萍

| 采收加工 | 6～9 月采收，洗净，除去杂质，晒干。

| 药材性状 | 本品为扁平叶状体，呈卵形或卵圆形，长、直径 2～5mm；上表面淡绿色至灰绿色，偏侧有 1 小凹陷，边缘整齐或微卷曲；下表面紫绿色至紫棕色，着生数条须根。体轻，手捻易碎。气微，味淡。

| 功能主治 | 辛，寒。归肺经。宣散风热，透疹，利尿。用于麻疹不透，风疹瘙痒，水肿尿少。

| 用法用量 | 内服煎汤，3～9g。外用适量，煎汤浸洗。

| 附　　注 | FOC 修订本种的拉丁学名为 *Spirodela polyrhiza* (L.) Schleid.。

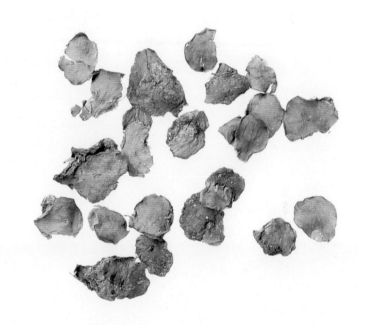

香蒲科 Typhaceae 香蒲属 Typha

水烛

Typha angustifolia L.

| 植物别名 | 水烛香蒲、狭叶香蒲、蒲草。

| 药 材 名 | 蒲黄（药用部位：花粉）。

| 形态特征 | 多年生沼泽草本，高 1.5 ～ 3m。根茎横生于泥中，生多数须根。叶狭线形，宽 5 ～ 10mm。穗状花序圆柱形，长 30 ～ 60cm，雌、雄花序不连接；雄花序在上，长 20 ～ 30cm；雄花具 2 ～ 3 雄蕊，基生毛比花药长，花粉柱单生；雌花序在下，长 10 ～ 30cm，成熟时直径为 1 ～ 2.5cm；雌花有小苞片，匙形，比柱头短，柱头线状长圆形，花被退化为茸毛状，与小苞片近等长而比柱头短。小坚果无沟。花期 5 ～ 6 月，果期 8 ～ 9 月。

| 生境分布 | 生于池塘、水边和浅水沼泽中。分布于天津蓟州、静海、滨海、武清、

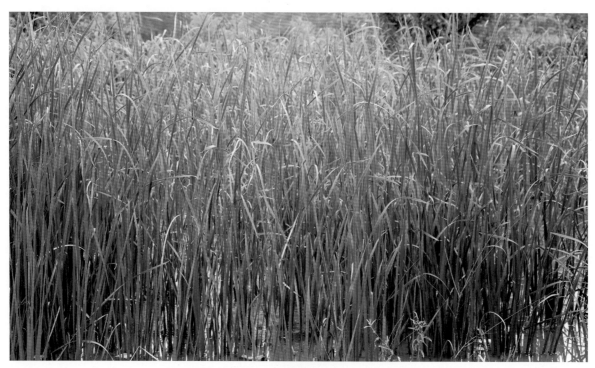

水烛

宁河等地。

| 资源情况 | 野生资源较丰富。药材来源于野生。

| 采收加工 | 夏季采收蒲棒上部的黄色雄花序，晒干后碾轧，筛取花粉。

| 药材性状 | 本品为黄色粉末。体轻，放水中则飘浮水面。手捻有滑腻感，易附着手指上。气微，味淡。

| 功能主治 | 甘，平。归肝、心包经。止血，化瘀，通淋。用于吐血，衄血，咯血，崩漏，外伤出血，经闭痛经，胸腹刺痛，跌打肿痛，血淋涩痛。

| 用法用量 | 内服煎汤，5 ~ 10g，包煎。外用适量，敷患处。

| 附　注 | 2015 年版《中国药典》一部收载本种的中文学名为水烛香蒲。

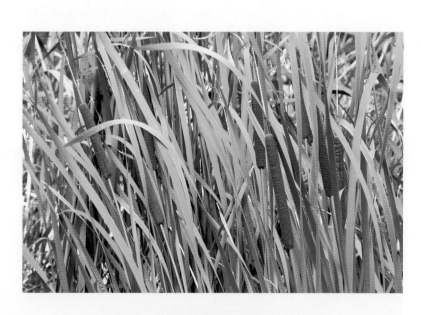

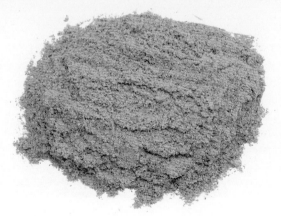

| 莎草科 | Cyperaceae | 藨草属 | Scirpus

扁秆藨草
Scirpus planiculmis Fr. Schmidt

| **植物别名** | 扁秆荆三棱、水莎草、三棱草。

| **药 材 名** | 扁秆藨草（药用部位：块茎）。

| **形态特征** | 多年生草本。有匍匐根茎和块茎。秆高 60 ~ 100cm，较细，三棱形，平滑。叶茎生或秆生，扁平，线形，宽 2 ~ 5mm，基部有长叶鞘。叶状苞片 1 ~ 3，比花序长；长侧枝聚伞花序短缩成头状，有 1 ~ 6 小穗；小穗卵形或长圆状卵形，长 10 ~ 16mm，褐锈色，有多数花；鳞片长圆形，长 6 ~ 8mm，膜质，褐色或深褐色，疏生柔毛，有 1 脉，先端有撕裂状缺刻，有芒；下位刚毛 4 ~ 6，有倒刺，长为小坚果的 1/2 ~ 2/3；雄蕊 3；花柱长，柱头 2。小坚果倒卵形或宽倒卵形，扁，两面稍凹或稍凸，长 3 ~ 3.5mm。花果期 5 ~ 9 月。

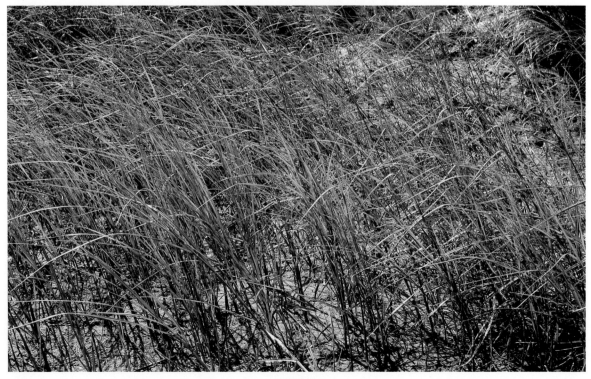

扁秆藨草

| 生境分布 | 生于水塘、沟边、沼泽地。分布于天津静海、滨海等地。

| 资源情况 | 野生资源丰富。药材来源于野生。

| 采收加工 | 夏、秋季采收，除去茎叶及根茎，洗净，晒干。

| 功能主治 | 苦，平。归肺、胃、肝经。祛瘀通经，行气消积。用于经闭，痛经，产后瘀阻腹痛，胸腹胁痛，消化不良。

| 用法用量 | 内服煎汤，15 ～ 30g。

| 附　　注 | FOC 将本种归并于三棱草属（*Bolboschoenus*），修订本种的拉丁学名为 *Bolboschoenus planiculmis* (F. Schmidt) T. V. Egorova，修订其中文学名为扁秆荆三棱。

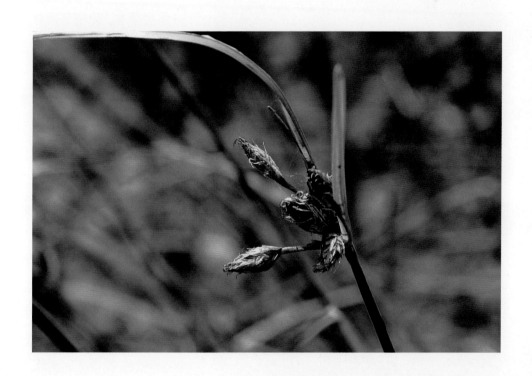

莎草科 Cyperaceae 飘拂草属 Fimbristylis

两歧飘拂草 *Fimbristylis dichotoma* (L.) Vahl

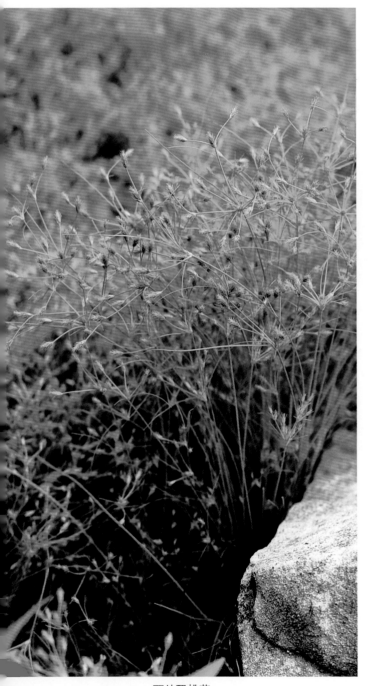

两歧飘拂草

| 药 材 名 |

飘拂草（药用部位：全草）。

| 形态特征 |

一年生草本。无根茎，有须根。秆密丛生，纤细，高 4 ~ 20cm，扁三棱形，平滑。叶基生，细线形，短于秆，宽 0.7 ~ 1.5mm；叶鞘疏生白色短柔毛。苞片 2 ~ 5，叶状，下面的 1 ~ 2 较长或等长于花序，其余的均短于花序；长侧枝聚伞花序复出或多次复出，有 4 ~ 10 辐射枝；小穗单生辐射枝先端，卵形或长圆状卵形，长 2 ~ 7mm，宽 1 ~ 1.8mm，有 10 ~ 20 或更多的小花；鳞片膜质，宽卵形，棕色，背面有绿色龙骨状突起，有 3 脉；雄蕊 1 ~ 2；花柱长而扁，上部有缘毛，基部膨大，无毛，柱头 2。小坚果宽倒卵形，双凸状，长约 0.8mm，黄白色，表面有横长圆形网纹。花期 7 ~ 9 月，果期 9 ~ 10 月。

| 生境分布 |

生于沟边、沼泽地和山坡湿地。分布于天津蓟州盘山、八仙山。

| 资源情况 |

野生资源一般。药材来源于野生。

| **采收加工** | 夏、秋季采收，洗净，晒干。

| **功能主治** | 淡，寒。清热利尿，解毒。用于小便不利，湿热浮肿，淋病，小儿胎毒。

| **用法用量** | 内服煎汤，6 ~ 9g。外用适量，煎汤洗。

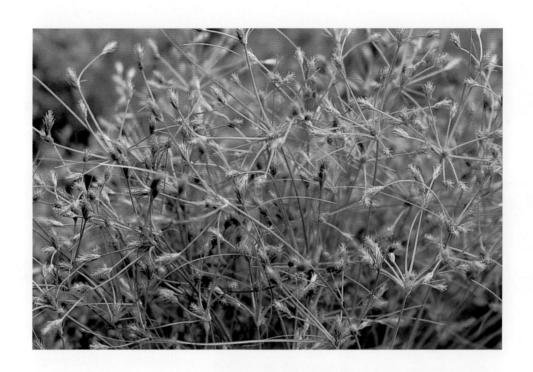

莎草科 Cyperaceae 莎草属 Cyperus

头状穗莎草 *Cyperus glomeratus* L.

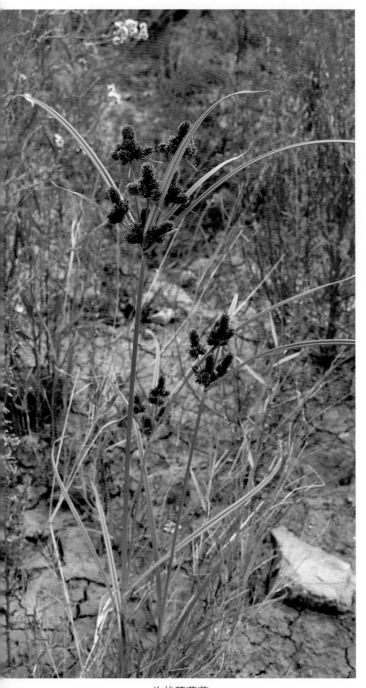

头状穗莎草

| 植物别名 |

头穗莎草、聚穗莎草、球穗莎草。

| 药 材 名 |

水莎草（药用部位：全草）。

| 形态特征 |

一年生草本，高 30 ～ 100cm。秆粗壮，直立，钝三棱形。叶短于秆，宽 4 ～ 8mm；叶鞘长，红棕色。总苞苞片叶状，3 ～ 4，比花序长，边缘粗糙；长侧枝聚伞花序简单或复出，有 3 ～ 8 长短不同的辐射枝，最长可达 12cm；穗状花序无总梗，近圆形、椭圆形或长圆形，长 1 ～ 3cm，宽 6 ～ 11mm，有极多小穗；小穗极密集，线形，稍扁平，长 5 ～ 10mm，宽约 2mm，有 8 ～ 16 花；小穗轴有白色透明的翅；鳞片排列疏松，膜质，近长圆形，先端钝，长约 2mm，棕红色，背面两侧有棕色条纹，脉不明显；雄蕊 3，花药长圆形，药隔凸出，暗红血色；花柱长，柱头 3。小坚果三棱形，长约 2mm，有明显网纹。花期 6 ～ 8 月。

| 生境分布 |

生于水边沙地、潮湿草丛、浅水沟塘或沼泽

地中。分布于天津蓟州、宝坻、宁河、武清。

| **资源情况** | 野生资源丰富。药材来源于野生。

| **采收加工** | 夏、秋季采收，洗净，晒干。

| **功能主治** | 辛、微苦，平。止咳化痰。用于慢性支气管炎。

| **用法用量** | 内服煎汤，15 ～ 30g。

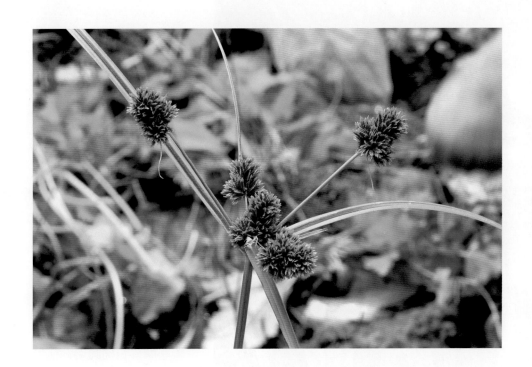

莎草科 Cyperaceae 薹草属 Carex

宽叶薹草 *Carex siderosticta* Hance

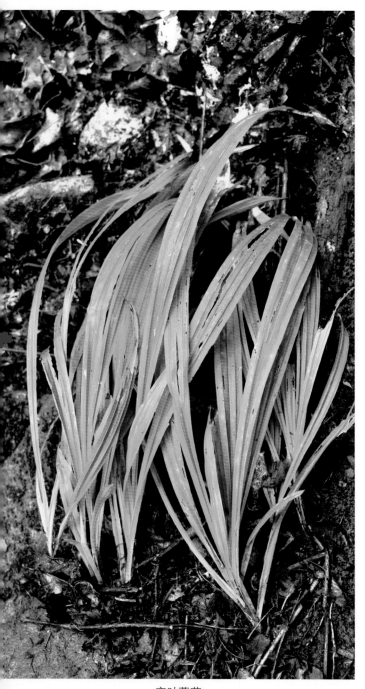

宽叶薹草

| 植物别名 |

崖棕。

| 药 材 名 |

崖棕根（药用部位：根）。

| 形态特征 |

多年生草本。有细长匍匐根茎。秆侧生，花莛状，基部以上生小穗。基部叶鞘无叶片，淡灰褐色；叶片长圆状披针形，有3明显的脉，短于秆，宽1～3cm，下面疏生短柔毛。小穗4～10，雄雌顺序，圆柱形，疏花，长1.5～3cm；苞片佛焰苞状，包裹花序基部；雌花鳞片长椭圆形，钝尖，常有锈色小点，背面有1脉或3脉，脉间绿色，边缘膜质。果囊淡绿色，膜质，倒卵形或椭圆形、三棱形，长3～3.5mm，无毛，有明显凸起的细脉，喙很短，喙口截形，长2～2.5mm；柱头3。花果期5～7月。

| 生境分布 |

生于山坡林下，常成丛群生。分布于天津蓟州盘山、九山顶、九龙山、八仙山等地。

| **资源情况** | 野生资源丰富。药材来源于野生。

| **采收加工** | 夏、秋季采收，洗净，切段，晒干。

| **功能主治** | 甘、辛，温。益气养血，活血调经。用于气血虚弱，倦怠无力，心悸失眠，月经不调，经闭。

| **用法用量** | 内服煎汤，9 ~ 12g。

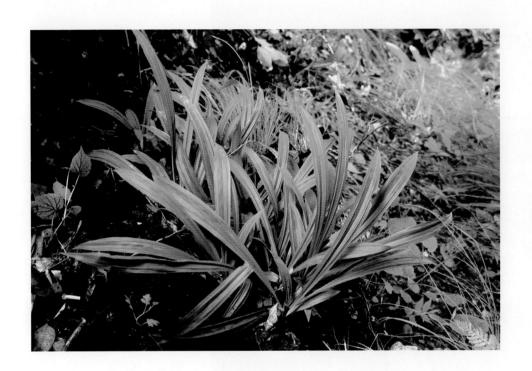

美人蕉科 Cannaceae 美人蕉属 Canna

大花美人蕉 *Canna generalis* Bailey

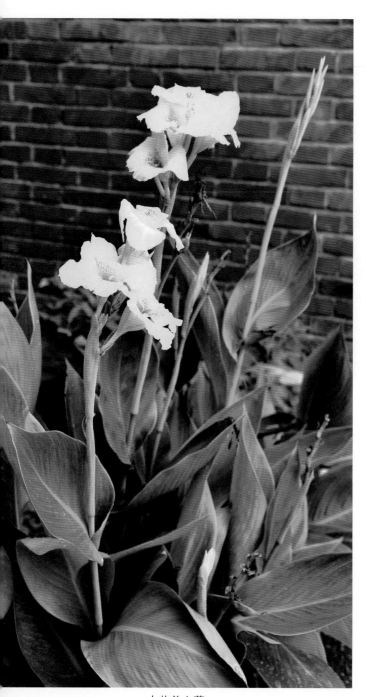

大花美人蕉

| 植物别名 |

美人蕉。

| 药材名 |

大花美人蕉（药用部位：根茎及花）。

| 形态特征 |

多年生直立草本，高约1.5m。茎和叶均被白粉。叶大，宽椭圆形，长约40cm，宽约20cm。花序顶生，总状，花大而鲜艳；萼片3；花瓣3，绿色或暗紫红色，被白粉，直立；雄蕊5，呈退化花瓣状，宽至5cm，深红色、橘红色或深黄色等。蒴果有小瘤状突起。花期8～10月。

| 生境分布 |

栽培于公园、庭院。天津各地均有栽培。

| 资源情况 |

栽培资源一般。药材来源于栽培。

| 采收加工 |

夏、秋季采收，除去茎叶及须根，鲜用或切片晒干。

| **功能主治** | 甘、淡，寒。清热利湿，解毒，止血。用于急性黄疸性肝炎，白带过多，跌打损伤，疮疡肿毒，子宫出血，外伤出血。

| **用法用量** | 内服煎汤，根茎 15 ~ 30g，鲜品 60 ~ 90g；花 9 ~ 15g。外用适量，捣敷。

兰科 Orchidaceae 羊耳蒜属 Liparis

羊耳蒜 *Liparis japonica* (Miq.) Maxim.

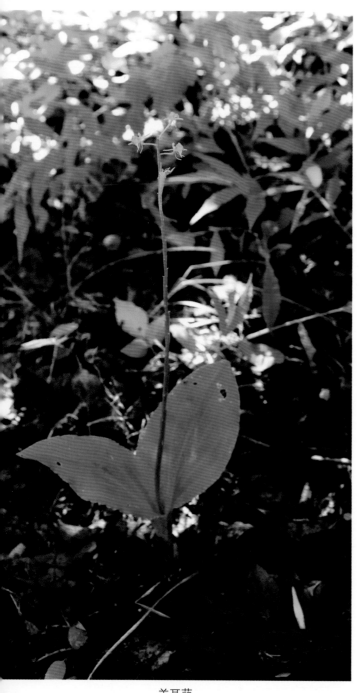

羊耳蒜

| 植物别名 |

珍珠七、算盘七。

| 药 材 名 |

羊耳蒜（药用部位：带根全草）。

| 形态特征 |

地生草本。假鳞茎较粗，外包白色膜质鞘。茎直立，高 11 ~ 35cm。叶常为 2，大小相似，基生，椭圆形，长 5 ~ 12cm，宽 2 ~ 4cm，先端急尖，基部下延成鞘状叶柄，全缘，无毛。总状花序，花少数至多数；苞片小，卵形，较花梗短；花淡黄色，较大，中萼片矩状椭圆形，长 7 ~ 8mm，宽约 2mm，侧萼片与中萼片相似，较斜，稍长，较狭；花瓣线形，上部稍宽，长约与萼片相等，唇瓣位于下方，较宽，宽倒卵状椭圆形，下部较狭，长约与萼片相等，中部稍缢缩，先端圆形或截形，有短尖，顶部边缘附近有细齿；蕊柱长 3mm，有翅，花药小，柱头面近圆形，子房及花梗扭转。蒴果较大，长 7 ~ 14mm，宽 3 ~ 5mm，无毛。花期 6 月。

| 生境分布 |

生于山地阴坡林下、林间草甸和山谷阴湿地。

分布于天津蓟州盘山、九山顶、八仙山等地。

| **资源情况** | 野生资源稀少。药材来源于野生。

| **采收加工** | 夏、秋季采挖，鲜用或切段晒干。

| **功能主治** | 甘、微酸，平。活血止血，消肿止痛。用于崩漏，产后腹痛，带下过多，扁桃体炎，跌打损伤，烧伤。

| **用法用量** | 内服煎汤，6～9g。外用适量，鲜品捣敷。

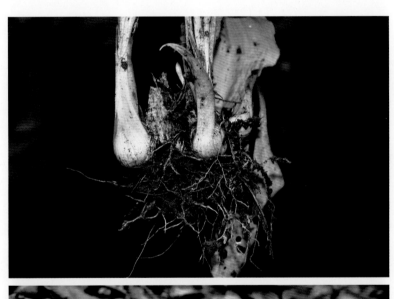

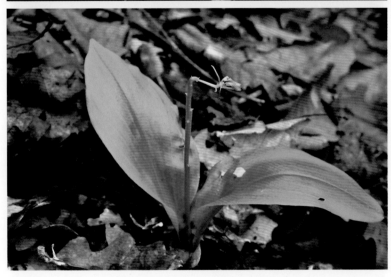

动 物

钜蚓科 Megascolecidae 环毛蚓属 *Pheretima*

通俗环毛蚓 *Pheretima vulgaris* Chen

| 动物别名 | 蚯蚓。

| 药 材 名 | 地龙（药用部位：全体。别名：沪地龙）。

| 形态特征 | 体长 96 ～ 150mm，宽 5 ～ 8mm，体节 102 ～ 110。背面青黄色或青灰色，背中线深青色。环带占 14 ～ 16 节，无刚毛，为生殖带。交配腔陷入时呈纵裂缝，内壁有褶皱，褶皱间有刚毛 2 ～ 3，18 节两侧交配腔内有平顶乳突 3，雄生殖孔在 1 突起上，能全部翻动。受精囊孔 3 对，在 6 ～ 7、7 ～ 8、8 ～ 9 节间，孔在 1 横裂的小突起上，受精囊腔较深广，前后缘隆肿。

| 生境分布 | 生活于潮湿、有机物较多处。分布于天津蓟州、静海、滨海、武清、宁河等地。

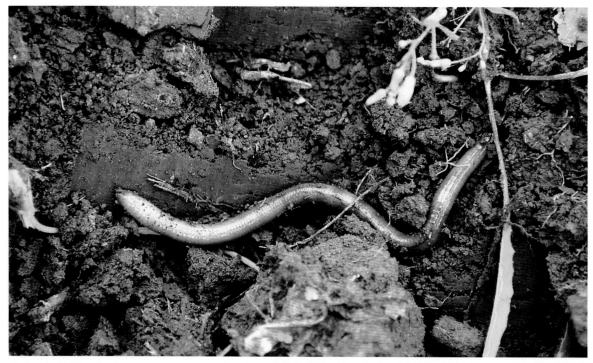

通俗环毛蚓

| 资源情况 | 野生资源丰富。药材来源于野生。

| 采收加工 | 夏季捕捉，及时剖开腹部，除去内脏和泥沙，洗净，晒干或低温干燥。

| 药材性状 | 本品长 8 ～ 15cm，宽 0.5 ～ 0.8cm；全体具环节，背部棕褐色至黄褐色，腹部浅黄棕色；第 14 ～ 16 环节为生殖带，较光亮；第 18 环节有 1 对雄生殖孔。雄交配腔能全部翻出，呈花菜状或阴茎状。受精囊孔 3 对，在 6 ～ 7 至 8 ～ 9 环节间。

| 功能主治 | 咸，寒。归肝、脾、膀胱经。清热定惊，通络，平喘，利尿。用于高热神昏，惊痫抽搐，关节痹痛，肢体麻木，半身不遂，肺热喘咳，水肿尿少。

| 用法用量 | 内服煎汤，5 ～ 10g。

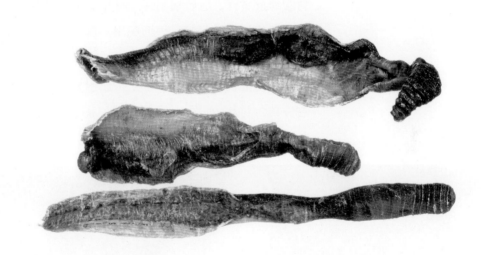

竹蛏科 Solenidae 缢蛏属 Sinonovacula

缢蛏
Sinonovacula constricta (Lamarck)

| **动物别名** | 蛏子、蛏田、青子。 |

| **药 材 名** | 蛏肉（药用部位：肉）、蛏壳（药用部位：贝壳）。 |

| **形态特征** | 贝壳长圆柱形，薄而脆，几半透明，一般壳长 40 ~ 85mm，高约为长的 1/3，宽为长的 1/5 ~ 1/4。壳顶略靠背缘前端，约壳长的 1/3 处。背腹缘近平行，前后端稍圆，两壳关闭时前端开口。于壳顶稍后有棕黑色的纺锤状韧带，短而突出。自壳顶起斜向腹缘的中央部有 1 凹沟。壳表被有 1 层黄绿色壳皮，顶部壳皮常脱落而呈白色。生长线明显，壳内面白色。铰合部小，左壳具 3 主齿，中央 1 较强大，分叉；右壳具 2 主齿，前面 1 与壳面垂直，后面 1 向后倾斜。外套痕显著，前端圆形。闭壳肌痕三角形，前痕较小；后痕较大。足部发达，两 |

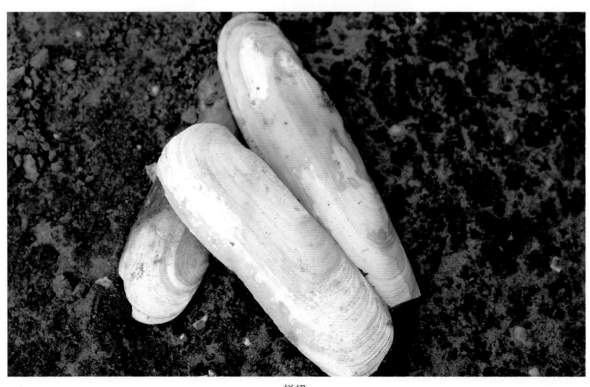

缢蛏

侧扁，呈斧状，尖端平，形成1椭圆形的跖面。水管2，长而分开，末端均有触手。

| **生境分布** | 生活于盐度较低的河口附近或内湾，埋栖于低潮区软泥沙滩。分布于天津静海、滨海、武清等地。

| **资源情况** | 野生资源丰富。药材来源于野生。

| **采收加工** | 蛏肉：全年均可采捕。捕得后洗净，去壳，取肉，鲜用或晒干。养殖者于春季播种后，当年7月、8月即可收获。产区多制成蛏干，系将鲜蛏在海水中洗净后，置于锅内干煮至壳张开，剥去蛏壳，洗去泥沙，晒1～2天，至肉呈淡黄色即成。
蛏壳：捕得后洗净泥沙，去肉收集贝壳，晒干。

| **药材性状** | 蛏壳：本品贝壳呈类长方形，长40～85mm，宽13～26mm。壳顶位于背缘前端约1/3处，背腹缘近于平行，前、后端圆形。外表面生长线明显，自壳顶至腹缘有1微凹的斜沟，被有黄绿色的外皮；内表面白色或淡黄色，铰合部小，右壳具主齿2，左壳具主齿3，中央1大而分叉。质硬而脆。味微咸。

| **功能主治** | 蛏肉：咸，寒。归心、肝、肾经。补阴，清热，除烦。用于产后虚损，烦热口渴，盗汗。
蛏壳：咸，凉。和胃，消肿。用于胃病，咽喉肿痛。

| **用法用量** | 蛏肉：内服煮食，50～100g，鲜品可用至250g。
蛏壳：内服，煅存性，研末入散剂，3～6g。外用适量，研末调敷；或吹喉。

蛤蜊科 Mactridae 蛤蜊属 Mactra

中国蛤蜊 *Mactra chinensis* Philippi

| 动物别名 | 中华马珂蛤、马鹿贝、凹线蛤蜊。

| 药材名 | 珂（药用部位：壳）。

| 形态特征 | 贝壳长椭圆形，质稍厚而坚，一般长约5cm，高约为长的3/4，宽为长的1/2。壳顶略靠前缘前端，小月面及楯面宽大，呈宽披针形。壳表面黄绿色或黄褐色，生长线极显著，于顶部处细致，在中部和腹缘上方形成同心环形的凹线。自壳顶至腹缘有深浅色调不同、宽窄不等的放射状色带。壳前缘圆，后缘稍尖，腹缘弧形；壳顶有时剥蚀状，略呈蓝白色；壳内面白色。韧带槽三角形，内韧带黄褐色，铰合部左壳具1主齿，二叉状，前、后侧齿单片；右壳具2主齿，

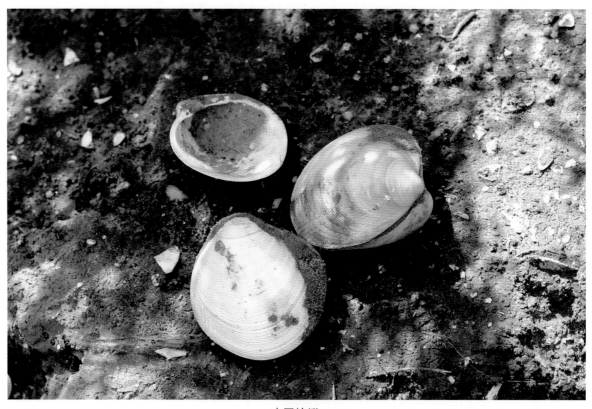

中国蛤蜊

前、后侧齿双片。外套痕明显，外套窦短，末端钝圆，向前略超过后闭壳肌痕。前闭壳肌痕小，卵圆形；后闭壳肌痕大，半圆形。水管短，愈合，末端具小触手。足部大。

| **生境分布** | 生活于潮间带中、下区。分布于天津蓟州、静海、滨海等地。

| **资源情况** | 野生资源丰富。药材来源于野生。

| **采收加工** | 冬、春季捕捞，捕得后沸水烫，去肉取壳，洗净，晒干。

| **功能主治** | 咸，平。退翳明目。用于目赤，翳膜，胬肉，远视不明，眼部涩痒。

| **用法用量** | 外用适量，研细粉点眼。

| **附　　注** | 本种喜潮流通畅、盐度较大、清洁的砂质环境。本种繁殖季节长。

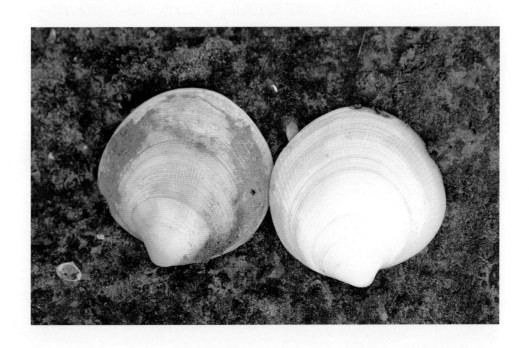

蜓科 Aeshnidae 伟蜓属 Anax

碧伟蜓
Anax parthenope Selys

| 动物别名 | 碧尾蜓、绿蜻蜓、大蜻蜓。

| 药 材 名 | 蜻蜓(药用部位:全体)。

| 形态特征 | 体型大,腹长 50mm,后翅长 50mm;体色带绿,头部有大型复眼 1 对,额上具 1 宽的黑色横带;胸部黄绿色,胸侧第 1 节及第 3 节上方 1/3 具条纹。翅 2 对,膜质,透明;翅膜上常有轻微的金黄色光泽,前缘及翅痣黄色。腹部绿色至褐色、黑色,并有条纹和斑点。

| 生境分布 | 生活于田野或水边。分布于天津蓟州、静海、滨海、武清、宁河等地。

| 资源情况 | 野生资源丰富。药材来源于野生。

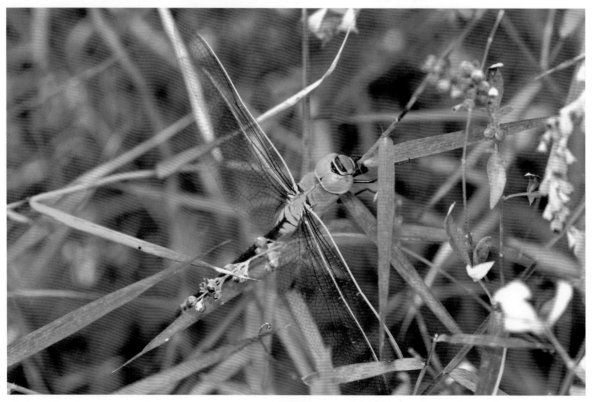

碧伟蜓

| **采收加工** | 夏、秋季捕捉，用沸水烫死，晒干或烘干。

| **功能主治** | 咸，温。归肾经。益肾壮阳，强阴秘精。用于肾虚阳痿，遗精，喘咳。

| **用法用量** | 内服研末，3 ~ 6g；或入丸剂。

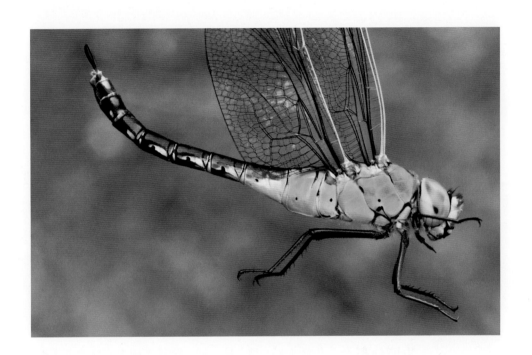

蝉科 Cicadidae 蚱蝉属 Cryptotympana

黑蚱
Cryptotympana pustulata Fabr.

| 动物别名 | 蝉、蜩、知了。

| 药 材 名 | 蝉蜕（药用部位：若虫羽化脱落的皮壳）、蚱蝉（药用部位：全体）。

| 形态特征 | 体大色黑而有光泽；雄虫长 4.4 ~ 4.8cm，翅展约 12.5cm，雌虫稍短。复眼 1 对，两复眼间有单眼 3，触角 1 对。口器发达，刺吸式，唇基梳状，上唇宽短，下唇延长成管状，长达第 3 对足的基部。胸部发达，后胸腹板上有 1 显著的锥状突起，向后延伸。足 3 对，膜质，黑褐色，半透明，基部染有黄绿色，翅静止时覆在背部如屋脊状。腹部分 7 节，雄蝉腹部第 1 节间有特殊的发音器官，雌蝉同一部位有听器。

| 生境分布 | 生活于杨、柳、榆、槐、枫杨等树上。分布于天津蓟州、静海、滨海、

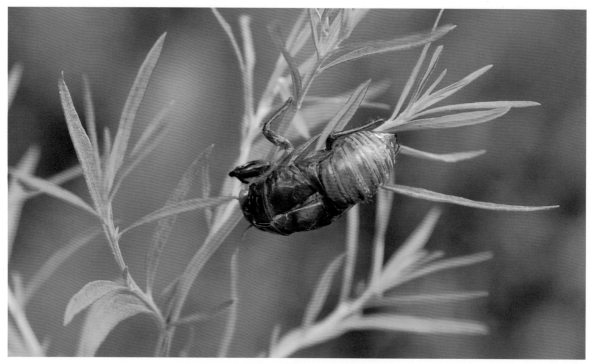

蝉蜕

武清、宁河等地。

| 资源情况 | 野生资源丰富。药材来源于野生。

| 采收加工 | 蝉蜕：夏、秋季收集，除去泥沙，晒干。

蚱蝉：6 ~ 7 月捕捉，捕后蒸死，晒干。

| 药材性状 | 蝉蜕：本品略呈椭圆形而弯曲，长约 3.5cm，宽约 2cm；表面黄棕色，半透明，有光泽。头部有丝状触角 1 对，多已断落，复眼凸出。额部先端凸出，口吻发达，上唇宽短，下唇伸长成管状。胸部背面呈"十"字形裂开，裂口向内卷曲，脊背两旁具小翅 2 对；腹面有足 3 对，被黄棕色细毛。腹部钝圆。体轻，中空，易碎。气微，味淡。

蚱蝉：本品呈长圆形，长 4 ~ 4.5cm，宽 1.8 ~ 2cm；表面大部分黑色，腹面各部边缘呈淡黄褐色，有光泽。头部宽扁，复眼 1 对，椭圆状球形，黄褐色，半透明。胸背部具膜质翅，透明，翅脉淡黄褐色，多已破碎。胸腹部上端具足 3 对，多断落。雄虫下端有 1 对心形鸣器；雌虫无鸣器，腹部较小，有产卵器。尾端呈三角形钝尖，背部和腹部具环节。体轻，质脆。气微腥，味淡。

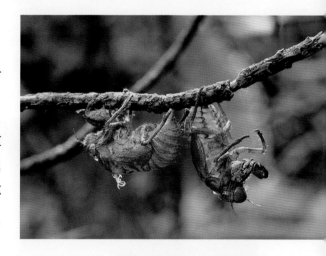

| 功能主治 | 蝉蜕：甘，寒。归肺、肝经。疏散风热，利咽，透疹，明目退翳，解痉。用于风热感冒，咽痛喑哑，麻疹不透，风疹瘙痒，目赤翳障，惊风抽搐，破伤风。

蚱蝉：咸、甘，寒。归肝、肺经。清热，息风，镇惊。用于小儿发热，惊风抽搐，癫痫，夜啼，偏头痛。

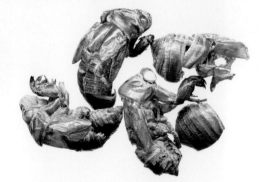

| 用法用量 | 蝉蜕：内服煎汤，3 ~ 6g。

蚱蝉：内服煎汤，1 ~ 3 个；或入丸、散。

蜜蜂科 Apidae 蜜蜂属 Apis

意大利蜂 *Apis mellifera* L.

| 动物别名 | 意大利蜜蜂、西方蜜蜂。

| 药 材 名 | 蜂蜜（药材来源：酿的蜜）、蜂胶（药材来源：工蜂采集的植物树脂与其上颚腺、蜡腺等分泌物混合形成的具有黏性的固体胶状物）、蜂蜡（药材来源：分泌的蜡）。

| 形态特征 | 蜂群由工蜂、蜂王及雄蜂组成。工蜂全体被黄褐色毛；头略呈三角形；胸部3节；翅2对，膜质透明；足3对，有采集花粉的构造；腹部圆锥形，有毒腺和螫针；腹下有蜡板4对，内有蜡腺，分泌蜡质。蜂王体最大，翅短小，腹部特长，生殖器发达，专营生殖产卵。雄蜂较工蜂稍大，头呈球形，尾无毒腺和螫针，足上无采贮花粉构造，腹无蜡板及蜡腺。体形与中华蜜蜂相似，但较之为大。

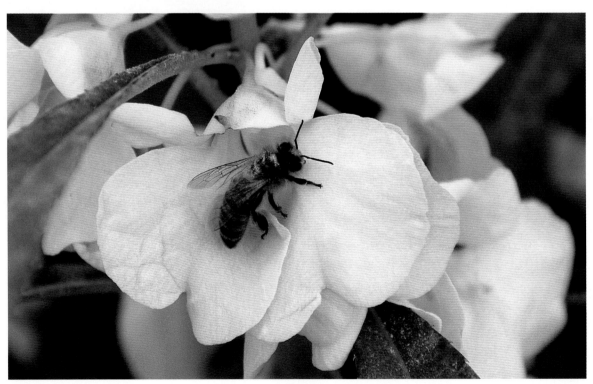

意大利蜂

| 生境分布 | 分布于天津蓟州盘山、黄崖关、九山顶、九龙山、八仙山等地。

| 资源情况 | 天津各地广泛养殖，养殖资源丰富。药材来源于养殖。

| 采收加工 | 蜂蜜：春至秋季采收，滤过。
蜂胶：多为夏、秋季自蜂箱中收集，除去杂质。
蜂蜡：将蜂巢置水中加热，滤过，冷凝取蜡或再精制而成。

| 药材性状 | 蜂蜜：本品为半透明、带光泽、浓稠的液体，白色至淡黄色，或橘黄色至黄褐色，放久或遇冷渐有白色颗粒状结晶析出。气芳香，味极甜。
蜂胶：本品为团块状或不规则碎块，呈青绿色、棕黄色、棕红色、棕褐色或深褐色，表面或断面有光泽。20℃以下逐渐变硬、脆，20～40℃逐渐变软，有黏性和可塑性。气芳香，味微苦、略涩，有微麻感和辛辣感。
蜂蜡：本品为不规则团块，大小不一，呈黄色、淡黄棕色或黄白色，不透明或微透明，表面光滑。体较轻，蜡质，断面沙粒状，用手搓捏能软化。有蜂蜜样香气，味微甘。

| 功能主治 | 蜂蜜：甘，平。归肺、脾、大肠经。补中，润燥，止痛，解毒，生肌敛疮。用于脘腹虚痛，肺燥干咳，肠燥便秘，乌头类药物中毒。外用于疮疡不敛，烫火伤。
蜂胶：苦、辛，寒。归脾、胃经。补虚弱，化浊脂，止消渴，解毒消肿，收敛生肌。用于体虚早衰，高脂血症，消渴。外用于皮肤皲裂，烫火伤。
蜂蜡：甘，微温。归脾经。解毒，敛疮，生肌，止痛。外用于溃疡不敛，臁疮糜烂，外伤破溃，烫火伤。

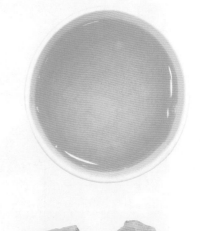

| 用法用量 | 蜂蜜：冲服，15～30g。
蜂胶：内服，0.2～0.6g，多入丸、散；或加蜂蜜适量冲服。外用适量。
蜂蜡：外用适量，熔化敷患处。

| 附　注 | 据有关资料记载，工蜂咽腺及咽后腺分泌的乳白色胶状物（蜂乳）、工蜂尾部螯刺腺体中排出的毒汁（蜂毒）、未成熟幼虫（蜜蜂子）、巢（蜜蜂房）均可入药。有的资料收载其学名为 *Apis mellifera* ligustica Spinola。

燕山蛩 *Spirobolus bungii* Brandt

动物别名	千脚虫、锅耳朵、约安巨马陆。
药 材 名	山蛩虫（药用部位：全体）。
形态特征	体长，圆形，长约12cm，宽约7mm，黑褐色；全体由多数环节组成，颈板前、后缘和其他体节后缘都具有金黄色的横纹。从颈板到肛节约有体节54（雄性53），触角1对，长约5mm，其基部两侧各有50单眼集结排成三角状，似复眼。第1节无步肢，第2～4节各有步肢1对，自第5节至肛节，每节有步肢2对，各步肢6节，末端具爪。生殖肢由第7节步肢变成。自第6背板后各体节的两侧有臭腺孔。
生境分布	生活于阴湿地区。分布于天津蓟州盘山、黄崖关、九山顶、九龙山、八仙山等地。

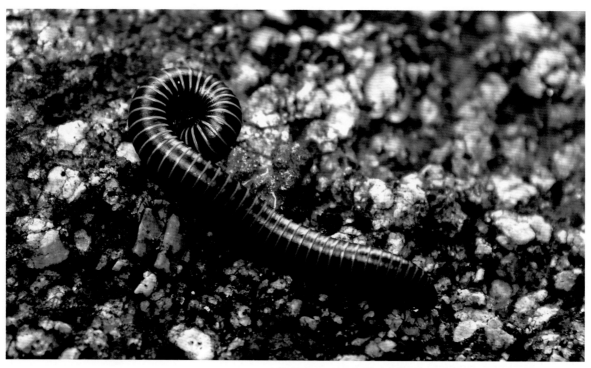

燕山蛩

资源情况 野生资源丰富。药材来源于野生。

采收加工 夏季捕捉，鲜用或晒干。

药材性状 本品多呈半环状，全长 5 ~ 6cm，直径 5 ~ 6mm；全体黑褐色，具超过 50 环节，每个环节具 1 棕色环，步肢多脱落。体轻，质脆，易断，断面中空。气微，味淡，有毒。

功能主治 辛，温；有大毒。破癥积，解肿毒。用于癥瘕积聚，胁下痞满，无名肿毒，瘰疬，恶疮，疠风，白秃。

用法用量 内服研末，0.3 ~ 1g。外用适量，研末撒；或浸酒搽；捣烂或熬膏敷贴。

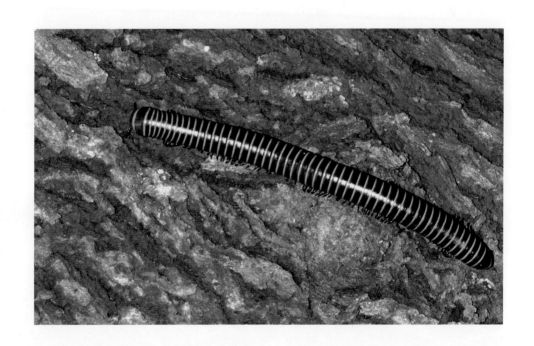

鳖蠊科 Corydidae 地鳖属 Eupolyphaga

地鳖
Eupolyphaga sinensis Walker

| **动物别名** | 中华地鳖、土元、䗪虫。 |

| **药 材 名** | 土鳖虫（药用部位：雌虫干燥全体）。 |

| **形态特征** | 雌雄异型，雄虫有翅而雌虫无翅。雌成虫身体扁平，椭圆形，背部隆起似锅盖；长 30 ~ 35mm，宽 26 ~ 30mm；身体背面常呈黑褐色，腹面红棕色；足的胫节多刺，跗节的末端有 1 对爪；2 复眼相距较近；腹部生殖板后缘直，中间有 1 小切缝。雄成虫有 2 对发达的翅膀，前翅革质，脉纹清晰，后翅膜质，脉翅黄褐色；身体呈浅褐色，身上无光泽，有纤毛；长 30 ~ 36mm，宽 15 ~ 21mm。 |

| **生境分布** | 生活于地下或沙土间。分布于天津蓟州盘山、九山顶、八仙山等地。 |

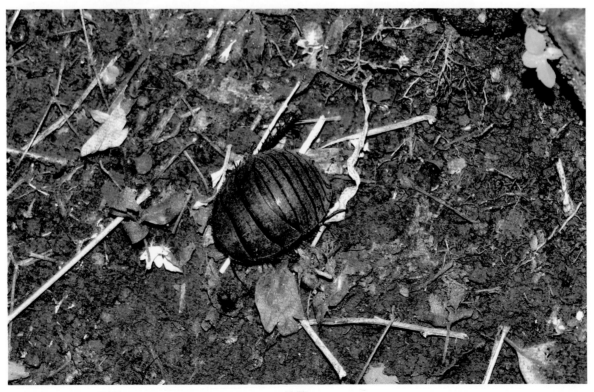

地鳖

| 资源情况 | 野生资源较少。药材来源于野生。

| 采收加工 | 捕捉后置沸水中烫死，晒干或烘干。

| 药材性状 | 本品呈扁平卵形，长 1.3 ~ 3cm，宽 1.2 ~ 2.4cm；前端较窄，后端较宽，背部紫褐色，具光泽，无翅。前胸背板较发达，盖住头部；腹背板 9 节，呈覆瓦状排列；腹面红棕色，头部较小，有丝状触角 1 对，常脱落，胸部有足 3 对，具细毛和刺；腹部有横环节。质松脆，易碎。气腥臭，味微咸。

| 功能主治 | 咸，寒；有小毒。归肝经。破血逐瘀，续筋接骨。用于跌打损伤，筋伤骨折，血瘀经闭，产后瘀阻腹痛，癥瘕痞块。

| 用法用量 | 内服煎汤，3 ~ 10g。

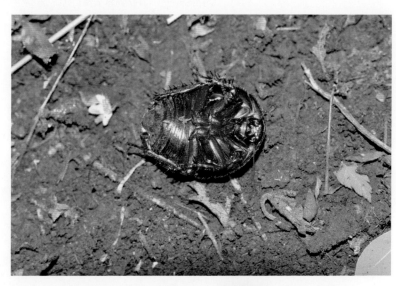

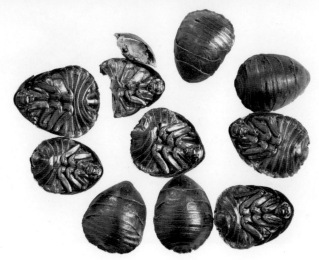

圆蛛科 Araneidae 金蛛属 Argiope

横纹金蛛 *Argiope bruennichi* (Scopoli)

| 动物别名 | 布氏黄金蛛、鬼脸蜘蛛、斑蜘蛛。

| 药 材 名 | 花蜘蛛（药用部位：全体或网丝）。

| 形态特征 | 雌蛛长 18 ~ 25mm，头胸部呈卵圆形，背面灰黄色，密生银白色毛。螯肢基节、触肢、颚叶和下唇皆黄色。中窝纵向，颈沟、放射沟均为深灰色。胸板中央黄色，边缘黑色。步足黄色，上有黑色斑块和黑色轮纹。腹部呈长椭圆形，背面黄色，自前向后共有约 10 黑色横纹。腹部腹面有 1 黑色纵带，上有 3 对黄色圆点，两侧各有 1 淡黄色纵斑。纺器呈棕红色。卵袋较大，似茧形。雄蛛较小，体色不如雌蛛鲜艳。腹部背面密布白色鳞斑，两侧各有 6 ~ 7 黑色点斑，在第 3 ~ 7 对点斑之间亦有数个黑色点斑组成横向排列。腹部腹面两侧各有 1 白色条斑。

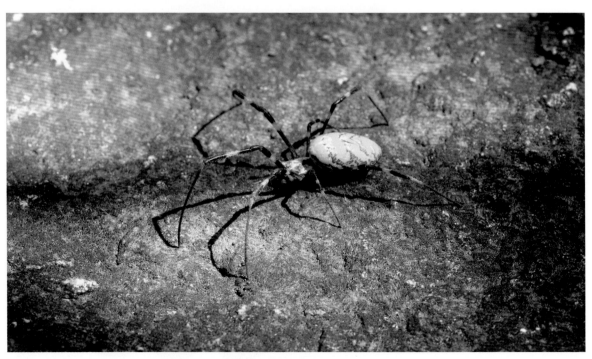

横纹金蛛

| 生境分布 | 生活于阳光照射的草丛、潮湿地带，一般在草上或田边结网。分布于天津蓟州山区。

| 资源情况 | 野生资源丰富。药材来源于野生。

| 采收加工 | 随捕随用，鲜用。

| 药材性状 | 本品头胸部、腹部与步足都断落不整，但可见完整的椭圆形腹部，呈淡黄色，上面有黑色横纹；断落的步足淡黄色，带有黑色的轮纹及黑刺，并有褐色的细糙毛。体轻，质脆。气微，味微苦、咸。

| 功能主治 | 微苦，平；有小毒。归肾经。益肾助阳，解毒消肿。用于阳痿，痈肿疔毒，痔疮瘘管。

| 用法用量 | 内服，研末入丸、散，0.5 ~ 1g；或每日 1 只。外用适量，研末撒或调敷。

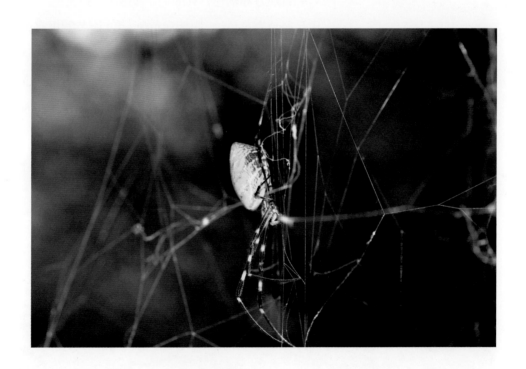

蜻科 Libellulidae 黄蜻属 Pantala

黄蜻
Pantala flavescens (Fabricius)

| **动物别名** | 黄衣、海蜻蛉。

| **药 材 名** | 蜻蜓（药用部位：全体）。

| **形态特征** | 成虫体长 32 ～ 40mm，身体赤黄色至红色；头顶中央凸起，先端黄色，下方黑褐色，后头褐色。前胸黑褐色，前叶上方和背板有白斑；后胸背前方赤褐色，具细毛。翅透明，赤黄色。足黑色，腿节及前、中足胫节有黄色纹。腹部赤黄色，第 1 腹节背板有黄色横斑，第 4 ～ 10 背板各具黑色斑 1 块。肛附器基部黑褐色，端部黑褐色。雄性胸部黄褐色，具黑色条纹；翅痣黄色；足黑色，具黄色条纹；腹部赤黄色，具黑褐色斑。雌虫体色较浅，体长 50mm，翅展 80mm。1 ～ 2 年完成 1 代。

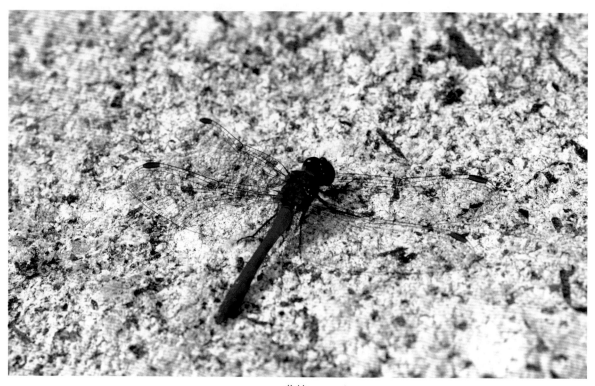

黄蜻

生境分布	生活于公园、池塘周围。分布于天津蓟州、静海、滨海、武清、宁河等地。
资源情况	野生资源丰富。药材来源于野生。
采收加工	见"碧伟蜓"。
功能主治	见"碧伟蜓"。
用法用量	见"碧伟蜓"。

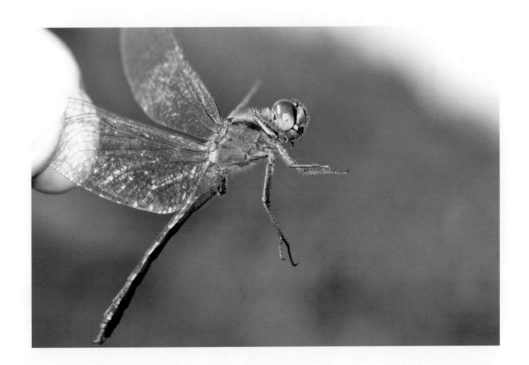

九香虫
Aspongopus chinensis Dallas

动物别名	瓜黑蝽、黑兜虫、屁板虫。
药材名	九香虫（药用部位：全体）。
形态特征	全体椭圆形，一般紫黑色，带铜色光泽。头部狭尖，略呈三角形，复眼凸出，卵圆形；单眼1对。喙较短，触角5节。前胸背板及小盾片均具不规则横皱纹。翅2对，前翅为半鞘翅，棕红色，翅末1/3为膜质。足3对，后足最长。腹面密布细刻及皱纹，后胸腹板近前缘区有2臭孔，能由此放出臭气。
生境分布	天津各地均有分布。
资源情况	野生资源丰富。药材来源于野生。

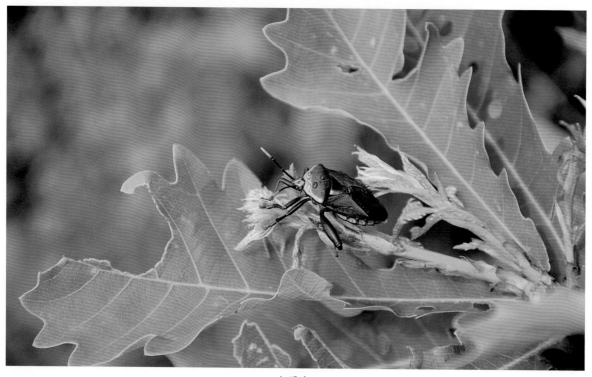

九香虫

| 采收加工 | 11 月至翌年 3 月前捕捉，置适宜容器内，用酒少许将其闷死，取出阴干；或置沸水中烫死，取出，干燥。

| 药材性状 | 本品略呈六角状扁椭圆形，长 1.6 ~ 2cm，宽约 1cm；表面棕褐色或棕黑色，略有光泽。头部小，与胸部略呈三角形，复眼凸出，卵圆形，单眼 1 对，触角 1 对各 5 节，多已脱落。背部有翅 2 对，外面的 1 对基部较硬，内部 1 对为膜质，透明。胸部有足 3 对，多已脱落。腹部棕红色至棕黑色，每节近边缘处有凸起的小点。质脆，折断后腹内有浅棕色的内含物。气特异，味微咸。

| 功能主治 | 咸，温。归肝、脾、肾经。理气止痛，温中助阳。用于胃寒胀痛，肝胃气痛，肾虚阳痿，腰膝酸痛。

| 用法用量 | 内服煎汤，6 ~ 9g。

| 附　　注 | 成虫有翅能飞，常在土块、石块下及石缝中越冬，每年 3 月飞出。

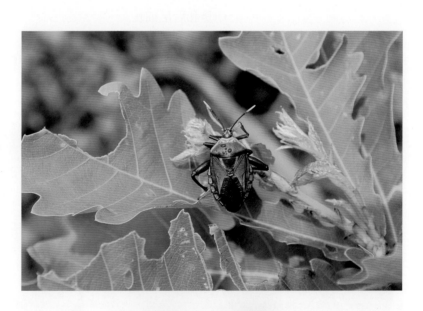

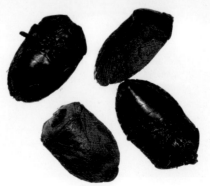

螳螂科 Mantidae 刀螳属 Tenodera

大刀螳
Tenodera sinensis Saussure

| 动物别名 | 中华大刀螳、中华绿螳螂、中国螳螂。

| 药 材 名 | 桑螵蛸（药用部位：卵鞘）、螳螂（药用部位：全体）。

| 形态特征 | 体型较大，长约8cm，黄褐色或绿色；头三角形；前胸背板、肩部较发达，后部至前肢基部稍宽，前胸细长。前翅革质，前缘带绿色，末端有较明显的褐色翅脉；后翅比前翅稍长，有深浅不等的黑褐色斑点散布其间。雌虫腹部特别膨大。足3对，前胸足粗大，镰状，中足和后足细长。

| 生境分布 | 生活于草丛及树枝上。分布于天津蓟州盘山、黄崖关、九山顶、九龙山、八仙山等地。

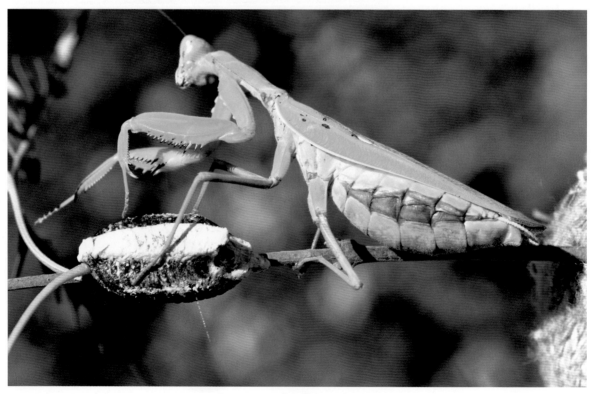

大刀螳

| **资源情况** | 野生资源丰富。药材来源于野生。

| **采收加工** | 桑螵蛸：深秋至翌年春季收集，除去杂质，蒸至虫卵死后，干燥。习称"团螵蛸"。

螳螂：夏、秋季捕捉，晒干。

| **药材性状** | 桑螵蛸：本品略呈圆柱形或半圆形，由多层膜状薄片叠成，长 2.5 ～ 4cm，宽 2 ～ 3cm；表面浅黄褐色，上面带状隆起不明显，底面平坦或有凹沟。体轻，质松而韧，横断面可见外层为海绵状，内层为许多放射状排列的小室，室内各有 1 细小椭圆形卵，深棕色，有光泽。气微腥，味淡或微咸。

螳螂：本品多为干瘪的虫体，长 4 ～ 8cm，黑褐色或黄棕色。头部三角形，复眼 1 对，单眼 3，呈倒三角形排列于两触角间上方；前胸背侧缘具细齿。翅、足多残缺不全。体轻、质脆，易碎。气微，味微咸、涩。

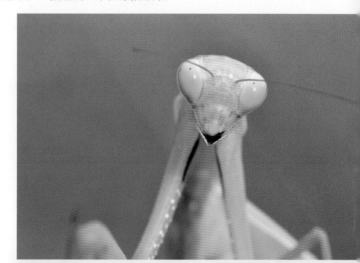

| **功能主治** | 桑螵蛸：甘、咸，平。归肝、肾经。固精缩尿，补肾助阳。用于遗精滑精，遗尿尿频，小便白浊。

螳螂：甘、咸，温。归心、肝经。定惊止搐，解毒消肿。用于小儿惊痫抽搐，咽喉肿痛，疔肿恶疮，痔疮，脚气。

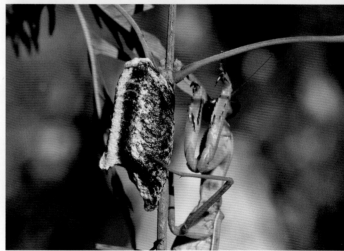

| **用法用量** | 桑螵蛸：内服煎汤，5 ～ 10g。

螳螂：内服研末，1 ～ 2 只。外用捣敷研末，吹喉或调敷。

神农洁蜣螂 *Catharsius molossus* L.

| 动物别名 | 屎壳郎、推车虫。

| 药 材 名 | 蜣螂（药用部位：全虫）。

| 形态特征 | 全体宽卵圆形，黑色，稍带光泽。雄虫体长 3.3 ~ 3.8cm，雌虫略小。胸下密被纤长绒毛。雄虫头部前方呈扇面状，表面密被鱼鳞状皱纹，中央有 1 基部大而向上逐渐尖细并略呈方形的角突；触角 4 节，前胸背板表面均匀分布细圆疣状刻纹，在中部稍后高高凸出成锐形横脊。鞘翅密布细皱纹，各有 7 易辨的纵线。足短壮。雌虫头顶无角突，而呈横脊状隆起。

| 生境分布 | 生活于草原和动物粪堆下，掘土穴居。天津各地均有分布。

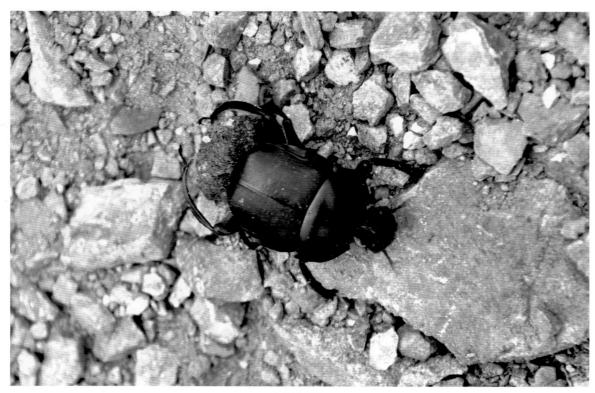

神农洁蜣螂

| 资源情况 | 野生资源一般。药材来源于野生。

| 采收加工 | 6 ~ 8 月晚上利用灯光诱捕，沸水烫死，晒干或烘干。

| 药材性状 | 本品虫体呈椭圆形，长 3 ~ 4cm，宽 1.8 ~ 3cm，黑褐色，有光泽。雄虫较雌虫稍大，头部前方呈扇面形，易脱落，中央具角突 1，长约 6mm。前胸背板呈宽半月形，顶部有横形隆脊，两侧各有角突 1，后胸约占体长的 1/2，为翅覆盖。雌虫头部中央及前胸背板横形隆脊的两侧无角突。前翅革质，黑褐色，有 7 纵向平行的纹理，后翅膜质，黄色或黄棕色。足 3 对，体质坚硬。有臭气。

| 功能主治 | 咸，寒；有毒。归肝、胃、大肠经。破瘀，定惊，通便，散结，拔毒去腐。用于癥瘕，惊痫，噎膈反胃，腹胀便秘，痔漏，疔肿，恶疮。

| 用法用量 | 内服煎汤，3 ~ 5g；研末，1 ~ 2g。外用研末撒；调敷或捣烂敷。

天牛科 Cerambycidae 粒肩天牛属 Apriona

桑天牛 *Apriona germari* (Hope)

| 动物别名 | 水天牛、老水牛。

| 药 材 名 | 桑蠹虫（药用部位：幼虫）、天牛（药用部位：全虫）。

| 形态特征 | 虫体黑色，全身密被绒毛。雄虫触角超出体长 2 ~ 3 节，雌虫则仅较身体略长。额狭，复眼下叶大而横阔。前胸背板宽大于长，两侧中央具细尖刺突，前后横沟之间有不规则的横脊线。鞘翅中缝、侧缘及端缘通常有 1 青灰色窄边，基部有黑色瘤状颗粒，翅端内外端角均呈刺状突起。足细长，被灰白色短毛，腿节大，内侧有纵沟。

| 生境分布 | 生活于苹果、梨、白杨、桑、榆树附近。天津各地均有分布。

| 资源情况 | 野生资源一般。药材来源于野生。

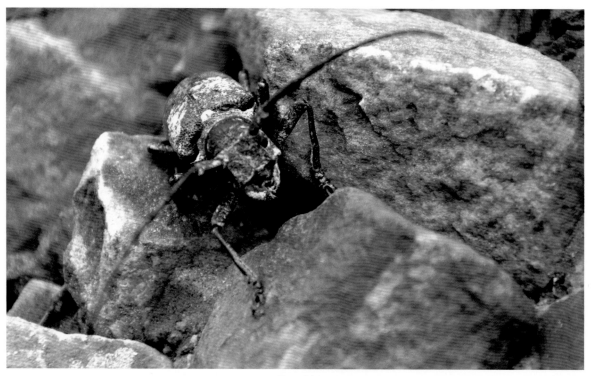

桑天牛

| 采收加工 | 桑蠹虫：冬季于桑、柳、柑橘等树干中捕取，用酒醉死，晒干或烘干。

天牛：夏季捕捉，沸水烫死，晒干或烘干。

| 药材性状 | 桑蠹虫：本品呈长筒状而略扁，乳白色或淡黄色。嘴部颜色较深，黄褐色至黑褐色。胸部 3 节，前胸较膨大，无足，腹部 10 节。虫体外表常较粗糙，折断面为黄白色。

| 功能主治 | 桑蠹虫：苦，温；有毒。归心、肝经。化瘀，止痛，止血，解毒。用于胸痹心痛，血瘀崩漏，翳膜遮睛，痘疮毒盛不起，痈疽脓成难溃。

天牛：甘，温；有毒。活血通经，散瘀止痛，解毒消肿。用于血瘀经闭，痛经，跌打瘀肿，疔疮肿毒。

| 用法用量 | 桑蠹虫：内服煎汤，3 ~ 6g；或入丸、散。

天牛：内服煎汤，3 ~ 5 只；或入丸、散。外用适量，作膏敷贴；或化水点滴。

方蟹科 Grapsidae 绒螯蟹属 Eriocheir

中华绒螯蟹 *Eriocheir sinensis* H. Milne-Edwards

| 动物别名 | 毛蟹。

| 药 材 名 | 蟹（药用部位: 肉和内脏）、蟹爪（药用部位: 爪）、蟹壳（药用部位: 甲壳）。

| 形态特征 | 头胸甲呈圆方形，一般长约 55mm，宽约 60mm。背面隆起，额及肝区凹陷，胃区前面具 6 对称的颗粒状突起，胃区与心区分界显著。额宽，分 4 齿，眼窝上缘近中部处凸起，略呈三角形，眼 1 对，具短柄，能活动。前侧缘具 4 锐齿，末齿最小而引入 1 隆线，斜行于鳃区外侧，沿后侧缘内亦具 1 隆线。雄体螯足粗壮，掌与指节基部内、外面密生绒毛，腕节内末端具 1 锐刺，长节背缘末端附近及步足的长节同样具 1 锐刺。步足最后 3 对较为扁平，腕节与前节的背缘各具刚毛，

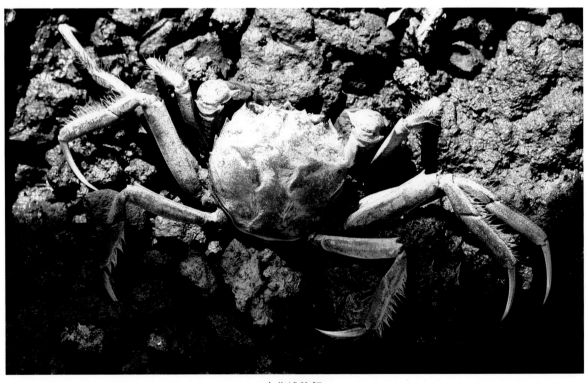

中华绒螯蟹

第 4 步足前节与指节基部的背缘与腹缘密生刚毛。雌体腹部近圆形；雄体略呈三角形，末端狭尖。背面青褐绿色，腹面色淡或呈灰白色。

| **生境分布** | 穴居于水田周围的泥岸，昼伏夜出，以鱼虾残体或稻谷为食。分布于天津宁河、静海等地。

| **资源情况** | 野生资源丰富。药材来源于野生。

| **采收加工** | 蟹：多在立冬前后采捕，捕后洗净烫死，晒干或鲜用。
蟹爪：加工或食用螃蟹时取蟹爪，刷洗干净，晒干。
蟹壳：加工或食用螃蟹时取壳，剔净残余的蟹肉、蟹爪及杂质，洗净，干燥。

| **药材性状** | 蟹：本品头胸甲呈圆方形，后半部宽于前半部，额宽分 4 齿，前侧缘有 4 锐齿。整足雄性较雌性大，掌节与指节基部的内、外侧密生绒毛，步足最后 3 对较为扁平，腕节与前节有刚毛。腹部雌圆雄尖，表面橘红色或土黄褐色。肢多脱落，壳硬脆，体软。气腥，味咸。

| **功能主治** | 蟹：咸，寒。归肝、胃经。清热，散瘀，消肿解毒。用于湿热黄疸，产后瘀滞腹痛，筋骨损伤，痈肿疔毒，漆疮，烫伤。
蟹爪：破血，催生。用于产后血瘀腹痛，难产，胎死腹中。
蟹壳：咸，寒。散瘀止血，解毒消肿。用于蓄血发黄，血瘀崩漏，痈疮肿毒，走马牙疳，毒虫蜇伤。

| **用法用量** | 蟹：内服，烧存性，研末；或入丸剂，5 ~ 10g。外用适量，鲜品捣敷；或绞汁滴耳；焙干，研末调敷。
蟹爪：内服煎汤，30 ~ 60g；或煅存性，研末。外用适量，研末调敷。
蟹壳：内服，煅存性，研末，5 ~ 10g。外用适量，研末擦牙或调敷。

蜈蚣科 Scolopendridae 蜈蚣属 Scolopendra

少棘巨蜈蚣 Scolopendra subspinipes mutilans L. Koch

| 动物别名 | 少棘蜈蚣。

| 药 材 名 | 蜈蚣（药用部位：全体）。

| 形态特征 | 扁平而长，由22同型环节构成，长6～16cm，宽5～11mm，头部红褐色。头板近圆形，前端较窄而凸出，长约为第1背板的2倍；头板和第1背板为金黄色，身体自第2背板起为墨绿色，末板黄褐色。背板自2～19节各有2不显著的纵沟，第2、4、6、9、11、13、15、17、19各节之背板较短；腹板及步肢均为淡黄色，步肢21对，足端黑色，尖端爪状；末对附肢基侧板端有2尖棘，同肢前腿节腹面外侧有2棘，内侧有1棘，背面内侧有1～3棘。

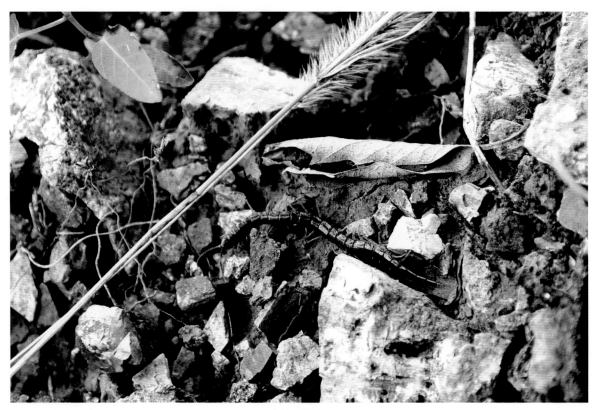

少棘巨蜈蚣

| **生境分布** | 生活于潮湿阴暗处。天津各地均有分布。 |

| **资源情况** | 野生资源一般。药材来源于野生。 |

| **采收加工** | 春、夏季捕捉，用竹片插入头尾，绷直，干燥。 |

| **药材性状** | 本品呈扁平长条形，长 9 ~ 15cm，宽 0.5 ~ 1cm；由头部和躯干部组成，全体共 22 环节。头部暗红色或红褐色，略有光泽，有头板覆盖，头板近圆形，前端稍突出，两侧贴有颚肢 1 对，前端两侧有触角 1 对。躯干部第 1 背板与头板同色，其余 20 背板为棕绿色或墨绿色，具光泽，自第 2 背板至第 19 背板上常有 2 纵沟线；腹部淡黄色或棕黄色，皱缩；自第 2 节起，每节两侧有步足 1 对；步足黄色或红褐色，偶有黄白色，呈弯钩形，最末 1 对步足尾状，故又称尾足，易脱落。质脆，断面有裂隙。气微腥，有特殊刺鼻的臭气，味辛、微咸。 |

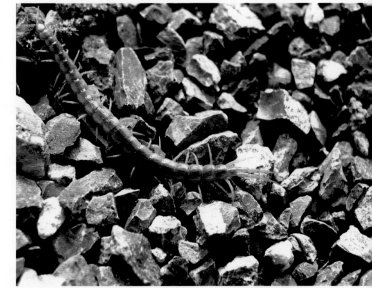

| **功能主治** | 辛，温；有毒。归肝经。息风镇痉，通络止痛，攻毒散结。用于肝风内动，痉挛抽搐，小儿惊风，中风口歪，半身不遂，破伤风，风湿顽痹，偏正头痛，疮疡，瘰疬，蛇虫咬伤。 |

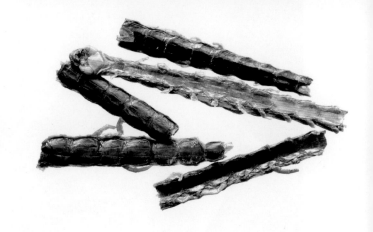

| **用法用量** | 内服煎汤，3 ~ 5g。 |

蛙科 Ranidae 侧褶蛙属 Rana

黑斑蛙
Rana nigromaculata Hallowell

| 动物别名 | 田鸡、长股、青蛙。

| 药 材 名 | 蝌蚪（药用部位：幼体）、青蛙（药用部位：除去内脏的全体）、青蛙胆（药用部位：胆汁）。

| 形态特征 | 体长 70 ~ 80mm，雄性略小，头长略大于头宽。吻钝圆而略尖，吻棱不显。眼间距很窄。前肢短，指趾端钝尖，后肢较短而肥硕，胫关节前达眼部，趾间几乎为全蹼。皮肤不光滑，背面有 1 对背侧褶，两背侧褶间有 4 ~ 6 行不规则的短肤褶；背面为黄绿色或深绿色或带灰棕色，上面有不规则的数量不等的黑斑，背中央常有 1 宽窄不一的浅色纵脊线，四肢背面有黑色横斑，腹面皮肤光滑呈鱼白色。雄性有 1 对颈侧外声囊，第 1 指基部粗肥，上有细

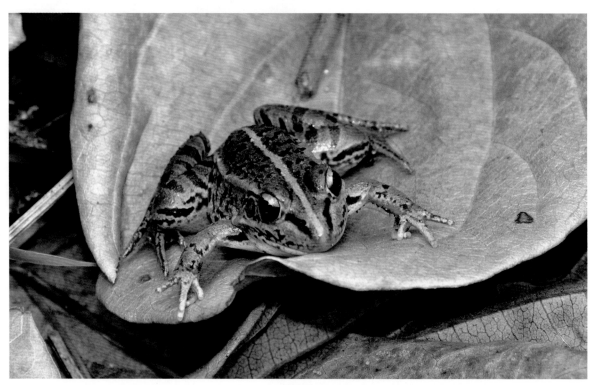

黑斑蛙

小的白疣，有雄性腺。

| 生境分布 | 生活于池塘、水沟或小河内。天津各地均有分布。

| 资源情况 | 野生资源丰富。药材来源于野生。

| 采收加工 | 蝌蚪：春季于水中捞取，除去杂质，洗净，开水烫死，烘干或晒干。
青蛙：春、夏、秋季均可捕捉，采得后去皮及内脏，鲜用或炙干。
青蛙胆：捕得青蛙后剖腹取胆，鲜用。

| 药材性状 | 蝌蚪：本品呈扁圆形或不规则的圆形，皱缩，灰黑色，大部尾巴脱落，腹扁平，背隆起；长 15mm，宽 8 ~ 10mm，腹部有螺旋形图案或不明显。质脆易碎，气味腥臭。

| 功能主治 | 蝌蚪：清热解毒。用于热毒疮肿，流行性腮腺炎，烫火伤。
青蛙：甘，凉。归肺、脾、膀胱经。利水消肿，清热解毒，补虚。用于水肿，臌胀，黄疸，虾蟆瘟，小儿热疮，痢疾，疳疾，劳热，产后体弱。
青蛙胆：苦，寒。清热解毒。用于麻疹并发肺炎，咽喉糜烂。

| 用法用量 | 蝌蚪：外用适量，捣敷；或经埋藏化水后搽敷。
青蛙：内服煎汤或煮食，1 ~ 3 只；或入丸、散。外用适量，捣敷或调敷。
青蛙胆：吞服，1 ~ 2 个。外用适量，胆汁涂患处。

蟾蜍科 Bufonidae 蟾蜍属 Bufo

中华大蟾蜍
Bufo gargarizans Cantor

| 动物别名 | 癞蛤蟆。

| 药 材 名 | 蟾酥（药材来源：分泌物）、蟾蜍（药用部位：全体）、蟾皮（药
用部位：除去内脏的干燥体）、蟾头（药用部位：头部）。

| 形态特征 | 体粗壮，长约 10cm 以上，躯体短而宽；全体皮肤极粗糙，除头顶
较平滑外，其余部分均满布大小不同的圆形瘰疣。头宽大于头长，
口阔，吻端圆，吻棱显著；口内无锄骨齿，上下颌亦无齿；近吻端
有小形鼻孔 1 对。眼大而凸出，后方有圆形的鼓膜。头顶部两侧各
有大而长的耳后腺。在生殖季节，雄性背面多为黑绿色，体侧有浅
色的斑纹；雌性背面色较浅，瘰疣乳黄色，有时自眼后沿体侧有斜
行的黑色纵斑。腹面不光滑，乳黄色，有棕色或黑色的细花斑。前

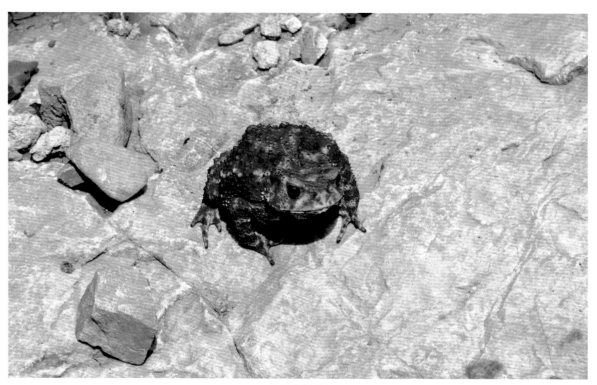

中华大蟾蜍

肢长而粗壮，指趾略扁，指侧微有缘膜而无蹼；指长顺序为 3、1、4、2；指关节下瘤多成对，掌突 2，外侧者大。后肢粗壮而短，胫跗关节前达肩部，趾侧有缘膜，蹼尚发达，内跖突形长而大，外跖突小而圆。雄性个体较小，前肢内侧 3 指有黑色婚垫，无声囊。

| **生境分布** | 生活于潮湿草丛，夜间或雨后常见。天津各地均有分布。

| **资源情况** | 野生资源较丰富。药材来源于野生。

| **采收加工** | 蟾酥：多于夏、秋季捕捉蟾蜍，洗净，挤取耳后腺和皮肤腺的白色浆液，加工，干燥。

蟾蜍：夏、秋季捕捉，捕得后，先采去蟾酥，然后将蟾蜍杀死，直接晒干。

蟾皮：夏、秋季捕捉，先采去蟾酥，然后除去内脏，将体腔撑开晒干。

蟾头：夏、秋季捕捉，剁头，用细绳拴起阴干。

| **药材性状** | 蟾酥：本品呈扁圆形团块状或片状，棕褐色或红棕色。团块状者质坚，不易折断，断面棕褐色，角质状，微有光泽；片状者质脆，易碎，断面红棕色，半透明。气微腥，味初甜而后有持久的麻辣感，粉末嗅之作嚏。

蟾蜍：本品全体拘挛抽皱，纵向有棱角，四足伸缩不一，表面灰绿色或绿棕色。除去内脏的腹腔内面为灰黄色，可见到骨骼及皮膜。气微腥，味辛。

蟾皮：本品呈扁平板状，厚约 0.5mm，头部略呈钝三角形，四肢屈曲向外伸出。外表面粗糙，背部灰褐色，布有大小不等的疣状突起，色较深；腹部黄白色，疣点较细小。头部较平滑，耳后腺明显，呈长卵圆形，"八"字状排列。内表面灰白色，与疣点相对应处有同样大小黑色浅凹点。较完整者四肢展平后，前肢趾间无蹼；后肢长而粗壮，趾间有蹼。质韧，不易折断。气微腥。味微麻。

蟾头：本品头部近三角形，其宽大于长或近等长。吻端圆，口大，近半圆形，闭合或略开 1 缝隙。口内无锄骨齿，上下颌亦无齿。吻棱显著，近吻端有小的圆形鼻孔 1 对。眼隆起或内陷，闭合或成窄缝。两侧眼后有 1 圆形鼓膜，棕褐色。背面灰褐色、绿褐色或黑褐色，较平滑；腹面色浅，呈黄绿色、棕黄色或棕红色，有凸起的点状棕褐色或黑褐色斑点。质坚韧，不易破碎。气腥臭，味微咸而有麻舌感。

| **功能主治** | 蟾酥：辛，温；有毒。归心经。解毒，止痛，开窍醒神。用于痈疽疔疮，咽喉肿痛，中暑神昏，痧胀腹痛吐泻。

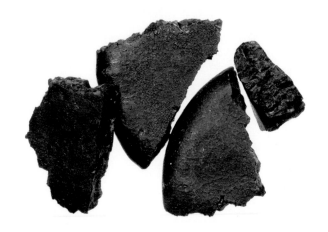

蟾蜍：辛，凉；有毒。归心、肝、脾、肺经。解毒散结，消积利水，杀虫消疳。用于痈疽，疔疮发背，瘰疬，恶疮，癥瘕癖积，臌胀，水肿，小儿疳积，破伤风，慢性咳喘。

蟾皮：苦，凉；有毒。清热解毒，利水消胀。用于痈疽，肿毒，瘰疬，湿疹，疳积腹胀，慢性气管炎。

蟾头：辛、苦，凉，有毒。消疳散积。用于小儿疳积。

| 用法用量 | 蟾酥：内服，0.015 ~ 0.03g，多入丸、散。外用适量。

蟾蜍：内服煎汤，1只；或入丸、散，1 ~ 3g。外用适量，烧存性研末敷或调涂；或活蟾蜍捣敷。

蟾皮：内服煎汤，3 ~ 9g；或研末。外用适量，鲜用敷贴；或干品研末调敷。

蟾头：内服适量，入丸、散。

| 附　　注 | 据有关资料记载，本种舌（蟾舌）、肝脏（蟾蜍肝）、胆囊（蟾蜍胆）均可入药。

游蛇科 Colubridae 花条蛇属 Psammophis

花条蛇
Psammophis lineolatus Brandt

| **动物别名** | 花长虫。 |

| **药 材 名** | 蛇胆（药用部位：胆囊）。 |

| **形态特征** | 头形狭长，眼大，瞳孔圆形；身体细长，背面灰褐色，有4黑褐色纵纹线纹，腹面黄白色。 |

| **生境分布** | 生活于荒壁地带，或石滩、灌丛。分布于天津蓟州盘山、九山顶、九龙山、八仙山等地。 |

| **资源情况** | 野生资源较少。药材来源于野生。 |

| **功能主治** | 苦、甘，寒。清肺，凉肝，明目，解毒。用于肺热咳嗽，痰喘，百日咳，惊痫，目赤昏糊，痔疮红肿，皮肤热毒，痤疮。 |

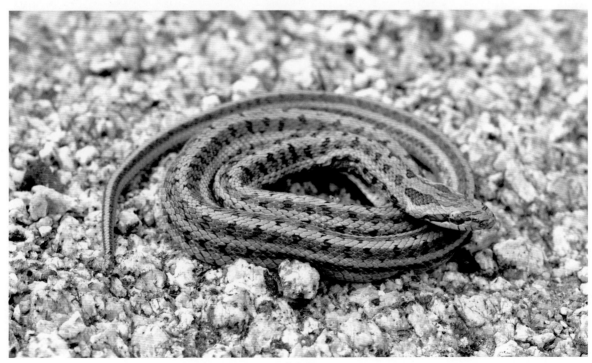

花条蛇

游蛇科 Colubridae 乌梢蛇属 Zaocys

乌梢蛇 *Zaocys dhumnades* (Cantor)

| 动物别名 | 乌蛇、黑梢蛇、剑脊乌梢。

| 药 材 名 | 乌梢蛇（药用部位：干燥体）、蛇蜕（药用部位：表皮膜）。

| 形态特征 | 形体较粗大，头、颈区分不明显，全长可达 2m 以上。背面灰褐色或黑褐色，其上有 2 黑线纵贯全身，老年个体后段色深，黑线不明显，背脊黄褐纵线较为醒目，幼蛇背面灰绿色，其上有 4 黑线纵贯全身。正脊 2 行棱极强。

| 生境分布 | 生活于沿海平原、丘陵、田野及林下等地。本地区较少见。分布于天津静海、滨海新区等地。

| 资源情况 | 野生资源较少。药材来源于野生。

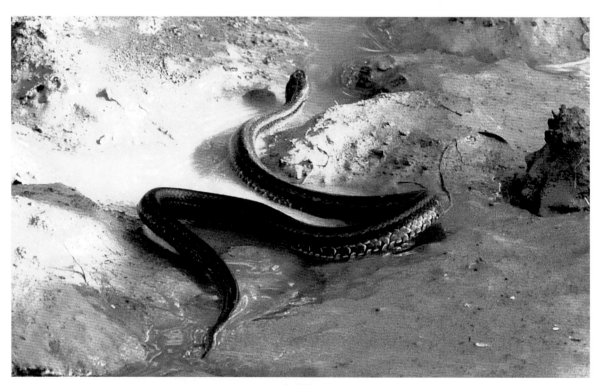

乌梢蛇

| **采收加工** | 乌梢蛇：多于夏、秋季捕捉，剖开腹部，或先剥皮留头尾，除去内脏，盘成圆盘状，干燥。
| | 蛇蜕：春末夏初或冬初收集，除去泥沙，干燥。

| **药材性状** | 乌梢蛇：本品呈圆盘状，盘径约 16cm；表面黑褐色或绿黑色，密被菱形鳞片；背鳞行数成双，背中央 2 ～ 4 行鳞片强烈起棱，形成 2 纵贯全体的黑线。头盘在中间，扁圆形，眼大而下凹陷，有光泽。上唇鳞 8，第 4、5 入眶，颊鳞 1，眼前下鳞 1，较小，眼后鳞 2。脊部高耸成屋脊状。腹部剖开边缘向内卷曲，脊肌肉厚，黄白色或淡棕色，可见排列整齐的肋骨。尾部渐细而长，尾下鳞双行。剥皮者仅留头尾之皮鳞，中段较光滑。气腥，味淡。
| | 蛇蜕：本品呈圆筒形，多压扁而皱缩，完整者形似蛇，长可达 1m 以上；背部银灰色或淡灰棕色，有光泽，鳞迹菱形或椭圆形，衔接处呈白色，略抽皱或凹下；腹部乳白色或略显黄色，鳞迹长方形，呈覆瓦状排列。体轻，质微韧，手捏有润滑感和弹性，轻轻搓揉，沙沙作响。气微腥，味淡或微咸。

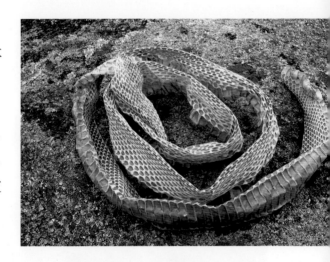

| **功能主治** | 乌梢蛇：甘，平。归肝经。祛风，通络，止痉。用于风湿顽痹，麻木拘挛，中风口眼歪斜，半身不遂，抽搐痉挛，破伤风，麻风，疥癣。
| | 蛇蜕：咸、甘，平。归肝经。祛风，定惊，退翳，解毒。用于小儿惊风，抽搐痉挛，翳障，喉痹，疔肿，皮肤瘙痒。

| **用法用量** | 乌梢蛇：内服煎汤，6 ～ 12g。
| | 蛇蜕：内服煎汤，2 ～ 3g；研末吞服，0.3 ～ 0.6g。

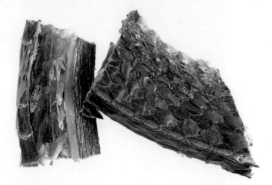

| **附　注** | 据有关资料记载，本种的皮（乌蛇皮）、脂肪（乌蛇膏）、卵（乌蛇卵）均可入药。

游蛇科 **Colubridae** 链蛇属 *Dinodon*

赤链蛇
Dinodon rufozonatum (Cantor)

| **动物别名** | 火赤链蛇、红斑蛇。

| **药 材 名** | 赤链蛇（药用部位：全体）。

| **形态特征** | 全长1~1.5m。头较宽扁，头部黑色，枕部具红色"∧"形斑，体被黑褐色，具多数（60以上）红色窄横斑，腹面灰黄色，腹鳞两侧杂以黑褐色点斑。眼较小，瞳孔直立，椭圆形。颊鳞1，常入眶。背部中段平滑无棱。

| **生境分布** | 生活于田野、丘陵及水域附近。分布于天津蓟州九龙山、八仙山等地。

| **资源情况** | 野生资源较少。药材来源于野生。

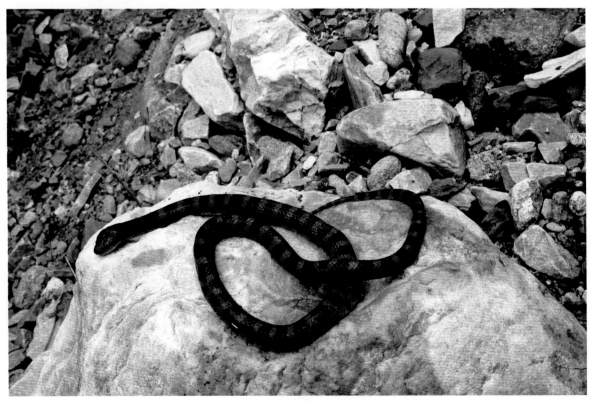

赤链蛇

采收加工	夏季至秋季捕捉，捕得后杀死，烘干，烧存性，研末备用；或捕后放入瓮中，加盖饿 2 天，使其排除粪便，然后取出洗净，放入高粱酒或白酒内浸 2 ~ 4 星期，或洗净后直接烘干，研末。
药材性状	本品呈圆盘状，盘径大小不一；头部及躯体黑褐色，背脊稍高而不呈屋脊状，体背部有数条红色窄横纹，体侧有红黑相间的断续斑点状纹，腹部外侧有黑褐色斑。颈部鳞片 19 行，中部 17 行，肛前 15 行，鳞片多平滑，边缘红色。剥去蛇皮处肉呈黄白色，尾部留皮处显棕红色斑点。
功能主治	甘，温。祛风湿，止痛，解毒敛疮。用于风湿性关节炎，全身疼痛，淋巴结结核，慢性瘘管，溃疡，疥癣。
用法用量	内服浸酒，20 ~ 40ml。外用适量，研末撒；或以药线粘粉插入管内。

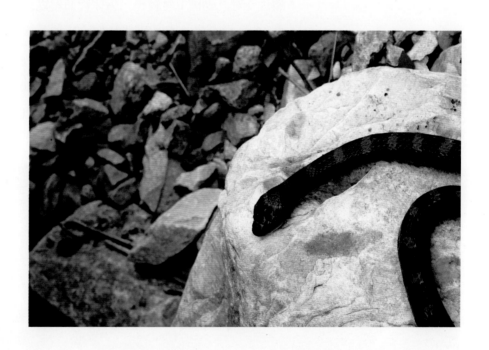

壁虎科 Gekkonidae 壁虎属 Gekko

无蹼壁虎
Gekko swinhonis Guenther

| 动物别名 | 守宫、蝎虎。

| 药 材 名 | 壁虎（药用部位：全体）。

| 形态特征 | 长 12cm 左右，体、尾几等长。头扁宽；吻斜扁，吻鳞达鼻孔，其后方有 3 较大鳞片；鼻孔近吻端；耳孔小，卵圆形；上唇鳞 9 ~ 12，颏片 2 对，外侧 1 对较小，头体背面覆以细鳞，背部疣鳞交错排列成 12 ~ 14 纵行，胸腹部鳞片较大，覆瓦状排列；尾背面鳞片排列略呈环状，尾腹面中央有 1 纵排宽扁的鳞片。指、趾膨大，指、趾间无蹼迹，具单行指、趾下瓣，第 1 指、趾发育正常，无爪，其余均具爪。雄性尾基赘疣显著，肛前窝 6 ~ 8。背面灰棕色，躯干背面常有 5 ~ 6 深色横纹；四肢及尾部也有深色横纹。

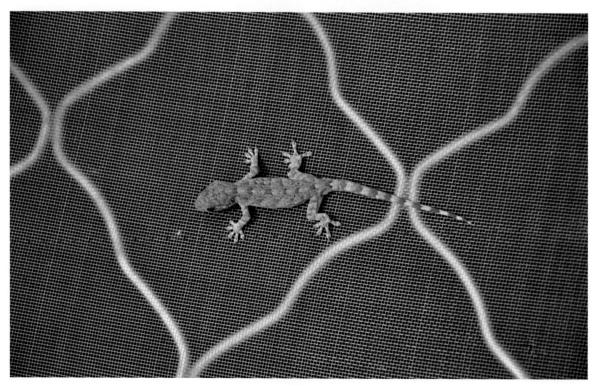

无蹼壁虎

生境分布	生活于檐下、壁间等隐蔽处，夜间活动，捕食昆虫。分布于天津蓟州、宁河。
资源情况	野生资源一般。药材来源于野生。
采收加工	夏、秋季捕捉，捕后将完整壁虎除去内脏，擦净，用竹片撑开，使其全体扁平顺直，晒干或烘干。
药材性状	本品呈干瘪、屈曲状，头呈卵圆形，尾多残缺不全，背部黑色，腹部黄褐色。质脆，易折断。气腥。
功能主治	咸，寒；有小毒。归肝经。祛风定惊，解毒散结。用于历节风痛，四肢不遂，惊痫，破伤风，痛疮，瘰疬，疬风，风癣，噎膈。
用法用量	内服煎汤，2 ~ 5g；研末，每次 1 ~ 2g；亦可浸酒；或入丸、散。

猬科 Erinaceidae 猬属 Erinaceus

刺猬 *Erinaceus europaeus* L.

| **动物别名** | 猬、白刺猬、刺血儿。

| **药 材 名** | 刺猬皮（药用部位：皮）、猬脂（药用部位：脂肪油）、猬胆（药用部位：胆汁）。

| **形态特征** | 体型肥短，体长16～27cm，重400～900g。头宽而吻尖，眼小，耳短，长度不超过周围的刺长。体背面及两侧密生尖刺，刺粗而硬，四肢短小，爪发达，尾短。脸部褐色；全身尖刺颜色变异较大，大致可分为纯白色和土棕色2种。腹面及四肢有细而硬的白毛。四足浅褐色，尾上覆有白毛。

| **生境分布** | 生活于山地森林、平原草地、灌丛、荒地中。天津各地均有分布。

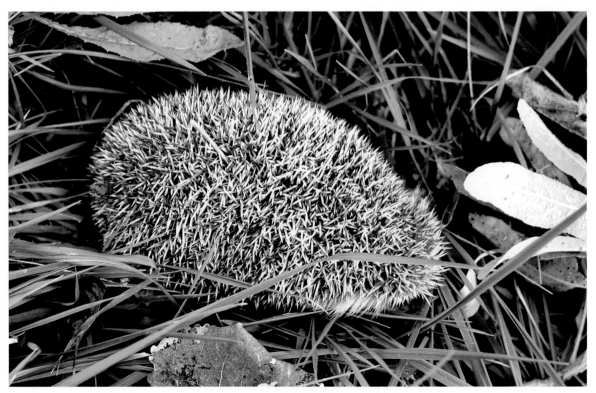

刺猬

资源情况	野生资源一般。药材来源于野生。

采收加工	刺猬皮：多在春、秋季捕捉，捕后杀死、剥皮，刺毛向内，除去油脂、残肉等，用竹片将皮撑开悬放在通风处，阴干。 猬脂：四季均可捕捉，捕杀后取出脂肪，鲜用，或熬炼后用。 猬胆：四季均可捕捉，捕后剖腹取出胆囊，用线扎紧囊口，悬挂于阴凉通风处，干燥。

药材性状	刺猬皮：本品干燥的皮呈多角形板刷状或直条状，有的边缘卷曲成筒状或盘状，长 3 ~ 4cm；外表面密生错综交叉的棘刺，刺长 1.5 ~ 2cm，坚硬如针，灰白色、黄色、灰褐色不一。腹部的皮上有灰褐色软毛；皮内面灰白色或棕褐色。具特殊腥臭气。 猬脂：本品多为黏稠液体，冬季呈稠膏状，全体淡棕色。气微，味淡。 猬胆：本品呈卵形至三角形，上部狭细，下部膨大呈囊状，大小不一，长 30 ~ 35mm，宽径 5 ~ 10mm，囊皮薄，略有皱缩，表面灰褐色或黑色。囊内胆汁黑绿色。气微，味苦。

功能主治	刺猬皮：苦、涩，平。归胃、大肠、肾经。化瘀止痛，收敛止血，涩精缩尿。用于胃脘疼痛，反胃吐食，便血，肠风下血，痔漏，脱肛，遗精，遗尿。 猬脂：甘，平。止血，杀虫。用于肠风便血，秃疮，疥癣，耳聋。 猬胆：苦，寒。清热，解毒，明目。用于眼睑赤烂，迎风流泪，痔疮。

附　注	据有关资料记载，本种的肌肉（猬肉）、脑髓（猬脑）、心脏和肝脏（猬心肝）均可入药。

牛科 Bovidae 山羊属 Capra

山羊 *Capra hircus* L.

| **药 材 名** | 羖羊角（药用部位：雄性的角）、羊皮（药用部位：皮）、羊肉（药用部位：肉）。 |

| **形态特征** | 体长 1 ~ 1.2m，重 10 ~ 35kg。头长，颈短，耳大，吻狭长。雌雄额部均有角 1 对，雄性者角大；角基部略呈三角形，尖端略向后弯，角质中空，表面有环纹或前面呈瘤状。雄者颔下有总状长须。四肢细，尾短，不甚下垂。全体被粗直短毛，毛色有白色、黑色、灰色和黑白相杂等多种。 |

| **生境分布** | 分布于天津蓟州。天津各地广泛养殖。 |

| **资源情况** | 养殖资源丰富。药材来源于养殖。 |

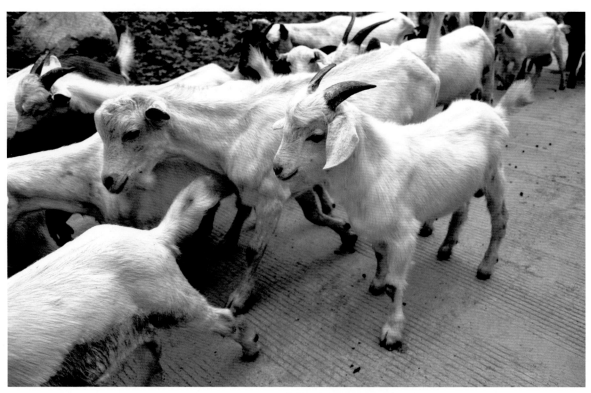

山羊

| 采收加工 | 羖羊角：四季均可采收，锯角，干燥。
羊皮：宰羊时剥取皮肤，鲜用或烘干。 |

| 药材性状 | 羖羊角：本品呈长圆锥形而侧扁，长约26cm，一侧凹入呈沟状，另一侧凸起成脊状，尖端稍弯曲；表面黄白色，粗糙，有纵纹或纵沟纹；中下部有波状的横环纹。角基部略呈三角形，内有骨塞，骨塞中部呈空洞状。质坚硬，刨片坚韧且富弹性。气微，味淡。 |

| 功能主治 | 羖羊角：苦、咸，寒。归肝、心经。清热，镇惊，明目，解毒。用于风热头痛，温病发热神昏，烦闷，吐血，小儿惊痫，惊悸，青盲内障，痈肿疮毒。
羊皮：甘，温。补虚，祛瘀，消肿。用于虚劳羸弱，肺脾气虚，跌打肿痛，蛊毒下血。
羊肉：甘，热。归脾、胃、肾经。温中健脾，补肾壮阳，益气养血。用于脾胃虚寒，食少反胃，泻痢，肾阳不足，气血亏虚，虚劳羸瘦，腰膝酸软，阳痿，寒疝，产后虚羸少气，缺乳。 |

| 用法用量 | 羖羊角：内服煎汤，9~30g；或烧存性，研末。外用适量，烧灰，研末调敷。
羊皮：内服适量，做羹；或烧存性，研末，每次6~9g。外用适量，敷。
羊肉：内服煮食或煎汤，125~250g；或入丸剂。 |

| 附　注 | 据有关资料记载，本种可供入药部位较多，骨骼（羊骨）、骨髓或脊髓（羊髓）、血（羊血）、脂肪油（羊脂）、头或蹄肉（羊头蹄）、脑髓（羊脑）、胡须（羊须）、甲状腺体（羊靥）、肺（羊肺）、心脏（羊心）、胃（羊肚）、胃草结（羊胲子）、肝（羊肝）、胆汁（羊胆）、胆囊结石（羊黄）、胰脏（羊胰）、肾（羊肾）、膀胱（羊脬）、睾丸（羊外肾）、胎盘（羊胎）、乳汁（羊乳）均可入药。 |

中文拼音索引

《中国中药资源大典·天津卷》1～2册共用同一索引，为使读者检索方便，该索引在每个物种名后均标注了其所在册数（如"[1]"）及页码。

拉丁学名索引

《中国中药资源大典·天津卷》1 ~ 2 册共用同一索引，为使读者检索方便，该索引在每个物种名后均标注了其所在册数（如"[1]"）及页码。

Leptodermis oblonga Bge.	[2]	204
Leptopus chinensis (Bge.) Pojark.	[1]	710
Lespedeza bicolor Turcz.	[1]	624
Lespedeza daurica (Laxm.) Schindl.	[1]	632
Lespedeza floribunda Bge.	[1]	626
Lespedeza tomentosa (Thunb.) Sieb. ex Maxim.	[1]	630
Lespedeza virgata (Thunb.) DC.	[1]	628
Leucopaxillus giganteus (Sow.) Sing.	[1]	96
Ligustrum lucidum Ait.	[2]	164
Ligustrum quihoui Carr.	[2]	162
Limonium bicolor (Bge.) Kuntze	[2]	140
Lindernia procumbens (Krock.) Philcox	[2]	336
Linum stelleroides Planch.	[1]	708
Lithospermum erythrorhizon Sieb. et Zucc.	[2]	234
Ludwigia prostrata Roxb.	[2]	70
Luffa cylindrica (L.) Roem.	[2]	44
Lycium barbarum L.	[2]	302
Lycium chinense Mill.	[2]	304
Lycoperdon perlatum Pers.	[1]	140
Lycoperdon pyriforme Schaeff.	[1]	138
Lycoperdon umbrinum Pers.	[1]	142
Lycopersicon esculentum Mill.	[2]	324
Lycopus lucidus Turcz. var. *hirtus* Regel	[2]	282
Lysimachia barystachys Bge.	[2]	132
Lysimachia heterogenea Klatt	[2]	136
Lysimachia pentapetala Bge.	[2]	134
Lysurus mokusin (L. ex Pers.) Fr.	[1]	133
Lythrum salicaria L.	[2]	64

M

Mactra chinensis Philippi	[2]	742
Magnolia denudata Desr.	[1]	388
Magnolia liliflora Desr.	[1]	390
Malus baccata (L.) Borkh.	[1]	536
Malus micromalus Makino	[1]	542
Malus prunifolia (Willd.) Borkh.	[1]	540
Malus pumila Mill.	[1]	538
Malva sinensis Cavan.	[1]	812
Malva verticillata L.	[1]	814
Marasmius oreades (Bolt.) Fr.	[1]	98
Marchantia polymorpha L.	[1]	154
Mazus japonicus (Thunb.) O. Kuntze	[2]	342
Mazus stachydifolius (Turcz.) Maxim.	[2]	340
Medicago sativa L.	[1]	682

Melia azedarach L.	[1]	746
Melilotus dentatus (Wald. et Kit.) Pers.	[1]	680
Melilotus officinalis (L.) Pall.	[1]	678
Menispermum dauricum DC.	[1]	434
Mentha haplocalyx Briq.	[2]	280
Merremia sibirica (L.) Hall. f.	[2]	218
Messerschmidia sibirica L. var. *angustior* (DC.) W. T. Wang	[2]	232
Metaplexis japonica (Thunb.) Makino	[2]	198
Mimulus tenellus Bge.	[2]	338
Mirabilis jalapa L.	[1]	318
Mollugo stricta L.	[1]	320
Momordica charantia L.	[2]	42
Morus alba L.	[1]	252
Morus australis Poir.	[1]	260
Morus cathayana Hemsl.	[1]	256
Morus mongolica (Bur.) Schneid.	[1]	258
Mycenastrum corium (Guers.) Desv.	[1]	147
Myosoton aquaticum (L.) Moench	[1]	330

N

Naematoloma squamosum (Pers.) Sing.	[1]	118
Nelumbo nucifera Gaertn.	[1]	436
Nerium indicum Mill.	[2]	174
Nicotiana tabacum L.	[2]	332
Nitraria sibirica Pall.	[1]	704

O

Ocimum basilicum L.	[2]	300
Oenanthe javanica (Bl.) DC.	[2]	108
Oenothera biennis L.	[2]	80
Oresitrophe rupifraga Bge.	[1]	510
Orostachys fimbriatus (Turcz.) Berg.	[1]	490
Orostachys minutus (Kom.) Berg.	[1]	492
Orychophragmus violaceus (L.) O. E. Schulz	[1]	468
Osmanthus fragrans (Thunb.) Lour.	[2]	160
Ostericum grosseserratum (Maxim.) Kitag.	[2]	118
Ostericum sieboldii (Miq.) Nakai	[2]	116
Oudemansiella radicata (Relhan) Sing.	[1]	95
Oxalis corniculata L. var. *stricta* (L.) Huang et L. R. Xu	[1]	692
Oxalis corniculata L.	[1]	690
Oxalis corymbosa DC.	[1]	688